U0276442

中医
四大名著

李 楠／主编

温病条辨

辽海出版社

中国人宝命全神的经典，养育中国传统文化的精神母地

目　　录

自　序

　　夫立德立功立言，圣贤事也，瑭何人斯，敢以自任？缘瑭十九岁时，父病年余，至于不起，瑭愧恨难名，哀痛欲绝。以为父病不知医，尚复何颜立天地间？遂购方书，伏读于苦块之余。至张长沙"外逐荣势，内忘身命"之论，因慨然弃举子业，专事方术。

【解读】

　　作为一个人，应该施行德政，建立功勋，著书立说，这是具有超凡智慧的人所做的事。我吴瑭是什么人呢？怎敢担起这一重任呢？因为在我十九岁时，父亲生病了一年多，最终没有能治好，我愧恨难当，悲痛欲绝。我作为儿子，却不懂医术，还有什么脸面活在世界上呢？所以就买了许多医书，在守孝期间用心攻读。当我读到张仲景在《伤寒杂病论》序文中说，他的志向不是追逐名利，而是要让广大群众解除病痛时，我也毅然放弃了追求功名的想法，一心一意钻研起医学来了。

　　越四载，犹子巧官病温。初起喉痹，外科吹以冰硼散，喉遂闭。又遍延诸时医治之，大抵不越双解散、人参败毒散之外。其于温病治法，茫乎未之闻也，后至发黄而死。

【解读】

　　过了四年，我侄子巧官得了一种湿热病。初起时咽喉肿痛，一个外科医生用冰硼散外吹治疗，用后咽喉反而闭塞不通。以后又请许多医生治疗，都不外是双解散、入参败毒散之类。而他们对这种湿热病的治疗都茫然无知，最后巧官全身发黄而死。

　　瑭以初学，未敢妄赞一词，然于是证，亦未得其要领。盖张长沙悲宗族之死，作《玉函经》，为后世医学之祖。奈《玉函》中之《卒病论》，亡于兵火，后世学者，无从仿效，遂至各起异说，得不偿失。

【解读】

　　这时我因才开始学医，所以不敢妄加评论，对于巧官的病也不太知道。当年张仲景因感叹家族中许多人患病而死，编著了《玉函经》，被尊称为医学之祖。怎奈这部《玉函经》中的《伤寒卒病论》在后世毁丁兵火而失传，所以后人就无法效法他的方法，以致后世产生了各种不同的学说，但真正实用的却很少。

　　又越三载，来游京师，检校《四库全书》，得明季吴又可《温疫论》。观其议论宏阔，实有发前人所未发，遂专心学步焉。细察其法，亦不免支离驳杂，大抵功过两不相掩。盖用心良苦，而学术未精也。

【解读】

又过了三年，我游学京都而得以阅读《四库全书》，看到明末吴又可著的《温疫论》。我看发表的议论宏大广阔，其中有许多是前人没有阐发过的，于是就很专心地学。进一步细致学习后，发现其中所论及的治法难免有杂乱、不系统的地方，所以这本书既有所长，又有所不足。这是因为他虽有良好的出发点，但是在学术上还不够精深。

又遍考晋唐以来诸贤议论，非不珠璧琳琅，求一美备者，盖不可得，其何以传信于来兹！瑭进与病谋，退与心谋，十阅春秋，然后有得，然未敢轻治一人。

【解读】

我又广泛阅读自晋唐以来历代医家的著作，他们的议论不能不说都非常宝贵，如同珠玉琳琅满目，但要求得一个较完满者却非常难，这些议论又怎么能令人信服而传于后世呢？我一方面诊治疾病，另一右面在心中揣摩，经历十年后，才有了一些心得，但仍然不敢轻易地为人治病。

癸丑岁，都下温疫大行，诸友强起瑭治之。大抵已成坏病，幸存活数十人，其死于世俗之手者，不可胜数。呜呼！生民何辜，不死于病而死于医。是有医不若无医也，学医不精不若不学医也。

【解读】

到癸丑年（1793年）时，京都出现了温疫大流行，许多朋友都动员我去治病。而这时所治的患者大多已是危重病证，所幸经我治疗救活了几十个人，但是被社会上医生治死的却是不知其数。唤！广大民众太不幸了，不是病不能治而死，而是死在庸医之手。所以有这些医生还不如没医生，学医而不精通那还不如不学医。

因有志采辑历代名贤著述，去其驳杂，取其精微，间附己意，以及考验，合成一书，名曰《温病条辨》，然未敢轻易落笔。

又历六年，至于戊午，吾乡汪瑟庵先生促瑭曰："来岁己未湿土正化，二气中温厉大行，子盍速成是书，或者有益于民生乎！"

【解读】

因而我立志采集历代名医的著作，删除了其中杂乱无用之处，而吸取了其中的精华，同时又附上了我的见解及治病的经验，编成了一本书，取名为《温病条辨》。但当初一直未敢轻易着手开始写。

又经过了六年，到了戊午年（1798年），我的同乡汪瑟庵先生来催促我说："明年是己未年，属湿土之年，二气之中必有瘟疫大流行，你为何不快点写好此书？相信这本书一定会对广大民众有莫大的益处啊！"

瑭愧不敏，未敢自信，恐以救人之心，获欺人之罪，转相仿效，至于无穷，罪何自赎哉！然是书不出，其得失终未可见。因不揣固陋，黾勉成章。就正海内名贤，指其疵谬，历为驳正，将万世赖之无穷期也。

【解读】

我仍然自愧才学浅薄，缺少自信心，担心自己虽然怀有救人目的，但反而获得害民的罪名，如果书中谬误转相流传，以致贻害无穷，这样我的罪过就无法弥补了。但是如果这本书不问世，那么其中的功和过自己也无法知道。所以我还是不顾自己才学不足，尽力把这本书写完了。这样就可以向海内有识之士请教，指出不足，纠否错误，将会对后世发挥无穷无尽的作用。

淮阴吴瑭自序

原　序

昔淳于公有言："人之所病，病病多；医之所病，病方少。"夫病多而方少，未有甚于温病者矣，何也？

【解读】

过去淳于公说："人们担忧的问题，是担忧疾病多；医生们担忧的问题，是担忧治病的方法少。"疾病多但是治病的方法少，没有超过温病的了，什么原因呢？

六气之中，君相两火无论已，风湿与燥无不兼温，惟寒水与温相反，然伤寒者必病热。天下之病孰有多于温病者乎？

【解读】

六气当中，君火、相火不用说了，风、湿和燥没有不同时具有温，只有寒同温相反，然而被寒邪伤害的人必定患热证。天下的病哪有比温病更多的病呢？

方书始于仲景。仲景之书专论伤寒，此六气中之一气耳。其中有兼言风者，亦有兼言温者，然所谓风者，寒中之风，所谓温者，寒中之温，以其书本论伤寒也。其余五气，概未之及，是以后世无传焉。

【解读】

记载和论述方剂的书从张仲景开始。张仲景的书专门论述伤寒，这只是六气当中的一气啊。其中有同时说到风的，也有同时说到温的，可是讲的风是寒中的风，讲的温是寒中的温，因为他的书本来就是论述伤寒的。其余五气，一概没有涉及，因此后代没有传下来。

虽然，作者谓圣，述者谓明，学者诚能究其文，通其义，化而裁之，推而行之，以治六气可也，以治内伤可也。

【解读】

虽然这样，但是创作的人可称圣人，阐述的人可称贤明的人，学习的人如果彻底推求他们的文章，通晓他们的文义，变化它们，奉行它们，用它们治疗六气造成的疾病是可行的，用它们治疗内伤也是可行的。

亡如世鲜知十之才士，以阙如为耻，不能举一反三，惟务按图索骥。

【解读】

无奈社会上缺少善于触类旁通的有才识的医生，一般人认为缺漏可耻，不能举一反三，只求按照图样寻找好马般地就伤寒而论伤寒。

盖自叔和而下，大约皆以伤寒之法疗六气之疴，御风以絺，指鹿为马，迨试而辄困，亦知其术之疏也。

【解读】

从王叔和以以下，大约都用治伤寒的方法疗六气造成的疾病，这好比用细葛布挡风，指鹿为马，到治疗时立即失败，也知道他们的医术粗疏了。

因而沿习故方，略变药味，冲和、解肌诸汤纷然著录。至陶氏之书出，遂居然以杜撰之伤寒治天下之六气，不独仲景之书所未言者不能发明，并仲景已定之书尽遭窜易。

【解读】

因为这个原因，他们就仍旧袭用原来的方剂，稍微改变药味，冲和、解肌等方剂就纷纷地编录成书。到陶华的《伤寒六书》出现时，竟然用臆造的治伤寒的方法治疗六气造成的所有疾病，不仅仅对张仲景没有讲到的内容未能创发新的义理，就连张仲景已写定的书也都遭到了窜改。

世俗乐其浅近，相与宗之，而生民之祸亟矣。

【解读】

社会上的普通人喜欢《伤寒六书》内容浅近，便共同尊崇它，人民的祸害就更频繁了。

又有吴又可者，著《瘟疫论》，其方本治一时之时疫，而世误以治常候之温热。

【解读】

又有一个名叫吴又可的，编著《瘟疫论》，其中的方剂本来是治疗一个时期发生的时疫病的，但是社会上的人错误地用它治疗每年一定季节出现的温热病。

最后若方中行、喻嘉言诸子，虽列温病于伤寒之外，而治法则终未离乎伤寒之中。

【解读】

最后像方中行、喻嘉言诸医家，虽然把温病排列在伤寒之外，但是治疗方法则最终没有离开伤寒之中。

惟金源刘河间守真氏者，独知热病，超出诸家，所著《六书》，分三焦论治，而不墨守六经，庶几幽室一灯，中流一柱。

【解读】

只有金朝刘完素先生特别通晓热病，超出各家，编著的《河间六书》分上、中、下三焦论述治疗，而不墨守六经，近似暗室一灯、中流一柱。

惜其人朴而少文，其论简而未畅，其方时亦杂而不精；承其后者又不能阐明其意，裨补其疏；而下士闻道若张景岳之徒，方且怪而訾之。于是其学不明，其说不行。

【解读】

可惜他为人敦厚而缺乏辞采，他的论述简略而不通达，他的方剂有时也驳杂而不纯粹；继承他的人又不能阐明其中的含义，弥补其中的疏漏，像张景岳这一流学习医道的下等医生，更是极力责怪他而且诋毁他。于是他的学术不能显明，他的主张不能推行。

而世之俗医遇温热之病，无不首先发表，杂以消导，继则峻投攻下，或妄用温补，轻者以重，重者以死；幸免则自谓己功，致死则不言己过。即病者亦但知膏肓难挽，而不悟药石杀人。

【解读】

社会上的平庸医生遇到温热病，就没有不首先发汗解表，用消积导滞法挽杂，接着就猛用攻下法或者乱用温补法，轻病因为这个缘故而加重，重病因为这个缘故而死亡；如果侥幸不死就吹嘘是自己的功劳，造成死亡便闭口不说是自己的过失。即使病人也只知道重病难以挽救，却不了解药物杀人。

父以授子，师以传弟，举世同风，牢不可破。肺腑无语，冤鬼夜嗥，二千余年，略同一辙，可胜慨哉！

【解读】

父亲把这一套方法传给儿子，老师把这一套方法授与学生，整个社会同一风气，牢不可破。肺腑不能说话，冤鬼深夜号哭，两千多年来，大略相同，令人感慨不已！

我朝治洽学明，名贤辈出，咸知溯原《灵》、《素》，问道长沙。

【解读】

我朝政治和谐，学术昌明，著名的医家一批批地出现，都知道从《灵枢》、《素问》中探求医学的本源，向张仲景的著作求教。

自吴人叶天士氏《温病论》《温病续论》出，然后当名辨物。

【解读】

自从苏州人叶天士先生《温病论》《温病续论》出现，然后依照温病的名称求取温病的内容。

好学之士咸知向方，而贪常习故之流犹且各是师说，恶闻至论。其粗工则又略知疏节，未达精旨，施之于用，罕得十全。

【解读】

喜爱学习的医生都知道趋向正道，但是贪求常规的医生仍旧各自认为老师的学说正确，厌恶听取高明的理论。那些技术不高明的医生又只稍微了解一些粗浅的内容，不能明白精辟的含义，在医疗实践中运用它，很少能取得满意的疗效。

吾友鞠通吴子，怀救世之心，秉超悟之哲，嗜学不厌，研理务精，抗志以希古人，虚心而师百氏。

【解读】

我的朋友吴鞠通先生怀有救世的抱负，具有超人的智慧，酷爱学习，从不满足，研究医理力求精深，立下高尚志向，仰慕古代名医，虚怀若谷，效法各家。

病斯世之贸贸也，述先贤之格言，摭生平之心得，穷源竟委，作为是书。

【解读】

他担忧这个社会对温病蒙昧不清，于是传述前代医家的可为法式的语言，抒发平生的心得，穷尽温病的源流，写成这部书。

然犹未敢自信，且惧世之未信之也，藏诸笥者久之。予谓学者之心固无自信时也，然以天下至多之病，而竟无应病之方，幸而得之，亟宜出而公之，譬如拯溺救焚，岂待整冠束发？

【解读】

但是仍旧不敢自信，同时顾虑社会上的人也不相信这部书，因此在书箱里收藏的时间很久。我认为学者的心本来没有自信的时候，可是因为天下有非常多种温病，却竟然没有对付温病的方法，幸运地获得了这个方法，就应当赶快拿出来使它公开，比如拯救被水淹、被火烧的人，难道还等待整理帽子束结头发吗？

况乎心理无异，大道不孤，是书一出，子云其人必当旦暮遇之，且将有阐明其意，裨补其疏，使夭札之民咸登仁寿者。

【解读】

况且人们的心理没有不同，高明的医学理论不会与世隔绝，这部书一旦出现，扬子云那样内行的人必定很快遇到，并且必将有人阐明其中的主旨，弥补其中的疏漏，使遭受瘟疫的人都有登上长寿境域的可能。

此天下后世之幸，亦吴子之幸也。若夫《折杨》《皇荂》，听然而笑；《阳春》《白雪》，和仅数人，自古如斯。知我罪我，一任当世，岂不善乎？吴子以为然，遂相与评骘而授之梓。

【解读】

这是天下后代的幸运，也是吴先生的愿望啊。《折杨》《皇菩》这类通俗的歌曲，人们都能领会，张嘴而笑；《阳春白雪》这类高雅的歌曲，能跟着唱和的却只有几个人，从古如此。了解我或者责备我，完全听凭当代的社会舆论，难道不好吗？吴先生认为我的话正确，于是共同讨论评定后交付刊印。

嘉庆十有七年壮月既望，同里愚弟汪廷珍谨序。

【解读】

嘉庆十七年（1812年）八月月半后，同乡愚弟汪廷珍恭敬地作序。

卷首·原病篇

《六元正纪大论》曰：辰戌之岁，初之气，民厉温病；卯酉之岁，二之气，厉大至，民善暴死；终之气，其病温。

【解读】

《六元正纪大论》说：辰戌年，大寒到惊蛰这一"初之气"阶段，易发各种疫病和温病；卯酉年，春分到立夏这一"二之气"阶段，多发疫病，人们易暴病而亡；小雪到小寒这一"终之气"阶段，较易发生温病。

寅申之岁，初之气，温病乃起；丑末之岁，二之气，温厉大行，远近咸若；子午之岁，五之气，其病温；巳亥之岁，终之气，其病温厉。

【解读】

寅申年，在"初之气"阶段，出较易发生温病；而在丑未年"二士气"阶段，易发生瘟疫流行，不论远近，都可以发病；子午年，秋分到立冬这一"五之气"阶段，也易发生湿病；到己亥年"终之气"阶段，多发生温病和疫病。

叙气运，原温病之始也。每岁之温，有早暮微盛不等，司天、在泉、主气、客气相加临而然也。细考《素问》注自知，兹不多赘。

【解读】

这是通过论述运气来探求温病的发生原因。每年瘟病的发生，有早、迟和病情轻、重的不同，这是因为每年的司天、在泉、主气、客气的循环和配合不同的缘故。可以参阅《素问》及其各家注自能明白，这里就不作详细讨论。

按：吴又可谓温病非伤寒，温病多而伤寒少，甚通；谓非其时而有其气，未免有顾此失彼之诮。盖时和岁稔，天气以宁，民气以和，虽当盛之岁亦微；至于凶荒兵火之后，虽应微之岁亦盛。理数自然之道，无足怪者。

【解读】

按：吴又可提出温病不是伤寒，湿病多见而伤寒较少，这些都是对的；如果把温病的发生归结于某个季节出现了不是这一季节的气候，所谓"非其时又有其气"，难免被人指责为顾此失彼。如气候正常，风调而顺，人们安居乐业，虽然该年温热之气盛行，但发病也会轻微；如饥荒或战乱之年，虽然湿热之气轻微，也会盛行温病。这是一个自然的规律，不足为怪。

《阴阳应象大论》曰：喜怒不节，寒暑过度，生乃不固。故曰：重阴必阳，重阳必阴。故曰：冬伤于寒，春必病温。

【解读】

《阴阳应象大论》中说：如果不能节制喜怒等情绪，或不能适应冬寒夏暑等气候，就会影响健康和生命。所以说：大凡阴发展到了极点就会向阳的方面转化，而阳发展到了极点也会向阴的方面转化。所以说：冬天感受了寒邪，到春天就会发为温病。

上节统言司天之病，此下专言人受病之故。

【解读】

前一节是总论司天之气引起的疾病，而以下专门讨论人们患病的原因。

细考宋元以来，诸名家，皆不知温病伤寒之辨。如庞安常之《卒病论》、朱肱之《活人书》、韩祗和之《微旨》、王实之《证治》、刘守真之《伤寒医鉴》《伤寒直格》、张子和之《伤寒心镜》等书，非以治伤寒之法治温病，即将温暑认作伤寒，而疑麻桂之不可用，遂别立防风通圣、双解通圣、九味羌活等汤，甚至于辛温药中加苦寒。

【解读】

我曾详细考证宋元以来有名的医家，竟然都不知道温病和伤寒的区别。如庞安常的《伤寒总病论》、朱肱的《类证活人书》、韩祗和的《伤寒微旨论》、王实的《证治》、刘守真的《伤寒医鉴》和《伤寒直格》、张子和的《伤寒心镜》等书，不是用治伤寒的方法来治疗温病，就是把温病、暑病等当做伤寒，怀疑麻黄汤、桂枝汤等方剂不可用，就另外创制了防风通圣散、双解通圣散、九味羌活汤等方剂，甚至还在辛温方中加入苦寒药。

王安道《溯洄集》中辨之最详，兹不再辨。论温病之最详者，莫过张景岳、吴又可、喻嘉言三家。时医所宗者，三家为多，请略陈之：按张景岳、喻嘉言皆著讲寒字，并未理会本文上有"故曰"二字，上文有"重阴必阳，重阳必阴"二句。

【解读】

在王安道《医经溯洄集》中有详细的辨察，这里不作讨论。论述温病较详细的，莫过于张景岳、吴又可、喻嘉言这三位医家。当前一般医生所遵循的，大多也是这三家，所以要作一简要分析：张景岳和喻嘉言都是从感受了寒邪来分析，但没有注意到原文中的"故曰"两个字：在故曰的前面有"重阴必阳、重阳必阴"两句话。

张氏立论出方，悉与伤寒混，谓温病即伤寒，袭前人之旧，全无实得，固无足论。喻氏立论，虽有分析，中篇亦混入伤寒少阴、厥阴证，出方亦不能外辛温发表、辛热温里，为害实甚。

【解读】

张景岳对温病的论述和用方都与伤寒相混，说温病就是伤寒，因袭前人的旧论，全然没有新的发挥，不足以多加评论。喻嘉言对温病虽然有所分析，但在中篇里把伤寒少阴证、厥阴证混入其中，所用的方剂不外是辛温解表、辛热温里等方，为害很大。

以苦心力学之士，尚不免智者千虑之失，尚无怪后人之无从取法，随手杀人哉！甚矣，学问之难也！吴又可实能识得寒温二字，所见之证，实无取乎辛温、辛热、甘温。

【解读】

张景岳、喻嘉言都是钻研医学有很大成就的名医，但也不免智者千虑、而有一失，难怪后世的医生不知治法，随便杀人！可见做学问多难啊！吴又可能分辨伤寒和温病，他治疗温病已不再用辛温、辛热、甘温等方药。

又不明伏气为病之理，以为何者为即病之伤寒，何者为不即病待春而发之温病，遂直断温热之原非风寒所中，不责己之不明，反责经言之谬。瑭推原三家之偏，各自有说：张氏混引经文，将论伤寒之文，引证温热，以伤寒化热之后，经亦称热病故也。

【解读】

他却不了解伏气发病的道理，对什么是感受寒邪立即发病的伤寒，什么是感受寒邪后不立即发病，到春天再发为温病的理论未搞清楚，就直接断言温热病的病原不是感受风寒。不检讨自己未弄清伏气理论，反而批评《内经》所说的有错。我推想上述三名医家对温病认识有偏差、各自有原因：张景岳是因乱引《内经》原文，把论伤寒的原文用来论证湿热病，这是由于《内经》中把伤寒化热后的病证称为热病的缘故。

张氏不能分析，遂将温病认作伤寒。喻氏立论，开口言春温，当初春之际，所见之病，多有寒证，遂将伤寒认作温病。

【解读】

张氏不能正确分析，就把温病当做伤寒了。喻嘉言论及温病，是以春温为主，而初春所见到的病证多数属寒证，所以就把伤寒误认是温病了。

吴氏当崇祯凶荒兵火之际，满眼温疫，遂直辟经文"冬伤于寒，春必病温"之文。盖皆各执己见，不能融会贯通也。

【解读】

吴又可处于明末崇帧灾荒和战乱期间，有瘟疫大流行，见到的都是瘟疫，所以就反对《内经》中"冬伤于寒，春必病温"的说法。这些都是由于他们各自有片面的看法，不能把有关理论融会贯通而造成的。

瑭按伏气为病，如春温、冬咳、温疟，《内经》已明言之矣。亦有不因伏气，乃司天时令现行之气，如前列《六元正纪》所云是也。

【解读】

我认为，伏气的病，如春温、冬咳、温疟等，在《内经》中已有明确的论述。也有不是伏气引起的，而是每年的司天时令之气引起的，正如前面《六元正纪大论》中所说的就是这种情况。

此二者，皆理数之常者也。更有非其时而有其气，如又可所云戾气，间亦有之，乃其变也，惟在司命者善察其常变而补救之。

【解读】

这两种原因都是比较常见的。还有因为感受了不是当时主气的时令之气，或感受了吴又可所说的戾气而发病的，有时也是可以发生的，但毕竟不是常而是变，这就需要医生善于辨察温病发生的常和变而采取相应的救治方法。

《金匮真言论》曰：夫精者，身之本也，故藏于精者，春不病温。

【解读】

《金匮真言论》说：精是人体健康和生命的根本，所以能保养好精，到春天就不会患温病。

《易》曰：履霜坚冰至。圣人恒示戒于早，必谨于微。《记》曰：凡事豫则立。《经》曰：上工不治已病治未病，圣人不治已乱治未乱。

【解读】

《易经》说：路上有了霜，河里也快要结厚冰了。这是古圣贤告诫人们凡事要及早发现，必须注意出现的苗头。《礼记》也说：凡事先有准备的就能成功。《内经》说：高明的医生不仅会治疗已发的疾病，而且能防止疾病的发生；英明的领导者不仅会治理已发生的动乱，而能预防动乱的发生。

此一节当与《月令》参看，与上条冬伤于寒互看。盖谓冬伤寒则春病温，惟藏精者足以避之。

【解读】

这一节的内容可与《礼记·月令》篇互相参看，并与上一条关于冬伤于寒的论述互相参看。上条论冬天伤于寒，到春天就会患温病，本条则指出，如能保养好精就可以避免患温病。

故《素问》首章《上古天真论》即言男女阴精之所以生、所以长、所以枯之理；次章紧接《四气调神大论》，示人春养生，以为夏奉长之地，夏养长以为秋奉收之地，秋养收以为冬奉藏之地，冬养藏以为春奉生之地。盖能藏精者，一切病患皆可却，岂独温病为然哉！

【解读】

所以《素问》的第一章《上古天真论》中就首先论述了男女阴精是如何生成、如何生长、如何枯竭的道理。在第二章《四气调神大论》中又教人们如在春季养好"生"，就可以为夏季的"长"打好基础；而在夏季能养好"长"，就可为秋季的"收"打好基础；在秋季养好"收"，就可为冬季的"藏"打好基础；如在冬季养好"藏"，又可以为春季的"生"打好基础。凡是能够保养好精的人，任何疾病都不容易发生，岂仅是湿病呢？

《金匮》谓五脏元真通畅，人即安和是也。何喻氏不明此理，将冬伤于寒作一大篇文字，将不藏精，又作一大篇文字，将不藏精而伤于寒，又总作一大篇文字，勉强割裂《伤寒论》原文以实之，未免有过虑刻凿之弊。

【解读】

《金匮要略》（以下简称《金匮》）说：五脏的元真之气能通畅，人体就会健康平安。何以喻嘉言却不明白这个道理，把因冬季感受寒邪而发病的作一大篇文章，把不能藏精而发病的又作了一大篇文章，再把既不能藏精又在冬季感受寒邪而发病的作了一大篇文章，再把《伤寒论》的原文勉强地割裂后，放在其中作为引证，不免有考虑过多反而过于刻板的弊病。

"不藏精"三字须活看，不专主房劳说，一切人事之能摇动其精者皆是。即冬日天气应寒而阳不潜藏，如春日之发泄，甚至桃李反花之类皆是。

【解读】

《内经》中的"不藏精"这三个字应灵活地看，不专指性生活过度造成不藏精，凡是人们耗伤精气的行为都是"不藏精"。就是冬天天气寒冷而阳气不能潜藏，如春天那样的发泄而气候温暖，甚至桃、李等提前开花，也是属于这一类。

《热论篇》曰：凡病伤寒而成温者，先夏至日者为病温，后夏至日者为病暑。暑当与汗出，勿止。

【解读】

《热论篇》说：凡是感受了寒邪而发为温病的，在夏至以前发病的称为温病，在夏至以后发病的称为暑病。暑邪可与汗一起外达，对这种出汗不要用止汗法。

温者，暑之渐也。先夏至，春候也。春气温，阳气发越，阴精不足以承之，故为病温。后夏至，温盛为热，热盛则湿动，热与湿搏而为暑也。勿者，禁止之词。勿止暑之汗，即治暑之法也。

【解读】

温病发生于暑病之前。夏至以前属春季。春季气候较温暖，阳气升发外泄，如人体精气较虚，就容易患温病。夏至以后天气进一步变热，同时，因天气炎热而造成湿气的上蒸，热与湿相互结合而成暑邪。《内经》提出的"勿"是禁止用语，即强调切勿去止暑病的出汗，这是治疗暑病的一个大法。

《刺志论》曰：气盛身寒，得之伤寒；气虚身热，得之伤暑。

【解读】

六淫之邪，各有不同，其产生的病证亦不同。寒为阴邪，凝滞经脉，最能伤形，而气不得伤，故气盛，正邪之争，恶寒发热。暑为阳邪最能伤律耗气，故气虚，初期即见身热汗出。推而广之，要从阴阳虚实的病机，寒热等病证，来理解外感热病的不同病因，如风性动、湿生浊、燥枯润、火伤阴等各种不同证候。

此伤寒暑之辨也。经语分明如此，奈何世人悉以治寒法治温暑哉！

【解读】

自注原文提出首辨寒热的重要性。病因不同，病机不同，证候也不同，治疗自然有其区别，不可以治伤寒法治疗温暑热病。伤寒首用辛温，继用苦寒清热，最后温热以救阳；暑病首用辛凉，继用甘寒，再用酸泄酸敛救阴，二者明显不同。有人提出暑病用白虎汤，就是暑病用了伤寒法。所以可用者，仍辛凉与辛寒同类。同用白虎汤，用意不同，阳明热盛用白虎清热，暑温用白虎乃辛寒，辛凉之法也，况常加人参以别"气虚"之特点。

吴氏例举《金匮》白虎加参汤，取其中暍治法，与伤寒无涉，不能言其用伤寒法治暑病也。

《生气通天论》曰：因于暑，汗，烦则喘喝，静则多言。

【解读】

《生气通天论》说：感受暑邪的病证特点是：汗出较多，易烦躁而气喘喝喝有声，有时静卧，自言自语或胡言乱语。

暑中有火，性急而疏泄，故令人自汗。火与心同气相求，故善烦（烦从火从页，谓心气不宁，而面若火烁也）。

【解读】

暑性中包括了火在内，致病特点是发病急骤，容易造成肌表疏松，因而发病后使人出汗。心属火，性质相同，火邪较易侵犯心，所谓"同气相求"，所以容易引起心烦（"烦"字是由火和页组成的，也就是说烦是指心气不能安宁，同时面部发红如被火烧一般）。

烦则喘喝者，火克金故喘，郁遏胸中清廓之气，故欲喝而呻之。其或邪不外张而内藏于心，则静；心主言，暑邪在心，虽静亦欲自言不休也。

【解读】

至于出现烦而气喘喝喝有声，是因为火易克金，肺属金，肺气受伤，加上火热之能阻遏胸廓肺中的清阳之气，所以就会气喘，喉中喝喝有声如呻吟一般。如果暑邪犯于心而不能外达，患者就会静卧不动，心主言语，心神被暑邪扰动时，神态虽然安静，但会不断地自言自语。

《论疾诊尺篇》曰：尺肤热甚，脉盛躁者，病温也；其脉盛而滑者，病且出也。

【解读】

《论疾诊尺篇》说：如诊察自肘至腕这一段称为尺肤的皮肤，发热较甚，脉象盛大而躁疾快速，这是温病的重要特征；如果这种患者的脉象表现为盛大而滑利，是正气能祛邪外出的表现。

此节以下，诊温病之法。《经》之辨温病分明如是，何世人悉谓伤寒，而悉以伤寒足三阴经温法治之哉！

【解读】

从这一节开始，讨论诊断温病的方法。《内经》对温病的辨察已这样明白，为什么当今医生还是都把温病当做伤寒，而都以治疗伤寒足太阴、足少阴、足厥阴证的温热方药治疗温病呢？

张景岳作《类经》，割裂经文，蒙混成章，由未细心紬绎也。尺肤热甚，火烁精也；脉盛躁，精被火煎沸也；脉盛而滑，邪机向外也。

【解读】

张景岳所著的《类经》，把《内经》原文割裂拼凑成书以蒙混读者，对《内经》原文没有细致地进行阐述。尺肤发热甚，是因为暑热之气耗烁阴精所引起的；脉象盛大而躁疾快速，是因为阴精被火热煎熬沸腾；脉象盛大而滑利，是病邪向外透达的兆象。

《热病篇》曰：热病三日，而气口静人迎躁者，取之诸阳五十九刺，以泻其热而出其汗，实其阴以补其不足者。

【解读】

《徽病篇》说：热病到了第三日，诊气口脉较为安静而人迎脉躁疾不宁，可选用五十九个阳经穴位针刺，使患者出汗而泄出阳分的邪热，同时要补阴经的穴位，以补充阴分的不足。

身热甚，阴阳皆静者，勿刺也；其可刺者，急取之，不汗出则泄。所谓勿刺者，有死征也。热病七日、八日动喘而弦者，急刺之。汗且自出，浅刺手大指间。

【解读】

如身热很盛，但阴阳各脉反而都较平静，这是邪盛而正虚甚，不能针刺；对于可以进行针刺的病证，应尽快施治，如针刺后仍没有汗出，就要用泄热的其他治法。上而所说的不能用针刺的病证，是由于有正不胜邪的危象。热病到了第七、八日，如稍动就气喘、脉弦的，应立即针刺，通过出汗而使邪热外泄，可选用手大指间的穴位。

热病七日、八日脉微小，病者溲血，口中干，一日半而死，脉代者，一日死；。热病已得汗出而脉尚躁，喘，且复热，勿刺肤，喘甚者死。

【解读】

如热病到了第七、八日时，脉微小，患者尿血，口中干燥，病情非常危险，在一日半内就可能死亡；如再出现代脉，在一日内就可能死亡。热病患者已经出汗而脉仍然躁疾不宁，并伴有喘急，身热再度炽盛的，不能再针刺肌肤。如出现严重的气喘，患者多会死亡。

热病七日、八日脉不躁，躁不散数，后三日中有汗，三日不汗，四日死；未曾汗者，勿腠刺之。热病不知所痛，耳聋不能自收，口干，阳热甚，阴颇有寒者，热在骨髓，死不可治。

【解读】

热病到第七、八日时，脉已不躁疾，或虽躁疾而不散大、不数的，在以后的三日内应有汗出，如三日内没有汗出，可能会在四日内死亡；如果患者一直没有出汗，不能再针刺腠理。热病患者如不能说清自己的病痛，加上耳聋，四肢弛缓，口中干，说明阳热极盛而阴液也严重耗伤，邪热已深入骨髓，往往造成患者难以救治而死亡。

热病已得汗而脉尚躁盛，此阴脉之极也，死。其得汗而脉静者，生。热病者，脉尚躁盛而不得汗者，此阳脉之极也，死。

【解读】

如果热病患者已经出过汗。但脉象仍然躁疾而盛大，称为"阴脉之极"，这是患者阴液虚极的缘故，每可导致死亡。如果患者在发汗后脉象平静，这种情况预后较好，不至于造成死亡。另一方面，如果热病患者的脉象躁疾而盛大，但一直不能出汗的，称为"阳脉之极"，这是阳热盛极的表现，预后也不好，每每导致死亡。

（阳脉之极，虽云死征，较前阴阳俱静有差，此证犹可大剂急急救阴，亦有活者。盖已得汗而阳脉躁甚，邪强正弱，正尚能与邪争，若留得一分正气，便有一分生理，只在留之得法耳。至阴阳俱静，邪气深入下焦阴分，正无捍邪之意，直听邪之所为，不死何待）。

【解读】

（虽然出现了"阳脉之极"，是一种死证，但比较前面所说的身热很盛而阴阳各处的脉象都很平静的那种情况有所不同。对于这种病证，还可以试用大剂量的养阴药，以很快地补充耗伤的阴液，或许还有能救活的。这里所出现的是已经出了汗而阳脉仍然躁疾，这是邪气强盛而正气虚弱的反映，但同时也表明正气尚能与病邪进行抗争，所以说还有救治的可能。对于患者来说，如能留得一分正气，就有一分生存的希望，问题是在于要有正确的保留正气的方法。而病情发展到阴阳诸脉都已平静无力，表明病邪已深入到下焦，肝肾的阴液都已枯竭，正气已没有与病邪抗争的能力，只能听凭病邪肆虐，到这个程度患者难道还会不死吗？）

脉盛躁，得汗静者生。热病不可刺者有九：一曰汗不出，大颧发赤，哕者死；二曰泄而腹满甚者死；三曰目不明，热不已者死；四曰老人、婴儿，热而腹满者死；五曰汗大出，呕，下血者死；六曰舌本烂，热不已者死；七曰咳而衄，汗不出，出不至足者死；八曰髓热者死；九曰热而痉者死，腰折、瘈疭、齿噤龂也。

【解读】

如脉躁疾盛大，出汗后脉转平静的，是一种好的现象。治疗热病时，以下九种情况不能针刺：一是热盛不能出汗，颧部发红而呃逆，易致死亡；二是腹泻而腹极胀者，易致死亡；三是视物不明，身热不退的，易致死亡；四是老人、婴儿身热而腹部胀满较甚的，易致死亡；五是出现大汗，呕吐，大便下血的，易致死亡；六是舌根溃烂，发热不止的，易致死亡；七是咳嗽并衄血，不出汗，或虽出汗而足不出汗的，易致死亡；八是发热如从骨髓中出一般，易致死亡；九是发热而痉厥，见腰背反张、手足抽搐、咬牙啮齿的，易致死亡。

凡此九者不可刺也。太阳之脉色荣颧骨，热病也，与厥阴脉争见者，死期不过三日。少阳之脉色荣颊前，热病也。与少阴脉争见者，死期不过三日。

【解读】

凡以上所说的九种情况，病情十分危重，不宜用针刺治疗。太阳病证见到颧部发红，是热病，但如厥阴病证同时出现，三日之内可能死亡。热病中少阳病证也可见到颊部发红，但如与少阴病证同时出现，三日之内也可能死亡。

此节历叙热病之死征，以禁人之刺，盖刺则必死也。然刺固不可，亦间有可药而愈者。盖刺法能泄能通，开热邪之闭结最速，至于益阴以留阳，实刺法之所短，而汤药之所长也。

【解读】

这一节主要论述热病的各种"死证"，都是禁用针刺的，如用针刺，就会加速患者的死亡。但不能针刺，还可以使用药物治疗，这是因为针刺能够泄热和疏通，开通闭结热邪的作用迅速，但在补充阴液以保留阳气方面，却是针刺的短处，而是汤药的长处。

热病三日而气口静人迎脉躁者，邪机尚浅，在上焦，故取之诸阳以泄其阳邪，阳气通则汗随之。实其阴以补其不足者，阳盛则阴衰，泻阳则阴得安其位，故曰实其阴，泻阳之有余，即所以补阴之不足，故曰补其不足也。

【解读】

热病第三日，气口脉平静而人迎脉躁疾，表明病邪较浅在，多属上焦病变，所以取各阳经的穴位来泄阳分的邪热，阳气宣通就会出汗而邪热随之外解。所谓充实其阴经以补阴液不足，是阴为阳热亢盛就必然耗损阴液，如邪热外泄，就可以保护阴液不受损伤，即起到了补阴液的作用。也就是祛除阳热之邪，即是补充了阴液不足，所以《内经》中说针刺也能补充阴液的不足。

（"实其阴以补其不足"这句话，实在是治疗温热病最要紧的大纲。凡是热病没有不耗伤阴液的，如阴液尚未消耗尽，还不致丧失生命；如阴液已耗尽，则阳气没有依附之地，必然外脱而导致死亡。倘若真的能明白这一道理，对温病的证治基本上就掌握了一半。本书中所论述的治法，其实就是从这里入手的。）

身热甚而脉之阴阳皆静，脉证不应，阳证阴脉，故曰勿刺。
【解读】
热病患者如身热较甚而脉象却平静，这是脉与证不相符合，阳证中出现阴脉，预后不好，所以用针刺治疗。

热病七、八日，动喘而弦，喘为肺气实，弦为风火鼓荡，故浅刺手大指间，以泄肺热，肺之热痹开则汗出。大指间，肺之少商穴也。
【解读】
热病到第七、八日，稍活动就喘、脉弦，喘为肺气闭实，弦脉提示风与火热之邪相互结合，鼓荡为患。以上所说取大指间的六位，是指手少阴肺经的少商穴，浅刺少商穴可宣通肺气，闭塞干肋的邪热外泄，可使汗孔开泄而出汗。大指间，即肺的少商穴。

热证七、八日，脉微小者，邪气深入下焦血分，逼血从小便出，故溲血；肾精告竭，阴液不得上潮，故口中干；脉至微小，不惟阴精竭，阳气亦从而竭矣，死象自明。倘脉实者可治，法详于后。
【解读】
热病到第七、八日，脉见微小，提示了病邪深入到下焦血分，可能迫血妄行而引起尿血。邪入下焦会耗竭肾阴，肾阴不能上润口腔，所以就会口干。脉象已微小，表明不仅肾阴耗竭，阳气也已衰竭，病已垂危。如果脉象还比较有力，还可以救治，具体的方法后面将要论及。

热病已得汗，脉尚躁而喘，故知其复热也；热不为汗衰，火热克金故喘。金受火克，肺之化源欲绝，故死。间有可治，法详于后。
【解读】
如热病已出了汗，脉仍然躁疾而气喘，可知还会再次发热；而且这种发热不会因出汗而减退，火热易克金所以导致肺气壅塞而喘。如火热克金而导致肺的化源欲绝，易导致死亡。对这种病证有时还有救治方法，具体内容将在后面论及。

热病不知所痛，正衰不与邪争也；耳聋，阴伤精欲脱也；不能自收，真气惫也；口干热甚，阳邪独盛也；阴颇有寒，此寒字作虚字讲，谓下焦阴分颇有虚寒之证，以阴精亏损之人，真气败散之象已见，而邪热不退，未有不乘其空虚而入者，故曰热在骨髓，死不治也。其有阴衰阳盛而真气未至溃败者，犹有治法，详见于后。

【解读】

　　如果患者自己都不知病痛所在，提示正气已经虚衰欲竭而无力与病邪抗争。阴液大伤导致精气将脱可引起耳聋。四肢弛缓而不能活动，提示真气已非常虚衰。口干而热势较甚，表明了该病证阳热极盛。《内经》原文所说的"阴颇有寒"中的"寒"字，应作"虚"字来理解，是指出该病证属下焦虚衰，阴精极度虚少，真气已出现了溃败的现象。这时邪热还未退，必乘虚直入，所以说热邪深入到骨髓，会难以救治而导致死亡。如果阴液已伤而阳热亢盛，但真气还没有到完全溃败的地步，那还有救治之法，具体方法将在后面论及。

　　热病已得汗而脉尚躁盛，此阴虚之极，故曰死。然虽不可刺，犹可以药沃之得法，亦有生者，法详于后。

【解读】

　　如已出汗而脉仍然躁疾盛大，是阴液虚极，所以说易致死亡。然而虽然不可针刺，还可以用药物来补充阴液，也有能治愈的，具体方法将在后面论及。

　　脉躁盛不得汗，此阳盛之极也。阳盛而至于极，阴无容留之地，故亦曰死。然用药开之得法，犹可生。法详于后。

【解读】

　　如脉躁盛而不能出汗，这是阳热极盛的表现。阳热极盛就可以导致阴液难以存在，所以也易导致死亡。但如用药治泞使阳热开泄，也是有生存可能的。具体方法将在后面论及。

　　汗不出而颧赤，邪盛不得解也；哕，脾阴病也。阴阳齐病。治阳碍阴，治阴碍阳，故曰死也。泄而腹满甚，脾阴病重也，亦系阴阳皆病。

【解读】

　　如不能出汗、颧部发红，提示邪热盛而不能外解；同时又呃逆，为脾阴有病，属阴阳俱病。此时如用清热药治阳热之邪，对脾阴不利，而用柔润药治脾阴，对阳热又不利，所以也易致死亡。如腹泻而腹部胀满很严重，提示脾阴病变甚重，也是一种阴阳俱病的病证。

　　目不明，精散而气脱也。经曰：精散视岐。又曰：气脱者目不明。热犹未已，仍烁其精而伤其气，不死得乎！老人、婴儿，一则孤阳已衰，一则稚阳未足，既得温热之阳病，又加腹满之阴病，不必至于满甚，而已有死道焉。

【解读】

　　如视物不明，提示阴精耗散而正气外脱。《内经》中说：精气耗散会出现复视。又说：正气外脱就会视物不清。这时邪热未退还在耗烁着精气和正气，怎么会不死呢？老人和婴儿，前者是精将竭而孤阳也大衰，后者是稚阳未充，他们患邪热亢盛的阳病后，再加上腹部胀满这种阴病，即使腹胀不太严重，也是容易导致死亡的病证。

汗不出，为邪阳盛，呕为正阳衰；下血者，热邪深入不得外出，必逼迫阴络之血下注，亦为阴阳两伤也。舌本烂，肾脉、胆脉、心脉皆循喉咙系舌本，阳邪深入，则一阴一阳之火结于血分，肾水不得上济，热退犹可生，热仍不止，故曰死也。

【解读】

患者不能出汗是因阳热盛于内，而呕吐则是脾阳衰在里；大便下血，是因为热邪深入在内而不能外出，必然会逼迫肠道的血络而使血液下注造成便血，这也是阴阳都受伤的表现。在热病中出现舌根溃烂，是因为肾脉、胆脉、心脉等都上行循喉咙而系于舌根，阳热之邪深入，会影响到少阴心肾和少阳胆这"一阴一阳"，经脉的火邪结于血分。这时肾脏阴精不能向上传送，如邪热能退，还不至于危及生命；如邪热仍然亢盛，就会导致死亡。

咳而衄，邪闭肺络，上行清道，汗出邪泄可生，不然则化源绝矣！髓热者，邪入至深至于肾部也。热而痉，邪入至深至于肝部也。

【解读】

如出现咳嗽和衄血，是因邪热闭阻于肺络，邪热迫血上出于呼吸道。这类病证，如能出汗使邪热外泄，还有可能治好；不然的话，就会导致化源欲绝。邪热从骨髓发出，是因病邪深入到肾造成的；发热而又有痉厥，是因邪热深入到肝所致。

以上九条，虽皆不可刺，后文亦间立治法，亦有可生者。太阳之脉色荣颧骨为热病者，按手太阳之脉，由目内眦斜络于颧，而与足太阳交，是颧者两太阳交处也。

【解读】

上面所说的九种情况，虽然都不能针刺，但本书对有些病证仍然列出治法，其中有的还是可以治好的。手足太阳两条经脉经过的颧骨部位发红是热病的表现，手太阳经脉从眼睑内角斜向经过颧部，与足太阳经脉相交，所以颧部是手足两太阳经脉的交会处。

太阳属水，水受火沸，故色荣赤为热病也。与厥阴脉争见，厥阴，木也，水受火之反克，金不来生木反生火，水无容足之地，故死速也。

【解读】

太阳属于水，水在火的作用下就会沸腾，所以颧部发红是热病的表现。而厥阴属木，水可受到火的反克，如肺金不能生水，水少则火更旺，又进一步耗伤水液，导致阴液耗竭，所以易致死亡。

少阳之脉色荣颊前为热病者，按手少阳之脉，出耳前，过客主人前（足少阳穴），交颊至目锐眦而交足少阳，是颊前两少阳交处也。

【解读】

手少阳的经脉从耳前经过手少阳经的客主人穴，交会于颊部，并到眼外角而交于足少阳经脉，这是颊前手足两少阳经的交会之处。

少阳属相火，火色现于二经交会之处，故为热病也。与少阴脉争见，少阴属君火，二火相炽，水难为受，故亦不出三日而死也。

【解读】

少阳属于相火，火的红色出现在两条经脉交会的颊处，也是热病的重要表现。少阴属于君火，热病中如颊部见红色，表明少阴君火与少阳相火两火相互交结炽烈，会严重地耗伤阴液，所以一般不出三日就会死亡。

《评热病论》：帝曰：有病温者，汗出辄复热，而脉躁疾，不为汗衰，狂言不能食，病名为何？岐伯曰：病名阴阳交，交者死也。

【解读】

据《评热病论》中记载：黄帝说：有的温病患者出汗后热势稍退，但很快热势又上升，其脉象躁疾，病情没有在出汗后减轻，又出现语言狂乱、不能进食等症状，这是什么病呢？岐伯回答说：这种病名叫阴阳交，阴阳相交很容易导致死亡。

人所以汗出者，皆生于谷，谷生于精。今邪气交争于骨肉而得汗者，是邪却而精胜也。精胜则当能食而不复热。复热者，邪气也，汗者，精气也。

【解读】

人体之所以会出汗，要依赖水谷进入胃后通过运化而生成的精气。邪气与体内精气互相交争于骨肉之处，如有汗出，是病邪退却而精气战胜病邪的表现。

今汗出而辄复热者，邪气胜也。不能食者，精无俾也。病而留者，其寿可立而倾也。且夫《热论》曰：汗出而脉躁盛者死。

【解读】

但如汗出之后再度发热，就是病邪战胜人体精气的表现。病邪伤脾胃就不能进食，不进饮食则精气更得不到补充。病邪久留不去，性命就难保了。况且《灵枢·热论》中说：出汗之后如脉仍躁疾盛大的，这是死证。

今脉不与汗相应，此不胜其病也，其死明矣！狂言者，是失志，失志者死。今见三死，不见一生，虽愈必死也。

此节语意自明，经谓必死之证，谁敢谓生？然药之得法，有可生之理。前所谓针药各异用也，详见后。

【解读】

现在出现了脉与出汗之后的表现不相符合的情况，表示精气不能战胜病邪，死亡的道理是很明白的。出现语言狂乱，是神志失常的反应，也容易导致死亡。以上论及汗出热势再盛、不能进食、神志狂乱三种情况，都是容易死亡的证候，无一线生机，尽管有时病情会暂时好转，最终还是会死亡。

这一节的意思很明白，《内经》中所说必死之证，谁敢说能够治愈呢？但是如用药得法，还是有冶好的希望。前面已说到针刺和药物各有不同的作用，这在以后还要详细讨论。

《刺热篇》曰：肝热病者，小便先黄，腹痛多卧，身热。热争则狂言及惊，胁满痛，手足躁，不得安卧。

【解读】

《刺热篇》说：肝热病患者先见小便发黄，腹部疼痛，多卧，身体发热。邪热与正气互相交争，可出现语言狂乱、惊慌不安、胁部胀满疼痛、手足躁动、睡眠不好等症状。

庚辛甚，甲乙大汗，气逆则庚辛日死。刺足厥阴、少阳。其逆则头痛员员，脉引冲头也。

【解读】

这种病证在庚辛日会加重，在甲乙日可能会大汗。如病情逆转到庚辛日可能会死亡，病情逆转的可见头痛、眩晕，这是病邪循肝经上冲于头的缘故，治疗可取足厥阴和足少阳两经的穴位。

肝病小便先黄者，肝脉络阴器；又肝主疏泄，肝病则失其疏泄之职，故小便先黄也。腹痛多卧，木病克脾土也，热争，邪热甚而与正气相争也。狂言及惊，手厥阴心包病也，两厥阴同气，热争，则手厥阴亦病也。

【解读】

肝热病便先黄，是因为肝经环绕阴器，而肝主疏泄，肝有病就会失去疏泄的功能，从而使尿色先出现黄色。肝病出现腹部疼痛而多卧，是肝木有病而克脾土所致。邪热亢盛与正气相争，称为"热争"，言语狂乱和心中惊慌，提示手厥阴心包有病。手厥阴与足厥阴同属厥阴，因出现了"热争"，所以足厥阴肝的邪热会影响到手厥阴心包经。

胁满痛，肝脉行身之两旁，胁其要路也。手足躁不得安卧，肝主风，风淫四末；又木病克土，脾主四肢，木病热，必吸少阴肾中真阴，阴伤，故骚扰不得安卧也。庚辛金日克木，故甚。

【解读】

胸胁满而疼痛，是由于肝经循行于身的两侧，胁部为肝经的通路。出现手足躁动，不能安睡，一是肝气与风相通，风气可影响到四肢，肝热会生风而引起四肢的抽搐；二是因为肝木有病会克脾土，脾主四肢，而肝木又依赖肾中真阴的滋养。肝热会耗竭肾中真阴而不能涵养肝木，就会发生手足躁动而不能安睡。庚辛日属金，主克木，所以在庚辛日肝病会加重。

甲乙肝木旺时，故汗出而愈。气逆谓病重而不顺其可愈之理，故逢其不胜之日而死也。刺足厥阴、少阳，厥阴系本脏，少阳，厥阴之腑也，并刺之者，病在脏，泻其腑也。逆则头痛以下，肝主升，病极而上升之故。

自庚辛日甚以下之理，余脏仿此。

【解读】

甲乙日属木，所以在甲乙日木气旺盛时，往往会汗出热退而病得愈。"气逆"是指病情危重而治疗又不能用正确的方法。如遇到肝木所不胜的日子，病情就会加重，甚至死亡。治疗可针刺足厥阴、足少阳，是因为足厥阴是肝的本脏，足少阳胆则是与肝脏相应的腑。对肝热病者刺胆经穴位，是用泻胆腑的方法来清肝脏的邪热，即病在脏而泻其腑。这种病证因气逆而头疼，足因为肝木主升发，病重则气逆上升。

文中所说的庚辛之日病加重的道理，在以下论及其他各脏的病证时，都是一样的道理。

心热病者，先不乐，数日乃热。热争则卒心痛，烦闷善呕，头痛面赤无汗。壬癸甚，丙丁大汗，气逆则壬癸死。刺手少阴、太阳。

【解读】

心热病患者可先出现情绪不快乐，数日后发热。如邪热亢盛而与正气相争时，可突然发生心口痛，伴有烦躁，胸闷，时时呕吐，头痛，面部红赤，全身无汗。到壬癸水旺之日，病情会加重。而每到丙丁火旺之日，就可能出大汗而病情减轻。如出现"气逆"，到了壬癸日就可能死亡。可针刺手少阴和手太阳经的穴位。

心病先不乐者，心包名膻中，居心下代君用事，经谓膻中为臣使之官，喜乐出焉，心病故不乐也。卒心痛，凡实痛，皆邪正相争，热争，故卒然心痛也；烦闷，心主火，故烦，膻中气不舒，故闷。

【解读】

心包又名膻中，在心的下面，可代心行使君主职责，所以《内经》说：膻中为臣使之官，管理人的喜乐等情绪。患心病后会先表现为不快乐。突然发生的心中疼痛，如属于实痛，都是由于邪正相互交争引起的。现在有邪热与正气相争的"热争"，所以会突然发生心痛。心主火，热扰于心就会心烦；如膻中的气机不畅，就会胸中闷塞。

呕，肝病也，两厥阴同气，膻中代心受病，故热甚而争之后，肝病亦见也，且邪居膈上，多善呕也。头痛，火升也。面赤，火色也。无汗，汗为心液，心病，故汗不得通也。

【解读】

呕吐是由于肝气上逆引起的，这是因为手厥阴心包和足厥阴肝同属厥阴，而心包代心受病，在邪热亢盛而与正气相争后，手厥阴心包的邪热会影响到足厥阴肝的缘故。加上邪热位于膈上，更容易引起呕吐。头痛是肝火上升所致，面部红赤是火热的颜色。本病证没有汗出，是因为汗为心液；如邪热在心，所以往往没有汗出。

脾热病者，先头重，颊痛，烦心，颜青，欲呕，身热。热争则腰痛。不可用俯仰，腹满泄，两颔痛。甲乙甚，戊己大汗，气逆则甲乙死。刺足太阴、阳明。

【解读】
脾热病患者先有头部沉重，而颊部疼痛，心中烦闷，额部发青，想要呕吐，身发热。如邪热与正气相争则会腰痛，甚至不能前后俯仰，腹胀满而大便泄泻，两侧颔部作痛。到甲乙日主木旺时，病情会加重；而逢戊己日土旺时，就可能出大汗而病情减轻；如发生"气逆"，在甲乙日可能死亡。治疗可针刺足太阴和足阳明经的穴位。

脾病头先重者，脾属湿土，性重，经谓：湿之中人也，首如裹。故脾病头先重也。颊，少阳部也，土之与木，此负则彼胜，土病而木病亦见也。烦心，脾脉注心也。

【解读】
脾病患者先出现头部沉重的症状，是因为脾属湿土，湿属阴邪而性质重浊黏腻。《内经》说："湿邪侵犯人体后，头部会沉重如物包裹状。"所以脾病后先出现头部沉重的症状。面颊部是少阳经循行之地，脾属土而少阳属木，两者一方胜则另一方负，所以脾有病，会影响列少阳胆经，脾脉有一条支脉过膈汇入心中，所以脾病也可影响到心而出现心烦。

颜青欲呕，亦木病也。腰痛不可用俯仰，腰为肾之府，脾主制水，肾为司水之神，脾病不能制水，故腰痛；再脾病胃不能独治，阳明主约束而利机关，故痛而至于不可用俯仰也。腹满泄，脾经本病也。颔痛，亦木病也。

【解读】
额部发青和想要呕吐那是肝木克脾土的症状。腰痛不能俯仰是因为腰为肾脏所在的部位，脾有统制水液的功能，而肾又主管水液，所以当脾有病而不能统制水液就会有腰部明显的疼痛；另外，脾病反胃的功能也必然会受到影响。胃主约束经脉和通利关节，所以脾病后，也会导致腰部的疼痛，甚至不能前后俯仰，至于腹部的疼痛和泄泻等症状是脾本身的病证。颔部为少阳胆经部位，出现疼痛是属于木克土的床状。

肺热病者，先淅然厥，起毫毛，恶风寒，舌上黄，身热。热争则喘咳，痛走胸膺背，不得太息，头痛不堪，汗出而寒。丙丁甚，庚辛大汗，气逆则丙丁死。刺手太阴、阳明，出血如大豆，立已。

【解读】
肺热病患者可先见渐渐然怕冷，皮肤毫毛耸起，怕风寒，舌上有黄苔，身发热。如邪热与正气相争，会出现喘息、咳嗽，疼痛走窜到脑背，不能做深呼吸。同时有难以忍受的剧烈头痛，有汗而畏寒。每到丙丁日主火旺时病情加重，而逢庚辛日金旺时可能大汗，如气逆"在丙丁日就可能死亡。治疗可针刺手太阴和手阳明经的穴位，能刺出血如豆粒大，往往有立竿见影的效果。

肺病先恶风寒者，肺主气，又主皮毛，肺病则气贲郁不得捍卫皮毛也。舌上黄者，肺气不化则湿热聚而为黄苔也。

（按苔字，方书悉作胎。胎乃胎胞之胎，特以苔生舌上，故从肉旁。不知古人借用之字甚多。盖湿热蒸而生苔，或黄、或白、或青、或黑。皆因病之深浅、或寒、或热、或燥、或湿而然。如春夏间石上土之阴面生苔者然。故本论苔字。悉从草不从肉。）

【解读】

肺热病患者先出现怕风寒，是因为肺主气，又主人一身的皮毛，如肺有病，就会导致气的郁闭，不能使皮毛发挥卫外作用。舌有黄苔是因为肺气不能宣布津液而生成痰液，与邪热互结而形成黄苔。

（按：苔字在古医书中都写作胎。胎的原意是指胎胞的胎，而苔是生在舌上的，所以把苔写作肉旁的胎。古人用通假字很多。湿热熏蒸所形成的苔，有的黄，有的白，有的青，有的黑，都是由疾病病位的深浅、性质的寒热、或燥、或湿等因素而造成的。正如春夏季节时，石头或土丘背阳处所生的青苔一般。所以本书中凡提及苔字，都用草字头而不用肉旁。）

喘，气郁极也。咳，火克金也。胸膺背，肺之府也，皆天气主之。肺主天气，肺气郁极，故痛走胸膺背也。

【解读】

气喘是肺气郁闭到了极点所致，咳嗽则是火热犯于肺所致。胸膺和背部是肺脏所在部位，主呼吸，肺气郁闭加重，就可以影响到胸膺和背部而出现疼痛。

走者，不定之词。不得太息，气郁之极也。头痛不堪，亦天气贲郁之极也。汗出而寒，毛窍开，故汗出，汗出卫虚，故恶寒，又肺本恶寒也。

【解读】

"走"是走窜之意，即疼痛多游走不定，不能深呼吸是因肺气郁闭太甚，头痛剧烈，也是肺气郁闭、邪热上逆所致。因邪热内蒸于肺而使皮毛开泄，所以出汗，汗出之后卫表阳气耗伤，所以恶寒，加上肺本来就较怕冷，所以肺热病常见恶寒。

肾热病者，先腰痛，胻酸，苦渴数饮，身热。热争则项痛而强，胻寒且酸，足下热，不欲言，其逆则项痛，员员澹澹然。戊己甚，壬癸大汗，气逆则戊己死。刺足少阴、太阳。

【解读】

肾热病患者先有腰痛，足胫部发酸，口渴甚而频频饮水，身热。如邪热与正气相争可致项部疼痛而强直，足胫部酸而发寒，但脚下部却发热，不想说话，病情严重的有项部剧痛而不能活动。每到戊己日主土旺时，病情加重，逢壬癸日水旺日，就可能有大汗，如"气逆"在戊己日就可能死亡。治疗可针刺足少阴和足太阳经的穴位。

肾病腰先痛者，腰为肾之府，又肾脉贯脊会于督之长强穴。腨，肾脉入跟中，以上腨内，太阳之脉亦下贯腨内，腨即腨也。酸，热烁液也。

【解读】

肾热病患者会先出现腰痛，因为腰部是肾脏所在的部位，而且肾经又贯穿背脊而交会于长强穴。肾经从足跟上行到小腿肚处，而足太阳经也向下贯穿人小腿肚。小腿部与足胫相邻，所以肾病在足胫部会发酸。这种发酸是邪热烁伤阴液而造成的。

苦渴数饮，肾主五液而恶燥，病热则液伤而燥，故苦渴而饮水求救也。项，太阳之脉，从巅入络脑，还出别下项。肾病至于热争，脏病甚而移之腑，故项痛而强也，腨寒且酸，腨义见上。

【解读】

肾又主人身的各种津液，最怕津液缺乏，所谓"肾恶燥"。患热病后，津液必然耗伤，所以口渴较甚而喝很多的水以补充津液。足太阳经从头顶部进入脑，再向下行到后项部。肾与膀胱互为表里，肾脏邪热炽盛而与正气相争的，病邪就会波及膀胱，所以足太阳膀胱经所经过的项部就会疼痛而强直，足胫部出现发酸发冷的感觉。

寒，热极为寒也；酸，热烁液也。足下热，肾脉从小指之下，邪趋足心涌泉穴，病甚而热也。不欲言，心主言，肾病则水克火也。员员澹澹，状其痛之甚而无奈也。

【解读】

因为热极反而出现了假寒，发酸是邪热烁伤津液所致。因足少阴肾经是从足小趾斜走到涌泉穴，所以肾病较重时会觉足心发热。肾病后可能影响心，即所谓水克火，而心主言，心病后就不想说话。文中所说的员员澹澹，是描述项痛剧烈而又无可奈何的样子。

肝热病者，左颊先赤；心热病者，颜先赤；脾热病者，鼻先赤；肺热病者，右颊先赤；肾热病者，颐先赤。病虽未发，见赤色者刺之，名曰治未病。

【解读】

肝热病患者左颊部先发红，心热病患者颜部先发红，脾热病患者鼻部先发红，肺热病患者右颊部先发红，肾热病患者颐部先发红。往往在疾病还没有发作时就可见到，见不同部位发红的时候就可针刺，称为"治未病"。

此节言五脏欲病之先，必各现端绪于其部分，示人早治，以免热争则病重也。

【解读】

这一节是论述在五脏将要发生热病前，必然会在面部五脏分属的部位出现先兆症状，提示医生要及时治疗，以防止发展到邪热与正气剧烈相争时，病情就严重了。

《热论篇》：帝曰：热病已愈，时有所遗者，何也？岐伯曰：诸遗者，热甚而强食之，故有所遗也。若此者，皆病已衰而热有所藏，因其谷气相薄，两热相合，故有所遗也。

【解读】

《热论篇》中黄帝问：热病愈后有时还会留有一些症状，这是什么原因呢？岐伯说：出现这些情况是因为在热病热势较盛时强使患者进食，所以会留下一些症状。这是因为病情虽然有减轻但仍有邪热内藏，此时如进食，导致谷物与余热互相博结，余热就会内留而不去，形成一些后遗病证。

帝曰：治遗奈何？岐伯曰：视其虚实，调其逆从，可使必已也。帝曰：病热当何禁之？岐伯曰：病热少愈，食肉则复，多食则遗，此其禁也。

【解读】

黄帝问：如何治疗这些后遗病证呢？岐伯回答说：主要应辨察病证的虚实，纠正阴阳的不调和，一定可以治好。黄帝问：热病有哪些禁忌？岐伯说：热病开始痊愈时，如进食肉类病情就可能反复。这时如进食过多，就会导致各种后遗病证。这些都是热病的禁忌。

此节言热病之禁也，语意自明。大抵邪之着人也，每借有质以为依附，热时断不可食，热退必须少食，如兵家坚壁清野之计，必俟热邪尽退，而后可大食也。

【解读】

这一节论述热病的禁忌，内容很明白。通常病邪侵犯人体往往要借助某些有形的东西作为依附，所以发热时绝对不能随便进食，既使热退后也必须少进食。这正与军事家作战时采用坚壁清野之计以断敌粮草一样，所以一定要在邪热退尽后，然后才能正常进食。

《刺法论》：帝曰：余闻五疫之至，皆相染易，无问大小，病状相似，不施救疗，如何可得不相移易者？岐伯曰：不相染者，正气存内，邪不可干。

此言避疫之道。

【解读】

《刺法论》中黄帝问道：我听说各种疫病的发生，都是人与人之间相互传染，不论年龄的大小，发病后症状都相似。现暂不论救治问题，只是如何才能防止互相传染呢？岐伯回答说：防止互相传染，要保持人体有足够的正气、这样病邪才不能浸犯而发病。

这一节是论述预防疫病发生的原则。

按：此下尚有避其毒气若干言，以其想青气想白气等，近于祝由家言。恐后人附会之词，故节之。要亦不能外"正气存内，邪不可干"二句之理，语意已尽，不必滋后学之惑也。

【解读】

在这段论述下还有"避其毒气"等几句话。因这些内容中有想青气、想白气等一些说法，与祝由家所说的相似，恐怕后人会对此牵强附会，所以就把这些内容删去了。最重要的不外乎保持人体正气强盛、病邪就不能侵犯这两句话，要表达的意思已很清楚了，不必再引起后世学医人的疑惑。

《玉版论要》曰：病温虚甚死。

病温之人，精血虚甚，则无阴以胜温热，故死。

【解读】

《玉版论要》说：凡是患湿病的人、如正气虚极是一种死证。

患温病的人，如阴血亏虚严重，会导致缺乏阴液致阳热而热势更盛，所以是死证。

《平人气象论》曰：人一呼脉三动，一吸脉三动而躁，尺热曰病温，尺不热脉滑曰病风，脉涩曰痹。

【解读】

《平人气象论》说：患者在一呼之间脉跳动三次，一吸之间脉也跳动三次，脉象躁动，尺肤又发热，这就是温病。如果尺肤不发热，脉象滑的，是感受风邪所致的病。如果脉象涩而不流利的，是痹证。

呼吸俱三动，是六、七至脉矣，而气象又急躁，若尺部肌肉热，则为病温。盖温病必伤金水二脏之津液，尺之脉属肾，尺之穴属肺也，此处肌肉热，故知为病温。

【解读】

一呼一吸脉都跳三次，也就是呼吸一次脉跳六、七次，如脉又躁急，前臂至肘部内侧皮肤发热，这是温病的表现。温病必然会耗伤肺与肾这两个金水之脏的津液，而尺脉属肾，尺部的穴位则属肺，所以尺肤部位发热，就可以知道是患了温病。

其不热而脉兼滑者，则为病风，风之伤人也，阳先受之，尺为阴，故不热也。如脉动躁而兼涩，是气有余而血不足，病则为痹矣。

【解读】

如果尺肤不发热，但脉滑，属于风邪为病。风邪侵犯人体多伤于阳部，而尺肤在内侧属阴，所以风邪为病尺肤不发热。如果脉躁动而又兼有涩象，提示气虽有余而阴血不足，所以属于痹证。

卷一·上焦篇

风温 温热 温疫 温毒 冬温

一、温病者：有风温、有温热、有温疫、有温毒、有暑温、有湿温、有秋燥、有冬温、有温疟。

【解读】

一、所谓温病，包括风温、温热、温疫、温毒、暑温、湿温、秋燥、冬温、温疟等多种疾病。

此九条，见于王叔和《伤寒例》中居多，叔和又牵引《难经》之文以神其说。按时推病，实有是证，叔和治病时，亦实遇是证。但叔和不能别立治法，而叙于《伤寒例》中，实属蒙混，以《伤寒论》为治外感之妙法，遂将一切外感悉收入《伤寒例》中，而悉以治伤寒之法治之。

【解读】

以上所说的九种温病的名称，其中多数在王叔和的《伤寒例》中已有记载。王叔和又引证了《难经》中的条文，作为对这些病名阐述的基础。他根据四时季节的变化来推断会发生什么疾病，这在实际中是可能的，而王叔和在诊治疾病时，也确实会有在某一季节发生某种疾病的情况。但王叔和并没有能针对各种不同的疾病确立相应的治法，而把这些属于温病的内容放在《伤寒例》中进行论述，实际上是把伤寒与温病混为一谈。王氏以为《伤寒论》中所论及的治法是治疗外感疾病最好的方法，所以就把所有的外感疾病内容都放在《伤寒例》中进行介绍，并且用治疗伤寒的方法来治疗温病。

后人亦不能打破此关，因仍苟简，千余年来，贻患无穷，皆叔和之作俑，无怪见驳于方有执、喻嘉言诸公也。然诸公虽驳叔和，亦未曾另立方法，喻氏虽立治法，仍不能脱却伤寒圈子，弊与叔和无二，以致后人无所遵依。

【解读】

王氏以后的历代医家，都未能打破这一个框框，还是按这一说法沿袭下来，已有一千多年，它的危害实在是太大了。追究原因，是因为王叔和开了一个不好的先例，所以明代方有执和清初的喻嘉言等医家对王氏进行批驳，也就不足为怪了。但方、喻等医家虽然批驳了王氏的说法，却没有另外提出治疗温病的方法。喻嘉言虽然自认为订立了治疗温病的方法，而实际上，他所用的方法仍没有能摆脱治疗伤寒的老框框，与王叔和的不足处没有什么不同，因而后世对于温病的治疗方法仍然不能有所依据。

本论详加考核，准古酌今，细立治法，除伤寒宗仲景法外，俾四时杂感，朗若列眉；未始非叔和有以肇其端，东垣、河间、安道、又可、嘉言、天士宏其议，而瑭得以善其后也。

【解读】

本书对温病的治法进行广详细的考指，广泛地吸取了古今医家的有关论述，很认真地制定了治疗温病的各种方法。书中除了对伤寒的治法仍是遵照张仲景《伤寒论》中所提出的治法外，对各种感受四时不同病邪所发生的温病也提出了相应的治法，而且力求使这些治法眉目清楚、互不混淆。然而，我之所以能这样做，与王叔和首先提出了与伤寒不同的多种湿病名称，以及以后历代医家，如李东垣、刘河间、王安道、吴又可、喻嘉言、叶天士等所作的进一步阐发是分不开的，我只是在他们的基础上，使这些理论和治法更加完善而已。

风温者，初春阳气始开，厥阴行令，风夹温也。温热者，春末夏初，阳气弛张，温盛为热也。温疫者，厉气流行，多兼秽浊，家家如是，若役使然也。

【解读】

以上所说的九种温病，它们的发生都与特定的季节气候或某些致病特点有一定的关系。如风温的发生，是因为初春季节，自然界的阳气开始发动，主令之气为厥阴风木，这时气候已转温，所以风易夹温而形成风热病邪，这一病邪多先犯于肺卫，即可引起风温。温热的发生，是因为春来夏初，自然界的阳热之气已发动，气候由温而转热，所以容易形成温热病邪，这种病邪往往可以直接犯于气分或营血分，从而引起温热。温疫的发生特点是由于感受了疫疠之气，这种疫厉之气每兼夹有秽浊，在发病后，可以相互传染而造成流行，以致家家都有人发病，病情也相似，如同每家要分摊劳役一般，所以就称为温疫。

温毒者，诸温夹毒，秽浊太甚也。暑温者，正夏之时，暑病之偏于热者也。湿温者，长夏初秋，湿中生热，即暑病之偏于湿者也。秋燥者，秋金燥烈之气也。

【解读】

所谓温毒，是由于在温邪之中夹有毒邪，也就是其中秽浊尤重，所以在患病后，可致头面肿大，或咽喉肿痛腐烂，或皮肤红肿发斑。而暑温是在盛夏时节，感受暑邪中热较偏盛的一种病邪，即暑热病邪而发生的疾病。湿温则是在夏末秋初的长夏季节，因天暑下迫，地湿上蒸，感受了暑邪中湿较偏盛的一种病邪，即湿热病邪而发生的疾病。另有秋燥，是在秋季天高气爽、气候干燥的情况下，感受了燥邪而引起的疾病。

冬温者，冬应寒而反温，阳不潜藏，民病温也。温疟者，阴气先伤，又因于暑，阳气独发也。

而冬温，是冬季气候应寒冷而反常地温暖，自然界的阳气不能潜藏，也形成了风热病邪，如感受了这种病邪，就能引起与风温表现相似的一种疾病。还有一种温疟，是因人体的阴气先已耗伤，在夏季又感受了暑邪而发生的一种疟疾，因主要表现为阳热亢盛，所以在发病后只发热而不恶寒。

按：诸家论温，有顾此失彼之病，故是编首揭诸温之大纲，而名其书曰《温病条辨》。

【解读】

按：各位医家对温病的论述，往往顾此失彼，不够全面，所以我在编写本书时，首先把各种温病的基本概念提出来，作为一个大纲，然后再逐一进行论述，并命名本书为《温病条辨》。

二、凡病温者，始于上焦，在手太阴。

伤寒由毛窍而入，自下而上，始足太阳。足太阳膀胱属水，寒即水之气，同类相从，故病始于此。古来但言膀胱主表，殆未尽其义。

【解读】

二、大凡温病的病邪多从口鼻而入，所以首先犯于上焦手太阴肺经。

伤寒与温病有所不同。伤寒是感受寒邪而发病，寒邪一般通过肌表的毛窍而侵犯人体。寒邪首先犯下足太阳膀胱经，膀胱属水，水气寒的性质有类似之处，所以寒邪先犯于膀胱经也是一种"同类相从"，因而伤寒发病多从膀胱经开始；又因膀胱经属于足经，足在人体下部，所以伤寒的发生可以说是自下而上。但自古以来都说足太阳膀胱经主表，所以外邪入侵失犯于膀胱经，这一种说法是不全面的，没有把道理讲透彻。

肺者，皮毛之合也，独不主表乎！（按人身一脏一腑，主表之理，人皆习焉不察。以三才大道言之：天为万物之大表，天属金，人之肺亦属金，肺主皮毛，经曰皮应天，天一生水；地支始于子，而亥为天门，乃贞元之会；人之膀胱为寒水之腑；故俱同天气，而俱主表也。）

【解读】

以肺而言，《内经》中已提出：肺与皮毛相合，所以肺不也是主表的吗？（按：人身的一脏一腑，即肺与膀胱都主表，这个道理人们都学习过，但并没有进行深入的探讨。从天、地、人这"三才"的大道理来说，天是万物最大的表，而天从五行属性来说是属金的，肺的五行属性也是金，所以肺也主表，在人身来说，就是主皮毛。《内经》中说：皮毛与天相应，天一生水。地支是从子开始的，而从八针方位来看，亥处于西北，为乾，乾为天，所以亥称为天门，是贞元之气会聚的地方。人的膀胱属于寒水之腑，与肺同属于天之气，所以肺和膀胱都主人身之表）。

治法必以仲景六经次传为祖法。温病由口鼻而入，自上而下，鼻通于肺，始手太阴。太阴金也，温者火之气，风者火之母，火未有不克金者，故病始于此，必从河间三焦定论。

【解读】

温病则是感受温邪而发病的，温邪一般是通过口鼻而侵犯人体，口鼻在上，所以说温病的发生是从上而下。鼻与肺气相通，所以温邪从口鼻而入就是从手太阴肺经开始发病。手太阳属金，而温邪属于一种火热性质的病邪，风又为火之母——从五行的生克关系来说，火邪都是要克金的，所以温病的发病就开始于上焦手太阴肺经。由此可见，温病的发病，应按刘河间关于三焦病位划分的论述。

再寒为阴邪，虽《伤寒论》中亦言中风，此风从西北方来，乃霜发之寒风也，最善收引，阴盛必伤阳，故首郁遏太阳经中之阳气，而为头痛、身热等证。

【解读】

另一方面，寒邪属于一种阴邪，在《伤寒论》中虽然还提到了中风，但这种风是从西北方向来的，也就是一种寒风，性质收引。阴寒之气盛后必然会损伤人体的阳气，以感受寒邪而言，首先是郁遏太阳经中的阳气，从而发生头痛、身热等症状。

太阳阳腑也，伤寒阴邪也，阴盛伤人之阳也。温为阳邪，此论中亦言伤风，此风从东方来，乃解冻之温风也，最善发泄，阳盛必伤阴，故首郁遏太阴经中之阴气，而为咳嗽、自汗、口渴、头痛、身热、尺热等证。太阴阴脏也，温热阳邪也，阳盛伤人之阴也。阴阳两大法门之辨，可了然于心目间矣。

【解读】

足太阳膀胱经属阳、属腑，伤寒所感受的寒邪则属于阴邪，阴寒盛就要损伤人体的阳气。温邪属于阳邪，在本书中也论及风邪为病，但这种风是属于从东方来的风，也就是一种能解冻的温暖之风。以温邪来说，性质最善于发泄，阳热盛后必然会耗伤阴液。所以在感受温邪后，首先郁遏手太阴经中的阴气，出现咳嗽、自汗、口渴、身热、尺肤热等症状。手太阴肺经属阴、属脏，而温邪性质多属阳，会引起人体阳热亢盛，所以必然要耗伤人体的阴液。如能辨明伤寒与温病属阴属阳、伤阴伤阳的两大门类之不同所在，自然心中明了而不致混淆。

夫大明生于东，月生于西，举凡万物，莫不由此少阳、少阴之气以为生成，故万物皆可名之曰东西。人乃万物之统领也，得东西之气最全，乃与天地东西之气相应。

【解读】

太阳是从东方升起来的，月亮则是先见于西方，天地万物都是由东方属少阳的太阳和西方属少阴的月亮所生成的，所以万物都可称为"东西"。人是世上万物的统领，得到太阳和月亮之气最为完全，与天地的东方和西方之气相互呼应。

其病也，亦不能不与天地东西之气相应。东西者，阴阳之道路也。由东而往，为木、为风、为湿、为火、为热，湿土居中，与火交而成暑，火也者，南也。由西而往，为金、为燥、为水、为寒，水也者，北也。水火者，阴阳之征兆也；南北者，阴阳之极致也。

【解读】

人们如果得了疾病，也不能不与天地东方和西方之气相应。东与西可看做是阴阳运动的道路：由东而往，其属性与木、风、湿相应，湿土在五行方位上居于中央，如与火热相交就成为暑，火，在五行方位上属于南方。另一方面，由西而往，其属性与金、燥、寒相应，水，在五行方位上属于北方。水与火，这两者可看作是阴阳的象征，而南北则可以看做是阴阳的极端。

天地运行此阴阳以化生万物，故曰天之无恩而大恩生。天地运行之阴阳和平，人生之阴阳亦和平，安有所谓病也矣！

【解读】

天地自然界的运行实际就反映了阴阳的运动与变化、这种运动与变化产生和滋养了天地万物。所以可以说，天地的恩惠似乎不能明显地看出来，而实际上却是对世间万物和人类有着莫大的恩惠。

天地与人之阴阳，一有所偏，即为病也。偏之浅者病浅，偏之深者病深；偏于火者病温、病热，偏于水者病清、病寒，此水火两大法门之辨，医者不可不知。

【解读】

如天地运行的阴阳和平协调，人体的阴阳也就和平协调，这样怎么会发生各种疾病呢？相反，如天地和人体的阴阳发生了偏差，就能引起疾病。如这种偏差较小，发生的疾病就轻；如所发生的偏差较大，所发生的疾病也就较为严重。如人体内的火热偏盛，就会发生温热性质的疾病；如人体内的水湿偏盛，就会发生阴寒性质的疾病。这是由水和火两类不同性质病邪所引起的两大类疾病的主要区别所在，作为医生来说，是不能不知道的。

烛其为水之病也，而温之、热之；烛其为火之病也，而凉之、寒之，各救其偏，以抵于平和而已。

【解读】

对疾病来说，如辨明是属于寒水为病，治疗就要用性质温热的方药；如辨明是属于火热为病，治疗就要用性质寒凉的方药，这是用药物性质的偏颇来纠正人体病后阴阳的偏颇失调，以恢复阴阳的正常平衡协调。

非如鉴之空，一尘不染，如衡之平，毫无倚着，不能暗合道妙，岂可各立门户，专主于寒热温凉一家之论而已哉！瑭因辨寒病之原于水，温病之原于火也，而并及之。

【解读】

作为一个医生，假如没有像镜子那样如明空般清澈，一尘不染，或像秤杆一样持平，毫无偏倚，就不可能明了合乎天地万物阴阳运行的深奥道理，又怎么不会各自持门户之见，或固执于用寒凉，或固执于用温热呢？所以我特意辨明伤寒的病原在水寒，而温病的病原在火热，而且把天、地、人的阴阳道理一并进行了论述。

三、太阴之为病，脉不缓不紧而动数，或两寸独大，尺肤热，头痛，微恶风寒，身热，自汗，口渴，或不渴，而咳，午后热甚者，名曰温病。

【解读】

三、温邪侵犯手太阴肺经所发生病变的主要表现是：脉象不浮缓、不浮紧，而是躁动快速，或两手的寸部脉比关、尺部明显大而有力，尺肤部发热，头痛，有轻微的怕风、怕冷感觉，全身发热，有汗，口渴，但也可能口不渴，咳嗽，发热在午后较明显。这类疾病就称为温病。

不缓，则非太阳中风矣；不紧，则非太阳伤寒矣。动数者，风火相煽之象，经谓之躁。两寸独大，火克金也。尺肤热，尺部肌肤热甚，火反克水也。

【解读】

脉浮缓是感受风寒病邪而发生太阳重风证的典型脉象，现脉象不浮缓，表明不是太阳中风；脉浮紧是感受风寒病邪而发生太阳伤寒证的典型脉象，现脉象不浮紧，表明也不是太阳伤寒。现见脉象躁动而快速，提示是邪热较盛，即风邪与火热之邪相合为患，在《内经》中这种脉象称为"躁"。右脉的寸部是肺部病变的主要表现部位，两寸脉特别大而有力，反映了火热之邪犯于肺经，即所谓"火克金"。尺肤部发热较甚，是火热耗伤阴液的表现，从五行生克关系来说，就是"火反克水"。

头痛、恶风寒、身热自汗，与太阳中风无异，此处最足以相混，于何辨之？于脉动数，不缓不紧，证有或渴、或咳、尺热，午后热甚辨之。

【解读】

头痛、怕风怕寒、身发热、出汗等症状，与太阳中风证很相似，在临床上最容易混淆，应该从哪些方面来进行辨别呢？辨别的要点在于，温病邪犯手太阴肺经的主要脉象是：脉躁动而快速，而不是浮缓或浮紧；主要症状是：或有口渴，或咳嗽，尺肤灼热，发热以午后为甚等。所以温病与伤寒的太阳中风证可据此作鉴别。

太阳头痛，风寒之邪，循太阳经上至头与项，而项强头痛也。太阴之头痛，肺生天气，天气郁，则头亦痛也，且春气在头，又火炎上也。

【解读】

伤寒太阳病证有头痛，这是因为风寒病邪循足太阳膀胱经从下而上行到头项部，所以患者会有项强、头痛的症状。温邪侵犯手太阴肺经也会出现头病，这是因为肺主呼吸之气，与自然界的气是相通的，如自然界的气郁遏不畅，肺经之气的运行也会郁阻，从而发生头痛；另一方面也与所感受的火热之邪上炎于头有关。

吴又可谓浮泛太阳经者，臆说也。伤寒之恶寒，太阳属寒水而主表，故恶风寒；温病之恶寒，肺合皮毛而亦主表，故亦恶风寒也。

【解读】

吴又可在《温疫论》中提出因温病发生头痛是因为邪气浮泛于太阳经脉的缘故，这只是一种猜测而已。伤寒病患者有明显的怕风、怕寒感觉，这是因为足太阳膀胱经属寒水并主一身之表，所以风寒病邪侵犯太阳后，会有明显的怕风、怕寒感觉。肺主皮毛，与卫气相通，也主人身之表，温病初起病在手太阴肺经时，病邪与卫气相争，致卫气不能正常地温养体表肌肤，所以也会发生怕风、怕冷，但程度较感受风寒病邪要轻一些。

太阳病则周身之阳气郁，故身热；肺主化气，肺病不能化气，气郁则身亦热也。太阳自汗，风疏卫也；太阴自汗，皮毛开也，肺亦主卫。渴，火克金也。咳，肺气郁也。午后热甚，浊邪归下，又火旺时也，又阴受火克之象也。

【解读】

伤寒太阳病的患者因全身的卫阳之气被寒邪所郁闭，郁久而发热，所以会有身热的症状。温病邪在手太阳肺经，肺主一身气化，如肺经有病邪，就不能正常化气，气机郁滞而致卫气不能泄越，也会发热。感受寒邪后所发生的太阳中风病证所出现的自汗，是因为风邪性主泄越，导致卫气不能固表的缘故。温病邪在手太阴肺经所发生的自汗，是由于肺主皮毛，又主卫气，如邪在肺经，可使皮毛、腠理疏泄，卫气失于固摄的缘故。温病所出现的口渴，是因为火热之邪耗伤了阴液所引起的，即所谓"火克金"；咳嗽则是肺气郁闭不能宣肃所致；午后发热更甚，是以为午后为火旺之时，有助于火热的邪势，另一方面、也是阴液被火热之邪耗伤的一种征象。

四、太阴风温、温热、温疫、冬温，初起恶风寒者，桂枝汤主之；但热不恶寒而渴者，辛凉平剂银翘散主之。温毒、暑温、湿温、温疟，不在此例。

【解读】

四、温邪犯于手太阴肺经、不论发生于风温、温热、温疫、冬温，如初起时有较明显的怕风或怕冷症状，里热不明显的，治疗方法可以桂枝汤为主；如只发热而没有怕风、怕冷症状，并有口渴的，治疗就须以辛凉平剂银翘散为主。至于温毒、暑温、湿温、温疟等病，因病机有所不同，所以不能按上例治疗。

按仲景《伤寒论》原文，太阳病（谓如太阳证，即上文头痛、身热、恶风、自汗也），但恶热不恶寒而渴者，名曰温病，桂枝汤主之。盖温病忌汗，最喜解肌。桂枝本为解肌，且桂枝芳香化浊，芍药收阴敛液，甘草败毒和中，姜、枣调和营卫，温病初起，原可用之。此处却变易前法，恶风寒者主以桂枝，不恶风寒主以辛凉者，非敢擅违古训也。

【解读】

张仲景所说的不怕风、怕冷，不是完全不怕风、怕冷，在病的初起时，也会有怕风、怕冷症状的，只是到了化热之后，怕风、怕冷的症状就消失了。在古文中，因为文字简练、质朴，因而就略而未论。另一方面，这也是针对太阳病中风在发热的同时会有怕风、怕冷的症状而言的，所以就没有必要再进行详细交待了。

盖寒水之病，冬气也，非辛温春夏之气不足以解之，虽曰温病，既恶风寒，明是温自内发，风寒从外搏，成内热外寒之证，故仍旧用桂枝辛温解肌法，俾得微汗，而寒热之邪皆解矣。

【解读】

伤寒属于感受寒邪而致病，寒为冬季主气，属水，所以对伤寒的治疗，必须用辛温这种属春夏温暖性质的方药来治疗，才能驱除寒冷之气。而对《伤寒论》中所说的温病来说，既然有明显的怕风、怕冷症状，而这种温病的发热是自内而外发，同时又有风寒从外侵袭，因而形成了内热外寒的病证，所以对这种病证还可以用桂枝汤辛温解肌，用药后患者能微微汗出，使内热外寒之邪都能得到解除。

温热之邪，春、夏气也，不恶风寒，则不兼寒风可知，此非辛凉秋金之气不足以解之，桂枝辛温，以之治温，是以火济火也，故改从《内经》"风淫于内、治以辛凉、佐以苦甘"法。

【解读】

手太阳肺经的温病则是感受了春、夏季的湿热之邪而发病的，在发病初起不怕风、怕冷，说明没有兼夹风寒之邪。对这种病证必须用辛凉这种属秋季凉爽性质的方药来治疗，才能清退温热之气。桂枝汤虽为解肌透邪的方剂，但毕竟属辛温性质，如用于这种病证，等于是用火来助长火势，必然会引起许多变证。因而，治疗这种病证，应改用《内经》中所说的"风淫于内，治以辛凉，佐以苦甘"的方法，这也就是用银翘散所遵循的治疗原则。

桂枝汤方

桂枝（六钱），芍药（炒，三钱），炙甘草（二钱），生姜（三片），大枣（去核，二枚）

煎法服法，必如《伤寒论》原文而后可，不然，不惟失桂枝汤之妙，反生他变，病必不除。

【解读】

桂枝汤方

本书中1钱等于如今的3克。桂枝8克，芍药（炒）9克，炙甘草6克，生差3片，大枣（去核）2枚

上方的煎法和服法，必须按照《伤寒论》原文中所说的去做，不然的话，就失去了桂枝汤作用的妙处，甚至还会产生其他不良反应，疾病也不会治好。《伤寒论》原文强调指出，在服桂枝汤后，应吃些热粥以助药力，还要适当地覆盖些衣被，使全身微微汗出，但也不能出汗太多。如服1次后，汗出病解，就不要再服；如没有汗出，可以再次服用。在服药后，要禁食生冷、肥腻、辛辣、酒、肉、臭恶等食物。

辛凉平剂银翘散方

连翘（一两），银花（一两），苦桔梗（六钱），薄荷（六钱），竹叶（四钱），生甘草（五钱），芥穗（四钱），淡豆豉（五钱），牛蒡子（六钱）

上杵为散，每服六钱，鲜苇根汤煎，香气大出，即取服，勿过煎。肺药取轻清，过煮则味厚而入中焦矣。

【解读】

辛凉平剂——银翘散方

连翘金、银花各15克，苦桔梗、牛蒡子、薄荷各9克，淡竹叶、荆芥穗、淡豆豉各8克，生甘草5克

把以上药物捣为粗末。每次用时取18克先用鲜芦笋根煎汤，取汤加入上述药物煎煮，等沸后闻到药的香气大出时，就可以服用。切勿过分地煎煮，这是因为，治疗肺经病变的药物宜取其轻清之气，如过分煎煮，药物的味较重而气多挥发，作用就偏向于中焦，上达肺经的药气就少了。

病重者，约二时一服，日三服，夜一服；轻者三时一服，日二服，夜一服；病不解者，作再服。盖肺位最高，药过重则过病所，少用又有病重药轻之患，故从普济消毒饮时时清扬法。

【解读】

服药的次数可根据病情而定：如病较重的，可4个小时服1次，即白天服3次、夜里服1次；病较轻的，可6小时服1次，即白天服2次，夜里服1次。如服1剂后病仍未愈，可再次服用。这是因为，肺经病变的位置最高，所用的药物如过重，就不能上达于肺而下行，即所谓药过病所；但如用药过轻，又不能达到治病的效果，所谓病重药轻，所以采用了普济消毒饮用药较为轻扬，而又时时分服的方法。

今人亦间有用辛凉法者，多不见效，盖病大药轻之故，一不见效，随改弦易辙，转去转远，即不更张，缓缓延至数日后，必成中下焦证矣。

【解读】

现在有些医家也有用辛凉的办法来治病的，但是多数不能见效，其原因主要是由于病重而药轻。但医家不知道这个原因，而是一见没有取得效果，就改弦易

辙，不再用辛凉之法，以致与治病的目的越来越远。有的医家即使没有改变治疗方法，但仍用轻描淡写的方剂，以致延缓了治疗时机，病也不能得愈，就有可能向中焦、下焦传变，病情更趋严重。

胸膈闷者，加藿香三钱、郁金三钱，护膻中；渴甚者，加花粉；项肿咽痛者，加马勃、元参；衄者，去芥穗、豆豉，加白茅根三钱、侧柏炭三钱、栀子炭三钱；咳者，加杏仁利肺气；二、三日病犹在肺，热渐入里，加细生地、麦冬保津液；再不解，或小便短者，加知母、黄芩、栀子之苦寒，与麦、地之甘寒，合化阴气，而治热淫所胜。

【解读】

临床上用银翘散应根据病情进行灵活的加减。如兼有浊邪郁阻气机而导致胸隔部闷满不舒，可加藿香、郁金各9克，以芳香化浊、保护膻中；如兼有口渴较甚，可加天花粉9克；如兼有颈项与咽喉肿痛，可加用马勃、玄参；如兼有衄血，原方中去荆芥、淡豆豉，加入白茅根、侧柏叶炭、栀子炭各9克；兼有咳嗽，加用苦杏仁以宣通肺气；如病已有二、三日，病变的重心仍在肺，而邪热已渐渐深入，有入营分而耗伤营阴的趋势，可加入麦冬、生地黄以保护阴液；如热势再不得解，或小便短少，就可加入知母、黄芩、栀子等苦寒清热药，并与麦冬、生地黄等甘寒药互相配合，达到甘苦合化阴气而治疗热邪亢盛的作用。

方论：按温病忌汗，汗之不惟不解，反生他患。盖病在手经，徒伤足太阳无益；病自口鼻吸受而生，徒发其表亦无益也。且汗为心液，心阳受伤，必有神明内乱、谵语癫狂、内闭外脱之变。再，误汗虽曰伤阳，汗乃五液之一，未始不伤阴也。

【解读】

方论：温病由于是感受温邪为患，所以对温邪初犯的表证忌用辛温发汗的方法，如误用发汗法，非但不能解除温邪，还会发生其他变证。这是因为，温病初起病位在手太阴肺经，而辛温解表是用于寒邪犯于足太阳膀胱经的治法，误用就会对人体造成伤害。

另一方面，温邪是从口鼻吸入而使人发病的，如仅用发汗解表的方法，也不能祛除侵入肺经的病邪，对于治疗并无益处。而且汗又称心液，如用辛温发汗导致汗出过多，就会伤及心阳。

心是主宰人的思维、意识活动的重要脏器，一旦受伤，必然会导致思维、意识的错乱，从而发生说胡话、精神异常有如癫狂，甚至还会出现内闭外脱等危重的变证。再说，汗为人体五液之一，误用辛湿发汗法，在伤及心阳的同时，汗出太多而耗伤了大量的阴液，也导致了人体阴液的不足。

《伤寒论》曰："尺脉微者为里虚，禁汗。"其义可见。其曰伤阳者，特举其伤之重者而言之耳。温病最善伤阴，用药又复伤阴，岂非为贼立帜乎？

【解读】

《伤寒论》说："尺脉微弱的人，为体内亏虚的表现，禁用汗法。"所说的意思是很明白的。前面之所以要先谈误汗伤心阳，是为了强调误汗所引起的后果中较严重的一种情况，并不是说误汗就不伤阴了。实际上，温病是最容易发生阴液损伤的，如误用药物后更进一步造成阴液的损伤，岂不是助纣为虐而加重病情吗？

此古来用伤寒法治温病之大错也。至若吴又可开首立一达原饮，其意以为直透膜原，使邪速溃，其方施于藜藿壮实人之温疫病，容有愈者，芳香辟秽之功也；若施于膏粱纨绔，及不甚壮实人，未有不败者。

【解读】

用辛温解表的方法治疗温病初起的表证，这是自古以来许多医家用治伤寒的方法来治温病的一种错误方法。至于吴又可在《温疫论》中所列的第一个方剂"达原饮"，原意是认为这个方剂可以直接透达膜原，使伏于脂原的病邪能迅速去除。这个方子用于平时从事体力劳动、身强力壮的温病患者，或许能奏效而得到痊愈，这是因为这一方子有芳香辟秽的作用。但对于生长于富贵人家的，或平素身体不太强壮的湿病患者，就没有不失败的。

盖其方中首用槟榔、草果、厚朴为君。夫槟榔，子之坚者也，诸子皆降，槟榔苦辛而温，体重而坚，由中走下，直达肛门，中下焦药也；草果亦子也，其气臭烈大热，其味苦，太阴脾经之劫药也；厚朴苦温，亦中焦药也。岂有上焦温病，首用中下焦苦温雄烈劫夺之品，先劫少阴津液之理！知母、黄芩，亦皆中焦苦燥里药，岂可用乎？况又有温邪淤溢三阳之说，而有三阳经之羌活、葛根、柴胡加法，是仍以伤寒之法杂之，全不知温病治法，后人止谓其不分三焦，犹浅说也。

【解读】

这是因为达原饮中首先选用槟榔、草果、厚朴为主药。槟榔是果实类药物中质地较为坚硬的一种，各种果实类药物都只有沉降的性质，槟榔性味苦、辛而性温，加上又具有质地沉重而坚硬的性质，所以沉降的作用更强，能够由中焦直走下焦而到达肛门，可以看做是中、下焦的药物。草果也是一种果实，气味极其强烈，性太热而味苦辛，具有很强的祛除足太阴脾经湿邪的作用。厚朴味苦性温，这两种都是中焦的药物。所以，怎么会温病邪在上焦手太阴肺而首先用味苦性温热、作用峻猛、易耗劫阴液的中下焦药物，在治疗之初就耗伤足少阴肾经阴液的道理呢？另一方面，方中的知母、黄芩，也都属于味苦性燥的中焦药物，怎么可以用于肺经的病证呢？吴又可在《温疫论》中又提出温邪淤溢于三焦的说法，针对病邪淤溢在三阳经的不同而加用不同的药物：如在太阳经的，加用羌活；在阳阴经的，加用葛根；在少阳经的，加用柴胡等。这些治法实质上仍是夹杂了治疗伤寒的方法，完全不知道对温病应采用的治法。

其三消饮加入大黄、芒硝，惟邪入阳明，气体稍壮者，幸得以下而解，或战汗而解，然往往成弱证，虚甚者则死矣。况邪有在卫者、在胸中者、在营者、入血者，妄用下法，其害可胜言耶？

【解读】

后人有评论吴又可的这种治法是没有分清三焦病位，这还是较为肤浅的说法，并没有真正把吴又可的不足之处指出来。在《温疫论》中还有三消饮加用大黄、芒硝的用法，这对于病邪犯于阳明，体质较壮、正气较盛的温病患者，侥幸有通过攻下或经过战汗而得到治愈的，但往往可使患者的正气大伤而转为虚弱之证，如果虚弱情况较严重，就会导致死亡。何况温病的病邪有的在卫分，有的在胸中，有的在营分，有的则深入血分，怎么可以乱用攻下的方法而造成不可胜言的危害呢？

岂视人与铁石一般，并非气血生成者哉？究其始意，原以矫世医以伤寒法治病温之弊，颇能正陶氏之失，奈学未精纯，未足为法。至喻氏、张氏多以伤寒三阴经法治温病，其说亦非，以世医从之者少，而宗又可者多，故不深辨耳。

【解读】

岂能把由气血生成的人体当做铁人一样来任意攻伐呢？推想吴又可的原意，可能是为了纠正世俗医生用治疗伤寒之法来治温病的弊病，也是为了纠正陶节庵所论的失误，但因吴氏的学术造诣还不够精深，所以他的立法用药尚不能为后世医家所效法。至于喻嘉言、张石顽等医家，大多是用治疗伤寒三阴经病证的方法来治温病，这种认识明显是错误的，所以后世很少有效法的，但信奉吴又可学说的人还是比较多的，因而我在这里对喻氏、张氏的错误就不再详细地进行辨驳了。

本方谨遵《内经》"风淫于内，治以辛凉，佐以苦甘；热淫于内，治以咸寒，佐以甘苦"之训（王安道《溯洄集》，亦有温暑当用辛凉不当用辛温之论，谓仲景之书，为即病之伤寒而设，并未尝为不即病之温暑而设。张凤逵集治暑方，亦有暑病首用辛凉，继用甘寒，再用酸泄酸敛，不必用下之论。皆先得我心者）。

【解读】

银翘散的组成完全遵照了《内经》中所提出的"风淫于内，治以辛凉，佐以苦甘；热淫于内，治以咸寒，佐以甘苦"的原则（在元代王安道的《医经溯洄集》中也提出了对温病、暑病的治疗应当用辛凉而不可用辛温的观点，认为张仲景《伤寒论》的内容，是为冬季感受寒邪后立即发病的伤寒而立法用药的，并没有为冬伤于寒邪，当时没有发病，而到春夏季内伏的病邪化热而内发的温病与暑病设立治法处方。明代张凤逵收集了各种治疗暑病的方剂，并提出了"治疗暑病的大法，首先是用辛凉清热，继则用甘寒清热生津，再用苦酸泄热或酸甘敛津，一般不必使用攻下的方法"。这些观点我很赞成，都是在我之先就提出来的。）

又宗喻嘉言芳香逐秽之说，用东垣清心凉膈散，辛凉苦甘。病初起，且去入里之黄芩，勿犯中焦；加银花辛凉，芥穗芳香，散热解毒；牛蒡子辛平润肺，解热散结，除风利咽。皆手太阴药也。

【解读】

该方的组成上也遵循了喻嘉言芳香逐秽的理论，并取李东垣清心凉膈散辛凉苦甘的组方意义。因温病初起，病邪在表，所以去原方中治疗里热的黄芩，以免过于苦寒而伤及中焦；加用的金银花具有辛凉的性质，荆芥穗气味芳香，二味药合用能祛除热毒；牛蒡子性平而味辛，能祛风利咽润肺，解除热毒之蕴结。以上药物都能治疗手太阳肺经的病变，与本病证的性质颇为贴切。

合而论之，经谓"冬不藏精，春必温病"，又谓"藏于精者，春不病温"，又谓"病温虚甚死"，可见病温者，精气先虚。此方之妙，预护其虚，纯然清肃上焦，不犯中下，无开门揖盗之弊，有轻以去实之能，用之得法，自然奏效，此叶氏立法，所以迥出诸家也。

【解读】

结合历代医家的论述，《内经》中说"冬季不能保养收藏好精气，到春天就可能患温病"；又说"如果冬季能保养收藏好精气，到春天就不轻易得温病"；还说"患温病后，如虚衰特别严重的，就可能导致死亡"。由此可见，患温病的人，一般都是先有精气的不足。而银翘散组方的妙处，主要在于它能预先顾护人体精气，不使精气被温邪耗伤。它的作用足能够肃清上焦肺经的温邪，而不影响到中焦和下焦，所以没有开门揖盗、使病邪向中下焦发展的弊病。这一方剂用药虽轻，但通过轻清宣散却能祛除邪实，只要使用得法，自然可以奏效。这就是叶天士治疗温病在立法用药方面明显高出于其他医家之处。

五、太阴温病，恶风寒，服桂枝汤已，恶寒解，余病不解者，银翘散主之；余证悉减者，减其制。

太阴温病，总上条所举而言也。恶寒已解，是全无风寒，止余温病，即禁辛温法，改从辛凉。减其制者，减银翘散之制也。

【解读】

五、邪犯手太阴肺经的温病，在初起时怕风、恶寒的表现较明显，服用桂枝汤后，怕风、恶寒的症状已去除了，但其他如发热、口渴等症状仍然未能解除，这时就应当用银翘散；如发热、口渴等症状较轻的，可以把银翘散的用量减少。

这里所说的手太阴肺经的温病，包括了在上条中所说的风温、温热、温疫、冬温等几种温病。所谓在服桂枝汤后怕风、恶寒的症状已解，表明此时在表已不存在风寒之邪，只有温邪在肺经的表现，所以治疗就不能再用辛温发汗的方法，而应改用辛凉的方剂，如银翘散。对邪在肺经而病情较轻者，把银翘散的用量减少，就是所谓的"减其制"。

六、太阴风温，但咳，身不甚热，微渴者辛凉轻剂桑菊饮主之。咳，热伤肺络也。身不甚热，病不重也。渴而微，热不甚也。恐病轻药重，故另立轻剂方。

【解读】

六、风温病邪在手太阴肺经，表现为咳嗽较剧，身热不甚，口微渴的，可用辛凉轻剂桑菊饮治疗。上文说到的咳嗽是因为风热之邪客于肺，致使肺洛受伤、肺气不宣而引起的。身热不甚，标志着病情不重；而口渴轻微，出表明了邪热耗损津液的程度不重。因病情较轻，恐怕用银翘散过重，所以另外再制定一个作用轻轻的方剂来治疗。

辛凉轻剂桑菊饮方

杏仁（二钱），连翘（一钱五分），薄荷（八分），桑叶（二钱五分），菊花（一钱），苦梗（二钱），甘草（八分），苇根（二钱）

水二杯，煮取一杯，日二服。二、三日不解，气粗似喘，燥在气分者，加石膏、知母；舌绛暮热，甚燥，邪初入营，加元参二钱；犀角一钱；在血分者，去薄荷、苇根，加麦冬、细生地、玉竹、丹皮各二钱；肺热甚加黄芩；渴者加花粉。

【解读】

车凉轻剂——桑菊饮方

苦杏仁、苦桔梗、苇根各6克，连翘5克，薄荷205克，桑叶8克，菊花3克

上药用水2杯，煎煮成1杯。1日服2次。如用药二、三日后病情仍未解，反而出现呼吸气息粗大如喘息一般，这是燥热犯于肺经气分所致，方中可加入石膏、知母；如见舌红绛而傍晚身热较甚、口中较干燥的，这是病邪深入到营分的表现，可加用玄参6克、犀角3克；如病邪更深入到血分的，在上方中去掉薄荷、芦根，加入麦冬、细生地黄、玉竹、牡丹皮各6克；如肺热较甚的，可加入黄芩；如口渴较明显的，加入天花粉。

方论：此辛甘化风、辛凉微苦之方也。盖肺为清虚之脏，微苦则降，辛凉则平，立此方所以避辛温也。今世金用杏苏散通治四时咳嗽，不知杏苏散辛温，只宜风寒，不宜风温，且有不分表里之弊。此方独取桑叶、菊花者，桑得箕星之精，箕好风，风气通于肝，故桑叶善平肝风；春乃肝令而主风，木旺金衰之候，故抑其有余，桑叶芳香有细毛，横纹最多，故亦走肺络而宣肺气。菊花晚成，芳香味甘，能补金水二脏，故用之以补其不足。风温咳嗽，虽系小病，常见误用辛温重剂销铄肺液，致久嗽成劳者不一而足。圣人不忽于细，必谨于微，医者于此等处，尤当加意也。

【解读】

方论：银翘散是一道由辛甘、辛凉而微苦的药物组成的祛除风热的方剂。因为肺是一个清虚的脏器，当感受风热后，用微苦之药可使肺气下降，用辛凉之药可使肺气得平，制定这个方剂是为了避免用辛温的药物助长热势。当今的医生都是用杏苏散来治疗四时发生的各种咳嗽，并不知道杏苏散的性质是辛温的，只适

宜于感受风寒而引起的咳嗽，而不能用于因感受风热而导致的咳嗽。另一方面，杏苏散所治疗的咳嗽病邪偏于在里，所以对以病邪在表而引起的咳嗽用杏苏散还有不分表里之弊。桑菊饮中主要用桑叶、菊花的用意在于：桑树是得箕星的精华而生长的，箕星为青龙七宿的最后一个星，喜欢风，而风气又与肝气相通，所以桑叶还能平熄肝风。春季肝木较旺，并以风为春季的主气。本条所说的病证属于肝木旺而肺金衰，所以在治疗上要平抑肝木之过旺。桑叶气味芳香，上有不少细毛，又有许多横纹络脉，所以它的作用能行走到肺络而宣通肺气。菊花的开花较晚，多在秋季，味甘而气味较芳香，所以能补益肺金和肾水这两个脏器。桑菊饮中用菊花就可以补充肺与肾的不足。

风温病的咳嗽虽是一个小病，但也有因误用辛温重剂而耗伤了肺脏阴液，以致咳嗽日久不愈而成为肺结核，这种情况经常可以看到。凡是高明的、有修养的人，对于细小之处是不会忽视的，必然要在微小的地方时时谨慎。作为一个医生，对于这些方面尤其应当注意。

七、太阴温病，脉浮洪，舌黄，渴甚，大汗，面赤恶热者，辛凉重剂白虎汤主之。

【解读】
七、手太阴肺经的温病，如见到脉象浮洪、舌苔黄、口渴较甚、出大汗、面部红赤、身怕热等症状，可用辛凉重剂白虎汤治疗。

脉浮洪，邪在肺经气分也。舌黄，热已深。渴甚，津已伤也。大汗，热逼津液也。面赤，火炎上也。恶热，邪欲出而未遂也。辛凉平剂焉能胜任，非虎啸风生，金飚退热，而又能保津液不可，前贤多用之。

【解读】
脉象浮洪是邪热盛于肺经气分所致。舌苔黄标志着邪热已盛，而口渴较甚则反映邪热耗伤阴液较严重。出大汗，是因为在里的邪热蒸迫津液外泄所致。面部红赤，则是火热上炎的反映。全身怕热，是因为正气要驱邪外出，而邪热仍盛，不得外出。对这类肺热已盛的病证，辛凉平剂银翘散显然已不能胜任，必须用清热保津作用较强的白虎汤，使邪热能退，则津液可保。这个方子出自《伤寒论》，前代医家经常使用。

辛凉重剂白虎汤方
生石膏（研，一两），知母（五钱），生甘草（三钱），白粳米（一合）
水八杯，煮取三杯，分温三服，病退，减后服，不知，再作服。
方论：义见法下，不再立论，下仿此。

【解读】
辛凉重刘——白虎汤方
生石膏（研细）30克，知母15克，生甘草9克，白粳米30克
上药用水8杯，煎煮成3杯，分3次温服。如服药后病情减轻，则可减少以

后所服药的剂量；如病情未见减轻，就按前量继续服用。

方论：本方的方义在文中已经说明，所以不再加以论述。以下如在文中已说明的方剂，亦仿照此例，不再另作论述。

八、太阴温病，脉浮大而芤，汗大出，微喘，甚至鼻孔扇者，白虎加人参汤主之；脉若散大者，急用之，倍人参。

浮大而芤，几于散矣，阴虚而阳不固也。补阴药有鞭长莫及之虞，惟白虎退邪阳，人参固正阳，使阳能生阴，乃救化源欲绝之妙法也。汗涌、鼻扇、脉散，皆化源欲绝之征兆也。

白虎加人参汤方

即于前方内，加人参三钱。

【解读】

八、手太阴肺经的温病，如见到脉浮大而中空无力，全身出大汗，微有气喘，或气喘较明显，甚至有鼻翼扇动的，须用白虎加人参汤来治疗。如已表现为脉散大无力的，应该急用白虎加人参汤，方中的人参用量要加倍。

见到脉象浮大而中空无力，与脉象放大无力的表现已很接近，这是津液亏虚而阳气也不能内固所致。这时如仅用补益津液的药物，对于病情来说，已是鞭长莫及，恐怕不能奏效，所以只能用白虎汤来清退邪热，再加用人参以固护元气，这样就可以通过补益阳气以滋养阴液，也就是阳生阴长的道理。这是救治肺气大伤而生化之源即将衰竭病证最有效的方法。

白虎加人参汤方

即白虎汤中加人参9克。

九、白虎本为达热出表，若其人脉浮弦而细者，不可与也；脉沉者，不可与也；不渴者，不可与也；汗不出者，不可与也；常须识此，勿令误也。

此白虎之禁也。按白虎票慓悍，邪重非其力不举，用之得当，原有立竿见影之妙，若用之不当，祸不旋踵。懦者多不敢用，未免坐误事机；孟浪者，不问其脉证之若何，一概用之，甚至石膏用至斤余之多，应手而效者固多，应手而毙者亦复不少。皆未真知确见其所以然之故，故手下无准的也。

【解读】

九、白虎汤的作用是使气分的邪热外达于表而得解。如见到患者脉象浮、或弦、或细，就不能用白虎汤；如见到沉脉，也不能用白虎汤；如患者没有口渴的表现，不能用白虎汤；如身体无汗的，也不能用白虎汤。医生在临床上必须牢记这几点使用白虎汤的禁忌，不要误用白虎汤。

以上所说的是白虎汤使用的禁忌证。白虎汤的作用较为峻猛，对于邪热较盛的病证，非用此方不能胜任，用得得当，有立竿见影的效果。但正因为其作用峻猛，所以如使用不得当，也会很快地使病清恶化，产生严重的后果。

在临床上胆小的医生大多当用而不敢使用，以致延误病情，错过了治疗时机；而鲁莽的医生则往往不管患者的脉象症状如何，一遇高热都用白虎汤，方中的石膏甚至用到 500 克以上。其中虽然也有用后立即见效的，但也有不少患者在用后很快就死亡。这是由于医生没有真正辨明病证的性质，在处方用药时心中无数而造成的后果。

十、太阴温病，气血两燔者，玉女煎去牛膝加元参主之。

气血两燔，不可专治一边，故选用张景岳气血两治之玉女煎。去牛膝者，牛膝趋下，不合太明证之用。改熟地为细生地者，亦取其轻而不重，凉而不温之义，且细生地能发血中之表也。加元参者。取其壮水制火，预防咽痛失血等证也。

玉女煎去牛膝熟地加细生地元参方（辛凉合甘寒法）

生石膏（一两），知母（四钱），元参（四钱），细生地（六钱），麦冬（六钱）

水八杯，煮取三杯，分二次服，渣再煮一钟服。

【解读】

十、手太阴肺经的温病、如出现气血两燔见证的，当用玉女煎去牛膝加玄参治疗。

手太阳肺经的温病，如气分邪热进一步深入到血分，就可以发生气血两燔证。因此时邪热在气分和血分都盛，所以不能只治气分，也不能单治血分，可以选用张景岳在《景岳全书》中所制定的玉女煎方。

但玉女煎在治疗气血两燔证时应进行适当的加减：即去方中的牛膝，因牛膝性质趋下，与病位在上焦的病证不相符合；原方中的熟地黄也应改用细生地黄，因熟地黄性温而重浊，不如生地黄性凉而清润，善清血分之邪热；方中加用玄参，是因为玄参有生津清热、壮水制火的作用，配合于方中可起到预防咽喉疼痛、各种出血等病证的作用。

玉女煎去牛膝熟地加细生地元参方（辛凉合甘寒法）

生石膏 30 克，知母、玄参各 12 克，细生地黄、麦冬各 18 克

上药用水 8 杯，煎煮成 3 杯，分 2 次服用。药渣可以再加水煮取 1 杯服用。

十一、太阴温病，血从上溢者，犀角地黄汤合银翘散主之。其中焦病者，以中焦法治之。若吐粉红血水者，死不治；血从上溢，脉七、八至以上，面反黑者，死不治；可用清络育阴法。

血从上溢，温邪逼迫血液上走清道，循清窍而出，故以银翘散败温毒，以犀角地黄清血分之伏热，而救水即所以救金也。至粉红水非血非液，实血与液交迫而出，有燎原之势，化源速绝。

血从上溢，而脉至七、八至，面反黑，火极而似水，反兼胜己之化也，亦燎原之势莫制，卜焦津液亏极，不能上济君火，君火反与温热之邪合德，肺金其何以堪，故皆主死。化源绝，乃温病第一死法也。

仲子曰：敢问死？孔子曰：未知生，焉知死。瑭以为医者不知死，焉能救生。细按温病死状百端，大纲不越五条。在上焦有二：一曰肺之化源绝者死；二

曰心神内闭，内闭外脱者死。在中焦亦有二：一曰阳明太实，土克水者死；二曰脾郁发黄，黄极则诸窍为闭，秽浊塞窍者死。在下焦则无非热邪深入，消烁津液，涸尽而死也。

【解读】

十一、手太阴肺经的温病，如邪热深入血分而使血液从上部溢出，或表现为吐血，或表现为鼻、齿龈出血，当用犀角地黄汤配合银翘散治疗；如见中焦病证的表现，则按邪在中焦的病证治疗。

如果出现吐粉红色血水，或血液从上部溢出而脉搏动甚快，一呼一吸脉跳七、八次以上，或面色反而发黑等症状，都是病情凶险的表现，难于救治。对于邪热在肺而已入血分的，用清热安络、养阴生津法治疗。温病邪在肺经，出现血从上部溢出，这是温邪已深入血分，迫血妄行，使血液从上部清窍而出所致。因而治疗时一方面用银翘散清散肺中的热毒，另一方面用犀角地黄汤清解深伏于血分的邪热，通过清热就可以达到保存阴液、救护肺脏的目的。这就是"救水即所以救金"。

文中提到的吐粉红色血水，既不是纯血，也不纯是水液，这是因为血分邪热炽盛，交迫血与水液从上吐出所致。这一病证反映了邪热极其亢盛，形成了燎原之势，肺的生化之源也将枯竭，因而十分危险。如血液从上部溢出而见脉在一呼一吸之间达七、八次以上，反映了邪热盛而正气虚衰；热盛本应面色红赤，而反而表现为面色发黑，是火热亢盛到了极点，出现了五行中水的本色，即所谓"火极似水"。从五行生克关系来说，是火表现为克火的水，也就是"胜己之化"。这是因为火热极盛而无法抑制，下焦的津液已经极度亏虚，不能上济心火，心火转盛，与温病邪热之火相合，火势更旺，肺脏怎么能够承受呢？所以出现这些危险的病证是很难救治的。肺的生化之源欲绝，是导致温病患者死亡的第一位原因。

孔子的弟子仲子曾问孔子："能请教一下关于死的道理吗？"孔子回答说："连生的道理都没有弄清楚，怎么能知道死的道理呢？"我则认为，做医生如果不知道引起死亡的道理，怎么能挽救人的生命呢，仔细分析一下引起温病死亡的原因有上百种，但主要原因不外以下五个方面：

属于上焦的原因有两条：一是肺的生化之源欲绝可致死亡；二是心神被邪闭阻于内，导致内闭外脱则死。

属于中焦的原因也有两条：一是形成阳明腑实证，病情严重而致阳明邪热耗竭肾阴则死；二是病邪郁闭于脾经而发生黄疸，黄疸严重而秽浊之邪闭塞清窍，也可造成死亡。

属于下焦的原因，无非是邪热深入到下焦而耗竭肾阴，如肾阴枯竭，就会导致死亡。

十二、太阴温病，口渴甚者，雪梨浆沃之；吐白沫粘滞不快者，五汁饮沃之。

此皆甘寒救液法也。

雪梨浆方（甘冷法）

以甜水梨大者一枚，薄切，新汲凉水内浸半日，时时频饮。

五汁饮方（甘寒法）

梨汁，荸荠汁，鲜苇根汁，麦冬汁，藕汁（或用蔗浆）

临时斟酌多少，和匀凉服，不甚喜凉者，重汤炖温服。

【解读】

十二、手太阴肺经的温病，如口渴较甚的，可用雪梨浆来滋养津液。如口中有白沫而黏稠，吐出不爽快的，可以用五汁饮来滋养津液。

以上都是用甘寒养阴生津之品来救治阴液耗伤的病证。

雪梨浆方（甘冷法）

用大的甜水梨一个，切成薄片，放入刚从井中打出的凉水中浸泡半天左右，不时饮服。

五汁饮方（性寒法）

梨汁，荸荠汁，鲜芦根汁，麦冬汁，藕汁（或用甘蔗汁）

临用时根据病情需要而决定用量，把以上诸汁调匀后凉服。如患者不太喜欢吃凉东西，也可以把以上五汁放在热水中炖温之后再服用。

十三、太阴病得之二、三日，舌微黄，寸脉盛，心烦懊憹，起卧不安，欲呕不得呕，无中焦证，栀子豉汤主之。

温病二、三日，或已汗，或未汗，舌微黄，邪已不全在肺中矣。寸脉盛，心烦懊憹，起卧不安，欲呕不得，邪在上焦膈中也。在上者因而越之，故涌之以栀子，开之以香豉。

栀子豉汤方（酸苦法）

栀子（捣碎，五枚），香豆豉（六钱）

水四杯，先煮栀子数沸，后纳香豉，煮取二杯，先温服一杯，得吐止后服。

【解读】

十三、手太阴肺经的温病，经过了两、三日，舌苔微黄，两寸部脉盛而有力，心中烦乱，睡也不是，起也不是，坐也不是，想吐又吐不出，没有中焦病变表现的，可用栀子豉汤治疗。

手太阴肺经的温病，已经过了两、三日，不论是已经发过汗，还是没有发过汗，见到微黄的舌苔，提示病变已不全在肺卫，而是已进入气分。出现寸部脉搏动有力、心中烦闷、起卧不安、想吐吐不出等症状，表明病邪郁阻在上焦胸膈。因病在上，所以根据《内经》"上者越之"的治疗原则，用栀子以涌泄邪热，用香豆豉以宣开上焦，起到清宣上焦的作用。

栀子豉汤方（酸苦法）

栀子（捣碎）12克，香豆豉18克

上药用水4杯，先放入栀子煎煮至沸，再加入香豆豉，煎成2杯，先乘温服下1杯。如服后发生呕吐而病情减轻，就不必再服第2杯。

十四、太阴病得之二、三日，心烦不安，痰涎壅盛，胸中痞塞欲呕者，无中焦证，瓜蒂散主之，虚者加参芦。

此与上条有轻重之分，有有痰无痰之别。重剂不可轻用，病重药轻，又不能了事，故上条止用栀子豉汤快涌膈中之热，此以痰涎壅盛，必用瓜蒂散急吐之，恐邪入包宫而成痉厥也。瓜蒂，栀子之苦寒，合赤小豆之甘酸，所谓酸苦涌泄为阴，善吐热痰，亦在上者因而越之方也。

瓜蒂散方（酸苦法）

甜瓜蒂（一钱），赤小豆（研，二钱），山栀子（二钱）

水二杯，煮取一杯，先服半杯，得吐止后服，不吐再服。虚者加入参芦一钱五分。

【解读】

十四、手太阴肺经的温病，已经过二、三日，出现心烦不安，喉中痰涎甚多，壅塞于喉部，胸部感到痞闷阻塞，想呕吐，但没有中焦病证的表现，可用瓜蒂散治疗，如患者的体质较弱，可加入参芦。

这一条所述的病证与上一条相似，但病情有轻重不同，性质有痰盛与无痰之别。作用峻猛的方药不可随便投用，但如病情较重而用药过轻，又不能解决问题，所以上条只以作用较缓和的栀子豉汤来清宣上焦胸膈的郁热，而本条所述的病内有壅盛的痰涎，因此必须用作用较猛烈的瓜蒂散，通过较强的涌吐作用，使壅塞于胸膈的痰涎能很快地祛除；否则，痰热内陷于心包就会形成痉厥等危重病证。方中所用的瓜蒂、栀子都是苦寒之品，配合的赤小豆性味甘酸，用以涌吐胸膈的痰热，即《内经》所谓"酸苦涌泄为阴"，也是体现了《内经》"在上者因而越之"治疗原则的一首方剂。

瓜蒂散方（酸苦法）

甜瓜蒂3克，赤小豆（研）6克，栀子6克

上药用水2杯，煎煮成1杯。先服半杯，如发生呕吐而病情减轻，就不必再服；如不吐，再服余下的半杯。如患者体质较虚弱，方中可加入参芦4.5克。

十五、太阴温病，寸脉大，舌绛而干，法当渴，今反不渴者，热在营中也，清营汤去黄连主之。

渴乃温之本病，今反不渴，滋人疑惑；而舌绛且干，两寸脉大，的系温病。盖邪热入营蒸腾，营气上升，故不渴，不可疑不渴非温病也。故以清营汤清营分之热，去黄连者，不欲其深入也。

清营汤（见暑温门中）

【解读】

十五、手太阴肺经的温病，如见到寸脉大，舌质红绛而舌面干燥，理应口渴，现反而不口渴，是因为邪热已深入到营分的缘故。此时当用清营汤去方中的黄连来治疗。

口渴是温病的常见症状之一，现在所述的病证表现为舌质红绛而干燥，两手寸脉大，显然是温病，但反而不见口渴，容易使人产生疑惑。这是因为邪热深入营分后，能蒸腾营气使营气上升而滋润于咽喉，所以患者没有明显的口渴症状。医生不能因患者口不渴而怀疑所患的不是温病。治疗所用的清营汤可以清泄营分的邪热，但要去方中的黄连，是因为黄连味苦性燥会耗伤营阴，且性质沉降，去黄连可以防止病邪更深入。

清西汤方（见暑温门）

十六、太阴温病，不可发汗，发汗而汗不出者，必发斑疹，汗出过多者，必神昏谵语。发斑者，化斑汤主之；发疹者，银翘散去豆豉，加细生地、丹皮、大青叶，倍元参主之。禁升麻、柴胡、当归、防风、羌活、白芷、葛根、三春柳。神昏谵语者，清宫汤主之，牛黄丸、紫雪丹、局方至宝丹亦主之。

温病忌汗者，病由口鼻而入，邪不在足太阳之表，故不得伤太阳经也。时医不知而误发之，若其人热甚血燥，不能蒸汗，温邪郁于肌表血分，故必发斑疹也。若其人表疏，一发而汗出不止，汗为心液，误汗亡阳，心阳伤而神明乱，中无所主，故神昏。心液伤而心血虚，心以阴为体，心阴不能济阳，则心阳独亢，心主言，故谵语不休也。且手经逆传，世罕知之，手太阴病不解，本有必传手厥阴心包之理，况又伤其气血乎！

化斑汤方

石膏（一两），知母（四钱），生甘草（三钱），元参（三钱），犀角（二钱），白粳米（一合）

水八杯，煮取三杯，日三服，渣再煮一钟，夜一服。

方论：此热淫于内，治以咸寒，佐以苦甘法也。前人悉用白虎汤作化斑汤者，以其为阳明证也。阳明主肌肉，斑家遍体皆赤，自内而外，故以石膏清肺胃之热，知母清金保肺而治阳明独胜之热，甘草清热解毒和中，粳米清胃热而保胃液，白粳米阳明燥金之岁谷也。本论独加元参、犀角者，以斑色正赤，木火太过，其变最速，但用白虎燥金之品，清肃上焦，恐不胜任，故加元参启肾经之气，上交于肺，庶水天一气，上下循环，不致泉源暴绝也。犀角咸寒，禀水木火相生之气，为灵异之兽，具阳刚之体，主治百毒蛊疰，邪鬼瘴气，取其咸寒，救肾水，以济心火，托斑外出，而又败毒辟瘟也。再病至发斑，不独在气分矣，故加二味凉血之品。

银翘散去豆豉加细生地丹皮大青叶倍元参方

即于前银翘散内去豆豉，加：

细生地（四钱），大青叶（三钱），丹皮（三钱），元参（加至一两）

论：银翘散义见前。加四物，取其清血热；去豆豉，畏其温也。

按：吴又可有托里举斑汤，不言疹者，混斑疹为一气也。考温病中发疹者，十之七、八，发斑者十之二、三。盖斑乃纯赤，或大片，为肌肉之病，故主以化斑汤，专治肌肉；疹系红点高起，麻、瘄、沙皆一类，系血络中病，故主以芳香透络，辛凉解肌，甘寒清血也。其托里举斑汤方中用归、升、柴、芷、川山甲，皆温燥之品，岂不畏其灼津液乎？且前人有痘宜温、疹宜凉之论，实属确见，况温疹更甚于小儿之风热疹乎！

其用升、柴，取其升发之义，不知温病多见于春夏发生之候，天地之气，有升无降，岂用再以升药升之乎？且经谓"冬藏精者，春不病温"，是温病之人，下焦精气久已不固，安庸再升其少阳之气，使下竭上厥乎！经谓"无实实，无虚虚，必先岁气，无伐天和"，可不知耶？后人皆尤而效之，实不读经文之过也。

再按：时人发温热之表，二、三日汗不出者，即云斑疹蔽伏，不惟用升、柴、羌、葛，且重以山川柳发之。不知山川柳一岁三花，故得三春之名，俗转音三春为山川。此柳古称柽木，诗所谓"其柽其椐"者是也。

其性大辛大温，生发最速，横枝极细，善能入络，专发虚寒白疹，若温热气血沸腾之赤疹，岂非见之如雠仇乎？夫善治温病者，原可不必出疹，即有邪郁二、三日，或三、五日，既不得汗，有不得不疹之势，亦可重者化轻，轻者化无，若一派辛温刚燥，气受其灾而移热于血，岂非自造斑疹乎？再时医每于疹已发出，便称放心，不知邪热炽甚之时，正当谨慎，一有疏忽，为害不浅。再疹不忌泻，若里结须微通之，不可令大泄，致内虚下陷（法在中焦篇）。

清宫汤方

元参心（三钱），莲子心（五分），竹叶卷心（二钱），连翘心（二钱），犀角尖（磨冲，二钱），连心麦冬（三钱）

加减法：热痰盛加竹沥、梨汁各五匙；咯痰不清，加栝蒌皮一钱五分；热毒盛加金汁、人中黄；渐欲神昏，加银花三钱、荷叶二钱、石菖蒲一钱。

方论：此酸寒甘苦法，清膻中之方也。谓之清宫者，以膻中为心之宫城也。俱用心者，凡心有生生不已之意，心能入心，即以清秽浊之品，便补心中生生不已之生气，救性命于微芒也。火能令人昏，水能令人清，神昏谵语，水不足而火有余，又有秽浊也。

且离以坎为体，元参味苦属水，补离中之虚；犀角灵异味咸，辟秽解毒，所谓灵犀一点通，善通心气，色黑补水，亦能补离中之虚，故以二物为君。莲心甘苦咸，倒生根，由心走肾，能使心火下通于肾，又回环上升，能使肾水上潮于心，故以为使。连翘象心，能退心热。

竹叶心锐而中空，能通窍清火，故以为佐。麦冬之所以用心者，《本经》称其主心腹结气，伤中伤饱，胃脉络绝。试问去心，焉能散结气，补伤中，通伤饱，续胃脉络绝哉？盖麦冬禀少阴癸水之气，一本横生，根颗联络，有十二枚者，有十四、五枚者。所以然之故，手足三阳三阴之络，共有十二；加任之尾翳，督之长强，共十四；又加脾之大络，共十五。此物性合人身自然之妙也，惟圣人能体物象，察物情，用麦冬以通续络脉。命名与天冬并称门冬者，冬主闭藏，门主开转，谓其有开合之功能也。其妙处全在一心之用，从古并未有去心之明文，张隐庵谓不知始自何人，相沿已久而不可改。瑭遍考始知自陶弘景始也。盖陶氏惑于诸心入心，能令人烦之一语，不知麦冬无毒，载在上品，久服身轻，安能令人烦哉！如参、术、芪、草，以及诸仁诸子，莫不有心，亦皆能令人烦而悉去之哉？陶氏之去麦冬心，智者千虑之失也。此方独取其心，以散心中秽浊之结气，故以之为臣。

安宫牛黄丸方

牛黄（一两），郁金（一两），犀角（一两），黄连（一两），朱砂（一两），梅片（二钱五分），麝香（二钱五分），真珠（五钱），山栀（一两），雄黄（一两），金箔衣黄芩（一两）

上为极细末，炼老蜜为丸，每丸一钱，金箔为衣，蜡护。脉虚者人参汤下，脉实者银花、薄荷汤下，每服一丸。兼治飞尸卒厥，五痫中恶，大人小儿痉厥之因于热者。大人病重体实者，日再服，甚至日三服；小儿服半丸，不知再服半丸。

方论：此芳香化秽浊而利诸窍，咸寒保肾水而安心体，苦寒通火腑而泻心用之方也。牛黄得日月之精，通心主之神。犀角主治百毒，邪鬼瘴气。真珠得太阴之精，而通神明，合犀角补水救火，郁金草之香，梅片木之香（按冰片，洋外老杉木浸成。近世以樟脑打成伪之，樟脑发水中之火，为害甚大，断不可用），雄黄石之香，麝香乃精血之香，合四香以为用，使闭固之邪热温毒深在厥阴之分者，一齐从内透出，而邪秽自消，神明可复也。

黄连泻心火，栀子泻心火与三焦之火，黄芩泻胆、肺之火，使邪火随诸香一齐俱散也。朱砂补心体，泻心用，合金箔坠痰而镇固，再合真珠，犀角为督战之主帅也。

紫雪丹方（从本事方去黄金）

滑石（一斤），石膏（一斤），寒水石（一斤），磁石（水煮二斤，捣煎去渣入后药）

羚羊角（五两），木香（五两），犀角（五两），沉香（五两），丁香（一两），升麻（一斤），元参（一斤），炙甘草（半斤）

以上八味，共捣锉，入前药汁中煎，去渣入后药。

朴硝、硝石各二斤，提净，入前药汁中，微火煎，不住手将柳木搅，候汁欲凝，再加入后二味。

辰砂（研细，三两），麝香（研细，一两二钱），入煎药拌匀。合成退火气，冷水调服一、二钱。

方论：诸石利水火而通下窍。磁石、元参补肝肾之阴，而上济君火。犀角、羚羊泻心、胆之火。甘草和诸药而败毒，且缓肝急。诸药皆降，独用一味升麻，盖欲降先升也。诸香化秽浊，或开上窍，或开下窍，使神明不致坐困于浊邪而终不克复其明也。丹砂色赤，补心而通心火，内含汞而补心体，为坐镇之用。诸药用气，硝独用质者，以其水卤结成，性峻而易消，泻火而散结也。

《局方》至宝丹方

犀角（镑，一两），朱砂（飞，一两），琥珀（研，一两），玳瑁（镑，一两），牛黄（五钱），麝香（五钱）

以安息重汤炖化，和诸药为丸一百丸，蜡护。

方论：此方会萃各种灵异，皆能补心体，通心用，除邪秽，解热结，共成拨乱反正之功。大抵安宫牛黄丸最凉，紫雪次之，至宝又次之，主治略同，而各有所长，临用对证斟酌可也。

【解读】

温病禁汗，前面已再三提出。在第四条论桂枝汤中提及"温病忌汗"；在银翘散方论中指出："温病忌汗，汗之不惟不解，反生他患。盖病在于手经，徒伤足太阳无益；病自口鼻吸受而生，徒发其表亦无益也。且汗为心液，心阳受伤，必有神明内乱，谵语癫狂，内闭外脱之变。"正因此，有"汗出过多，必神昏谵语"之论；在《卷四·杂说·汗论》中也有"温热病断不可发汗"之论。

在下焦篇也有"温病误表"，"已汗而不得汗等误治后，直入下焦证治"。由此可以看出，温病自始至终部是禁止发汗的。应该指出，"不可发汗"特指辛温解表，且其汗有不可大汗之意。王九峰谓："风温不要发汗，而亦宜微汗，否则邪从何出？大抵风温之邪入上焦，风温从阳，温化热，上焦近肺，肺先受邪。肺为娇脏，两阳熏灼，津液受劫。……俗医辄投羌活、柴、葛，以发汗劫津，失其旨矣。当以辛凉轻剂清解为先。"

本条集中论述误汗后的常见证及其治疗。温病误汗，因人体的体质不同，多有两种不同反应：

一是发汗而汗不出，此热甚血燥无以荧汗，温邪挟辛温之药力，郁于肌表气分或血分，必发斑疹；另外尚有发汗汗出过多者，必因心阳、心阴受损而发神昏谵语，说明温邪因误汗而逆传心包。血分之斑用化斑汤主之，气分之疹则用加减银翘散主之，逆传心包者用清宫汤、安宫牛黄丸、紫雪丹、至宝丹主之。

关于斑疹，叶天士区别二者指出："点大而在皮肤之上者为斑，或云头隐隐，或琐碎小粒者为疹。"吴坤安谓："斑者有触目之形，而无碍手之质。"邵仙根谓："疹发于皮肤之上，起有颗粒，如粟如粒，以手摸之，有尖刺而触手者也。"叶氏又谓："斑属血者恒多，疹属气者不少。"

鞠通即按斑疹的气血不同属性分别予以治疗的。斑虽属血分，但经于外透不能蒸汗，郁于肌表，故以透达出表的白虎汤加牛屎、玄参而成的化斑汤治之，因"不独在气分矣，而加二味凉血之品。"透发之性者，石膏、犀角、羚羊角三者皆俱，而又以次功高，清热之中有透热外出之性，此正是治斑托斑之意也。李时珍谓犀角；"发黄发斑，痘疮稠秘，内热里陷，或不结痂。"又谓玄参"滋阴降火，解斑毒。"

故化斑汤属于气血两治之方，托斑化斑之常用方剂。关于疹属气分，但也与血分相联系，而较为特殊是如何芳香透络，辛谅解肌、甘寒清血。银翘散辛凉解表，加细生地、大育叶、丹皮、玄参四味以甘寒清血。鞠通谓："加四物取其清血热"此之谓也。

二是发汗过多，心阳、心阴受损，温热之邪自然威逼心包，造成神昏谵语之证。此时必清热解毒以减邪之势，滋阴以振心之正气，开窍以解包络之闭，镇静以安心中之神，此治邪入心包的全法。清宫汤清心解毒，涤包络之热；牛黄丸清热解毒力大，并开窍醒神豁痰镇惊；紫雪丹镇静作用强，且能开窍泻浊；至宝丹开窍安神作用强，且具芳香化浊之功。按清热作用，安宫牛黄丸最凉，紫雪丹次之、至宝丹又次之。其中安宫牛黄丸长于清泄肝胆热毒；紫雪丹偏于清泄阳明之热，可通利大小便，止痉熄风；至宝丹长于宁心安神，逐秽化痰，故临证可据不同的临床表现选择使用。

十七、邪入心包，舌蹇肢厥，牛黄丸主之，紫雪丹亦主之。

厥者，尽也。阴阳极造其偏，皆能致厥。伤寒之厥，足厥阴病也。温热之厥，手厥阴病也。舌卷囊缩，虽同系厥阴现证，要之，舌属手，囊属足也。盖舌为心窍，包络代心用事，肾囊前后，皆肝经所过，断不可以阴阳二厥混而为一。若陶节庵所云"冷过肘膝，便为阴寒"，恣用大热。再热厥之中亦有三等：有邪在络居多，而阳明证少者，则从芬香，本条所云是也；有邪搏阳明，阳明太实，上冲心包，神迷肢厥，甚至通体皆厥，当从下法，本论载入中焦篇；有日久邪杀阴亏而厥者，则从育阴潜阳法，本论载入下焦篇。

牛黄丸、紫雪丹方（并见前）

【解读】

十七、温热病如果邪热内闭心包，就会出现舌体转动不灵、四肢厥冷等症状，既可用安宫牛黄丸治疗，也可用紫雪丹治疗。

"厥"是指到了尽头的意思。如阴阳的偏盛到了极点，就可以引起厥证，症状表现为四肢厥冷。伤寒病中出现的四肢厥冷，多属于足厥阴肝经的病变；温病中所出现的四肢厥冷，则多属于手厥阴心包经的病变。温病中的舌体转动不灵与伤寒病中的睾丸缩入腹内，虽然都是邪在厥阴的表现，但扼要来说，舌体属于手厥阴经，而阴囊则属于足厥阴经。

因为舌为心之苗，为心的外窍，而心包络能代心行事，所以舌体转动不灵属于手厥阴心包经的病证。而阴囊的前后都是足厥阴肝经循行部位，所以睾丸内缩是属于足厥阴经的病证。在临床上不能把阴寒偏盛的阴厥与阳热偏盛的阳厥混为一谈。

再有，现在临床上，有人根据陶节淹曾经说过的如四肢厥冷已超过了肘、膝，就一定属于阴寒证，所以就恣意用大热性质的方药，对此也应作具体分析，因其中也有属于邪热引起而忌用热药的。在属于温热性质的厥证中也有三种情况：较为多见的是因邪犯心包络所致，而阳明邪热的表现较少，治疗以芳香开窍为主，也就是本条所论述的这种病证。也有是因为邪传阳明，造成阳明腑实证燥屎结于肠内而致邪热上扰心包，引起神志昏迷和四肢厥冷的，严重的也可出现全身都厥冷。对这一病证的治疗，主要是用攻下法，在本书中记载于中焦篇。还有一种厥证是因为热病久延，邪热虽去而阴液已极度亏虚所造成的，治疗应以育阴潜阳为主，对此，在本书的下焦篇里有详细的记载。

牛黄丸方、紫雪丹人（均参见前条）

十八、温毒咽痛喉肿，耳前耳后肿，颊肿，面正赤，或喉不痛，但外肿，甚则耳聋，俗名大头温、虾蟆温者，普济消毒饮去柴胡、升麻主之。初起一、二日，再去芩、连，三、四日加之佳。

温毒者，秽浊也。凡地气之秽，未有不因少阳之气而自能上升者，春夏地气发泄，故多有是证；秋冬地气，间有不藏之时，亦或有是证；人身之少阴素虚，不能上济少阳，少阳升腾莫制，亦多成是证；小儿纯阳火多，阴未充长，亦多有是证。咽痛者，经谓"一阴一阳结，谓之喉痹"。盖少阴、少阳之脉，皆循喉咙，少阴主君火，少阳主相火，相济为灾也。耳前耳后颊前肿者，皆少阳经脉所过之地，颊车不独为阳明经穴也。面赤者，火色也。甚则耳聋者，两少阳之脉，皆入耳中，火有余则清窍闭也。治法总不能出李东垣普济消毒饮之外。其方之妙，妙在以凉膈散为主，而加化清气之马勃、僵蚕、银花，得轻可去实之妙；再加元参、牛蒡、板蓝根，败毒而利肺气，补肾水以上济邪火。去柴胡、升麻者，以升腾飞越太过之病，不当再用升也。说者谓其引经，亦甚愚矣！凡药不能直至本经者，方用引经药作引，此方皆系轻药，总走上焦，开天气，肃肺气，岂须用升、柴直升经气耶？去黄芩、黄连者，芩、连里药也，病初起未至中焦，不得先用里药，故犯中焦也。

普济消毒饮去升麻柴胡黄芩黄连方

连翘（一两），薄荷（三钱），马勃（四钱），牛蒡子（六钱），芥穗（三钱），僵蚕（五钱），元参（一两），银花（一两），板蓝根（五钱），苦梗（一两），甘草（五钱）

上共为粗末，每服六钱，重者八钱。鲜苇根汤煎，去渣服，约二时一服，重者一时许一服。

【解读】

十八、温毒病的主要临床表现有：咽喉肿痛，耳的前后及面颊部肿胀，面色红赤；也有咽喉不痛，只有耳及面颊部的肿胀；病情严重的可发生耳聋。这种病俗称"大头瘟""虾蟆瘟"。治疗用普济消毒饮去其中柴胡、升麻。如病初起一、二天内，方中的黄芩、黄连也可去掉；如病已有二、三日，加用黄芩、黄连为佳。

温毒这种病，是感受了秽浊之气而得的。凡是地上的秽浊之气，如果没有少阳升发之气，是不会自己上升的。而在春夏之时，正是地气升发外泄的季节，所以在这一季节人们容易感受秽浊之气而得温毒。但在秋冬之时，也有地气不能内藏的时候，所以有时也会发生温毒。从人体内部来说，如果人的身体少阴肾水不足，不能上济而涵养少阳，少阳之气也会升腾而不能抑制，所以这种体质的人容易发生本病。小儿的体质属纯阳而火气较旺，阴液未能充分生长而相对较匮乏，所以小儿较易患本病。至于咽喉疼痛的原因，《内经》中说："一阴一阳结，谓之喉痹。"也就是少阴与少阳之火结于喉部，可以导致咽喉疼痛。少阴和少阳的经脉都经过喉咙部，其中少阴属君火，少阳属相火，两者结合起来就会产生病患。

而发生耳前耳后及颊部肿的原因，是因为这些部位是少阳经脉经过之处，颊车这个穴位虽在阳明经上，但与足少阳经脉也很靠近。面部红赤，是火毒上炎的反映。严重者会发生耳聋，是因为手、足少阳的经脉都循行入耳，如少阳火盛，就会致清窍闭塞而发生耳聋。

对本病的治疗，总的来说，不出于李东垣的普济消毒饮之外。这一方子组方的妙处，妙在以凉膈散为主体，加入了能轻清去秽浊之气的马勃、白僵蚕、金银花，有"轻可去实"之妙；另外再加上玄参、牛蒡子、板蓝根，可以清热解毒而宣通肺气、补益肾水而上济邪火。

方中之所以安去除升麻、柴胡，是因为考虑到本病的发生是因少阳升发过度，故不用升麻、柴胡以避免升腾发散过度，而有助少阳之火势。有的人认为用升麻、柴胡可以引药入少阳经，我认为这种说法是愚蠢的。因为凡是药物不能直接到达应到达的部位，才使用引经药作为引导。而本方中所用的药物性质基本上都是轻清上浮的，都能上行到上焦，起到宣通肺气的作用，怎么还需要用升麻、柴胡作为引经药呢？方中之所以不用黄芩、黄连，是因为这两味药部是治疗邪热在里的药，在本病初起时，病邪尚在上焦，属表，没有到中焦气分，所以不要早用治疗里热的药，以免对中焦有所损害。

普济消毒饮去升麻柴胡黄芩黄连方

连翘30克，薄荷9克，马勃12克，牛蒡子18克，荆芥穗9克，僵蚕15克，玄参30克，金银花30克，板蓝根15克，苦桔梗30克，甘草15克

上药一起研成细末，每次用18克，病重的用24克。用时以鲜芦根先煎成汤，再把上药放入煎煮，去渣服下。约每4小时服1次，病情重者可以每2小时服1次。

十九、温毒外肿，水仙膏主之，并主一切痈疮。

按：水仙花得金水之精，隆冬开花，味苦微辛，寒滑无毒，苦能降火败毒，辛能散邪热之结，寒能胜热，滑能利痰。其妙用全在汁之胶粘，能拔毒外出，使毒邪不致深入脏腑伤人也。

水仙膏方

水仙花根，不拘多少，剥去老赤皮与根须，入石臼捣如膏，敷肿处，中留一孔出热气，干则易之，以肌肤上生黍米大小黄疮为度。

【解读】

十九、温毒病，耳前耳后及颊部肿的，可用水仙膏，本方还可治疗其他各种痈疮肿痛。

按：水仙花是禀受秋冬季节的金水之精气而生长的，在隆冬季节开花。水仙的根味苦微辛，性寒质滑而无毒，苦则能降火而解毒，辛则能宣散邪热的壅结，寒则能祛除邪热，滑则能利痰。而该药的妙用全在于它胶黏的汁可以拔毒外出，从而使邪毒不至于内深入脏腑而发生其他变证。

水仙膏方

用水仙花根，不论多少，剥去在外的老皮红皮和根须，放入石臼内捣成膏状，取出敷在肿处，当中留一个孔，以便邪热之气从孔中外出。如药干了，就要重新再敷，一直到皮肤上出现如小米大小的黄色小疮疹为止。

二十、温毒敷水仙膏后，皮间有小黄疮如黍米者，不可再敷水仙膏，过敷则痛甚而烂，三黄二香散主之。

三黄取其峻泻诸火，而不烂皮肤，二香透络中余热而定痛。

三黄二香散方（苦辛芳香法）

黄连（一两），黄柏（一两），生大黄（一两），乳香（五钱），没药（五钱）

上为极细末，初用细茶汁调敷，干则易之，继则用香油调敷。

【解读】

二十、温毒病在外敷水仙膏后，如皮肤上出现了如小米粒大小的黄疮，就不要再敷水仙膏。因敷得过分后，会引起局部皮肤的疼痛和溃烂。这时可用三黄二香散外敷。

三黄二香散中用三黄是利用苦寒之性以清火解毒，同时，苦寒也可燥湿而使皮肤不烂；乳香、没药这二香可以透散络中的邪热，并有止痛作用。

三黄二香散（苦辛芳香法）

黄连30克，黄柏30克，生大黄30克，乳香15克，没药15克

以上各药都研为极细的粉末备用。开始时可用细茶泡的水调敷患处，如干后，再重新换药；随后可再用香油调敷。

二一、温毒神昏谵语者，先与安宫牛黄丸、紫雪丹之属，继以清宫汤。

安宫牛黄丸、紫雪丹、清宫汤（方法并见前）

【解读】

二十一、温毒病如发生神志昏糊、说胡话的，是邪闭心包。治疗可先用安宫牛黄丸、紫雪丹一类药，然后再用清宫汤。

安宫牛黄丸、紫雪丹、清宫汤（方剂和用法在前面已有记载）。

暑　温

二二、形似伤寒，但右脉洪大而数，左脉反小于右，口渴甚，面赤，汗大出者，名曰暑温，在手太阴，白虎汤主之；脉芤甚者，白虎加人参汤主之。

此标暑温之大纲也。按温者热之渐，热者温之极也。温盛为热，木生火也。热极湿动，火生土也。上热下湿，人居其中而暑成矣。若纯热不兼湿者，仍归前条温热例，不得混入暑也。形似伤寒者，谓头痛、身痛、发热、恶寒也。水火极不同性，各造其偏之极，反相同也。故经谓水极而似火也，火极而似水也。伤寒，伤于水气之寒，故先恶寒而后发热，寒郁人身卫阳之气而为热也，故仲景《伤寒论》中，有已发热或未发热之文。若伤暑则先发热，热极而后恶寒，盖火盛必克金，肺性本寒，而复恶寒也。然则伤暑之发热恶寒虽与伤寒相似，其所以然之故实不同也，学者诚能究心于此，思过半矣。脉洪大而数，甚则芤，对伤寒之脉浮紧而言也。独见于右手者，对伤寒之左脉大而言也。右手主上焦气分，且火克金也，暑从上而下，不比伤寒从下而上，左手主下焦血分也，故伤暑之左脉反小于右。口渴甚面赤者，对伤寒太阳证面不赤，口不渴而言也。火烁津液，故口渴。火甚未有不烦者，面赤者，烦也，烦字从火从页，谓火现于面也。汗大出者，对伤寒汗不出而言也。首白虎例者，盖白虎乃秋金之气，所以退烦暑，白虎

为暑温之正例也。其源出自《金匮》，守先圣之成法也。

白虎汤、白虎加人参汤方（并见前）

【解读】

暑温者，正夏之时，暑病之偏于热者也。夏季暑热，暑必兼湿，温盛为热，热极则湿动。其暑温者，热之甚，并兼湿为其特点；若不兼湿者，则属于温热。自注云："上热下湿，人居其中而暑成矣。"

除以上气候条件作为外因方面的原因外，其内因体质虚弱，元气内亏，亦不容忽视。王安道云："暑热者，夏之令也。……人或劳倦，或饥饿，元气亏乏，不足以御天令亢热，于是受伤而为病。"喻嘉言云："体中多湿之人，最易中暑，两相感之故也，外暑蒸动内湿，两气交通而中暑。"

不但要了解暑温的发病季节性和其兼湿的性质，而且要注意其证候学特点。病初有暂短的"形似伤寒"之证，即"头痛、身痛、发热、恶寒"。此时本可以银翘散加芳香利湿解暑之品即可痊愈。无汗者，可主以二四条的新加香薷饮。若不及时治疗，则因暑热伤津最速，很快进入气分太热，形成白虎汤证，并极易出现气阴两伤，且其证时而共同出现。暑虽兼湿，若湿少而以热为主者，热去湿也随之而逐，故单用白虎汤治之，其脉洪大而数是暑温常见之脉。

临床右大左小，亦有所见，但不皆然。气阴两伤时，其脉散大而芤，亦或虚弱无力；其汗大出者，虽汗出，而其热不为汗衰，也就是说，汗虽出，但体温不降，多数病人兼有烦躁不安之证。凡嗜睡者多湿气盛，以此为辨。张景岳指出："暑有八证：脉虚、自汗、身先热、背后寒、面垢、烦渴、手足厥冷、体重是也"，概括了暑温的证候特征。

自注原文中温热、暑温之辨，伤寒、暑温的恶寒之别，及伤寒之脉左大、暑温之脉右大及口渴虽同，暑温面赤，而伤寒则无，及暑温汗大出而伤寒无汗等鉴别，临床应细心体会，不致混淆不清。

二三、《金匮》谓太阳中暍，发热恶寒，身重而疼痛，其脉弦细芤迟，小便已，洒然毛耸，手足逆冷，小有劳，身即热，口开前板齿燥，若发其汗，则恶寒甚，加温针，则发热甚，数下，则淋甚，可与东垣清暑益气汤。

张石顽注：谓太阳中暍，发热恶寒身重而疼痛，此因暑而伤风露之邪，手太阳标证也。手太阳小肠属火，上应心包，二经皆能制金烁肺，肺受火刑，所以发热恶寒似足太阳证。其脉或见弦细，或见芤迟，小便已，洒然毛耸，此热伤肺胃之气，阳明本证也（愚按：小便已，洒然毛耸，似乎非阳明证，乃足太阳膀胱证也。

盖膀胱主水，火邪太甚而制金，则寒水来为金母复仇也。所谓五行之极，反兼胜已之化）。发汗则恶寒甚者，气虚重夺（当作伤）其津（当作阳）也。温针则发热甚者，重伤经中之液，转助时火，肆虐于外也。数下之则淋甚者，劫其在里之阴，热势乘机内陷也。

此段经文，本无方治，东垣特立清暑益气汤，足补仲景之未逮。愚按：此言太过。仲景当日，必有不可立方之故，或曾立方而后世脱简，皆未可知，岂东垣能立而仲景反不能立乎？但细按此证，恰可与清暑益气汤，曰可者，仅可而有所未尽之词，尚望遇是证者，临时斟酌尽善。至沈目南《金匮要略注》谓当用辛凉甘寒，实于此证不合。盖身重疼痛，证兼寒湿也。即目南自注，谓发热恶寒身重疼痛，其脉弦细芤迟，内暑而兼阴湿之变也。岂有阴湿而用甘寒、柔以济柔之理？既曰阴湿，岂辛凉所能胜任！不待辩而自明。

清暑益气汤方（辛甘化阳酸甘化阴复法）

黄耆（一钱），黄柏（一钱），麦冬（一钱），青皮（一钱），白术（一钱五分），升麻（三分），当归（七分），炙甘草（一钱），神曲（一钱），人参（一钱），泽泻（一钱），五味子（八分），陈皮（一钱），苍术（一钱五分），葛根（三分），生姜（二片），大枣（二枚）

水五杯，煮取二杯，渣再煎一杯，分温三服。虚者得宜，实者禁用；汗不出而但热者禁用。

【解读】

此条引自《金匮要略·痉湿暍篇》，说明暑热所致气阴两虚证，因形似伤寒，各种误治的不同后果。本条可以分为三部分，以"前板齿燥"前为中暍伤暑、气阴两伤的证候；以后至"则淋甚"为汗下温针误治的不同反应；"可与东垣清暑益气汤"乃鞠通根据其气阴两伤而选用清暑益气的东恒方剂以治之。

《溯源集》曰："太阳中暍，而发热恶寒，不云汗出，而又不渴，是以知其非阳邪独盛之暍也。脉弦则阴邪劲急，细则元气已虚，芤则脉空，迟则为寒，小便已洒然毛耸者，小便虽通，其茎中艰涩可知。卫阳已虚，恶寒之状可见，乃下焦无火、气化不快于流行也。

四肢为诸阳之本，手足逆冷者，是阳虚而气不达于四肢也，凡此皆阴寒无火之脉症也。小有劳身即热者，起居动静间，小有劳动，即扰动其阳气，而虚邪伏暑，即因之而发热也。

"口开前板齿燥者，脉虽弦细芤迟，症虽手足逆冷，以小劳而鼓动其阳邪，身热而枯燥其津夜，虽不温，而板齿燥矣。若发其汗，则卫阳愈虚，阳虚则生外寒，故恶寒甚。若加温针，则火力内攻，必反助其暑热之阳邪，故发热甚。邪不在里，而数下之，适足以败坏真阳，使下焦急冷，气化不行，小便艰涩而淋甚也"。钱氏之注释，较为详尽，引用借以加强对原文的理解。此证虽言气阴两伤，但重点还是阳气损伤。

"脉细"与"口开前板齿燥"主津液损伤外，其余诸证皆为阳虚气虚之证。以益气为主是正确的，故以"辛甘化阳"者多，"酸甘化阴"者少。自注云："沈目南《金匮要略注》，谓当用辛凉甘寒，实于此证不合。盖身重疼痛，……其脉弦细芤迟，内暑而兼阴湿之变也：岂有阴湿而甘寒，柔以济柔之理？即曰阴湿，岂辛凉所能胜任！看来吴氏在认证方面是比较细致的，辨证是严格清楚的。温热病本倡导辛凉，可所执不偏。

有是证为可用是药，非一门之寒热也。兼湿用辛温是吴氏治暑湿的又一特点。当然，若见暑病偏热，挟湿甚少，阴伤津亏为主，自当辛凉甘寒。王孟英清暑益气汤可选用，其方组成：西洋参、石斛、麦冬、黄连、竹叶、荷秆、知母、甘草、梗米、西瓜翠衣，可作参考。

东垣清暑益气汤，本以健脾燥湿，治元气本虚，又伤于暑湿者。实为补中益气汤去柴胡加葛根、黄柏、泽泻、麦冬、五味于、神曲、姜、枣组成。其中以二术、参芪为主，在补气健脾的基础上，辛开（葛姜）苦降（柏泻），兼酸甘（麦冬、五味、大枣）化阴。雷丰早曰："东恒清暑益气汤，治暑伤元气，暑中有湿，所以用柏、苍、陈、泽等药于益气之中，有湿之证，故佐苦燥通利无害也。"如此将更为加深对是方的理解。吴氏在本方服法后指出："虚者得宜，实者禁用；汗不出而但热者禁用。"使用之时，尤当识之。

二四、手太阴暑温，如上条证，但汗不出者，新加香薷饮主之。

证如上条，指形似伤寒，右脉洪大，左手反小，面赤口渴而言，但以汗不能自出，表实为异，故用香薷饮发暑邪之表也。

按：香薷辛温芳香，能由肺之经而达其络。鲜扁豆花，凡花皆散，取其芳香而散，且保肺液，以花易豆者，恶其呆滞也。夏日所生之物，多能解暑，惟扁豆花为最；如无花时，用鲜扁豆皮；若再无此，用生扁豆皮。厚朴苦温，能泄实满。厚朴，皮也，虽走中焦，究竟肺主皮毛，以皮从皮，不为治上犯中。若黄连、甘草，纯然里药，暑病初起，且不必用，恐引邪深入，故易以连翘、银花，取其辛凉达肺经之表，纯从外走，不必走中也。

温病最忌辛温，暑病不忌者，以暑必兼湿，湿为阴邪，非温不解，故此方香薷、厚朴用辛温，而余则佐以辛凉云，下文湿温论中，不惟不忌辛温，且用辛热也。

新加香薷饮方（辛温复辛凉法）

香薷（二钱），金银花（三钱），鲜扁豆花（三钱），厚朴（二钱），连翘（二钱）

水五杯，煮取二杯。先服一杯，得汗止后服；不汗再服；服尽不汗，再作服。

【解读】

二十四、暑温手太阴病证的证治已在上条中论述，但如是汗不出的病证，就当用新加香薷饮来治疗。

所谓在上条中论述过的病证，是指第二二条中所说的表现如伤寒，右脉洪大，左脉反而较小，面色红赤而渴的这一类病证。

但如没有汗出，是病邪实于表，即内有暑湿而外受表寒，所以与上证是不相同的，治疗就当用香薷饮来内清暑湿而外发表寒。方中的香薷辛温芳香，所以能由肺之经而外达其络，外散表寒而内祛暑湿。

凡是花类的药物都具有宣散的作风，方中的鲜扁豆花有芳香宣散的作用，而且能保肺液。至于原方用扁豆而本方用扁豆花的道理，是在于扁豆的作用主要在补脾，用于暑湿之证，嫌其性质呆滞。

一般来说，夏日所生的东西大多具有解暑的作用，其中以扁豆花的作用最强。如没有扁豆花，可用鲜扁豆皮代替；如连鲜扁豆皮都没有，也可用生扁豆皮代替。方中的厚朴性质苦温，具有理气化食除满的作用。

厚朴药用其皮，虽然它的作用主要在中焦，但由于肺主皮毛，而药物的作用是以皮从皮，所以用厚朴能用于肺，不致有治上犯中的弊病。

至于黄连、甘草等，虽然苦甘相合能清里热，但终究是属于纯粹治疗里证的药物，在暑病初起之时，没有必要投用，而且可引邪深入。因而在本方中改用了连翘、金银花，取它们具有辛凉透气的作用，能宣达肺经之表，使病邪得以从外而解，而不会走入中焦。

温病的治疗最忌用辛温药物，但暑病却不忌辛温药，这是因为暑病一般都夹有湿邪，而湿邪阴邪，不用辛温药物，湿邪难以以解除。

因而在新加香薷饮中所用的香薷、厚朴等都是辛温药。另一方面，因有暑邪，所以要用辛凉药清暑泄热。在以后要讨论的湿温病的治疗中，不仅不忌用辛温，甚至还要用到辛热药。

新加香薷饮方

香薷6克，厚朴6克，连翘6克，金银花9克，鲜扁豆花9克

以上诸药用水5杯，煎取2杯，先服下1杯，如能发汗，就不要再服；如没有出汗，再服另1杯；如服完以上药后仍无汗，可再用1剂。

二五、手太阴暑温，服香薷饮，微得汗，不可再服香薷饮重伤其表，暑必伤气，最令表虚，虽有余证，知在何经，以法治之。

按：伤寒非汗不解，最喜发汗；伤风亦非汗不解，最忌发汗，只宜解肌，此麻桂之异其治，即异其法也。温病亦喜汗解，最忌发汗，只许辛凉解肌，辛温又不可用。妙在导邪外出，俾营卫气血调和，自然得汗，不必强责其汗也。若暑温、湿温则又不然，暑非汗不解，可用香薷发之，发汗之后，大汗不止，仍归白虎法，固不比伤寒、伤风之漏汗不止，而必欲桂附护阳实表。亦不可屡虚其表，致令厥脱也。观古人暑门有生脉散法，其义自见。

【解读】

前条新加香薷饮服法中指出："得汗止后服；不汗再服，服尽不汗，再作服。"即调服其剂必须得汗，而得汗后不可再服。温热之邪，初期在卫分，自然亦喜汗解，但禁止发汗，尤忌辛温发表，问题是如何使邪外出，营卫调和，自然汗出而解。暑温、湿温，因其兼湿，湿为阴邪，性质重浊，必以辛开温散，故可以用香薷饮发放之；暑又兼其炎热，又极易伤津，故得汗则表邪已祛，不可再发其汗，更伤其阴，气也随之而损。故本条指出："暑必伤气，最令表虚"，就是指此而言。暑温表解后，其内热尚存，故以汗出以泻其内热。若汗出脉静身凉，病属向愈；若内热炽盛，其热不为汗衰，汗出后，"虽有余证，知在何经，以法治之"，参见以下数条。

二六、手太阴暑温，或已经发汗，或未发汗，而汗不止，烦渴而喘，脉洪大有力者，白虎汤主之；脉洪大而芤者，白虎加人参汤主之；身重者，湿也，白虎加苍术汤主之；汗多脉散大，喘喝欲脱者，生脉散主之。

此条与上文少异者，只已经发汗一句。

白虎加苍术汤方

即于白虎汤内加苍术三钱。

汗多而脉散大，其为阳气发泄太甚，内虚不司留恋可知。生脉散酸甘化阴，守阴所以留阳，阳留，汗自止也。以人参为君，所以补肺中元气也。

生脉散方（酸甘化阴法）

人参（三钱），麦冬（不去心，二钱），五味子（一钱）

水三杯，煮取八分二杯，分二次服，渣再煎服；脉不敛，再作服，以脉敛为度。

【解读】

二五条言："知在何经，以法治之"，其中"发汗"是指使用香薷饮辛温解表之类的发表药。不论用过发汗药或未用过发汗药，只要汗出，就说明卫分证状已经解除，暑温在气分可知。

此条所列四个方剂，唯邪气的不同情况分成两部分，又唯正气的不同情况分成两部分。暑温之病，偏于暑之热甚者，自然以清气分大热的白虎汤；暑温之挟湿身重者，用白虎加苍术汤以除暑热漫浊。暑必伤气，汗多脉散大，加参以补肺中元气；其喘喝欲脱者，气阴两伤，以生脉散气阴两补，以防厥脱。薛生白谓："暑月热伤元气，气短倦怠，口渴多汗，肺虚而咳者，宜人参、麦冬、五味子等味。"暑温兼湿，用五味子之酸敛，与病相违，不少医家议论纷纷。王孟英谓："近人不论何病，每用此方收住邪气，杀人无算，用此方者，须详其邪之有无。"故单纯之气阴两伤，生脉散为适应。若气阴两伤之间时，兼挟湿浊不除，应少用或不用五味子为佳。

二七、手太阴暑温，发汗后，暑证悉减，但头微胀，目不了了，余邪不解者，清络饮主之。邪不解而入中下焦者，以中下法治之。

既曰余邪，不可用重剂明矣，只以芳香轻药清肺络中余邪足矣。倘病深而入中下焦，又不可以浅药治深病也。

清络饮方（辛凉芳香法）

鲜荷叶边（二钱），鲜银花（二钱），西瓜翠衣（二钱），鲜扁豆花（一枝），丝瓜皮（二钱），鲜竹叶心（二钱）

水二杯，煮取一杯，日二服。凡暑伤肺经气分之轻证者皆可用之。

【解读】

二十七、暑温手太阴病证经过用香薷饮发汗之后，暑病的症状已基本消除，但还感到头微胀，看东西不太清楚，这是暑热余邪未解的表现，用清络饮治疗。如果在用香薷饮发汗后，病邪非但不解，还出现了中下焦的病变，就应按治疗中下焦病证的方法进行治疗。

上面既然是说"余邪"，就表明了在治疗时不能用药力峻猛的方剂，而只需用轻清芳香的药物，就足以清透肺络中的的余邪。但是如果在用了香薷饮后病情较为严重，而出现了中下焦的症状，表明病邪已传入中下焦，这时就不能用药力轻薄的方剂来治疗病势深重的病证。

清络饮方（辛凉芳香法）

鲜荷叶边 6 克，鲜金银花 6 克，西瓜翠衣 6 克，鲜扁豆花 1 朵，丝瓜皮 6 克，鲜淡竹叶 6 克

上药用水 2 杯，煮取 1 杯，每日服 2 次。凡是暑邪伤及肺经的轻证，都可以用本方治疗。

二八、手太阴暑温，但咳无痰，咳声清高者，清络饮加甘草、桔梗、甜杏仁、麦冬、知母主之。

咳而无痰，不嗽可知，咳声清高，金音清亮，久咳则哑，偏于火而不兼湿也。即用清络饮，清肺络中无形之热。加甘、桔开提，甜杏仁利肺而不伤气，麦冬、知母保肺阴而制火也。

清络饮加甘桔甜杏仁麦冬知母汤方

即于清络饮内，加甘草一钱、桔梗二钱、甜杏仁二钱、麦冬三钱、知母二钱。

【解读】

二十八、暑温手太阴病证，见到干咳无痰、咳声清亮而高亢的，用清络饮加甘草、桔梗、甜杏仁、麦冬、知母治疗。

干咳无痰，是表明内无痰湿；咳嗽声清亮而高亢，是肺金有热，但如咳的时间校长，就会变得嘶哑。所以上述病证属于肺经有火而未兼有湿邪，所以其治疗用清络饮清泄肺络中无形的邪热；加入甘草、桔梗宣开肺气，用甜杏仁可以利肺气，因其甘润而不伤肺气；加麦冬、知母可滋养肺阴，并有清肺热的作用。

清络饮加甘桔甜杏仁麦冬知母汤方

即于清络饮中加甘草 3 克、桔梗 6 克、麦冬 9 克、知母 6 克。

二九、两太阴暑温，咳而且嗽，咳声重浊，痰多不甚渴，渴不多饮者，小半夏加茯苓汤再加厚朴、杏仁主之。

既咳且嗽，痰涎复多，咳声重浊，重浊者土音也，其兼足太阴湿土可知。不甚渴，渴不多饮，则其中之有水可知，此暑温而兼水饮者也。故以小半夏加茯苓汤，蠲饮和中；再加厚朴、杏仁，利肺泻湿，预夺其喘满之路；水用甘澜，取其走而不守也。

此条应入湿温，却列于此处者，以与上条为对待之文，可以互证也。

小半夏加茯苓汤再加厚朴杏仁方（辛温淡法）

半夏（八钱），茯苓块（六钱），厚朴（三钱），生姜（五钱），杏仁（三钱）

甘澜水八杯，煮取三杯，温服，日三服。

【解读】

二十九、暑温病，如手太阴肺经与足太阴脾经同病，会出现咳气嗽并见，咳声重浊，痰多而口渴不明显，或即使口渴也不多饮水，用小半夏加茯苓汤再加厚

朴、苦杏仁方治疗。

咳是有声无痰，嗽是有痰无声，现两者并见，而且痰涎较多，咳声也重浊而不清亮，重浊的咳声是脾土有病的表现，所以可知本证有足太阴脾经的病变。再从口不渴或口渴也不多饮水的表现来看，也可知道中焦有痰浊水湿的存在。所以上述病证属于暑温兼有水饮，因而用小半夏加茯苓汤，有化中焦痰饮水湿的作用；再加厚朴、苦杏仁，可以利肺气而祛痰湿，从而预防痰饮水湿壅塞而导致气喘、胸满等病证。而上方的煎制用甘澜水，是因为要取其走而不守的作用。

这一条本来应归于湿温范围，但却列于这里，主要是为了与上一条干咳无痰之证作对比，两条内容可以相比较印证。

小半夏加茯苓汤再加厚朴杏仁方（辛温谈法）

半夏24克，茯苓块18克，厚朴9克，苦杏仁9克

上药用甘澜水8杯，煮取3杯，1日内分3次温服。

三十、脉虚夜寐不安，烦渴舌赤，时有谵语，目常开不闭，或喜闭不开，暑入手厥阴也。手厥阴暑温，清营汤主之；舌白滑者，不可与也。

夜寐不安，心神虚而阳不得入阴也。烦渴舌赤，心用恣而心体亏也。时有谵语，神明欲乱也。目常开不闭，目为火户，火性急，常欲开以泄其火，且阳不下交于阴也；或喜闭不喜开者，阴为亢阳所损，阴损则恶见阳光也。故以清营汤急清宫中之热，而保离中之虚也。若舌白滑，不惟热重，湿亦重矣，湿重忌柔润药，当于湿温例中求之，故曰不可与清营汤也。

清营汤方（咸寒苦甘法）

犀角（三钱），生地（五钱），元参（三钱），竹叶心（一钱），麦冬（三钱），丹参（二钱），黄连（一钱五分），银花（三钱），连翘（连心用，二钱）

水八杯，煮取三杯，日三服。

【解读】

三十、患者脉虚弱，夜间睡眠不安宁，心中烦乱，口渴，舌红赤，偶尔还说胡话，两目或是常睁开而不闭，或是常闭而不睁开，这是暑邪已深入手厥阴心包经的病证。对这类暑湿手厥阴心包经病证，用清营汤治疗。但是如见舌苔白腻而滑的，就不可用清营汤。

上述病证出现时会有夜间睡眠不安，是因为心神虚弱，阴阳不能协调，阳不能入于阴，所以不能入睡。心中烦乱，口渴，舌红赤，都是由于暑热病邪犯于心包，致心火亢盛而心阴亏虚所引起的。偶尔说胡话，是邪热扰乱了心神。目常开不闭、是因为两目为火的窗户，火的性质较急，加上火不能向下与阴相交，所以目常开可借这窗户而使火得以外泄。至于有时又会出现目常闭而不开，这是因为暑热亢盛的火势造成了阴液的损伤，阴液耗损后患者就会怕见阳光，所以目常闭而不开。

因而对上述病证的治疗用清营汤清营分中的邪热，营热得去，就可以保护心阴不致再被耗伤。但如果见到舌苔白腻而滑，说明不仅邪热较重，而且湿邪也盛，而对湿邪盛的治疗，就忌用滋阴清热等阴柔药物，所以不能投用清营汤，可

在治疗湿温病的内容中寻求治法。

清营汤方（咸寒苦甘法）

犀角9克，生地黄15克，玄参9克，麦冬9克，丹参6克，黄连4.5克，金银花9克，连翘（连心用）6克，淡竹叶心3克

上药用水8杯，煮取3怀，日内分3次服。

三一、手厥阴暑温，身热不恶寒，清神不了了，时时谵语者，安宫牛黄丸主之，紫雪丹亦主之。

身热不恶寒，已无手太阴证，神气欲昏，而又时时谵语，不比上条时有谵语，谨防内闭，故以芳香开窍、苦寒清热为急。

安宫牛黄丸、紫雪丹（方义并见前）

【解读】

三十一、暑温的手厥阴心包络病证，见到身热而不恶寒，神志不太清楚，时时说胡话，就要用安宫牛黄丸治疗，也可用紫雪丹治疗。

既然见身热而不恶寒，说明已无手太阴肺卫的病变。出现了神志不清，时时说胡话，比上一条中听说的偶尔说胡话又有所不同，上一条是邪入营分，而本条所述则为暑热之邪已深入手厥阴心包络，特别要注意防止邪闭心包，所以用芳香开窍、苦寒消热的药物以急救。

安宫牛黄丸、紫雪丹（配方及药理见前文介绍）

三二、暑温寒热，舌白不渴、吐血者，名曰暑瘵，为难治，清络饮加杏仁、薏仁、滑石汤主之。

寒热，热伤于表也；舌白不渴，湿伤于里也；皆在气分，而又吐血，是表里气血俱病，岂非暑瘵重证乎？此证纯清则碍虚，纯补则碍邪，故以清络饮清血络中之热，而不犯手；加杏仁利气，气为血帅故也；薏仁、滑石，利在里之湿，冀邪退气宁而血可止也。

清络饮加杏仁薏仁滑石汤方

即于清络饮内加杏仁二钱、滑石末三钱、薏仁三钱，服法如前。

【解读】

三十二、暑温病出现发热恶寒，舌苔白腻，口不渴，吐血的，称为暑瘵。这种病的治疗是比较困难的，可用清络饮加苦杏仁、薏苡仁、滑石汤。

暑温病有发热恶寒的表现，说明是暑热伤于卫表，但又有舌苔白腻，口不渴，则属湿邪阻于内，这些见症都属于气分病变，但又见吐血，表明血分也有病。所以上述病证是表里气血俱病，难道不是一种暑瘵重证的表现吗？

对这种病证的治疗，如单用清暑热等祛邪之法，会对原有的正气虚弱不利；而如用补益气的治法，又会有碍于祛除病邪。所以用清络饮来清除血络中的邪热，因用药较清轻，所以不违背治疗手经病变当用清轻的原则；方中加入苦杏仁是为了宣利肺气，气为血帅，气行正常，则血也可自止；加用薏苡仁、滑石，是为了渗利里湿。这样希望病邪得去，气行安宁，而出血得止。

清络饮加杏仁薏仁滑石汤方

即在清络饮内加苦杏仁6克、滑石末9克、薏苡仁9克。煎服方法与前清络饮相同。

三三、小儿暑温，身热，卒然痉厥，名曰暑痫，清营汤主之，亦可少与紫雪丹。

小儿之阴，更虚于大人，况暑月乎！一得暑温，不移时有过卫入营者，盖小儿之脏腑薄也。血络受火邪逼迫，火极而内风生，俗名急惊，混与发散消导，死不旋踵。惟以清营汤清营分之热而保津液，使液充阳和，自然汗出而解，断断不可发汗也。可少与紫雪丹，清包络之热而开内窍也。

【解读】

三十三、小儿患暑湿，身发热，突然发痉神昏，称暑痫。用清营汤治疗，也可稍用些紫雪丹。

小儿属稚阴稚阳之体，阴气比成人更虚，更何况在夏月暑热亢盛之时，阴液更容易消耗。所以一旦感受暑邪，就可能很快地越过卫分而进入营分，这是由小儿脏腑娇嫩而引起的。

火热亢盛于营血，而导致热极生风，肝风内动，邪热闭于心包，从而发生抽痉、神昏，俗称"急惊风"。如果对这种病证乱用发散风寒或消导积滞等治法，就可能很快引起死亡。只有用清营汤来清营分中的邪热，保护阴液，使阴液充长，阳气得以调和，就能自然通过汗出而使病邪得解，但绝对不能用发汗的方法强发其汗。紫雪丹能清心包的邪热，开窍熄风，所以也可配合应用。

三四、大人暑痫，亦同上法。热初入营，肝风内动，手足瘛疭，可于清营汤中加钩藤、丹皮、羚羊角。

清营汤、紫雪丹（方法并见前）

【解读】

三十四、成人患暑病，治疗方法与上条小儿暑痫相同。如邪热初入营分，引起肝风内动，出现手足抽搐的，可在清营汤中加入钩藤、牡丹皮、羚羊角。

清营汤、紫雪丹（使用方法均见前文）

伏 暑

（按：暑温、伏暑，名虽异而病实同，治法须前后互参，故中下焦篇不另一门。）

三五、暑兼湿热，偏于暑之热者为暑温，多手太阴证而宜清；偏于暑之湿者为湿温，多足太阴证而宜温；湿热平等者两解之。各宜分晓，不可混也。

【解读】

（按暑温和伏暑，病名虽不一样，病证性质实际上是相同的，所以对伏暑的治法应与前面的暑温互相参照，所以在以后的中焦和下焦篇里就不把伏暑另外列为一门了。）

三五、暑邪的性质兼有湿与热两个方面。如感受的暑邪偏重于热，就发生暑温，大多表现为手太阴肺经热盛的病证，治疗宜用清法；如感受的暑邪偏重于湿，就发生湿温，大多表现为足太阳脾经湿盛的病证，治疗宜用温燥祛湿的方法；如感受的病邪湿与热并重，就应清热与祛湿同时施用。以上这些病证应通晓其不同之处，不能互相混淆。

此承上起下之文。按暑温、湿温，古来方法最多精妙，不比前条温病毫无尺度，本论原可不必再议，特以《内经》有先夏至为病温、后夏至为病暑之明文，是暑与温，流虽异而源则同，不得言温而遗暑，言暑而遗湿。又以历代名家，悉有蒙混之弊，盖夏日三气杂感，本难条分缕晰。惟叶氏心灵手巧，精思过人，案中治法，丝丝入扣，可谓汇众善以为长者，惜时人不能知其一二；然其法散见于案中，章程未定，浅学人读之，有望洋之叹，无怪乎后人之无阶而升也。故本论撼拾其大概，粗定规模，俾学者有路可寻。精妙甚多，不及备录，学者仍当参考名家，细绎叶案，而后可以深造。

【解读】

这是承上启下的一段条文。按：对于暑温和湿温，自古以来已有很多精妙的治法，不像前面所说的湿病，以前的治法毫无一定的尺度可作依据。

所以本来在本书中可以不再讨论有关暑温、湿温的内容，但因为《内经》中有感受寒邪，先夏至日者为病温、后夏至日者为病暑的记载，表明了暑与温的病证虽有不同，但它们的病源是有联系的，所谓"流虽异而源则同"，因而在论述时就不能只论湿而遗漏了暑，只论暑而遗漏了湿。再加上历代有许多医家对于温、暑、湿这三者存在着蒙混不清的流弊，这是因为夏季温、暑、湿三气往往互相交杂而发病，本来也是很难条理分明的。只有叶天士才能心灵手巧，对病证的认识精辟过人，在他的病案中所列的治法与病情是丝丝入扣的，正可以说是汇集了各家之所长，又能超过各家，只可惜世上的医生不能对他的学术思想了解一二。但叶氏对于这几种病的治法都散存于各个医案内，没有经过系统的整理归纳。

所以初学者在学习时，难以掌握要领，只能望洋兴叹，无怪乎后人找不到学习的途径，不能得到叶氏学术思想的精华。为此，在本书中把叶氏医案中有关暑温、湿温证治的主要内容作一整理、归纳，使其形成一个较为完整的证治系统，从而便于学习者能找到一条学习的道路。但叶氏在这方面精辟的论述甚多，不可能收集毕备，因而在学习时，还应参考历代著名的医家著作，同时对叶氏医案中的内容细加研究，而后就一定能得到进一步的提高。

再按：张洁古云："静而得之为中暑，动而得之为中热；中暑者阴证，中热者阳证。"呜呼！洁古笔下如是不了了，后人奉以为规矩准绳，此医道之所以难言也。试思中暑，竟无动而得之者乎？中热，竟无静而得之者乎？似难以动静二字分暑热。又云："中暑者阴证"，暑字从日，日岂阴物乎？暑中有火，火岂阴邪乎？暑中有阴耳，湿是也，非纯阴邪也。"中热者阳证"，斯语诚然，要知热中亦兼秽浊，秽浊亦阴类也，是中热非纯无阴也。盖洁古所指之中暑，即本论后文之湿温也；其所指之中热，即本论前条之温热也。张景岳又细分阴暑、阳暑：所谓阴暑者，即暑之偏于湿，而成足太阴之里证也；阳暑者，即暑之偏于热，而成手太阴之表证也。学者非目无全牛，不能批隙中窾，宋元以来之名医，多自以为是，而不求之自然之法象，无怪乎道之常不明，而时人之随手杀人也，可胜慨哉！

【解读】

再按：张洁古曾提出："夏季感受暑邪为病，在安静状态下得病的称为中暑，在劳作状态下得病的称为中热，中暑属于阴证，而中热属于阳证。"啊！张洁古的笔下竟然如此不清楚，而后人居然把这种说法当做规矩准绳来遵循，这样一来，医学的道理就很难讲明白了。

只要设想一下，中暑难道就没有因劳作而得病的吗？而中热竟然就没有在安静的状态下得病的吗？所以很难用动与静来区别中暑还是中热。至于张洁古所说的中暑是阴证，只要看一下"暑"字是从"日"字即知，日岂能说是属于阴？暑的性质属火，火难道属于阴邪吗？当然，暑中可以夹湿，而湿属于阴邪，但暑本身绝不纯属阴邪。至于中热属于阳证，这句话是完全对的，但在这种热之中也可兼夹有秽浊之气，这种秽浊之气也属于阴邪之类，因而中热也并非绝对不含阴邪。

要知道，张洁古所说的中暑，就是本书在后面将要讨论的湿温；而他说的中热，就是本书在前面已经讨论过的温热。明代医家张景岳将暑病仔细地辨为阴暑和阳暑两大类，而阴暑就是暑中偏于湿盛的，主要表现为足太阴脾经的里证病变；而阳暑就是暑病中偏于湿盛的，主要表现为足太阴脾经的表证病变。

习医的人如在学术上没有达到目无全牛的纯熟地步，是不可能找到关键之处而解决问题的。宋元以来的许多医家，大多自以为是，而不能认真地去研究自然界各种现象、规律及其相互间的关系，无怪乎对客观的规律都搞不明白，造成现今的医生因此而常常误人性命，真是令人不胜感慨！

三六、长夏受暑，过夏而发者，名曰伏暑。霜未降而发者少轻，霜既降而发者则重，冬日发者尤重，子、午、丑、未之年为多也。

【解读】

三十六、在长夏季节感受暑邪，当时未发病、而过了夏季才发病的，称为伏暑。如在霜降之前发病的，病情较轻；如在霜降之后发病的，病情就较重；到冬天才发病的，病情更重。本病一般在子、午、丑、未的年份较为多见。

长夏盛暑，气壮者不受也；稍弱者但头晕片刻，或半日而已，次则即病；其不即病而内舍于骨髓，外舍于分肉之间者，气虚者也。盖气虚不能传送暑邪外出，必待秋凉金气相搏而后出也。金气本所以退烦暑，金欲退之，而暑无所藏，故伏暑病发也。其有气虚甚者，虽金风亦不能击之使出，必待深秋大凉、初冬微寒相逼而出，故尤为重也。子、午、丑、未之年为独多者，子、午君火司天，暑本于火也；丑、未湿土司天，暑得湿则留也。

【解读】

在长夏季节，暑邪较盛，正气壮实的人不会感受外邪而发病；体质稍弱的，虽可感受病邪，但病情甚轻，只是感到短时间的头晕而已，最多也不过半天就可以自愈了；再其次的，在感受外邪后就立即发病；还有一种因正气较虚而不立即发病的，病邪可以藏伏在骨髓之内或者分肉之间。

由于正气虚弱，不能抵抗外邪，逐邪外出，所以一定要等到秋季，受秋凉之气的搏击，内伏的暑邪才能向外发出。秋主令为金凉之气，本来就可以消退暑热之气。此时金凉之气要退暑邪，伏藏于体内的暑邪无所避藏，所以就发为伏暑病。另外还有一种情况，人体的正气虚弱已极，虽然处于秋季，秋凉之气仍不能使内伏的暑邪外出发病，就要等到深秋季节天已大凉，甚至到初冬之时天已寒冷，由这种寒冷之气逼迫而使暑邪外出发病，因而病情特别严重。子、午属少阴君火司天之年，暑又属火；丑、未是太阴湿土司天之年，暑邪得湿则留滞不化，所以每逢子、午、丑、未之年，伏暑的发生就可能较多。

三七、头痛微恶寒，面赤烦渴，舌白，脉濡而数者，虽在冬月，犹为太阴伏暑也。

头痛恶寒，与伤寒无异；面赤烦渴，则非伤寒矣，然犹似伤寒阳明证；若脉濡而数，则断断非伤寒矣。盖寒脉紧，风脉缓，暑脉弱，濡则弱之象，弱即濡之体也。濡即离中虚，火之象也；紧即坎中满，水之象也。火之性热，水之性寒，象各不同，性则迥异，何世人悉以伏暑作伤寒治，而用足六经羌、葛、柴、芩每每杀人哉！象各不同，性则迥异，故曰虽在冬月，定其非伤寒而为伏暑也。冬月犹为伏暑，秋日可知。伏暑之与伤寒，犹男女之别，一则外实中虚，一则外虚中实，岂可混哉！

【解读】

三十七、患者如出现头痛，有轻度的怕冷，而面部红赤，心烦，口渴，舌苔白，脉濡数等症状，虽在冬天，也要考虑为手太阴伏暑病。

患者头痛、轻度怕冷，与伤寒初起寒邪在表病的表现相同，但又有面色红赤，心烦而口渴，表明并非是伤寒，与伤寒阳明证有些相类似；但因其脉是濡而数，而不是伤寒阳明证的洪大脉，所以也绝不是伤寒阳明证。从脉象来看，寒邪在表脉紧，风邪在表脉缓，暑病初起即见到弱脉。濡脉也是一种弱脉的表现，所以说，濡为弱的征象，而弱为濡的本性。濡脉是卦爻离中虚的表现，也就是火的表现；而紧脉是卦爻中坎中满的表现，也就是水的表现。火的性质属热，水的性质属寒，象征各不相同，性质迥然有别。怎奈何世上的人却都把伏暑作为伤寒来治疗，所用药物也是治疗伤寒足太阳经等六经病变所用的羌活、葛根、柴胡、黄芩等，每每能害人性命。伤寒与伏暑，征象不同，性质完全不同，所以虽然在冬日发病，只要符合伏暑的病证特点，就还应认定其为伏暑。当然，发于秋季的更要考虑到伏暑。伏暑与伤寒好像男与女一样，有绝对的区别：伏暑是外现实象而内在正气已虚，伤寒则是外有虚象，而内里正气尚实，两者决然不同，怎么可以混淆呢？

三八、太阴伏暑，舌白口渴，无汗者，银翘散去牛蒡、元参加杏仁、滑石主之。

此邪在气分而表实之证也。

【解读】

三十八、伏暑病的手太阴病证，发现如上条所述外，还有舌苔白，口渴，身无汗的，用银翘散去牛蒡、元参，加入苦杏仁、滑石来治疗。

这是伏暑邪在气分，兼有表实无汗者的治疗方法。

三九、太阴伏暑，舌赤口渴，无汗者，银翘散加生地、丹皮、赤芍、麦冬主之。

此邪在血分而表实之证也。

【解读】

三十九、伏暑病的手太阴病证表现如上条所述外，还有舌质红赤，口渴，身无汗的，用银翘散加入生地黄、牡丹皮、赤芍、麦冬来治疗。

这是伏暑邪在血分，兼有表实无汗者的治疗方法。

四十、太阴伏暑，舌白口渴，有汗，或大汗不止者，银翘散去牛蒡子、元参、芥穗，加杏仁、石膏、黄芩主之。脉洪大，渴甚汗多者，仍用白虎法；脉虚大而芤者，仍用人参白虎法。

此邪在气分而表虚之证也。

【解读】

四十、伏暑病的手太阴病证，如出现舌苔白，口渴，身有汗，或大汗不止的，用银翘散去牛蒡子、玄参、荆芥穗，加入苦杏仁、石膏、黄芩治疗；如见脉洪大，口渴甚而汗多的，仍然用白虎汤治疗；如见脉虚大而芤的，仍然用白虎加人参汤治疗。

这是伏暑邪在气分，兼表虚有汗者的治疗方法。

四一、太阴伏暑，舌赤口渴汗多，加减生脉散主之。

此邪在血分而表虚之证也。

银翘散去牛蒡子元参加杏仁滑石方

即于银翘散内，去牛蒡子、元参，加杏仁六钱、飞滑石一两。

服如银翘散法。

胸闷加郁金四钱、香豉四钱；呕而痰多，加半夏六钱、茯苓六钱：小便短，加薏仁八钱、白通草四钱。

银翘散加生地丹皮赤芍麦冬方

即于银翘散内，加生地六钱、丹皮四钱、赤芍四钱、麦冬六钱。

服法如前。

银翘散去牛蒡子元参芥穗加杏仁石膏黄芩方

即于银翘散内，去牛蒡子、元参、芥穗，加杏仁六钱、生石膏二两、黄芩五钱。

服法如前。

白虎法、白虎加人参法（俱见前）

加减生脉散方（酸甘化阴）

沙参（三钱），麦冬（二钱），五味子（一钱），丹皮（二钱），细生地（三钱）

水五杯，煮二杯，分温再服。

【解读】

四十一、伏暑病的手太阴病证，如出观舌质红赤，口渴而汗多时，用加减生脉散治疗。

这是伏暑邪在血分，兼表虚有汗者的治疗方法。

银翘散去牛蒡子元参加杏仁滑石方

即在银翘散内，去牛蒡子、玄参，加苦杏仁18克、飞滑石30克。

服法与银翘散的服法相同。

如见胸闷，加郁金12克、香豆豉12克；如呕吐而痰多，加半夏18克、茯苓18克；如小便短少，可加薏苡仁24克、白通草12克。

银翘散加生地丹皮赤芍麦冬方

即在银翘散内，加生地黄18克、麦冬18克、牡丹皮12克、赤芍12克。

服法与前面所述银翘散相同。

银翘散去牛蒡子元参芥穗加杏仁石膏黄芩方

即在银翘散内，去牛蒡子、玄参、荆芥穗，加苦杏仁18克、生石膏30克、黄芩15克。

服法与前面所述银翘散相同。

白虎汤、白虎加人参汤（均见前文）

加减生脉散方（酸甘化阴）

沙参9克，细生地黄9克，麦冬6克，牡丹皮6克，五味子3克

以上药物用水5杯，煮取2杯，分2次温服。

四二、伏暑、暑温、湿温，证本一源，前后互参，不可偏执。

【解读】

四十二、伏暑、暑温、湿温，这三种病的致病原因都与暑、热、湿有关，所以这三种病的证治内容可以前后相互参照，不必拘执一端。

湿温　寒湿

四三、头痛恶寒，身重疼痛，舌白不渴，脉弦细而濡，面色淡黄，胸闷不饥，午后身热，状若阴虚，病难速已，名曰湿温。汗之则神昏耳聋，甚则目瞑不欲言，下之则洞泄，润之则病深不解，长夏深秋冬日同法，三仁汤主之。

四十三、在发病之初，患者有头痛，恶寒，身体因重而疼痛，舌苔白腻，口不渴，脉象弦细而濡，面色淡黄，胸闷不适，没有饥饿感，午后发热较显著，与阴虚发热相类似。这种病难以很快地治愈，称为湿温。对这种病的治疗，如果误用辛温发汗的方法，可导致神志昏糊、耳聋，甚至两目闭合而不想说话；如果误用了攻下，可引起大便泻利不止；如果误用了滋润养阴，可导致病邪深锢而难以解除。对这种病证的治疗，不论发生于长夏、深秋，还是在冬天，都用同一治法，可用三仁汤治疗。

头痛恶寒，身重疼痛，有似伤寒，脉弦濡，则非伤寒矣。舌白不渴，面色淡黄，则非伤暑之偏于火者矣。胸闷不饥，湿闭清阳道路也。午后身热，状若阴虚者，湿为阴邪，阴邪自旺于阴分，故与阴虚同一午后身热也。湿为阴邪，自长夏而来，其来有渐，且其性氤氲粘腻，非若寒邪之一汗即解，温热之一凉即退，故难速已。世医不知其为湿温，见其头痛恶寒身重疼痛也，以为伤寒而汗之，汗伤心阳，湿随辛温发表之药蒸腾上逆，内蒙心窍则神昏，上蒙清窍则耳聋目瞑不言。见其中满不饥，以为停滞而大下之，误下伤阴，而重抑脾阳之升，脾气转陷，湿邪乘势内渍，故洞泄。

在发病之初见到头痛，恶寒，身体困重而疼痛，与伤寒初起寒邪在表的症状表现相类似，但脉呈弦濡象，则不是伤寒初起所见的脉象；其舌苔白腻，口不渴，面色淡黄，与感受暑邪之偏于火热盛的病证表现也不相同。

所见的胸闷不适，无饥饿感等症状，是因为温邪困阻气机，清阳运行的道路不畅所致。本病也可出现午后身热较为显著，与阴虚发热的午后热甚相似，这是因为所感受的湿邪属于阴邪，阴邪之气在阴分较为旺盛，与阴虚发热的情况完全不同。

从长夏开始，湿气渐重。湿邪是一种阴邪，而湿性黏腻难除，又如烟雾难以散开，不像感了寒邪后可以用辛温发散寒邪的方法，只要汗一出，就可以使寒邪随汗而解；也不像感受了温热之邪，只要用寒凉之剂，也可药到病除，所以说难以很快地治愈。

对于湿温的治疗，世俗的医生因往往不知是湿温，而经常发生治疗的错误。其中有见到发热恶寒、身重疼痛，就误认为是伤寒表证，而用辛温发汗的方法治疗。发汗后不仅会耗伤心之阳气，而且还会使湿邪随辛温发表药物的药性蒸腾上逆，如湿浊之邪蒙蔽心窍，可造成神志昏糊不清；如湿浊之邪蒙蔽清窍，清阳之气不能上升，则可引起两耳听力下降，甚至耳聋，两目喜闭而不想睁开，昏睡而不想说话。

也有因见胸闷饱满而无饥饿感，就认为是胃有宿食停滞，因而投用攻下法，不仅耗伤了阴液，而且进一步抑制了脾阳的升发，使脾气转而下陷，失去了化湿的功能，于是湿邪乘机在内更盛，下注肠腑，引起洞泄不止。

见其午后身热，以为阴虚而用柔药润之，湿为胶滞阴邪，再加柔润阴药，二阴相合，同气相求，遂有锢结而不可解之势。惟以三仁汤轻开上焦肺气，盖肺主一身之气，气化则湿亦化也。湿气弥漫，本无形质，以重浊滋味之药治之，愈治愈坏。伏暑湿温，吾乡俗名秋呆子，悉以陶氏《六书》法治之，不知从何处学来，医者呆，反名病呆，不亦诬乎！再按：湿温较诸温，病势虽缓而实重，上焦最少，病势不甚显张，中焦病最多，详见中焦篇，以湿为阴邪故也，当于中焦求之。

三仁汤方

杏仁（五钱），飞滑石（六钱），白通草（二钱），白蔻仁（二钱），竹叶（二钱），厚朴（二钱），生薏仁（六钱），半夏（五钱）

甘澜水八碗，煮取三碗，每服一碗，日三服。

【解读】

还有因见到午后身热较甚，就认为属于阴虚发热，使用甘寒阴柔的药来润养阴液。而湿邪本身就是阴柔黏腻性质的病邪，再加上用药又是阴柔之品，两种阴柔之性相合，更使湿邪胶结于里而难以祛除。

对于这类病证的治疗，只有用三仁汤来轻开上焦的肺气最为适宜。因为肺主一身之气，如肺气得以宣通，全身之气都可得到宣通，气一行则湿也就随之而得化，所以宣化气机也就起到了化湿的作用。

湿气是一种弥漫之气，本来没有什么固定的形状和质地，如果用味厚重浊滋腻的药物去治疗，必然会使湿邪更难法除，而越治病越严重。伏暑和湿温，在我的家乡俗称"秋呆子"，都是用陶节庵《伤寒六书》中的方法去治疗，也不知是从哪里学来的。这分明是医生呆，反而把病说成是呆子，不是太冤枉了吗？

还要说明的是，湿温与其他的湿病比较，病势虽然缓一些。但实际上病情是较重的，病情虽然可以涉及上、中、下三焦，但上焦之病证较少，中焦的病证最多，这是因为湿属阴邪，并与脾经的关系较大的缘故，所以往往要从中焦论治。详细内容可见本书的中焦篇。

三仁汤方

杏仁15克，飞滑石18克，白通节6克，豆蔻仁6克，淡竹叶6克，厚朴6克，生薏苡仁6克，半夏15克

上列药物用甘澜水8碗，煮取3碗，每次服1碗，1日3次。

四四、湿温邪入心包，神昏肢逆，清宫汤去莲心、麦冬，加银花、赤小豆皮，煎送至宝丹，或紫雪丹亦可。

湿温著于经络，多身痛身热之候，医者误以为伤寒而汗之，遂成是证。仲景谓湿家忌发汗，发汗则病痉。湿热相搏，循经入络，故以清宫汤清包中之热邪，加银花、赤豆以清湿中之热，而又能直入手厥阴也。至宝丹去秽浊复神明，若无至宝，即以紫雪代之。

清宫汤去莲子麦冬加银花赤小豆皮方

犀角（一钱），连翘心（三钱），元参心（二钱），竹叶心（二钱），银花（二钱），赤小豆皮（三钱）

至宝丹、紫雪丹方（并见前）

四十四、湿温病如发生邪入心包，出现神志昏迷、手足发冷，治疗可用清宫汤去莲心、麦冬加金银花、赤小豆皮煎汤，送服至宝丹或紫雪丹。

湿温在初起之时，由于湿邪阻于肌表经络，所以会出现全身疼痛、发热等症状，如果医生误认为是伤寒表证而用辛温发汗的治法，就会导致以上病证的发生。张仲景在《金匮要略》中说：感受湿邪而发病者，忌用发汗的方法，如误用发汗，可引起痉病。

上条所述是湿热之邪因误汗而循经络内犯心包络，造成神志失常，所以用清宫汤来清泄心包络中的热邪，加用金银花和赤小豆是为清泄与湿邪相合的热邪，同时又能直接进入手厥阴心包络。但湿热之邪闭于心包络，单用清宫汤力量较弱，所以又配合至宝丹，有芳香逐秽开窍的作用，可促使神态恢复清醒。如没有至宝丹，也可用紫雪丹代替。

清宫汤去莲心麦冬加金银花赤小豆皮方

犀角3克玄参心6克谈竹叶心6克连翘心9克

赤小豆皮9克

至宝丹、紫雪丹方（均见前文所述）

四五、湿温喉阻咽痛，银翘马勃散主之。

肺主气，湿温者，肺气不化，郁极而一阴一阳（谓心与胆也）之火俱结也。盖金病不能平木，木反挟心火来刑肺金。喉即肺系，其闭在气分者即阻，闭在血分者即痛也，故以轻药开之。

银翘马勃散方（辛凉微苦法）

连翘（一两），牛蒡子（六钱），银花（五钱），射干（三钱），马勃（二钱）

上杵为散，服如银翘散法。不痛但阻甚者，加滑石六钱、桔梗五钱、苇根五钱。

四十五、湿温病如出现咽喉阻塞疼痛，用银翘马勃散治疗。

肺主全身之气，而在湿温病中，因湿邪阻遏而致肺的气机不能宣化，如一阴一阳（一阴指手少阴君火，一阳指手少阳胆火）的火都上聚而郁结于咽喉，就会出现咽喉的阻塞疼痛。因肺金有病而不能平抑胆木，胆木反可挟心火而上灼于肺金。喉部为肺金所系，因而如肺金火盛就会引起咽喉部的阻塞和疼痛。如病变侧重于气分，以咽喉的阻塞为主；如病变侧重于血分，就以咽喉的疼痛为主。因病变在上，所以治疗用轻清宣开的方药。

银翘马勃散方

连翘30克，牛蒡子18克，金银花15克，射干9克，马勃6克

以上药物用槌捣成粗末，服法可参照银翘散的方法。

如咽喉不痛而阻塞较甚者，加滑石18克，桔梗、苇根各15克。

四六、太阴湿温，气分痹郁而哕者（俗名为呃），宣痹汤主之。

上焦清阳膹郁，亦能致哕，治法故以轻宣肺痹为主。

宣痹汤（苦辛通法）

枇杷叶（二钱），郁金（一钱五分），射干（一钱），白通草（一钱），香豆豉（一钱五分）

水五杯，煮取二杯，分二次服。

【解读】

四十六、湿温病手太阴肺经病变，如湿热郁阻气机，可致喉间呃呃连声作响的哕。对本病证的治疗用宣痹汤。

凡是上焦清阳之气郁阻不得宣通的，都可引起哕，所以治疗以轻宣肺气的痹阻为主。

宣痹汤（苦辛通法）

枇杷叶6克，郁金4.5克，射干3克，白通草3克，香豆豉4.5克

上药用水5杯，煮取2杯，1日内分2次服。

四七、太阴湿温喘促者，千金苇茎汤加杏仁、滑石主之。

《金匮》谓喘在上焦，其息促。太阴湿蒸为痰，喘息不宁，故以苇茎汤轻宣肺气，加杏仁、滑石利窍而逐热饮。若寒饮喘咳者，治属饮家，不在此例。

千金苇茎汤加滑石杏仁汤（辛淡法）

苇茎（五钱）薏苡仁（五钱）桃仁（二钱）冬瓜仁（二钱）滑石（三钱）杏仁（三钱）

水八杯，煮取三杯，分三次服。

【解读】

四十七、湿温手太阴肺经病变，出现呼吸急促而喘的，治疗用千金苇茎汤加滑石苦杏仁汤。

《金匮要略》中说：喘是属于上焦的病变，主要表现为呼吸短促。本证所发生的喘是由于湿热温蒸而成痰，痰阻于肺就会导致喘促不宁。治疗用千金苇茎汤化痰泄热，轻宣肺气，加苦杏仁、滑石可宣降肺气，通利小便。上药合用可清化痰热，也就是"逐热饮"。如是由寒饮壅阻于肺而引起的喘咳，应按照痰饮的治法，不在本条所述之列。

千金苇茎汤加滑石杏仁汤

苇茎15克，薏苡仁15克，桃仁6克，冬瓜子6克，滑石9克，苦杏仁9克

上药用水8怀，煮取3杯，1日内分3次服。

四八、《金匮》谓太阳中暍，身热疼痛而脉微弱，此以夏月伤冷水，水行皮中所致也，一物瓜蒂汤主之。

此热少湿多，阳郁致病之方法也。瓜蒂涌吐其邪，暑湿俱解，而清阳复辟矣。

一物瓜蒂汤方

瓜蒂（二十个）

上捣碎，以逆流水八杯，煮取三杯，先服一杯，不吐再服，吐停后服。虚者加参芦三钱。

【解读】

四十八、《金匮要略》中说：太阳中暍，表现为身体发热疼痛，脉象微弱。这是因为在夏季感受暑邪，又因伤于冷水，寒湿之邪行于肌肤所导致的。治疗方法用一物瓜蒂汤。

这里用一物瓜蒂汤所治的中暍，是属于感受暑热较轻而湿邪较重、清阳被郁的病证。方中所用的瓜蒂有涌吐作用，可以通过涌吐而使暑湿之邪向外而解，清阳自然就能得到伸展。

四九、寒湿伤阳，形寒脉缓，舌淡，或白滑不渴，经络拘束，桂枝姜附汤主之。

载寒湿，所以互证湿温也。按寒湿伤表阳中经络之证，《金匮》论之甚详，兹不备录。独采叶案一条，以见湿寒、湿温不可混也。形寒脉缓，舌白不渴，而经络拘束，全系寒证，故以姜附温中，白术燥温，桂枝通行表阳也。

桂枝姜附汤（苦辛热法）

桂枝（六钱），干姜（三钱），白术（生，三钱），熟附子（三钱）

水五杯，煮取二杯，渣再煮一杯服。

【解读】

四十九、寒湿最容易损伤阳气，如见到形寒怕冷，脉象缓，舌质淡，或舌苔白滑，口不渴，全身经脉拘急不舒的，治疗用桂枝姜附汤。

本条所论的是寒湿为病。寒湿本来本属于温病范畴，之所以要载寒湿的内容，是为了与湿温相互参照。对于寒湿之邪损伤肌表阳气而侵犯经络的病证，在《金匮要略》中已有很详细的论述，所以本书中不再全部作介绍，只在叶天士医案中选取一个病例，以表示寒湿与湿温两者不可混淆。

本条中所述的形寒怕冷、脉缓、舌质淡或舌苔白滑，口不渴，经脉拘急不舒等表证症状，都是感受寒湿的表现，所以治疗所用的方中以干姜、附子温中祛寒，白术燥湿健脾，桂枝宣通肌表的阳气。

桂枝姜附汤（苦辛热法）

桂枝18克，干姜9克，白术（生）9克，熟附子9克

上药用水5杯，煎煮成2杯，药渣再煮1杯，1日内分3次服。

温 疟

五十、骨节疼烦，时呕，其脉如平，但热不寒，名曰温疟，白虎加桂枝汤主之。

阴气先伤，阳气独发，故但热不寒，令人消烁肌肉，与伏暑相似，亦温病之类也。彼此实足以相混，故附于此，可以参观而并见。治以白虎加桂枝汤者，以

白虎保肺清金，峻泻阳明独胜之热，使不消烁肌肉。单以桂枝一味，领邪外出，作向导之官，得热因热用之妙。经云："奇治之不治，则偶治之，偶治之不治，则求其属以衰之"，是也，又谓之复方。

白虎加桂枝汤方（辛凉苦甘复辛温法）

知母（六钱），生石膏（一两六钱），粳米（一合），桂枝木（三钱），炙甘草（二钱）

水八碗，煮取三碗。先服一碗，得汗为度；不汗再服，汗后仍服一剂，中病即已。

【解读】

五十、疟疾病在发作时，骨节疼痛而烦躁不安，时时作呕，但脉象却如一般疟疾，只发热而恶寒的表现不明显，这种疟疾称为温疟，用白虎加桂枝汤治疗。

本条所述的疟疾是由于体内的阴气先有损伤，而阳热之气独盛所造成的。因而在症状表现上，只发热而恶寒不明显，并可使人肌肉消瘦。它的发病季节和症状表现与伏暑有些类似，两者容易相互混淆；而温疟也属于温病，所以就附在这里进行讨论，可以与其他温病的证治进行比较，相互参照。

对温疟的治疗用白虎加桂枝汤、是因为可用白虎汤清肺热以保存肺金阴液，又能大清阳明胃经亢盛之热，使邪热不致消烁肌肉。方中单用桂枝一味药，其作用是作为向导，领邪外出，以帮助祛除在里的邪热。桂枝是辛温的药物，用于里热证有热因热用而起反佐作用之妙。《内经》中指出，用单一的方法治疗如没有效果，就可用复合的方法来治疗；用复合的方法治疗仍不见效，就可选用与病证性质属性相同的药物以减退病邪之势。

本条所用的白虎加桂枝汤就是这一用意，也可称是复方。

白虎加桂枝汤方（辛凉苦甘复辛温法）

知母18克，生石膏48克，粳米30克，桂枝木9克，炙甘草6克

上药用水8碗，煎煮成3碗。先服下1碗，如服后能出汗，说已产生治疗效果，如不出汗就要再服。即使服药后已有汗的，仍有必要再服1剂，直至病不发作就可以停服。

五一、但热不寒，或微寒多热，舌干口渴，此乃阴气先伤，阳气独发，名曰瘅疟，五汁饮主之。

仲景于瘅疟条下，谓以饮食消息之，并未出方，调如是重病而不用药，特出饮食二字，重胃气可知。阳明于脏象为阳土，于气运为燥金，病系阴伤阳独，法当救阴何疑。重胃气，法当救阴阴何疑。制阳土燥金之偏胜，配孤阳之独亢，非甘寒柔润而何！此喻氏甘寒之论，其超卓无比伦也。叶氏宗之，后世学者，咸当宗之矣。

五汁饮（方见前）

加减法：此甘寒救胃阴之方也。欲清表热，则加竹叶、连翘；欲泻阳明独胜之热，而保肺之化源，则加知母；欲救阴血，则加生地、元参；欲宣肺气，则加杏仁；欲行三焦开邪出路，则加滑石。

【解读】

五十一、如果只发热，不恶寒，或者发热重，恶寒轻，舌苔干燥而口渴，是阴气受伤、阳气发越的表现，称为瘅疟，用五汁饮治疗。

张仲景在瘅疟的条文下，说以饮食调养，并未列出方剂。治疗如此重的病证，不用药物，只提出"饮食"二字，可知重在保胃气。阳明在脏象则属阳土，在气运则属于燥金，病属阴伤阳盛，以救阴为法治疗是正确的，重视胃气，以救胃阴为法治疗无疑。治疗阳土燥金的亢胜，平抑亢盛的阳气，非用甘寒柔润药物不可，这是喻嘉言治用寒的论点，称得上是高超过人，无与伦比。叶天士遵从了他的观点，后世学医的人也都应该遵循。

五二、舌白渴饮，咳嗽频仍，寒从背起，伏暑所致，名曰肺疟，杏仁汤主之。

肺疟，疟之至浅者。肺疟虽云易解，稍缓则深，最忌用治疟印板俗例之小柴胡汤。盖肺去少阳半表半里之界尚远，不得引邪深入也，故以杏仁汤轻宣肺气，无使邪聚则愈。

杏仁汤方（苦辛寒法）

杏仁（三钱），黄芩（一钱五分），连翘（一钱五分），滑石（三钱），桑叶（一钱五分），茯苓块（三钱），白蔻皮（八分），梨皮（二钱）

水三杯，煮取二杯，日再服。

【解读】

五十二、疟疾病发作时，症状表现为舌苔白，口渴欲饮，咳嗽接连不断，先从背部感觉恶寒。这是夏季感受的暑邪内伏于肺经而发，称为肺疟，治疗用苦杏仁汤。

肺疟是疟疾中病情较为轻浅的一种类型。肺疟虽然一般认为较容易治疗，但如果治疗不及时，也会造成病邪深入。对这一病证的治疗，最忌采用按邪在少阳治疗疟疾的套用方小柴胡汤。这是因为肺疟的病位在肺，而肺离少阳的部位还很远的缘故。如误用小柴胡汤，就反而可以引邪深入。所以用苦杏仁汤轻宣肺气，使肺中的暑湿之邪得以分解，不能聚合，疟疾自然得愈。

杏仁汤方（苦辛寒法）

苦杏仁9克，滑石9克，桑叶2.5克，茯苓块9克，豆蔻皮2.4克，梨皮6克，黄芩2.5克，连翘2.5克

五三、热多昏狂，谵语烦渴，舌赤中黄，脉弱而数，名曰心疟，加减银翘散主之；兼秽，舌浊口气重者，安宫牛黄丸主之。

心疟者，心不受邪，受邪则死，疟邪始受在肺，逆传心包络。其受之浅者，以加减银翘散清肺与膈中之热，领邪出卫；其受之重其，邪闭心包之窍，则有闭脱之危，故以牛黄丸，清宫城而安君主也。

加减银翘散方（辛凉兼芳香法）

连翘（十分），银花（八分），元参（五分），麦冬（五分，不去心），犀角

（五分），竹叶（三分）

共为粗末，每服五钱，煎成去渣，点荷叶汁二、三茶匙。日三服。

安宫牛黄丸方（方见前）

【解读】

五十三、疟疾病发作时，热势甚高，神志昏迷而狂躁，说胡话，烦乱不安，口渴，舌质红赤，舌中心苔黄，脉象弱而数，称为心疟，用加减银翘散治疗。如兼有秽浊之邪内闭心包，舌苔垢浊而口中秽气甚重的，用安宫牛黄丸治疗。

心一般不能受邪，如受邪就会死亡。至于心疟，是指疟邪初犯于肺，后来又逆传心包所发生的一种病证。对其中病情较轻的，可用加减银翘散，通过清泄肺与隔中的邪热，使初入心营的邪热能透达于外，从外而解，即所谓"领邪出卫"。而对其中病情较重的，因邪已闭于心窍，内闭甚则有导致正气外脱的危险，所以要用安宫牛黄丸清泄心包之邪热，芳香开窍，这样才能使心所主的神明得安。

加减银翘散方

连翘 10 份，金银花 8 份，玄参 5 份，麦冬 5 份，淡竹叶 3 份

上药按上述配方比例一起研成粗末。每次用 15 克加水煎煮，煎成后去除药渣服，并加入鲜荷叶汁二、三茶匙。1 日服 3 次。

安宫牛黄九方（药方见前文）

秋　燥

五四、秋感燥气，右脉数大，伤手太阴气分者，桑杏汤主之。

前人有云：六气之中，惟燥不为病，似不尽然。盖以《内经》少秋感于燥一条，故有此议耳。如阳明司天之年，岂无燥金之病乎？大抵春秋二令，气候较夏冬之偏寒偏热为平和，其由于冬夏之伏气为病者多，其由于本气自病者少，其由于伏气而病者重，本气自病者轻耳。其由于本气自病之燥证，初起必在肺卫，故以桑杏汤清气分之燥也。

桑杏汤方（辛凉法）

桑叶（一钱），杏仁（一钱五分），沙参（二钱），象贝（一钱），香豉（一钱），栀皮（一钱），梨皮（一钱）

水二杯，煮取一杯，顿服之，重者再作服（轻药不得重用，重用必过病所。再一次煮成三杯，其二、三次之气味必变，药之气味俱轻故也）。

【解读】

五十四、秋季感受燥气为病，称为秋燥。在病起时，右手脉象数而大，是燥邪伤于手太阴肺经气分，用桑杏汤治疗。

前人有种说法：在六气之中，只有燥不会引起疾病。这种说法恐怕是不符合实际情况的。大概因为在《内经》的病机第十九条中没有秋季感受燥邪致病一条，所以会有这种错误的说法。在阳明司天之年，难道没有燥金的病变吗？一般来说，与夏季之太热、冬季之太冷相比，春、秋季节的气候是比较平和的。从外感疾病的病因来看，冬、夏季节的伏气温病较多，而感受当令之气发病的较为少

些；从外感疾病的病情来看，因伏气而发病的较为重些，而因感受当今之气发病的则较为轻些。以秋燥而言，是感受秋季当令的燥邪，所以初起时病变必在肺卫。对其治疗，用桑杏汤可以清肺卫的燥邪而宣降肺气。

桑杏汤方（辛凉法）

桑叶3克，苦杏仁4.5克，沙参6克，象贝3克，香豆豉3克，栀皮3克，梨皮3克

上药用水2杯，煎煮成1杯，1次服下；如病情较重的，可再服1剂（因本方所用的是轻宣肺经燥邪的药，所以不得用量过重，过重就会使药力过上焦病所。如果把1剂药煮二、三次，后来二、三次所煎成药的气味必然会有所改变，这是因为药的气味俱已轻清上浮）。

五五、感燥而咳者，桑菊饮主之。

亦救肺卫之轻剂也。

桑菊饮方（见前）

【解读】

五十五、固感受燥邪而咳嗽的，可用桑菊饮治疗。

桑菊饮是治疗风温邪在肺卫的辛凉轻剂，对于感受燥邪而咳嗽的病证也可使用。

桑菊饮方（见前面所载）

五六、燥伤肺胃阴分，或热或咳者，沙参麦冬汤主之。

此条较上二条，则病深一层矣，故以甘寒救其津液。

沙参麦冬汤（甘寒法）

沙参（三钱），玉竹（二钱），生甘草（一钱），冬桑叶（一钱五分），麦冬（三钱），生扁豆（一钱五分），花粉（一钱五分）

水五杯，煮取二杯，日再服。久热久咳者，加地骨皮三钱。

【解读】

五十六、如燥邪灼伤了肺胃阴液，或表现为身热不退，或表现为干咳不止的，用沙参麦冬汤治疗。

这一条所述的病证，比上面两条的病情要深入一层，所以必须用甘寒养阴生津之剂来救肺胃之阴。

沙参麦冬汤（甘寒法）

沙参9克，玉竹6克，生甘草3克，冬桑叶4.5克，麦冬9克，生扁豆4.5克，天花粉4.5克

上药用水5杯，煎煮成2杯，1日内分2次服。如肺热较甚而身热、咳嗽日久不愈，可加入地骨皮9克。

五七、燥气化火，清窍不利者，翘荷汤主之。

清窍不利，如耳鸣目赤，龈胀咽痛之类。翘荷汤者，亦清上焦气分之燥热也。

翘荷汤（辛凉法）

薄荷（一钱五分），连翘（一钱五分），生甘草（一钱），黑栀皮（一钱五分），桔梗（二钱），绿豆皮（二钱）

水二杯，煮取一杯，顿服之。日服二剂，甚者日三。

加减法：耳鸣者，加羚羊角、苦丁茶；目赤者，加鲜菊叶、苦丁茶、夏枯草；咽痛者，加牛蒡子、黄芩。

【解读】

五十七、感受燥邪后，燥邪化火上犯而致清窍不利的，用翘荷汤治疗。

清窍不利的表现有耳鸣、两目红赤、齿龈肿胀、咽喉疼痛等。用翘荷汤可以清上焦气分的燥热之邪。

翘荷汤（辛凉法）

薄荷4.5克，连翘4.5克，生甘草3克，黑栀皮4.5克，桔梗6克，绿豆皮6克

上药用水2杯，煎煮成1杯，1次服下。1日之中可服2剂，病情较重的，1日可服3次。

加减法：临床上运用翘荷汤时，可根据燥热盛于上焦的不同表现而进行加减，如耳鸣较甚，加入羚羊角、苦丁茶；两目红赤较甚，加入鲜菊叶、苦丁茶、夏枯草；咽痛较甚，加入牛蒡子、黄芩。

五八、诸气膹郁，诸痿喘呕之因于燥者，喻氏清燥救肺汤主之。

喻氏云：诸气膹郁之属于肺者，属于肺之燥也，而古今治气郁之方，用辛香行气，绝无一方治肺之燥者。诸痿喘呕之属于上者，亦属于肺之燥也，而古今治法以痿呕属阳明，以喘属肺，是则呕与痿属之中下，而惟喘属之上矣，所以千百方中亦无一方及于肺之燥也。即喘之属于肺者，非表即下，非行气即泻气，间有一、二用润剂者，又不得其肯綮。

总之，《内经》六气，脱误秋伤于燥一气，指长夏之湿为秋之燥。后人不敢更端其说，置此一气于不理，即或明知理燥，而用药夹杂，如弋获飞虫，茫无定法示人也。

今拟此方，命名清燥救肺汤，大约以胃气为主，胃土为肺金之母也。其天门冬虽能保肺，然味苦而气滞，恐反伤胃阻痰，故不用也；其知母能滋肾水清肺金，亦以苦而不用；至如苦寒降火正治之药，尤在所忌，盖肺金自至于燥，所存阴气不过一线耳，倘更以苦寒下其气，伤其胃，其人尚有生理乎？诚仿此增损以救肺燥变生诸证，如沃焦救焚，不厌其频，庶克有济耳。

清燥救肺汤方（辛凉甘润法）

石膏（二钱五分），甘草（一钱），霜桑叶（三钱），人参（七分），杏仁（泥，七分），胡麻仁（炒研，一钱），阿胶（八分），麦冬（不去心，二钱），枇杷叶（去净毛，炙，六分）

水一碗，煮六分，频频二、三次温服。痰多加贝母、栝蒌；血枯加生地黄；热甚加犀角、羚羊角，或加牛黄。

五十八、在《内经》病机第十九条中所说的各种气机郁阻而致呼吸急促、胸部作闷病证，或各种下肢痿软不能行走、气喘、呕吐等病证，如是由感受燥邪而引起的，用喻嘉言的清燥救肺汤治疗。

喻嘉言说：《内经》病机第十九条中所说的"诸气膹郁，皆属于肺"，即指各种气机郁阻而引起的呼吸急促、胸部作闷病证都属于肺的病变。实际上是属于肺的燥热病变。但是从古到今所有治疗肺气郁结的方剂，都是用芳香行气的药物，根本没有一个方剂是针对肺的燥热而治疗的。《内经》病机第十九条中还有"诸痿喘呕，皆属于上"的说法，也就是各种下肢痿软无力、气喘、呕吐病证都属于上部的病变，实际上也是由肺的燥热而引起的。但是自古到今的治法，都是根据下肢痿软和呕吐属于阳明胃的病变，而喘则属于肺的病变，即把下肢痿软和呕吐归属于中下焦的病变，而只把喘属于上焦肺。所以在治疗痿证与呕吐的千百张方子中，连一张涉及治疗肺躁的方子都没有。即便是对气喘属于肺的治疗，不是用解表，就是用攻下；或不是用行气法，就是用破气法，其中也有少数是用润肺方法治疗的，用法又不能得要领。

总之，由于《内经》在论述六气为病时，因脱简等原因而把长夏的湿邪误作为秋季感受湿邪，而对秋季感受燥邪之气的病证未有论及，所以后人就不敢更改这一说法，把秋季所伤的燥气置之不理；或者明明知道应当从燥论治，但用药也太杂，虽偶然也能取效，但取效的可能性实在是太小了，根本也没有什么一定的法度可以示人以规矩。

现在所拟的这个方子命名为清燥救肺汤，总的来说，方子的作用是以强调保护胃气为主。这是因为，胃土是肺金之母，治肺应先治胃。在滋养胃阴的药物中，天冬虽可滋养肺阴，但因味苦，而且还能壅滞气机，所以本方中不用。知母能滋肾阴而清肺金的邪热，但也因味苦而在本方中不用。至于其他性味苦寒的清热泻火的各种主要药物，更是禁忌使用的。这是因为这类病证的肺经燥热已经很甚，所保存下来的阴液不过只有很少一点了，如果还用苦寒的药物来泄下火热，苦寒不仅能败胃，而且还可化燥伤阴，这样必然严重损伤胃气，患者怎么还能有生机呢？所以应仿效以上方法，在用药上可以根据情况作些加减，来救治因肺经燥热而变生的各种病证，起到用水救火的作用，而且要反复使用，不厌其繁，才能取得良好效果。

清燥救肺汤方（辛凉甘润法）

石膏7.5克，甘草3克，霜桑叶9克，人参2.1克，苦杏仁（打成泥伏）2.1克，亚麻子（炒过再研细）3克，阿胶2.4克，麦冬（不去心）6克，枇杷叶（去净毛，炙）1.8克

上药用水1碗，煎煮到水剩六成时即成，连续分二、三次乘温服下。

如喉中痰多的，可加贝母、瓜蒌；如阴血亏虚的，加生地黄；如邪热较甚的，加入犀角、羚羊角，或加入牛黄。

补：秋燥胜气论

按：前所序之秋燥方论，乃燥之复气也，标气也。盖燥属金而克木，木之子，少阳相火也，火气来复，故现燥热干燥之证。又《灵枢》谓：丙丁为手之两阳合明，辰巳为足之两阳合明，阳明本燥，标阳也。前人谓燥气化火，经谓燥金之下，火气承之，皆谓是也。案古方书，无秋燥之病。近代以来，惟喻氏始补燥气论，其方用甘润微寒；叶氏亦有燥气化火之论，其方用辛凉甘润；乃《素问》所谓燥化于天，热反胜之，治以辛凉，佐以苦甘法也。瑭袭前人之旧，故但叙燥证复气如前。书已告成，窃思与《素问》燥淫所胜不合，故杂说篇中，特著燥论一条，详言正化、对化、胜气、复气以补之。其于燥病胜气之现于三焦者，究未出方论，乃不全之书，心终不安。嗣得沈目南先生《医征》温热病论，内有秋燥一篇，议论通达正大，兹采而录之于后，间有偏胜不圆之处，又详辨之，并特补燥证胜气治法如左。

【解读】

按：前面所论述的对秋燥治疗的方论，是指燥的复气而言的，也就是燥的标气。燥在五行属金，可以克木。从五行生克关系来说，木之子为少阳相火，火气可为母复仇，所以会出现燥热和干燥的病证。另外，据《灵枢》所载，丙丁为手之两阳合明，辰巳为足之两阳合明。阳明之本属燥而标属阳，前人所说的"燥气化火"，以及(《内经》中所说的"燥金之下，火气承之"都是指燥热而言的。在古代方书中，并无秋燥这种病，只是到近代，喻嘉言才补充了有关燥气为病的论述，提出治疗该病证的大法是甘润微寒。叶天士也有燥气化火的论述，并制定有辛凉甘润的方剂。这些治法，实际上就是《内经》中"燥化于天，热反胜之，治以辛凉，佐以苦甘"这一大法的具体体现。我是承袭了前人的有关论述，因而只讨论了燥气复气所引起的病证，这在前面已经记述了。在本书写好之后，又考虑到我所说的与《内经》中有关燥淫所胜的论述内容不完全相合，所以在后面的"杂说"中特地补充了"燥气论"一篇，详细地讲述了"正化""对化""胜气""复气"等。尽管如此，对燥病胜气之出现在上、中、下三焦的各种病证，没有全部列出具体的治疗方法，所以感到本书的内容不够全面，内心始终是不安的。在这以后，看到了沈目南先生所著的《医征》中有温热病论，其中有一篇"秋燥"，所发表的议论通达正大，所以特地附在后面。但其中也有少数论述有失偏颇，或论而不够圆满之处，因而作了较为详细的辨析，并特地补充了燥证胜气为病的各种治法于后面。

再按：胜复之理，与正化对化，从本从标之道，近代以来，多不深求，注释之家，亦不甚考。如仲景《伤寒论》中之麻桂、姜附，治寒之胜气也，治寒之正化也，治寒之本病也。白虎、承气，治寒之复气也，治寒之对化也，治寒之标病也。余气俱可从此类推（太阳本寒标热，对化为火，盖水胜必克火。故经载太阳司天，心病为多。末总结之曰：病本于心，心火受病必克金。白虎，所以救金也。金受病，则坚刚牢固，滞塞不通。复气为土，土性壅塞，反来克本身之真水。承气，所以泄金与土而救水也。再经谓：寒淫所胜，以咸泻之。从来注释家，不过随文释义，其所以用方之故，究未达出。本论不能遍注伤寒，偶举一端，以例其余。明者得此门径，熟玩《内经》，自可迎刃而解；能解伤寒，其于本论，自无难解者矣。由是推之，六气皆然耳）。

【解读】

再按：对于胜气、复气的理论和"正化""对化""从本""从标"的道理，近代的人大多没有进行深入的研究，进行注释的人也不作认真的考证。如张仲景《伤寒论》中所用麻黄、桂枝、干姜、附子等，是治疗寒邪的胜气，也就是治疗寒邪的"正化"，治疗寒邪引起的本病；白虎汤、承气汤等，是治疗寒邪的复气，也就是治疗寒邪的"对化"，治疗寒邪所引起的标病。其他各种六淫之气都可以由此类推（伤寒太阳病证本寒而标热，"对化"为火，因为寒水胜则必然会克火，所以《内经》中载有"太阳司天，心病为多"。在最后总结时提出：病本在于心，心火受病后就会克金。而用白虎汤正是为了救肺金之气。如肺金受病，以坚刚牢固、滞塞不通为特点。其复气为土，而土会壅塞，又会反过来克本身的真水。用承气汤就是通过过泄阳明燥金与土的壅塞而达到救水的目的。另外，在《内经》中说："寒淫所胜，以咸泻之。"后世作注释的人对此都是随文作些不着边际的解释，对用这种方法的道理，始终没有能说明白。本书当然不能把《伤寒论》的内容从头到尾都作一次注释，只是偶尔举出这一个例子，明达事理的人就可以按这个门径，再进一步深入学习《内经》，对许多道理就能迎刃而解。如能理解《伤寒论》的内容，自然对于本书也不会有难以理解的地方。能据此推理，其他六气也可以这样理解）。

沈目南《燥病论》曰：《天元纪大论》云：天以六为节，地以五为制。盖六乃风寒暑湿燥火为节，五即木火土金水为制。然天气主外，而一气司六十日有奇；地运主内，而一运主七十二日有奇，故五运六气合行而终一岁，乃天然不易之道也。《内经》失去长夏伤于湿、秋伤于燥，所以燥证湮没，至今不明。先哲虽有言之，皆是内伤津血干枯之证，非谓外感清凉时气之燥。然燥气起于秋分以后，小雪以前，阳明燥金凉气司令。经云：阳明之胜，清发于中，左胠胁痛，溏泄，内为嗌塞，外发㿗疝。大凉肃杀，华英改容，毛虫乃殃。胸中不便，嗌塞而咳。据此经文，燥令必有凉气感人，肝木受邪而为燥也。惟近代喻嘉言昂然表出，可为后世苍生之幸；奈以诸气膹郁，诸痿喘呕，咳不止而出白血死，谓之燥病，此乃伤于内者而言，诚与外感燥证不相及也。更自制清燥救肺汤，皆以滋阴清凉之品，施于火热刑金，肺气受热者宜之。若治燥病，则以凉投凉，必反增病剧。殊不知燥病属凉，谓之次寒，病与感寒同类。经以寒淫所胜，治以甘热，此但燥淫所胜，平以苦温，乃外用苦温辛温解表，与冬月寒冷而用麻桂姜附，其法不同，其和中攻里则一，故不立方。盖《内经》六气，但分阴阳主治，以风热火三气属阳同治，但药有辛凉苦寒咸寒之异；湿燥寒三气属阴同治，但药有苦热苦温甘热之不同。仲景所以立伤寒温病二论为大纲也。盖《性理大全》谓燥属次寒，奈后贤悉谓属热，大相径庭。如盛夏暑热熏蒸，则人身汗出溅溅，肌肉潮润而不燥也；冬月寒凝肃杀，而人身干槁燥冽。故深秋燥令气行，人体肺金应之，肌肤亦燥，乃火令无权，故燥属凉，前人谓热非矣。

【解读】

沈目南的《燥病论·素问·天元纪大论》中说，天以六为节，地以五为制。这是因为六气是以风、寒、暑、湿、燥、火来调节气候，而五是以木、火、土、金、水来调节生克制化。天的六气是主外，六气中一气可统管60日多一些；而地的五运主内，一运可以统管72日多一些。所以五运和六气合起来正好是一年。这是自然界不会变更的规律。在《内经》病机第十九条中缺少了长夏伤于温和、秋伤于燥的内容，以致有关燥证的证治一直没有得到重视，到现在还未能弄清楚。前代有些医家也曾论及燥证，但都属于内伤杂病中津血不足的内燥证，而不是感受秋季外在的时令清凉燥邪所引起的病证。外感燥邪致病多发生于秋分之后到小雪之前，属于阳明燥金，凉燥之气当令之时。《内经》中提到，阳明燥金之气所胜，清冷发于中焦脾胃，左侧腋下和胁部疼痛，大便泄泻稀塘，在内可表现为咽喉阻塞，在外可发为颜疝。在深秋时，天气已转凉，呈现一派肃杀之象，各种花叶也开始变得憔悴，各种虫类也遭祸殃。此时如感受燥邪，就可以引起胸中不适、咽喉阻塞、咳嗽等病症。根据这段《内经》的原文，所表述的是秋令必然有凉气侵犯人体而发病，而主要是肝木感受燥邪而病，所以表现肝经的病证较多。这直到近代的喻嘉言才非常明确地指出了燥邪致病的特点和证治方法，真可说是为天下的老百姓造了福。但怎奈把各种气机郁滞、瘘证、喘证、呕吐、咳嗽不止而吐白血致死的病证都称燥病，而实际上这些是属于阴血不足的内伤杂证，与感受外燥而发病者并无关系。另一方面，所制定的清燥救肺汤都是由清凉滋阴的药物组成的，用于火热之邪犯于肺金、肺气受热的病证自然是很适用的；但如用于感受秋季凉凉之气而发生的病证，就是以寒凉药治疗寒凉性质的病证，必然会使病情加重。这是喻氏不了解燥邪的性质属凉，故又称次寒，病证的性质与感受寒邪而病的大体相同。《内经》中说：寒邪所服引起的疾病，当用甘热药物治疗。这里是指躁邪所胜引起的病证，治疗主以苦温药，也就是用苦温、辛温性质的药物来解表，与在冬季感受寒邪所引起的病证当用麻黄、桂枝、干姜、附子的治法有所不同。然而，当病邪已入里后，使用和中攻里等方法都是相同的，所以不再另列方剂。对于《内经》中的六气致病，只需分为阴阳两大类，即风、热、火三气同属阳为一类，治法相同，只是用药有辛凉、苦寒、咸寒等不同；湿、燥、寒三气同属阴为另一类，治法也相同，只是用药有苦热、苦温、甘温等不同。因而张仲景把伤寒与温病作为外感病的两大纲。《性理大全》中说"燥为次寒"，但后世医家都认为燥邪的性质属热，两者的说法完全不同。我举一个例子来说明燥究竟应属凉还是属热。即在盛夏之时，因暑热熏蒸而人体身上汗出不断，肌肤自然就湿润而不会出现干燥的征象。到了冬季，因天气寒冷，人体皮肤就必然干燥而枯槁。而在深秋季节，燥气主令，人的肺金与之相应，肌肤也会干燥，这是火热之气已衰退所造成的。因而足以证明，燥气是属凉的，前人认为燥气属热是不对的。

按先生此论，可谓独具只眼，不为流俗所汩没者。其责喻氏补燥论用甘寒滋阴之品，殊失燥淫所胜，平以苦温之法，亦甚有理。但谓诸气膹郁，诸痿喘呕，咳不止出白血，尽属内伤，则于理欠圆。盖因内伤而致此证者固多，由外感余邪在络，转化转热而致此证者，亦复不少。瑭前于风温咳嗽条下，驳杏苏散，补桑菊饮，方论内极言咳久留邪致损之故，与此证同一理也。谓清燥救肺汤治燥之复气，断非治燥之胜气，喻氏自无从致辨；若谓竟与燥不相及，未免各就一边谈理。盖喻氏之清燥救肺汤，即《伤寒论》中后半截之复脉汤也。伤寒必兼母气之燥，故初用辛温甘热，继用辛凉苦寒，终用甘润，因其气化之所至而然也。至谓仲景立伤寒温病二大纲，如《素问》所云，寒暑六入，暑统风火，寒统燥湿，一切外感，皆包于内，其说尤不尽然，盖尊信仲景太过而失之矣。若然，则仲景之书，当名六气论，或外感论矣，何以独名伤寒论哉！盖仲景当日著书，原为伤寒而设，并未遍著外感，其论温、论暑、论湿，偶一及之也，即先生亦补《医征》温热病论，若系全书，何容又补哉！瑭非好辨，恐后学眉目不清，尊信前辈太过，反将一切外感，总混入《伤寒论》中，此近代以来之大弊，祸未消灭，尚敢如此立论哉！

【解读】

按沈目南先生的这篇论述，真可以说是独具慧眼，提出了独到的见解，没有被世俗的一般认识所淹没。他批评喻嘉言在《秋燥论》中用甘寒滋阴的方药治疗燥病，与《内经》中提出的对燥气引起病证的治疗应以"平以苦温"为原则不相符合，都是很有道理的。但他讲各种气机郁阻、痿证、喘证、咳嗽不止而吐白血等病证都属于内伤杂病，这在说理上是不够周全的。这是因为，由内伤而引起上述病证的固然不少，但因外感病邪后病邪留于肺络导致转化而成热证，出现以上见症也是不少的。我在前面论及风湿病咳嗽治疗的条文中，曾驳斥了用辛温的杏苏散统治一切咳嗽的错误，补充了用桑菊饮的治法，在方论内非常详细地论述了久咳不愈，可以引起留邪在内导致虚损的道理，与本证外感燥邪而转化为燥热的道理是一样的。对于清燥救肺汤来说，如果说是该方只能治燥气的"复气"，而断然不能治燥气的"胜气"，我想喻氏是无法予以辩驳的。但如认为该方与燥气所致的疾病毫无关系，这就未免是过于片面的说法了。因为喻氏的清燥救肺汤实际上是根据《伤寒论》后面的复脉汤组方意思而制定的，对伤寒病来说，是感受寒水而发病，所以必然兼有母气肺金之燥。治疗上，在初起时用辛温、甘热之剂，接着用辛凉、苦寒之剂，最后用甘润之剂，这是根据气化的发展规律所用的治法。至于说到张仲景把伤寒和温病作为外感病的两大纲，就是《素问》中所说的：寒暑六入，暑统风火，寒统燥湿，所有的外感病都可以包括在内，这种看法也是不完全正确的。这样虽然是尊信张仲景，但把张仲景抬得太过，反而失去了张仲景的原意。如果如沈氏所言，那么张仲景的书应称《六气论》或《外感论》，为什么要名为《伤寒论》呢？所以说，张仲景当初著书的目的，还是论述感受伤寒之邪而发为伤寒这类病证的证治，并没有全面地论及所有的外感病，在书中所论的温、暑、湿内容，只是偶尔提及而已。即使是沈先生本人也是补充《伤寒论》内容而写了《医征》温热病论，如《伤寒论》是论述外感病的全书，那又有什么可以补充的呢？我并非是喜欢进行辩论，因担心后世学医的人对外感病的眉目搞不清楚，片面地尊信前人说法，反而把所有的外感病都混入《伤寒论》中，用《伤寒论》的治法治疗所有的外感病。这已是近来一般医生最大的弊病，遗留下来的祸害还没有消除，还怎么敢再这样立论呢？

一、秋燥之气，轻则为燥，重则为寒，化气为湿，复气为火。

揭燥气之大纲，兼叙其子母之气、胜复之气，而燥气自明。重则为寒者，寒水为燥金之子也；化气为湿者，土生金，湿土其母气也。《至真要大论》曰：阳明厥阴，不从标本，从乎中也。又曰：从本者，化生于本；从标本者，有标本之化；从中者，以中气为化也。按阳明之上，燥气治之，中见太阴。故本论初未著燥金本气方论，而于疟疝等证，附见于寒湿条下。叶氏医案谓伏暑内发，新凉外加，多见于伏暑类中；仲景《金匮》，多见于腹痛疟疝门中。

【解读】

一、秋燥本气的性质，轻的为燥，重的就是寒；如从燥金的母气而化就是湿，从金克木的复气而化就是火。

这揭示了燥气性质的大纲，并同时表明其子母之气、胜复之气的相互关系，对燥气的致病性质自然便可明了。至于为什么说燥气重的就是寒呢？因为寒水属于燥金之子，在深秋之时，燥气从寒水之气而化，所以其致病与寒气相似。又因湿土是燥金的母气，所以燥金从母气而化就是湿气。《素问·至真要大论》中说："阳明、厥阴，不从标本，从乎中也。"又说："从本者，化生于本；从标本者，有标本之化；从中者，以中气为化也。"在阳明之上为燥气所统治，而阳明的中见之气则是太阳，所以该书在开始的时候，并没有准备专门写燥金本气致病的治法方药，而是把燥气致病的内容附于疟疾、疮气等病证之中，主要列于该书有关寒湿的条文下。在叶天士医案中，认为这类疾病是内伏的暑气外发而生，所以多列于伏暑病内。张仲景的《金匮要略》则多列于腹痛、疟、疝等病证门类中。

二、燥伤本脏，头微痛，恶寒，咳嗽稀痰，鼻塞，嗌塞，脉弦，无汗，杏苏散主之。

本脏者，肺胃也。经有嗌塞而咳之明文，故上焦之病自此始。燥伤皮毛，故头微痛恶寒也，微痛者，不似伤寒之痛甚也。阳明之脉，上行头角，故头亦痛也。咳嗽稀痰者，肺恶寒，古人谓燥为小寒也；肺为燥气所搏，不能通调水道，故寒饮停而咳也。鼻塞者，鼻为肺窍。嗌塞者，嗌为肺系也。脉弦者，寒兼饮也。无汗者，凉搏皮毛也。按杏苏散，减小青龙一等。此条当与下焦篇所补之痰饮数条参看。再杏苏散乃时人统治四时伤风咳嗽通用之方，本论前于风温门中已驳之矣；若伤燥凉之咳，治以苦温，佐以甘辛，正为合拍。若受重寒夹饮之咳，则有青龙；若伤春风，与燥已化火无痰之证，则仍从桑菊饮、桑杏汤例。

杏苏散方

苏叶，半夏，茯苓，前胡，苦桔梗，枳壳，生姜，大枣（去核），橘皮，杏仁，甘草

加减法：无汗，脉弦甚或紧，加羌活，微透汗；汗后咳不止，去苏叶、羌活，加苏梗；兼泄泻腹满者，加苍术、厚朴；头痛兼眉棱骨痛者，加白芷；热甚加黄芩，泄泻腹满者不用。

方论：此苦温甘辛法也。外感燥凉，故以苏叶、前胡辛温之轻者达表；无汗脉紧，故加羌活辛温之重者，微发其汗。甘、橘从上开，枳、杏、前、芩从下降，则嗌塞鼻塞宣通而咳可止。橘、半、茯苓，逐饮而补肺胃之阳。以白芷易原方之白术者，白术中焦脾药也，白芷肺胃本经之药也，且能温肌肉而达皮毛。姜、枣为调和营卫之用。若表凉退而里邪未除，咳不止者，则去走表之苏叶，加降里之苏梗。泄泻腹满，金气太实之里证也，故去黄芩之苦寒，加术、朴之苦辛温也。

【解读】

二、燥邪侵犯了肺胃本脏，可表现为头微痛，怕冷畏寒，咳嗽而吐清稀的痰，鼻塞不通气，咽喉有阻塞感，脉象弦，身无汗等，用杏苏散治疗。

上文所说的本脏，是指肺胃而言。《内经》中已有燥气伤人可引起咽喉阻塞和咳嗽的明确记载，所以燥气侵犯上焦，都是从肺金的病变开始。因本条所述是燥气侵犯人体初起的病变，所以病邪还在皮毛肌表，可表现为头微痛和怕冷畏寒。所谓头微痛，是与伤寒头痛较明显相比而言的。阳阴的经络上行到头角部，因而燥气伤阳明本脏后也可引起头痛。之所以会出现咳嗽而吐清稀之痰，是因为肺为娇脏，最是怕冷，而燥气的性质正如古人所说：燥为小寒，所以当燥气伤肺之后，就会影响肺的通调水道功能，从而导致寒饮内停，化生为清稀样的痰液。症状中的鼻塞是因为鼻为肺之窍，燥气伤肺后，肺窍就会闭塞不通。而出现咽喉阻塞，也是因为咽喉为肺气出入的通道，燥气犯肺，必然会引起咽喉气道的不畅。脉象弦，正是寒邪与内在痰饮的表现。身无汗，是因为感受的是属于寒凉性质的燥气，这类病邪在肌表，造成腠理的闭塞，所以无汗。

从杏苏散的作用来看，与小青龙汤相似，但力量比小青龙汤要减去一等。本条所述内容应与下焦篇中论述痰饮的几条相互参照起来看，以互相补充。另一方面，杏苏散是当今医生治疗四时伤风咳嗽，不加辨证而使用的通用方，对此我已经在前面论及风温证治时进行了批驳。但对于伤于深秋之时的凉燥之气而引起的咳嗽，以杏苏散的苦温为主，佐以甘辛治法，却是比较适合的。对于感受较重的寒邪而兼夹有痰饮的病证，则可用小青龙汤。如伤于春季之风邪，或伤于燥气已化火而无痰的咳嗽病证，就应该用桑菊饮、桑杏汤之类的方剂。

杏苏散方

紫苏叶，半夏，茯苓，前胡，苦桔梗，枳壳，生姜，大枣（去核），橘皮，苦杏仁，甘草各用适量。

加减法：如没有汗出，脉象弦甚或紧，可加入羌活，可以使服药后稍微发些汗；如汗出后仍然咳嗽不止，可去掉紫苏叶、羌活，加入紫苏梗；如兼有泄泻和腹部胀满，可加入苍术、厚朴；如头痛而兼眉棱骨痛，可加入白芷；如热势较

甚，可加入黄芩，但如又有泄泻、腹满的，就不能加用。

三、伤燥，如伤寒太阳证，有汗，不咳，不呕，不痛者，桂枝汤小和之。

如伤寒太阳证者，指头痛、身痛、恶风寒而言也。有汗不得再发其汗，亦如伤寒例，但燥较寒为轻，故少与桂枝小和之也。

桂枝汤方（见前）

【解读】

三、感受了秋凉燥气，如出现与伤寒相类似的太阳表证，但身有汗，不咳嗽，不呕吐，身不痛的，可用桂枝汤稍作调和。

所说的与伤寒相类似的太阳表证，是相对于该病证所出现的头痛、身痛、恶寒怕冷等症状而言的。但因身已有汗，所以不能再用发汗的治法，这与治疗伤寒表证的方法是一致的。因燥邪的寒凉性质比寒邪要轻一些，所以用桂枝汤稍微调和一下营卫就可以了。

桂枝汤方（见本书前文所载）

四、燥金司令，头痛，身寒热，胸胁痛，甚则疝瘕痛者，桂枝柴胡各半汤加吴萸楝子茴香木香汤主之。

此金胜克木也。本病与金病并见，表里齐病，故以柴胡达少阳之气，即所达肝木之气，合桂枝而外出太阳，加芳香定痛、苦温通降也。湿燥寒同为阴邪，故仍从足经例。

桂枝，柴胡各半汤加吴萸楝子茴香木香汤方（治以苦温，佐以甘辛法）

桂枝，吴茱萸，黄芩，柴胡，人参，广木香，生姜，白芍，大枣（去核），川楝子，小茴香，半夏，炙甘草

【解读】

四、当秋季燥金之气主令的时候，感受了燥凉之气而出现头痛，身体发热，怕冷，胸胁疼痛，甚至发生少腹部疝瘕作痛的，用桂枝柴胡（各半）汤加吴萸楝子茴香木香汤治疗。这是属于肺金邪盛而克伐肝木的一种病证，也就是肝木的病与肺金的病同时并见，表与里同病，因而所用的方剂中柴胡可以宣达少阳之气，从而通达肝木，而桂枝可以向外宣透太阳肌表之邪，再加上芳香理气止痛、苦温通降的药物，如吴茱萸、川楝子、茴香、木香等，效果更佳。因为湿、燥、寒三气性质都属于阴邪，初起都从足经侵犯人体，所以对这三气的治疗有相似之处，治法多从足经入手。

桂枝柴胡各半汤加吴萸楝子茴香木香汤方（治以苦溢，佐以甘辛法）

桂枝，吴茱萸，黄芩，柴胡，人参，广木香，生姜，白芍，大枣（去核），川楝子，小茴香，半夏，炙甘草

五、燥淫传入中焦，脉短而涩，无表证，无下证，胸痛，腹胁胀痛，或呕，或泄，苦温甘辛以和之。

燥虽传入中焦，既无表里证，不得误汗、误下，但以苦温甘辛和之足矣。脉

短而涩者，长为木，短为金，滑为润，涩为燥也。胸痛者，肝脉络胸也。腹痛者，金气克木，木病克土也。胁痛者，肝木之本位也。呕者，亦金克木病也。泄者，阳明之上，燥气治之，中见太阴也。或者，不定之辞。有痛而兼呕与泄者，有不呕而但泄者，有不泄而但呕者，有不兼呕与泄而但痛者。病情有定，病势无定，故但出法而不立方，学者随证化裁可也。药用苦温甘辛者，经谓燥淫所胜，治以苦温，佐以甘辛，以苦下之。盖苦温从火化以克金，甘辛从阳化以胜阴也。以苦下之者，金性坚刚，介然成块，病深坚结，非下不可。下文即言下之证。

【解读】

五、燥凉之邪如已传入中焦，出现脉短涩，外无表证，也无阳明里实的见症，而是出现胸痛，腹部和胁部胀满疼痛，或不呕吐，或有腹泻，对这种病证的治疗当用苦温甘辛治法以调和中焦之气。

燥邪从肺卫之表已传入中焦，表证当然不再存在，但也没有阳明里实的见症，所以不能误用发汗的方法，也不能误用攻下的方法，只需要用苦温甘辛的方法来调和中焦的气机就足够了。一般来说，长脉属肝木，短脉属肺金，滑脉属润，涩脉属燥，本证脉象表现为短而涩，正是秋燥的本脉。肝脉循行于胸胁部，所以肝气不舒会出现胸痛。金气盛则可克伐肝木，而肝木盛又可克伐脾土，所以本证可见到腹痛。至于胁痛是肝木本身病变的表现；呕吐是因为金克木而木又克土所致；大便泄泻是因为阳明之上燥气治之，而中见太阴湿土的缘故。另外还有一些症状不是一定要出现的，所以用"或者"之词，如有胸、胁、腹部疼痛而兼呕吐和腹泻的，也有不呕吐而只有腹泻的，还有不腹泻而只有呕吐的，也有仅胸、胁、腹痛而不兼呕吐和腹泻的。病情虽然同为燥气传入中焦，但病证的表现却可以各不相同，因而在本条中只列出治疗的大法而不列具体的方剂，学医的人应根据病情的不同情况而加以灵活的变化。为什么要用苦温甘辛的治法呢？这是根据《内径》中所提出的"燥淫所胜，治以苦温，佐以甘辛，以苦下之"的治疗原则。因为苦温从火化可以克燥凉之金气，甘辛又可从阳化而胜阴寒之气。至于"以苦下之"，是因为金性坚硬刚强，可以结成硬块，病情较深而难解，非用攻下不能祛除。下面的条文就是讨论攻下的问题。

六、阳明燥证，里实而坚，未从热化，下之以苦温；已从热化，下之以苦寒。

燥证阳明里实而坚满，经统言以苦下之，以苦泄之。今人用下法，多以苦寒。不知此证当别已化未化，用温下寒下两法，随证施治，方为的确。未从热化之脉，必仍短涩，涩即兼紧也，面必青黄。苦温下法，如《金匮》大黄附子细辛汤、新方天台乌药散（见下焦篇寒湿门）加巴豆霜之类。已从热化之脉，必数而坚，面必赤，舌必黄，再以他证参之。苦寒下法，如三承气之类，而小承气无芒硝，轻用大黄或酒炒，重用枳、朴，则微兼温矣。

附治验：丙辰年，瑭治一山阴幕友车姓，年五十五岁，须发已白大半。脐左坚大如盘，隐隐微痛，不大便数十日。先延外科治之，外科以大承气下之三、四次，终不通。延余诊视，按之坚冷如石，面色青黄，脉短涩而迟。先尚能食，屡下之后，糜粥不进，不大便已四十九日。余曰：此症也，金气之所结也。以肝本抑郁，又感秋金燥气，小邪中里，久而结成，愈久愈坚，非下不可，然寒下非其治也。以天台乌药散二钱，加巴豆霜一分，姜汤和服。设三伏以待之，如不通，第二次加巴豆霜分半；再不通，第三次加巴豆霜二分。服至三次后，始下黑亮球四十九枚，坚莫能破。继以苦温甘辛之法调理，渐次能食。又十五日不大便，余如前法下，至第二次而通，下黑亮球十五枚，虽亦坚结，然破之能碎，但燥极耳。外以香油熬川椒，熨其坚处；内服苦温芳香透络，月余化尽。于此证，方知燥金之气伤人如此，而温下寒下之法，断不容紊也。

乙丑年，治通廷尉，久疝不愈。时年六十八岁。先是通廷尉外任时，每发疝，医者必用人参，故留邪在络，久不得愈。至乙丑季夏，受凉复发，坚结肛门，坐卧不得，胀痛不可忍，汗如雨下，七日不大便。余曰：疝本寒邪，凡结坚牢固，皆属金象，况现下势甚危急，非温下不可。亦用天台乌药散一钱，巴豆霜分许。下至三次始通，通后痛渐定。调以倭硫黄丸，兼用《金匮》蜘蛛散，渐次化净。以上治验二条，俱系下焦证，以出阳明坚结下法，连类而及。

【解读】

六、燥凉之邪传入阳明，引起里实而大便坚硬难解，但尚未化热的，治疗应予苦温攻下；如已化热的，则要用苦寒攻下。对于邪入阳明而形成里实证的治疗，在《内经》中只是笼统地提出"以苦下之""以苦泄之"的原则。现在医生多使用苦寒攻下的方法，而不知道对这种病证的治疗应区别里实是否已化热或未化热，分别使用温下和寒下的治法，根据病情的具体情况而采用不同的治疗方法，才能取得疗效。

如燥邪未化热的，一般脉象仍是短而涩的，而涩脉中多兼有紧象，面色则多呈青黄之色，治疗应当用苦温攻下，如《金匮要略》中的大黄附子细辛汤和后世的天台乌药散加巴豆霜之类，就是属于这类方剂。而燥邪已化热的脉象多数是数而坚实，面色红赤，舌苔黄，另外还可参考其他症状，治疗应当用苦寒攻下，如《伤寒论》中的大承气汤、小承气汤、调胃承气汤等三个承气汤。在小承气汤中没有用芒硝，大黄的用量也较少，或用酒把大黄制过，并重用枳实、厚朴，使整个方剂的性质从苦寒而转为偏于微温。

附治验：丙辰年时，我曾治疗过一位姓陈的山阴幕友，年纪虽然只有55岁，但须发已经大半都花白了。疾病的主要表现是在脐的左部有1个坚硬的、大如盘子的结块，隐隐地感到微痛，并已有几十日没有解大便。先请一位外科医生诊治过，这位外科医生用大承气汤，虽服了三、四次，但大便仍然始终不通。后又请我诊治。我按其腹部坚硬如石，而且皮肤发冷，面色发青黄，脉短涩而迟。患者原来还能进食，在屡次用攻下方剂之后，连稀粥也不能进食了，大便已有49日未解。我说：这是症病，是由燥金之气结聚而成的。该病形成的原因是因为这位患者原有肝木气机抑郁不畅，再加上感受秋季燥金之气，原来的病邪并不严重，但病邪侵犯入里后，未能及时祛除，日久而形成了结聚，时间越久结聚就越坚硬。对这一病证的治疗当然是非用攻下不可的，但是用苦寒攻下的方法却不是正确的治法。所以我用天台乌药散6克，加入巴豆霜0.3克，以姜汤调和后服下。

准备了3剂药，如第1次服药后大便不通，第2次就增加巴豆霜0.45克；如大便再不通，在第3次服药时，增加巴豆霜0.6克。这样，在服到第3次后，才开始解下黑色发亮的粪球49枚，质地坚硬而难以破碎。以后继续用苦温甘辛的治法调理，逐渐开始能进食。但又有15日不解大便，再照以前的治法攻下，用药第2次时大便即通，又解下黑色发亮的粪球15枚。虽然仍然是坚硬的结块，但破之能碎，只是很干燥而已。接着，又用香油煎熬花椒，外用熨在腹部坚硬之处，并内服苦温芳香透络的方剂。经过1个多月，结块才逐渐化完。通过本例的治疗，我才知道燥金之气致人生病竟如此严重；另一方面，也可看到温下与寒下这两种治法，是断然不能混淆的。

另有一例是在乙丑年，治疗通延尉日久不愈的疝气。当时病人年龄为68岁。通延尉原先在外地任职时，疝气经常发作，而医生每次治疗都必用人参，所以造成病邪留在经络，日久不得痊愈。到乙丑年的夏末秋初时，又因受凉而复发，大便坚硬而结在肛门处不得解下，以致坐卧不安，胀痛剧烈而难以忍受，全身大汗如雨淋一般，已有7日未能解大便。我说：疝气病本来是因寒邪而引起的，凡是表现为坚硬结聚而牢固的，都是属于燥金致病之象，何况现在的病势已相当危急，所以非得用温下之法不可。也是用天台乌药散3克，加巴豆霜0.3克左右，用到第3次大便方始得通，大便通后疼痛也随之而逐渐消失。以后又用倭硫黄丸，同时兼用《金匮》蜘蛛散，坚块逐渐化净。

以上治验的两则病案，实际都是下焦病证。因为本条条文中提出了对阳明坚结病证使用攻下法的内容，所以在这里连带提及。

七、燥气延入下焦，搏于血分，而成癥者，无论男妇，化癥回生丹主之。

大邪中表之燥证，感而激发者，诚如目南先生所云，与伤寒同法，学者衡其轻重可耳。前所补数条，除减伤寒法等差二条，胸胁腹痛一条，与伤寒微有不同，余俱兼疝瘕者，以经有燥淫所胜，男子㿗疝，女子少腹痛之明文。疝瘕已多见寒湿门中，疟证、泄泻、呕吐已多见于寒湿、湿温门中，此特补小邪中里，深入下焦血分，坚结不散之痼疾。若不知络病宜缓通治法，或妄用急攻，必犯瘕散为蛊之戒。此蛊乃血蛊也，在妇人更多，为极重难治之证，学者不可不预防之也。化癥回生丹法，系燥淫于内，治以苦温，佐以甘辛，以苦下之也。方从《金匮》鳖甲煎丸与回生丹脱化而出。此方以参、桂、椒、姜通补阳气，白芍、熟地，守补阴液，益母膏通补阴气，而消水气，鳖甲胶通补肝气，而消癥瘕，余俱芳香入络而化浊。且以食血之虫，飞者走络中气分，走者走络中血分，可谓无微不入，无坚不破。又以醋熬大黄三次，约入病所，不伤他脏，久病坚结不散者，非此不可。或者病其药味太多，不知用药之道，少用独用，则力大而急；多用众用，则功分而缓。古人缓化之方皆然，所谓有制之师不畏多，无制之师少亦乱也。此方合醋与蜜共三十六味，得四九之数，金气生成之数也。

化症回生丹方

人参（六两），安南桂（二两），两头尖（二两），麝香（二两），片子姜黄（二两），公丁香（三两），川椒炭（二两），䗪虫（二两），京三棱（二两），蒲黄炭（一两），藏红花（二两），苏木（三两），桃仁（三两），苏子霜（二两），五灵脂（二两），降真香（二两），干漆（二两），当归尾（四两），没药（二两），白芍（四两），杏仁（三两），香附米（二两），吴茱萸（二两），元胡索（二两），水蛭（二两），阿魏（二两），小茴香炭（三两），川芎（二两），乳香（二两），良姜（二两），艾炭（二两），益母膏（八两），熟地黄（四两），鳖甲胶（一斤），大黄（八两，共为细末，以高米醋一斤半，熬浓，晒干为末，再加醋熬，如是三次，晒干，末之）

共为细末，以鳖甲、益母、大黄三胶和匀，再加炼蜜为丸，重一钱五分，蜡皮封护。同时温开水和，空心服，瘀甚之证，黄酒下。

治癥结不散不痛。

治癥发痛甚。

治血痹。

治妇女干血痨证之属实者。

治疟母左胁痛而寒热者。

治妇女经前作痛，古谓之痛经者。

治妇女将欲行经而寒热者。

治妇女将欲行经，误食生冷腹痛者。

治妇女经闭。

治妇女经来紫黑，甚至成块者。

治腰痛之因于跌扑死血者。

治产后瘀血，少腹痛，拒按者。

治跌扑昏晕欲死者。

治金疮棒疮之有瘀滞者。

【解读】

七、外感燥气，如久延不解，就可以传入下焦，与血相搏结，形成癥结，不论男女，都用化癥回生丹治疗。

秋季感受燥邪而立即发病的，称为大邪中表的燥证，的确如沈目南先生所说的，治疗方法与伤寒基本相同。医生在临床上应根据病情的轻重而采用相应的治法。前面所补充的几条关于秋燥的条文，除了论述比伤寒治法减轻一等的2条、胸胁腹痛的1条，与伤寒的治法略有不同外，其余的内容都兼有疝瘕。这是因为在《内经》中已有"燥淫所胜，男子癥疝，女子少腹痛"的明文记载。关于疝瘕的内容已多见于寒湿门中，而关于疟疾、腹泻、呕吐等病证在寒湿、湿温门中也有详细记载，所以在这里只是补充小邪中里，深入下焦血分，从而引起坚结不散痼疾的内容。如果不懂得对于血络瘀滞病证的治疗宣缓疏通的道理，而只知道妄用峻剂急剧攻下，必然会犯癥瘕扩散会变成蛊胀的戒律。这里所说的蛊，是一种血蛊，多见于妇女，是属于病情很重又难于治愈的病证，所以医生不能不注意应及早预防。

化癥回生丹这一方剂，体现了《内经》中所说的"燥淫于内，治以苦温，佐以甘辛，以苦下之"的治疗原则。该方是从《金匮要略》的鳖甲煎丸及回生丹化裁而组成的。在这一方剂中，用人参、肉桂、花椒、片子姜黄等温通补益阳气，用白芍、熟地黄养阴而补充阴液，益母膏可以通补阴气和消除水气，鳖甲胶则可以通补肝气而消症瘕结聚。其余的药如麝香、公丁香、降真香、阿魏、乳香、没药等也都是具有芳香走窜作用而能进入血络和化秽浊之气。方中又用一些入血分的动物药，其中能飞的，如五灵脂是一种飞鼠的粪，擅长行走络中气分；能走的，如两头尖是老鼠的粪，擅长行走络中血分。这些药可称是没有什么细微的血络不能进入，没有什么坚硬的结块不能攻破。方中又用醋煅大黄3次，可引导各种药物进入病变所在的部位，而不伤及其他脏腑。凡是病久而形成坚硬结块不能消散的，非用这个方剂不可。也许有人顾虑这个方剂所用的药味太多、太杂，这实际上是不懂得用药之道。如药物少用或独用，其作用就会大而快；如一个方中很多药物一起用，则其作用可顾及方面就较多，也较为缓和。古人所制定的各种缓化坚结的方剂都是这样的。所以说："有制之师不畏多，无制之师少亦乱也。"本方包括醋与蜜在内，共计36味药，是4与9相乘得到的数目，而4与9都是金气生成之数，所以可以用于治疗躁金的病变。

化症回生丹方

人参180克，安南桂60克，两头尖60克，麝香60克，片子姜黄60克，公丁香90克，花椒炭60克，蟅虫60克，京三棱60克，蒲黄炭30克，藏红花60克，苏木90克，桃仁90克，苏子霜60克，五灵脂60克，降真香60克，干漆60克，当归尾120克，没药60克，白芍120克，苦杏仁90克，香附米60克，吴茱萸60克，延胡索60克，水蛭60克，阿魏60克，小茴香炭90克，川芎60克，乳香60克，良姜60克，艾炭60克，益母膏240克，熟地黄120克，鳖甲胶500克，大黄240克（研为细末，用高米醋750克，熬成浓汁，再晒干后研成细末，再加醋熬，这样反复进行3次，最后晒干，研成细末）

上列药物都一起研成细末，用鳖甲胶、益母膏、大黄膏这三胶一起和匀，再加炼蜜做成药丸，每丸重4.5克，用蜡皮固封在外以保护。使用时以温开水调和后，空腹服下。如瘀阻结块较重的病证，可用黄酒送服。本方治疗的病证大体有：

治症块结聚不能消散，但不觉疼痛的。

治症块发作而疼痛较甚的。

治血痹证。

治妇女干血痨证中属于实证的。

治疟母左胁疼痛而时发寒热的。

治妇女经前腹部作痛，前人称为痛经的。

治妇女月经将来之前身发寒热的。

治妇女月经将来之前，因误食了生冷的东西而导致腹痛的。

治妇女经闭。

治妇女月经颜色紫黑，甚至有血块的。

治因跌仆损伤而致瘀血内结引起腰痛的。

治产后因恶露不净，瘀血内结，引起少腹疼痛拒按的相关病证。

治跌仆而昏晕欲死的。

治刀伤或棒伤而有瘀血内滞的。

八、燥气久伏下焦，不与血搏，老年八脉空虚，不可与化癥回生丹，复亨丹主之。

金性沉著，久而不散，自非温通络脉不可。既不与血搏成坚硬之块，发时痛胀有形，痛止无形，自不得伤无过之营血，而用化癥矣。复亨大义，谓剥极而复，复则能亨也。其方以温养、温燥兼用。盖温燥之方，可暂不可久，况久病虽曰阳虚，阴亦不能独足，至老年八脉空虚，更当预护其阴。故以石硫黄补下焦真阳，而不伤阴之品为君，佐以鹿茸、枸杞、人参、茯苓、苁蓉补正，而但以归、茴、椒、桂、丁香、草薢，通冲任与肝肾之邪也。按"解产难"中，已有通补奇经丸方，此方可以不录。但彼方专以通补八脉为主，此则温养、温燥合法，且与上条为对待之方，故并载之。按《难经》：任之为病，男子为七疝，女子为瘕聚。七疝者，朱丹溪谓：寒疝、水疝、筋疝、血疝、气疝、狐疝、㿉疝，为七疝。《袖珍》谓：一厥、二盘、三寒、四癥、五附、六脉、七气，为七疝。瘕者，血病，即妇人之疝也。后世谓：蛇瘕、脂瘕、青瘕、黄瘕、燥瘕、狐瘕、血瘕、鳖瘕，为八瘕。盖任为天癸生气，故多有形之积。大抵有形之实证宜前方，无形之虚证宜此方也。

按燥金遗病，如疟、疝之类，多见下焦篇寒湿、湿温门中。再载在方书，应收入燥门者尚多，以限于篇幅，不及备录，已示门径，学人隅反可也。

复亨丹方（苦温甘辛法）

倭硫黄（十分，按：倭硫黄者，石硫黄也，水土硫黄断不可用），鹿茸（酒炙，八分），枸杞子（六分），人参（四分），云茯苓（八分），淡苁蓉（八分），安南桂（四分），全当归（酒浸，六分），小茴香（六分，酒浸，与当归同炒黑），川椒炭（三分），草薢（六分），炙龟板（四分）

益母膏和为丸，小梧桐子大。每服二钱，日再服，冬日渐加至三钱，开水下。

按：前人燥不为病之说，非将寒燥混入一门，即混入湿门矣。盖以燥为寒之始，与寒相似，故混入寒门。又以阳明之上，燥气治之，中见太阴；而阳明从中，以中气为化，故又易混入湿门也。但学医之士，必须眉目清楚，复《内经》之旧，而后中有定见，方不越乎规矩也。

霹雳散方

主治中燥吐泻腹痛，甚则四肢厥逆，转筋，腿痛，肢麻，起卧不安，烦躁不宁，甚则六脉全无，阴毒发斑，疝瘕等证，并一切凝寒痼冷积聚。寒轻者，不可多服；寒重者，不可少服，以愈为度。非实在纯受湿燥寒三气阴邪者，不可服。

桂枝（六两），公丁香（四两），草果（二两），川椒（炒，五两），小茴香（炒，四两），薤白（四两），良姜（三两），吴茱萸（四两），五灵脂（二两），降香（五两），乌药（三两），干姜（三两），石菖蒲（二两），防己（三两），槟榔（二两），荜澄茄（五两），附子（三两），细辛（二两），青木香（四两），

薏仁（五两），雄黄（五钱）

上药共为细末，开水和服。大人每服三钱，病重者五钱；小人减半。再病重者，连服数次，以痛止厥回，或泻止筋不转为度。

方论：按《内经》有五疫之称，五行偏胜之极，皆可致疫。虽疠气之至，多见火证，而燥金寒湿之疫，亦复时有。盖风火暑三者为阳邪，与秽浊异气相参，则为温疠；湿燥寒三者为阴邪，与秽浊异气相参，则为寒疠。现下见证，多有肢麻转筋，手足厥逆，吐泻腹痛，胁肋疼痛，甚至反恶热而大渴思凉者。经谓雾伤于上，湿伤于下。此证乃燥金寒湿之气（经谓阳明之上，中见太阴；又谓阳明从中治也），直犯筋经，由大络、别络，内伤三阴脏真，所以转筋，入腹即死也。既吐且泻者，阴阳逆乱也。诸痛者，燥金湿土之气所搏也。其渴思凉饮者，少阴篇谓自利而渴者，属少阴虚，故饮水求救也。其头面赤者，阴邪上逼，阳不能降，所谓戴阳也。其周身恶热喜凉者，阴邪盘踞于内，阳气无附欲散也。阴病反见阳证，所谓水极似火，其受阴邪尤重也。诸阳证毕现，然必当脐痛甚拒按者，方为阳中见纯阴，乃为真阴之证，此处断不可误。故立方会萃温三阴经刚燥苦热之品，急温脏真，保住阳气。又重用芳香，急驱秽浊。一面由脏真而别络、大络，外出筋经、经络以达皮毛；一面由脏络、腑络以通六腑，外达九窍。俾秽浊阴邪，一齐立解。大抵皆扶阳抑阴，所谓离照当空，群阴退避也。再此证自唐宋以后，医者皆不识系燥气所干，凡见前证，俗名曰痧。近时竟有著痧证书者，捉风捕影，杂乱无章，害人不浅。即以痧论，未有不干天地之气，而漫然成痧者。究竟所感何气，不能确切指出，故立方毫无准的。其误皆在前人谓燥不为病，又有燥气化火之说。瑭亦为其所误，故初刻书时，再三疑虑，辨难见于杂说篇中，而正文只有化气之火证，无胜气之寒证。其燥不为病之误，误在《阴阳应象大论》篇中，脱秋伤于燥一条；长夏伤于湿，又错秋伤于湿，以为竟无燥证矣。不知《天元纪》《气交变》《五运行》《五常政》《六微旨》诸篇，平列六气，燥气之为病，与诸气同，何尝燥不为病哉？经曰：风为百病之长。按风属木，主仁。《大易》曰：元者善之长也，得生生之机，开生化之源，尚且为病多端，况金为杀厉之气。欧阳氏曰：商者伤也，主义主收，主刑主杀。其伤人也，最速而暴，竟有不终日而死者。瑭目击神伤，故再三致意云。

【解读】

八、燥气之邪如传入下焦，伏留日久，但没有与血相搏结，如属老年人奇经八脉空虚而形成结块的，就不能用化症回生丹，可用复亨丹治疗。

燥金的性质沉着，日久而难以消散，因而对这种病证的治疗自然就非要用温通络脉的方法不可。但既然说不是与血相互搏结而形成坚硬之块，只是在病痛发作时才常见疼痛作胀而有形可见，如疼痛一止，就没有形质可查，说明不是由有形的营血瘀滞所成，因而在治疗时，自然不应该损伤与病变无关的营血，而妄用化症之法，只可用复亨丹。复亨两字的含义，来自《周易》，即指事物盛衰消长到极限时，就可转化成通达顺利。本方组成中把温养药和湿燥药同时兼用，这是因为温燥药只可暂时使用而不能久用，更何况在久病之后虽然能导致阳虚，但阴分也不可能充足，特别是老年人的奇经八脉已经空虚，更加应当注意预先顾护阴液。所以在方中用石硫黄为君，能温补下焦真阳，而不耗伤阴液；同时用鹿茸、枸杞、人参、茯苓、苁蓉等帮助补益正气，另用当归、小茴香、花椒、肉桂、丁香、草薢等，疏通冲任两脉，并能祛除在肝肾之经的病邪。在本书后面所附的"解产难"中，已经有一通补奇经丸方，所以本来可以不再载录本方。但是在"解产难"中所附的方剂，专门以通补奇经八脉为主，而这里所载的方剂则是把温养、温燥两法合成一法，而且还可以与上面的条文相互对比参照，因而还是一起记载于本书之内。在《难经》中说：任脉的病变，男子为七疝，女子为瘕聚。所谓七疝，根据朱丹溪所说，是指寒疝、水疝、筋疝、血疝、气疝、狐疝、癫疝，共为七疝。而《袖珍方》中提出：一厥、二盘、三寒、四症、五附、六脉、七气，这七者为七疝。所谓瘕病，是一种与血分有关的病证，也就是妇女的疝病。后世又将其具体分为蛇瘕、脂瘕、青瘕、黄瘕、燥瘕、狐瘕、血瘕、鳖瘕，共为八瘕。这是因为任脉主司天癸的生气，所以大多表现为有形质可见积块的病证。一般来说，如属有形的实证宜用前面所列的化症回生丹；而属无形之虚证，就宜用本条所列的复亨丹。

按：由凉燥之邪所遗留的病证，如疟疾、疝气之类，已经大多见于下焦篇寒湿、湿温门中。再说本书中治疗凉燥的方剂，应该收入燥门中的还有很多，因篇幅有限，本书不能一一备录。上面所述内容，已经揭示了治燥的门径，学者可以据此举一反三。

复亨丹方（苦温甘辛法）

倭硫黄 10 份（按：所谓倭硫黄，是指石硫黄，水土硫黄决不可用），鹿茸（酒炙）8 份，枸杞子 6 份，人参 4 份，云茯苓 8 份，淡苁蓉 8 份，安南桂 4 份，全当归（酒浸）6 份，小茴香 6 份（酒浸，与当归一起炒成黑色），花椒炭 3 份，草薢 6 份，炙龟甲 4 份

以上药物按所列比例配制，研成细末，用适量的益母膏调和成药丸，如小梧桐子大。每次服用 6 克。每日服 2 次；在冬季可以逐渐加到每次服 9 克，用开水送下。

按：前人曾有"燥不为病"的说法，因而不是把寒和燥的证治混入一门，就是把燥混入湿门。究其原因，是因为燥气的性质与寒有相似之处，所以就把燥混入寒门。另一方面，又因为阳明之上为燥气治之，中见太阴；而阳明又是从中见太阴湿化，所以又容易把燥混入湿门。然而，凡是学医的人，必须对各种病邪的性质做到眉目清楚，恢复《内经》对六气致病性质论述的本来精神，然后胸中才能有定见，方始不会超越理法方药的规矩。

霹雳散方

本方主治的病证是燥邪犯于中焦所引起的呕吐、腹泻、腹痛，甚至发生四肢厥冷，小腿肌肉抽筋、腿痛、四肢发麻，起卧不安、烦躁不宁，病情严重的会导致脉象完全摸不到，或发生阴毒发斑、疝瘕等病证，或发生各种凝寒痼冷和积聚的病证。本方对寒邪较轻的患者，不可多服；但寒邪较重的患者，却不可少服，以寒邪完全祛除、病情全部得愈为度。如果不是确实纯粹感受湿、燥、寒这三种阴邪的，决不可服用本方。

桂枝 180 克，公丁香 120 克，草果 60 克，川椒（炒）150 克，小茴香（炒）120 克，韭白 120 克，良姜 90 克，吴茱萸 120 克，五灵脂 60 克，降香 150 克，乌药 90 克，干姜 90 克，石菖蒲 60 克，防己 90 克，槟榔 60 克，荜澄茄 150 克，附子 90 克，细辛 60 克，青木香 120 克，薏仁 150 克，雄黄 15 克

以上药物一起研成细末，使用时用开水调和后服下。大人每次服用 9 克，如病情重的每次服 15 克；小儿用量减半。另外，如病情较重的，可以连服几次，以疼痛止、四肢不再厥冷，或腹泻止、小腿肌肉不再抽筋为度。

方论：在《内经》中有五疫的名称，凡是五行之气如偏胜到极点，都可以导致疫病。虽然一般来说，疫疠之气所引起的病证大多表现为火热性质，但是由燥金、寒、湿之气引起的疫病，也是时有发生的。这是因为在六气中，风、火、暑这三者属于阳邪，与秽浊导气相混杂而致病，大多引起温热性质的疫疠疾病；而湿、燥、寒这三者则属于阴邪，如与秽浊导气相混杂而致病，就可以引起寒性的疫疠疾病。现在所表现的见症，主要有四肢麻木，小腿肌肉抽筋，手足厥冷，吐泻，腹痛，胁肋疼痛，甚至反而身怕热而口大渴，喜欢喝凉饮。这符合《内经》中所说的：寒气可伤人体的上部，而湿气可伤人体的下部。这种病证是燥金、寒、湿之气（经谓阳明之上，中见太阴；又谓阳明从中治也）直接侵犯了筋脉经络，而通过大络、别络，向内而伤及足太阴、足少阴、足厥阴这三阴脏真之气，所以会发生小腿肌肉抽筋，如进一步发展入腹就会引起死亡。所发生的呕吐并且腹泻，是由于脏腑的阴阳之气逆乱而造成的。又有各种疼痛的发生，是因为燥金与太阴温土之气相互搏结所引起的。见症中的口渴而喜欢凉饮，即是《伤寒论》少阴篇中所说的：自利而渴的，属少阴阳气虚衰，不能化气生津，所以饮水以自救。至于面部红赤，是因为阴寒之邪上逼，使阳气不能下降，所以上浮于面部，即所谓"戴阳"。周身怕热而喜凉，是由于阴邪盘踞于体内，阳气失去依附而将要离散，浮出于体外所致。这些都是真寒假热之象，即阴病而反见阳证，所谓"水极似火"，表明感受阴邪特别严重，千万不能误认为是热证。本证中出现了各种类似阳热证的症状，鉴别的要点在于：脐部必然疼痛较甚，并且拒按，这才是在阳证中所见到的纯阴征象，是内有真阴寒而外现假热的病证，对于这种病情决不能诊断错误。所以本方中的用药是荟萃了温养足太阴、足少阴、足厥阴三阴经的刚燥苦热之品，以期急急温养脏真之气，保住内在的阳气；另一方面又重用芳香药物，以急急驱除秽浊之气。这样，一方面可以使体内阴邪从内在脏真而通过别络、大络，向外转出筋经、经络以达于皮毛；另一方面可以出脏络、腑络通到六腑，以外达于九窍，这样就可以使秽浊阴邪一齐向外透达而很快地解除病情。总的来说，本方所用的大体上都是扶阳抑阴的药物，也就是所谓太阳当空照，则各种阴寒之气必然会退避消散。

此外，对本条所述的病证，自唐代、宋代以后，一般医生都不知道是由于燥气而引起的，凡是见到了前面所述的病证，世俗之人都称之为"痧"。近来甚至还有人著有痧证专书，但其中内容无非是捕风捉影，杂乱无章，所以害人不浅。即使以痧证而论，也没有不因感受天地之气，而随便产生痧证的。对于究竟是感受什么气而发病的，却不能确切地指出来，病因都搞不清楚，所以立方用药自然

就毫无目标。而究其之所以会出现这种错误，都是因为前人曾说过"燥不为病"，另外又有"燥气化火"的说法。我也曾经受这种错误观点的影响，所以在开始写这本书的时候，对这些问题也再三疑虑，因而在后附的"杂说"篇中作了一些分析，而在正文中却只列有化气之火证的内容，没有胜气之寒证的内容。追究"燥不为病"之错误的由来，还是因为在《阴阳应象大论》篇中，脱漏了"秋伤于燥"一条的内容，而把"长夏伤于湿"又错作为"秋伤于湿"，所以后人就误以为没有燥气引起的病证了。难道不知道在《内经》的《天元纪》《气交变》《五运行》《五常政》《六微旨》等篇中，都是把六气致病并列的，其中对燥气引起疾病的情况，与其他各气也是相同的，何尝有"燥不为病"的意思呢？《内经》中说：风为百病之长。风在五行属木，主仁。在《太易》中又说：元者善之长也，得生生之机，开生化之源。即使这样，风尚且能引起多种多样的疾病，更何况燥在五行属金，为杀厉之气。欧阳氏曰：商者伤也，主义主收，主刑主杀。所以燥金对人体的伤害，最是迅速而暴烈，其中严重的竟有在发病后不满一日就死亡的。我看到这种情况，不禁十分伤感，所以再三提出要对燥气致病特别留意。

卷二·中焦篇

风温 温热 温疫 温毒 冬温

一、面目俱赤，语声重浊，呼吸俱粗，大便闭，小便涩，舌苔老黄，甚则黑有芒刺，但恶热，不恶寒，日晡益甚者，传至中焦，阳明温病也。脉浮洪躁甚者，白虎汤主之；脉沉数有力，甚则脉体反小而实者，大承气汤主之。暑温、湿温、温疟，不在此例。

阳明之脉荣于面，《伤寒论》谓阳明病面缘缘正赤，火盛必克金，故目白睛亦赤也。语声重浊，金受火刑而音不清也。呼吸俱粗，谓鼻息来去俱粗，其粗也平等，方是实证；若来粗去不粗，去粗来不粗，或竟不粗，则非阳明实证，当细辨之，粗则喘之渐也。大便闭，阳明实也。小便涩，火腑不通，而阴气不化也。口燥渴，火烁津也。舌苔老黄，肺受胃浊，气不化津也（按《灵枢》论诸脏温病，独肺温病有舌苔之明文，余则无有。可见舌苔乃胃中浊气，熏蒸肺脏，肺气不化而然）。甚则黑者，黑，水色也，火极而似水也，又水胜火，大凡五行之极盛，必兼胜己之形。芒刺，苔久不化，热极而起坚硬之刺也；倘刺软者，非实证也。不恶寒，但恶热者，传至中焦，已无肺证，阳明者，两阳合明也，温邪之热，与阳明之热相搏，故但恶热也。或用白虎，或用承气者，证同而脉异也。浮洪躁甚，邪气近表，脉浮者不可下，凡逐邪者，随其所在，就近而逐之，脉浮则出表为顺，故以白虎之金飚以退烦热。若沉小有力，病纯在里，则非下夺不可矣，故主以大承气。按吴又可《温疫论》中云：舌苔边白但见中微黄者，即加大黄，甚不可从。虽云伤寒重在误下，温病重在误汗，即误下不似伤寒之逆之甚，究竟承气非可轻尝之品，故云舌苔老黄，甚则黑有芒刺，脉体沉实，的系燥结痞满，方可用之。

或问：子言温病以手经主治，力辟用足经药之非，今亦云阳明证者何？阳明特非足经乎？曰：阳明如市，胃为十二经之海，土者万物之所归也，诸病未有不过此者。前人云伤寒传足不传手，误也，一人不能分为两截。总之伤寒由毛窍而豀，豀，肉之分理之小者；由豀而谷，谷，肉之分理之大者；由谷而孙络，孙络，络之至细者；由孙络而大络，由大络而经，此经即太阳经也。始太阳，终厥阴，伤寒以足经为主，未始不关手经也。温病由口鼻而入，鼻气通于肺，口气通于胃。肺病逆传则为心包，上焦病不治，则传中焦，胃与脾也，中焦病不治，即传下焦，肝与肾也。始上焦，终下焦，温病以手经为主，未始不关足经也。但初受之时，断不可以辛温发其阳耳。盖伤寒伤人身之阳，故喜辛温甘温苦热，以救其阳；温病伤人身之阴，故喜辛凉甘寒甘咸，以救其阴。彼此对勘，自可了然于心目中矣。

白虎汤（方见上焦篇）

大承气汤方

大黄（六钱），芒硝（三钱），厚朴（三钱），枳实（三钱）

水八杯，先煮枳、朴，后纳大黄、芒硝，煮取三杯。先服一杯，约二时许，得利止后服；不止，再服一杯；再不止，再服。

方论：此苦辛通降咸以入阴法。承气者，承胃气也。盖胃之为腑，体阳而用阴，若在无病时，本系自然下降，今为邪气蟠踞于中，阻其下降之气，胃虽自欲下降而不能，非药力助之不可，故承气汤通胃结，救胃阴，仍系承胃腑本来下降之气，非有一毫私智穿凿于其间也，故汤名承气。学者若真能透彻此义，则施用承气，自无弊窦。大黄荡涤热结，芒硝入阴软坚，枳实开幽门之不通，厚朴泻中宫之实满（厚朴分量不似《伤寒论》中重用者，治温与治寒不同，畏其燥也）。曰大承气者，合四药而观之，可谓无坚不破，无微不入，故曰大也。非真正实热蔽痼，气血俱结者，不可用也。若去入阴之芒硝，则云小矣；去枳、朴之攻气结，加甘草以和中，则云调胃矣。

【解读】

患风温、温热、温疫、湿毒、冬温等温病的患者，出现面部和眼白发红，说话声音重浊，呼气和吸气都很粗大，大便闭结不通，小便短赤不畅，舌苔呈老黄色，甚至色黑而粗糙起刺。若患者只感觉得恶热，不觉得恶寒，热势亢盛，尤其以下午到傍晚更加显著，这是病邪已传入中焦阳明的见症，称为阳明温病。脉象明显浮洪而躁急的，用白虎汤治疗；脉象沉数而有力，甚至反而表现为小而实的，用大承气汤治疗。至于暑温、湿温、温疟等疾病，则不在这条的讨论范围。

足阳明胃经主要循行于人体面部，所以《伤寒论》指出：阳明病证可见满面通红的症状。根据五行的生克关系，火邪亢盛可以克金，因此属金的眼白在阳明火热上炎时很容易发红。肺也属金，如说话声音重浊不清，则是火热熏灼于肺所致。呼气和吸气都粗大，而且程度相等，这才是实证的表现。假如呼气粗大而吸气不粗，或者吸气粗大而呼气不粗，或者呼吸都不粗大，就不是阳明实证的表现，临床应仔细辨别。气息粗大与气喘不一样，仅前者逐渐发展可以变为气喘。大便闭结不通，是邪热与燥屎结于阳明大肠造成的。小便短涩不畅，是由于邪热影响了小肠的功能，使津液转输失常、膀胱气化不利造成的。口中干燥而渴，是火热消烁津液所致。舌苔呈现老黄色，是因为邪热蒸腾胃中浊气上迫于肺，肺气不能正常输布津液（《灵枢》在论述各脏温病时，只有病邪在肺的温病有舌苔的明文记述，其余各脏都没有明确的记述。由此可见，舌苔是胃中浊气熏蒸肺脏，肺脏不能布化津液而形成的）。病情严重的，舌苔可为黑色。黑色在五行中属水，火热亢盛而舌苔反出现水色的现象被人们称为火极而似水。按五行的生克关系，水能胜火，当五行中的某一行亢盛到极点时，就会出现能够战胜该行的某些症状特点，苔呈黑色就是热极后的表现。有时舌面上会形成坚硬的芒刺，这是舌苔久未消退、邪热极盛时造成的。倘若芒刺柔软，则不是实证。患者如果不恶寒只恶热，是病邪已经传入中焦的反应，此时已没有肺经表证，而成为阳明温病。阳明温病，为手阳明大肠与足阳明胃同病。温为阳邪，其性属热；阳明也属阳，感邪后易于化热化燥，因而温热之邪侵犯阳明后，热势必更加炽烈，患者只感到恶热而不恶寒。对本证的治疗，有的可用白虎汤，有的可用承气汤，临证应依据脉象的不同选择使用。如脉浮洪而躁急的，是阳明胃热炽盛，病位接近于表的现象，不可用攻下法治疗；尤其见到脉浮，一定不能误用攻下。大凡法除病邪，均应根据病邪的所在部位和它们外出的最近路径，采取不同的治疗方法以祛邪外出。脉象浮，提示病邪近于表，如能使病邪从表而去，则较为顺乎自然，所以用白虎汤来消退烦热。如脉象沉小而有力，是病邪完全在里的表现，治疗必须采用攻下的方法，选用大承气汤为主。吴又可在《温疫论》中说：舌苔边缘色白，仅见中间有淡黄色的，就可以在方中加用大黄。这种方法切不可盲目地遵从。虽然有人说伤寒的治疗应着重在防止误用下法，温病的治疗应着重在避免误用汗法，即使温病误用攻下，也不会像伤寒误用攻下后果那么严重。但是，承气汤这类的方剂毕竟不是可以轻易使用的，所以说只有舌苔呈老黄色，甚至黑色而起有芒刺，脉象沉实，确实属于燥结痞满俱备的阳明腑实证时，才可使用承气汤攻下。

也许有人会问：你说温病应当以治疗手经为主，竭力批驳用足经药的错误，现在为什么也谈阳明证呢？足阳明胃的病证难道不是足经吗？我的回答是：阳明胃属土，是人体十二经汇集的地方，被称为十二经之海。就像自然界万物都归聚在土地上那样，所有疾病没有不影响到胃的。前人曾说：伤寒只传足经不传手经。这种说法是错误的，因为人是一个有机的整体，不可能将手经和足经截然划分为两部分。一般来说，伤寒所感受的寒邪由肌表毛窍侵入，先进入皮下腠理缝隙细小的地方，然后进入皮下腠理缝隙较大的部位，再从这里进入络中最细的孙络，由孙络再进入较粗的大络，最后由大络进入经中，这条经就是太阳经。起病从太阳经开始，通过传变，到厥阴经终止，伤寒传变以足经为主，并不是说与手经无关。温病所感受的温邪由口鼻侵入，鼻气与肺相通，口气与胃相通，所以温病多见肺胃病证。如果肺经的病邪发生逆传，就会导致心包病变。上焦病变没有得到控制，就会传入中焦，导致胃与脾的病变；中焦病变没有得到控制，就会传入下焦，造成肝与肾的病变。所以，温病的传变是从上焦开始，到下焦结束，虽以手经的传变为主，但并不是与足经无关。因此，在感受温邪的初期阶段，决不能用辛温之品发散其阳气。伤寒感受寒邪而病，主要损伤人体的阳气，所以治疗宜用辛温、甘湿、苦热的方药救其阳气；温病感受温邪而病，主要耗损人体的阴液，因而治疗宜用辛凉、甘寒、甘咸的方药救其阴液。只要把伤寒和温病的病证性质、临床特点加以比较，自然就会明白两者的区别。

白虎汤（方见上焦篇）

大承气汤方

大黄18克，芒硝9克，厚朴9克，枳实9克

上药加水8杯，先煮枳实、厚朴，然后放入大黄、芒硝，煮取3杯药液。先服1杯，大约4小时，如果大便通畅，就不必再服；若大便不通，再服1杯；服后大便仍不通者，可再服。

方论：该方体现了苦辛通降、咸以入阴的治疗方法。所谓承气，是指承接胃气。胃属腑，体阳而用阴，在没有发生病变的时侯，胃气呈现自然下降的状态。

现在，因邪气壅滞大肠，胃气的自然通降受到阻碍，已不可能依靠自身的力量使胃气下降，必须借助药物的力量才能奏效，所以用承气汤祛除肠中的热邪积滞。邪热去除气机通畅，阴液不再受到耗伤，也就达到了救胃阴的目的。该方的作用是承接胃腑本身的下降之气，所以叫做承气汤。我这样解释，决无丝毫自作聪明牵强附会的意思。学医的人如果能深刻理解这其中的道理，在使用承气汤时，就不会因用法不当而产生不良后果。方中大黄能攻逐肠道热结，芒硝能入阴分而软坚，枳实能开通幽门的阻闭，厚朴能除脘腹部的痞实胀满（这里厚朴的用量没有《伤寒论》中那么大，原因是治疗温病与治疗伤寒不同，恐怕温燥的厚朴量大会伤阴）。本方之所以称为大承气汤，是因为方中4味药配伍运用，可以说无坚不破，无微不入，所以称其为"大"。若不是真正的实热郁伏痼结、气血阻滞不通的病证，就不可用大承气汤。如果大承气汤去除入阴分的芒硝，则称为小承气汤；如果去掉疏通气机郁结的枳实、厚朴，加入调和中气的甘草，则称为调胃承气汤。

二、阳明温病，脉浮而促者，减味竹叶石膏汤主之。

脉促，谓数而时止，如趋者遇急，忽一蹶然，其势甚急，故以辛凉透表重剂，逐邪外出则愈。

减味竹叶石膏汤方（辛凉合甘寒法）

竹叶（五钱），石膏（八钱），麦冬（六钱），甘草（三钱）

水八杯，煮取三杯，一时服一杯，约三时令尽。

【解读】

二、阳明温病，如果出现脉象浮而急促的现象，用减味竹叶石膏汤治疗。

脉促，是指脉象至数增加而时有歇止，就好像快步行走的人因走得过快，忽然摔倒一样，病势很急，所以用辛凉清热透邪的重剂，将病邪驱逐于外即可痊愈。

减味竹叶石膏汤方（辛凉合甘寒法）

淡竹叶15克，石膏24克，麦冬18克，甘草9克

上药加水8杯，煮取药液3杯，2小时服1杯，大约6小时服完。

三、阳明温病，诸证悉有而微，脉不浮者，小承气汤微和之。

以阳明温病发端者，指首条所列阳明证而言也，后凡言阳明温病者仿此。诸证悉有，以非下不可，微则未至十分亢害，但以小承气通和胃气则愈，无庸芒硝之软坚也。

【解读】

三、阳明温病，各种症状全部具备（第一条中所列出的）但比较轻微，脉象不浮，治疗可用小承气汤微和胃气。

凡是以阳明温病作为句首的条文，都具有第一条所列出的阳明病证的症状，以下凡称为阳明温病的都不例外。本证具备阳明温病的所有症状，治疗必须用攻下的方法，但因症状轻微，说明邪势尚未达到十分亢盛的程度，因此用小承气汤

通利肠腑、和调胃气就能痊愈，不必用芒硝来软坚润燥。

四、阳明温病，汗多谵语，舌苔老黄而干者，宜小承气汤。

汗多，津液散而大便结，苔见干黄、谵语因结粪而然，故宜承气。

【解读】

四、阳明温病，如果出汗多，谵语，舌苔呈老黄色而干燥的，适宜用小承气汤治疗。

出汗较多，必然会耗散津液而导致大便干结；而舌苔干躁色老黄，谵语，都是因为大便干结不通引起的，所以治疗宜用小承气汤攻下。

五、阳明温病，无汗，小便不利，谵语者，先与牛黄丸；不大便，再与调胃承气汤。

无汗而小便不利，则大便未定成硬，谵语之不因燥屎可知。不因燥屎而谵语者，犹系心包络证也，故先与牛黄丸，以开内窍，服牛黄丸，内窍开，大便当下，盖牛黄丸亦有下大便之功能。其仍然不下者，无汗则外不通；大小便俱闭则内不通，邪之深结于阴可知。故取芒硝之咸寒，大黄、甘草之甘苦寒，不取枳、朴之辛燥也。伤寒之谵语，舍燥屎无他证，一则寒邪不兼秽浊，二则由太阳而阳明；温病谵语，有因燥屎，有因邪陷心包，一则温多兼秽，二则自上焦心肺而来，学者常须察识，不可歧路亡羊也。

【解读】

五、阳明温病，不出汗，小便排泄不畅，有谵语的，先给服牛黄丸；如果服药后仍然不大便，再服调胃承气汤。

不出汗而小便不畅利，则大便不一定会干结成燥屎，因而可以知道此时出现的谵语不是肠中有燥屎引起的。肠中无燥屎而出现谵语，应考虑是热入心包所导致的心包络证，所以先给服牛黄丸以清心开窍。如果服牛黄丸后邪热祛除、清窍得开，则大便应随之通畅，因为牛黄丸也有通下大便的功能。如果药后大便仍然不通，就不是热入心包的病证。无汗是由于肌表之气不能疏通；大小便都不通，是体内腑气闭塞造成的，由此可知这是病邪锢结于里的表现。因此，必须用咸寒的芒硝、甘苦寒的大黄和甘草加以治疗，而不可使用枳实、厚朴之类辛燥的药物。伤寒出现谵语，大多是由肠中燥屎所致，一方面由于寒邪多不兼夹秽浊之气，另一方面是由于病邪从足太阳经传入足阳明胃经。温病出现谵语，有的因肠中有燥屎内结，有的因热邪内陷心包，其原因：一是温邪大多兼夹秽浊之气，二是温邪一般先侵犯上焦心肺。学医者临证时必须经常注意辨析识别，不可因辨察不清而致使治疗错误。

六、阳明温病，面目俱赤，肢厥，甚则通体皆厥，不瘛疭，但神昏，不大便，七、八日以外，小便赤，脉沉伏，或并脉亦厥，胸腹满坚，甚则拒按，喜凉饮者，大承气汤主之。

此一条须细辨其的是火极似水，热极而厥之证，方可用之，全在目赤、小便赤、腹满坚、喜凉饮定之。

大承气汤（方法并见前）

【解读】

六、阳明温病，面部和眼白都发红，但四肢发凉，甚至全身都发冷，虽四肢不抽搐，但神志不清，不解大便已经七、八日以上，小便色红赤，脉象沉伏，或者出现脉重按也不易触及的"脉厥"现象；胸腹部胀满坚硬，甚至拒按，口渴而喜饮凉水的，宜用大承气汤治疗。

本条必须仔细加以辨别，只有确实属于火极似水、邪热极盛引起的厥证，才可使用大承气汤。辨证的关键在于眼白发红、小便红赤、腹部胀满坚硬、渴喜凉饮等症状，这是这类病证属于实热性质的典型表现。

大承气汤（处方和用法都见前）

七、阳明温病，纯利稀水无粪者，谓之热结旁流，调胃承气汤主之。

热结旁流，非气之不通，不用枳、朴，独取芒硝入阴以解热结，反以甘草缓芒硝急趋之性，使之留中解结，不然，结不下而水独行，徒使药性伤人也。吴又可用大承气汤者非是。

【解读】

七、阳明温病，如果大便泻出的全是稀水而无粪质，称为热结旁流，用调胃承气汤治疗。

热结旁流，原因不是腑气不通，所以不用枳实、厚朴，只用芒硝配合大黄来祛除肠道的热结，并佐以甘草缓和芒硝的趋下作用，使芒硝能留在肠中解除燥结。如果不这样治疗，会导致燥结不下而仅仅水液下行，药不能治病反而徒伤人体的正气。吴又可治疗此证用大承气汤，不够妥当。

八、阳明温病，实热壅塞为哕者下之。连声哕者，中焦；声断续，时微时甚者，属下焦。

《金匮》谓：哕而腹满，视其前后，知何部不利，利之即愈。阳明实热之哕，下之里气得通则止，但其兼证之轻重，难以预料，故但云下之而不定方，以俟临证者自为采取耳。再按：中焦实证之哕，哕必连声紧促者，胃气大实，逼迫肺气不得下降，两相攻击而然。若或断或续，乃下焦冲虚之哕，其哕之来路也远，故其声断续也，治属下焦。

【解读】

八、阳明温病，如因实热壅滞阻塞于胃而发生呃逆的，应以攻下法治疗。如为呃逆连声的，病位往往在中焦；如呃逆声断断续续、时轻时重的，病位多在下焦。

《金匮》说：呃逆而伴有腹满的，必须注意观察其大小便情况，以了解大便或小便何处不通利，然后采用相应的通利之法就可痊愈。阳明温病可因实热壅滞中焦而引起呃逆，所以，运用攻下法后使壅塞不通的里气得以疏畅，呃逆就会停止。但是，由于本病的伴随症状轻重不一，不容易预料，因此文中只说用攻下法治疗而不规定具体的方剂，以便临床医生根据病情灵活选择用方。还要指出的是，中焦实证引起呃逆，必然呃逆连续而作、声音紧促，这是因为胃气壅实阻塞，迫使肺气不能下降，两者相互冲击则发生呃逆。如果呃逆断断续续，多为下焦肾虚不能纳气所致，因为其导致呃逆的上冲之气来路较远，所以声音时断时续。治疗应遵循下焦病变的处理原则选方用药。

九、阳明温病，下利谵语，阳明脉实，或滑疾者，小承气汤主之；脉不实者，牛黄丸主之，紫雪丹亦主之。

下利谵语，柯氏谓肠虚胃实，故取大黄之濡胃，无庸芒硝之润肠。本论有脉实、脉滑疾、脉不实之辨，恐心包络之谵语而误以承气下之也，仍主芳香开窍法。

小承气汤方（苦辛通法重剂）

大黄（五钱），厚朴（二钱），枳实（一钱）

水八杯，煮取三杯，先服一杯，得宿粪，止后服，不知再服。

调胃承气汤（热淫于内，治以咸寒，佐以甘苦法）

大黄（三钱），芒硝（五钱），生甘草（二钱）

牛黄丸（方论并见上焦篇）

紫雪丹（方论并见上焦篇）

【解读】

九、阳明温病，出现泄泻、谵语等症状，如果脉象右关部实或滑疾的，用小承气汤治疗；如果脉象不实，应用牛黄丸治疗，也可用紫雪丹。

出现泄泻和谵语，柯韵伯说是肠虚胃实，所以用大黄通降胃气，不需要用芒硝软坚润燥。本条强调要注意辨别其脉实、脉滑疾、脉不实，以免把热入心包络引起的谵语误认为是胃肠热结所致，并投用承气汤攻下。如果谵语为热入心包络引起的，依然要以芳香开窍法治疗。

小承气汤方（苦辛通法重剂）

大黄15克，厚朴6克，枳实3克

上药加水8杯，煮成3杯药液。先服1杯，如肠中宿粪得以排出，则不必再服；如服后仍不解大便，可再服。

调胃承气汤（热淫于内，治以咸寒，佐以苦甘法）

大黄9克，芒硝15克，生甘草6克

牛黄丸（处方和方论都见上焦篇）

紫雪丹（处方和方论都见上焦篇）

十、温病三焦俱急，大热大渴，舌燥，脉不浮而躁甚，舌色金黄，痰涎壅甚，不可单行承气者，承气合小陷胸汤主之。

三焦俱急，谓上焦未清，已入中焦阳明，大热大渴，脉躁苔焦，阳土燥烈，煎熬肾水，不下则阴液立见消亡，下则引上焦余邪陷入，恐成结胸之证，故以小陷胸合承气汤，涤三焦之邪，一齐俱出，此因病急，故方亦急也，然非审定是证，不可用是方也。

承气合小陷胸汤方（苦辛寒法）

生大黄（五钱），厚朴（二钱），枳实（二钱），半夏（三钱），栝蒌（三钱），黄连（二钱）

水八杯，煮取三杯，先服一杯，不下，再服一杯，得快利，止后服，不便再服。

【解读】

十、温病在热势亢盛时可导致三焦俱病，临床可见壮热，口大渴，舌苔干燥，脉象不浮而非常躁急，苔呈金黄色，咽喉部有许多痰涎壅滞。这种病证不可单独使用承气汤，应以承气汤合小陷胸汤进行治疗。

所谓"三焦俱急"，是指上焦邪热尚未清解，已传入中焦阳明，导致患者出现壮热、口大渴、脉象躁急、舌苔干燥等症状。由于胃热炽盛耗损阴液，甚至消烁肾水，此时若不及时施以攻下法，人体的阴液在短时间内就有消耗殆尽的危险；而立即攻下，又有可能使上焦未清的余邪乘虚内陷形成结胸证。所以用小陷胸汤配合承气汤，来涤除三焦的邪热，既能清热化痰、理气宽胸，又能攻下腑实。由于病情很急，因此本方的作用也较峻猛。但是，如果没有审察确定是本证，就不可使用本方。

承气合小陷胸汤方（苦辛寒法）

生大黄15克，厚朴6克，枳实6克，半夏9克，瓜蒌9克，黄连6克

上药加水8杯，煮成3杯药液。先服1杯，如服后不解大便，则再服一杯。如果服后大便畅通，可不必再服。若仍不大便，则再服。

十一、阳明温病，无上焦证，数日不大便，当下之，若其人阴素虚，不可行承气者，增液汤主之。服增液汤已，周十二时观之，若大便不下者，合调胃承气汤微和之。

此方所以代吴又可承气养荣汤法也。妙在寓泻于补，以补药之体，作泻药之用，既可攻实，又可防虚。余治体虚之温病，与前医误伤津液、不大便、半虚半实之证，专以此法救之，无不应手而效。

增液汤方（咸寒苦甘法）

元参（一两），麦冬（连心，八钱），细生地（八钱）

水八杯，煮取三杯，口干则与饮，令尽，不便，再作服。

方论：温病之不大便，不出热结液干二者之外。其偏于阳邪炽甚，热结之实证，则从承气法矣；其偏于阴亏液涸之半虚半实证，则不可混施承气，故以此法代之。独取元参为君者，元参味苦咸微寒，壮水制火，通二便，启肾水上潮于天，其能治液干，固不待言，本经称其主治腹中寒热积聚，其并能解热结可知。麦冬主治心腹结气，伤中伤饱，胃络脉绝，羸瘦短气，亦系能补能润能通之品，故以为之佐。生地亦主寒热积聚，逐血痹，用细者，取其补而不腻，兼能走络也。三者合用，作增水行舟之计，故汤名增液，但非重用不为功。

本论于阳明下证，峙立三法：热结液干之大实证，则用大承气；偏于热结而

液不干者，旁流是也，则用调胃承气；偏于液干多而热结少者，则用增液，所以回护其虚，务存津液之心法也。

按：吴又可纯恃承气以为攻病之具，用之得当则效，用之不当，其弊有三：一则邪在心包、阳明两处，不先开心包，徒攻阳明，下后仍然昏惑谵语，亦将如之何哉？吾知其必不救矣；二则体亏液涸之人，下后作战汗，或随战汗而脱，或不蒸汗徒战而脱；三者下后虽能战汗，以阴气大伤，转成上嗽下泄，夜热早凉之怯证，补阳不可，救阴不可，有延至数月而死者，有延至岁余而死者，其死均也。在又可当日，温疫盛行之际，非寻常温病可比，又可创温病治法，自有矫枉过正不暇详审之处，断不可概施于今日也。本论分别可与不可与、可补不可补之处，以俟明眼裁定，而又为此按语于后，奉商天下之欲救是证者。至若张氏、喻氏，有以甘温辛热立法者，湿温有可用之处，然须兼以苦泄淡渗，盖治外邪，宜通不宜守也，若风温、温热、温疫、温毒，断不可从。

【解读】

十一、阳明温病，没有上焦证候，几天不大便，可以用攻下法治疗。如果患者阴液素亏，即使大便不通也不能用承气汤治疗，应选用增液汤。服用增液汤后，须观察24小时，如果仍然不解大便，可配合调胃承气汤轻下，以使其胃气调和而大便通畅。

本方是用来代替吴又可在《温疫论》中设立的承气养荣汤的。其特点在于将泻法包含在补法之中，用具有滋补作用的药物，来达到泻下祛邪的目的，既能攻逐实邪，又能预防阴液的耗损。我治疗平素阴虚的温病患者，或因以前的医生用药欠妥损伤津液的患者，凡是属于虚实夹杂而不大便的病证，都是采用这个方法进行救治，大多能立刻见效。

增液汤方（咸寒苦甘法）

玄参30克，麦冬（连心）24克，细生地黄24克

上药加水8杯，煮成3杯药液。患者口渴时给其饮用，直至饮完。如服后仍不解大便，再配1剂煎服。

方论：温病出现不大便的症状，原因不会超出实热内结和阴液干涸两方面。如果是侧重于阳热炽盛、实热内结的实证，则使用承气汤为主治疗；如果是侧重于阴液耗损的虚实夹杂证，就不能随便使用承气汤，可以用本条提出的方法代替。该法所用的增液汤独以玄参为君，因为玄参味苦咸而性微寒，具有滋阴制火、通调大小便的作用，可使肾中之水上输而濡养全身，因此能治阴液干枯的病证，当然不必多说。同时，《神农本草经》中说玄参主治腹中寒热积聚，说明它还能解除肠中热结。麦冬主治心腹部的郁结之气、中气受伤、饮食不节引起的脾胃损伤，胃的络脉欲绝，身体消瘦而气短等，也是一种能补正、能润津、能通气的药物，所以在方中作为佐药。生地黄也可以治疗寒热结聚，能攻逐血脉的痹阻，用细生地黄是利用其补而不腻、疏通络脉的作用。因此，这三味药配合运用，有增水行舟的功效，所以将此方称为增液汤。但须注意，本方在使用时药物的剂量要重用才能取得明显效果。

以上对阳阴温病可以用攻下法的病证，设立了三种治法：热结肠腑、阴液耗

损的大实证，当用大承气汤治疗；偏重于热结肠腑而阴液损伤不明显，表现为热结旁流的，应投调胃承气场治疗；偏重于阴液亏耗而热结不甚的，则须用增液汤治疗，这是在温病患者阴液已虚时，重视顾护阴液，务必保存津液的重要治法。

按：吴又可将承气汤作为温病攻逐病邪的主要武器，若使用方法正确，则可收到很好的效果。但如使用不当，则可导致以下三种弊病：其一，邪热已传入心包，但仍炽盛于阳明，此时若不先用清心开窍的方药解除心包之闭，仅仅徒然地攻下阳明热结，即使大便已经通畅，患者却仍然神志昏糊、谵语妄言，那该如何处理呢？我认为病情发展到这种地步，救治已经很难了；其二，身体素亏、阴液匮乏，或感受温邪后阴液严重耗损的人，单纯用攻下法治疗后，有的可出现战栗、汗出的现象，有的可随着战栗及大量汗出而导致正气外脱，有的甚至仅战栗而无汗可出，并伴有正气外脱的表现；其三，运用攻下法后虽然能作战汗，但由于攻下和战汗时都会损伤人体的阴津与阳气，致使病情转变为上见咳嗽、下见泻泄，夜晚发热而清晨热退的虚损病证，这时既不能温补阳气，又不能滋养阴液，治疗比较困难，有的患者病情拖延几个月后死亡，也有的人拖延至一年多后死亡，总之，不论迁延的时间长短，最终结果大都是死亡。在吴又可生活的年代，正是温疫大流行的时候，温疫与一般的温病有不少差异，而且刚刚创立温病的治法，因而不可避免地会有矫枉过正、考虑不周的地方，所以，千万不可原封不动地照搬应用于当今温病的治疗。在本书中，对治法方药的可与和不可与，对补法的可用和不可用都详细进行了区分，以便让高明的医生自己决定如何选用。为此，又在本条的后面加了按语，与医学界中对救治该病有研究的人共同商讨。至于张景岳、喻嘉言曾经提出用甘温、辛热作为主要治法，这种治法适用于湿湿病某个阶段的治疗，但还必须与苦泄、淡渗分利的方法相配合。凡是治疗感受外邪而引起的疾病，都宜通利而不宜留守，以利于病邪外出。然而，像风湿、温热、温疫、温毒等温病，则决不可用甘温、辛热的方法来治疗。

十二、阳明温病，下后汗出，当复其阴，益胃汤主之。

温热本伤阴之病，下后邪解汗出，汗亦津液之化，阴液受伤，不待言矣，故云当复其阴。此阴指胃阴而言，盖十二经皆禀气于胃，胃阴复而气降得食，则十二经之阴皆可复矣。欲复其阴，非甘凉不可，汤名益胃者，胃体阳而用阴，取益胃用之义也。下后急议复阴者，恐将来液亏燥起，而成干咳身热之怯证也。

益胃汤方（甘凉法）

沙参（三钱），麦冬（五钱），冰糖（一钱），细生地（五钱），玉竹（炒香，一钱五分）

水五杯，煮取二杯，分二次服，渣再煮一杯服。

【解读】

十二、阳明温病，使用攻下法后见到汗出的症状，应采用滋补阴液的治法，以益胃汤治疗。

温热性质的疾病本来就容易损伤阴液，攻下之后病邪外解常可见到出汗。汗液是由津液化生的，大量出汗必然会造成阴液的损伤，这是不用多说的，所以提出要滋补阴液。这里所说的"阴"主要指"胃阴"，因为人体十二经脉之气都来源于胃，胃阴恢复，则胃气和降，患者能正常饮食，所以十二经脉的阴液也就可以恢复正常。想要补益胃之阴液，就必须用甘凉濡润之品。本方名为"益胃"，是因为胃的实体是阳腑，而所起的作用是化生阴液，所以"益胃"就是补益胃体以化生阴液的作用，即补益胃阴。使用攻下后立即考虑补益阴液，是担心以后由于阴液亏虚而出现干燥征象，形成干咳、低热不退等虚损病证。

益胃汤方（甘凉法）

沙参9克，麦冬15克，冰糖3克，细生地黄15克，玉竹（炒香）4.5克

上药加水5杯，煮成2杯药液，分为2次饮服；药渣可再煮取1杯服用。

十三、下后无汗脉浮者，银翘汤主之；脉浮洪者，白虎汤主之；脉洪而芤者，白虎加人参汤主之。

此下后邪气还表之证也。温病之邪，上行极而下，下行极而上，下后里气得通，欲作汗而未能，以脉浮验之，知不在里而在表，逐邪者随其性而宣泄之，就其近而引导之，故主以银翘汤，增液为作汗之具，仍以银花、连翘解毒而轻宣表气，盖亦辛凉合甘寒轻剂法也。若浮而且洪，热气炽甚，津液立见销亡，则非白虎不可。若洪而且芤，金受火克，元气不支，则非加人参不可矣。

银翘汤方（辛凉合甘寒法）

银花（五钱），连翘（三钱），竹叶（二钱），生甘草（一钱），麦冬（四钱），细生地（四钱）

白虎汤、白虎加人参汤（方论并见前）

【解读】

十三、使用攻下法后，患者没有汗出而脉象浮，应以银翘汤治疗；如果患者脉象浮洪，可以用白虎汤治疗；如果脉象洪大而芤，则应以白虎加人参汤治疗。

本条所述的是温病使用攻下法后里邪已去，但余邪郁结于肌表的病证。温病病邪在人体内的发展传变，往往是向上部发展到极点后就会转而向下部发展，向下部发展到极点后就会再向上部发展。使用攻下法后，在里的气机得以疏通，会出现好像要出汗而不能出汗的情况，从患者脉象浮加以验证，就可以明了此时病邪不在里而在肌表。临床上攻逐病邪的原则是：根据病邪性质的不同，分别采用宣透外泄的方法；按照病邪所在部位的差异，选择能使邪从最便捷的途径排出体外的治法。所以，针对本条所谈到的病证，应投以银翘汤治疗。补充阴液可使汗源充盈，为顺利出汗奠定基础，因此方中用麦冬、生地黄滋养阴液，同时还用金银花、连翘清热解毒、轻宣肌表之邪，因而该方被称为辛凉合甘寒的经剂。如果脉象浮而洪大，则是病邪在里的表现，出于邪热亢炽，津液有迅速消耗殆尽的危险，所以此时必须用白虎汤治疗。如果脉象洪大而芤，是肺的气阴被火热之邪损伤的表现，称"金受火克"证。此时元气大伤，一定要加入人参，此即白虎加人参汤法。

银翘汤方（辛凉合甘寒法）

金银花15克，连翘9克，淡竹叶6克，生甘草3克，麦冬12克，细生地黄

12克

白虎汤、白虎加人参汤（方剂和方论均见前）

十四、下后无汗，脉不浮而数，清燥汤主之。

无汗而脉数，邪之未解可知，但不浮，无领邪外出之路，既下之后，又无连下之理，故以清燥法增水敌火，使不致为灾，一半日后相机易法，即吴又可下后间服缓剂之法也。但又可清燥汤中用陈皮之燥，柴胡之升，当归之辛窜，津液何堪？以燥清燥，有是理乎？此条乃用其法而不用其方。

清燥汤方（甘凉法）

麦冬（五钱），知母（二钱），人中黄（一钱五分），细生地（五钱），元参（三钱）

水八杯，煮取三杯。分三次服。

加减法：咳嗽胶痰，加沙参三钱，桑叶一钱五分，梨汁半酒杯，牡蛎三钱，牛蒡子三钱。

按：吴又可咳嗽胶痰之证，而用苏子、橘红、当归，病因于燥而用燥药，非也，在湿温门中不禁。

【解读】

十四、使用攻下法后，患者未见出汗，脉象为数脉而不浮，可用清燥汤治疗。

患者不出汗而脉象数，说明病邪还没有完全解除。而且因为脉象不浮，说明病邪的部位不在肌表，不能采用透散的方法来祛邪外出。同时，因为本证是在使用攻下法之后出现的，又不能再连续使用攻下，所以应当采用清燥养阴的方法，通过滋补阴液来平抑火热，以避免因阴伤火盛而造成病情的恶化。使用清燥滋阴法一日或半日后，要根据病情的变化调整，运用其他方法来治疗，这就是吴又可提出的攻下后宜间断服用缓剂的方法。但是，在吴又可所创的清燥汤中，陈皮辛燥、柴胡升散、当归辛香走窜，都会损伤津液。用性燥的药物来清除燥热，哪里有这样的道理？因此，本条只采用了吴又可的治法，而不使用他的方剂。

清燥汤方（甘凉法）

麦冬15克，知母6克，人中黄4.5克，细生地黄15克，玄参9克

上药加水8杯，煮成3杯药液，分3次服下。

加减法：如因肺阴亏虚而见咳嗽痰黏不爽的，可加入沙参9克、桑叶4.5克、梨汁半酒杯、牡蛎9克、牛蒡子9克。

按：吴又可治疗咳嗽、痰胶黏的病证，用苏子、橘红、当归等，对于因燥而引起的病证，用这些性燥的药物是不妥当的。但在湿温病的治疗中，这些性燥的药物不在使用禁忌之列。

十五、下后数日，热不退，或退不尽，口燥咽干，舌苔干黑，或金黄色，脉沉而有力者，护胃承气汤微和之；脉沉而弱者，增液汤主之。

温病下后，邪气已净，必然脉静身凉，邪气不净，有延至数日邪气复聚于

胃，须再通其里者，甚至屡下而后净者，诚有如吴又可所云。但正气日虚一日，阴津日耗一日，须加意防护其阴，不可稍有卤莽，是在任其责者临时斟酌尽善耳。吴又可于邪气复聚之证，但主以小承气，本论于此处分别立法。

护胃承气汤方（苦甘法）

生大黄（三钱），元参（三钱），细生地（三钱），丹皮（二钱），知母（二钱），麦冬（连心，三钱）

水五杯，煮取二杯，先服一杯，得结粪，止后服，不便，再服。

增液汤（方见前）

【解读】

十五、使用攻下法后已有几日，患者热势仍然未见减退；或者身热虽有减退但尚未完全退尽，并伴有口渴及咽喉干燥，舌苔干而色黑，或呈老黄色，如果脉象沉而有力，可以用护胃承气汤轻下以调和胃气；如果脉象沉而弱的，应当用增液汤治疗。

温病用攻下法后，如果病邪已经彻底祛除，必然表现为脉象平和而没有发热。若攻下后邪气尚未净去，有的经过几日之后病邪又会渐渐炽盛于胃肠，此时必须再用攻下法疏通里气，有时甚至要连续使用攻下才能把病邪祛除干净。这种状况，就像吴又可所说的那样。但是，随着病变的发展和攻下法的反复使用，正气将一日比一日虚弱，阴津的消耗也会一日比一日严重，此时特别要注意顾护机体的阴液，不能有丝毫的鲁莽行事。最重要的是，医生应根据患者当时的病情及邪正的虚实，仔细斟酌而采取相应的治法。吴又可治疗攻下后邪气复聚而再度形成的热结证，仅仅以小承气汤为主治疗，而本条提出，对这种病证应区分不同的情况分别立法制方。

护胃承气汤（苦甘法）

生大黄9克，玄参9克，细生地黄9克，牡丹皮6克，知母6克，麦冬（连心）9克

上药加水5杯，煮成2杯药液，先服1杯，如果肠中结粪能排出，则不用再服；如不大便，再服1杯。

增液汤（方剂见前）

十六、阳明温病，下后二、三日，下证复现，脉下甚沉，或沉而无力，止可与增液，不可与承气。

此恐犯数下之禁也。

【解读】

十六、阳明温病，运用攻下法后两、三日，患者又出现可用攻下的适应证，如果脉象不太沉，或者脉象虽沉但按之无力，此时只可用增液汤治疗，不可使用承气汤。

本条所提出的，是恐怕犯屡用攻下错误的禁忌。

十七、阳明温病，下之不通，其证有五：应下失下，正虚不能运药，不运药

者死，新加黄龙汤主之；喘促不宁，痰涎壅滞，右寸实大，肺气不降者，宣白承气汤主之；左尺牢坚，小便赤痛，时烦渴甚，导赤承气汤主之；邪闭心包，神昏舌短，内窍不通，饮不解渴者，牛黄承气汤主之；津液不足，无水舟停者，间服增液，再不下者，增液承气汤主之。

经谓下不通者死，盖下而至于不通，其为危险可知，不忍因其危险难治而遂弃之。兹按温病中下之不通者共有五因：其因正虚不运药者，正气既虚，邪气复实，勉拟黄龙法，以人参补正，以大黄逐邪，以冬、地增液，邪退正存一线，即可以大队补阴而生，此邪正合治法也。其因肺气不降，而里证又实者，必喘促寸实，则以杏仁、石膏宣肺气之痹，以大黄逐肠胃之结，此脏腑合治法也。其因火腑不通，左尺必现牢坚之脉（左尺，小肠脉也，俗候于左寸者非，细考《内经》自知），小肠热盛，下注膀胱，小便必涓滴赤且痛也，则以导赤去淡通之阳药，加连、柏之苦通火腑，大黄、芒硝承胃气而通大肠，此二肠同治法也。其因邪闭心包，内窍不通者，前第五条已有先与牛黄丸，再与承气之法，此条系已下而不通，舌短神昏，闭已甚矣，饮不解渴，消亦甚矣，较前条仅仅谵语，则更急而又急，立刻有闭脱之虞，阳明大实不通，有消亡肾液之虞，其势不可少缓须臾，则以牛黄丸开手少阴之闭，以承气急泻阳明，救足少阴之消，此两少阴合治法也。再此条亦系三焦俱急，当与前第九条用承气、陷胸合法者参看。其因阳明太热，津液枯燥，水不足以行舟，而结粪不下者，非增液不可。服增液两剂，法当自下，其或脏燥太甚之人，竟有不下者，则以增液合调胃承气汤，缓缓与服，约二时服半杯沃之，此一腑中气血合治法也。

新加黄龙汤（苦甘咸法）

细生地（五钱），生甘草（二钱），人参（一钱五分，另煎），生大黄（三钱），芒硝（一钱），元参（五钱），麦冬（连心，五钱），当归（一钱五分），海参（洗，二条），姜汁（六匙）

水八杯，煮取三杯。先用一杯，冲参汁五分、姜汁二匙，顿服之，如腹中有响声，或转矢气者，为欲便也；候一、二时不便，再如前法服一杯；候二十四刻，不便，再服第三杯；如服一杯，即得便，止后服，酌服益胃汤一剂（益胃汤方见前），余参或可加入。

方论：此处方于无可处之地，勉尽人力，不肯稍有遗憾之法也。旧方用大承气加参、地、当归，须知正气久耗，而大便不下者，阴阳俱惫，尤重阴液消亡，不得再用枳、朴伤气而耗液，故改用调胃承气，取甘草之缓急，合人参补正，微点姜汁，宣通胃气，代枳、朴之用，合人参最宣胃气，加麦、地、元参，保津液之难保，而又去血结之积聚，姜汁为宣气分之用，当归为宣血中气分之用，再加海参者，海参咸能化坚，甘能补正，按海参之液，数倍于其身，其能补液可知，且蠕动之物，能走络中血分，病久者必入络，故以之为使也。

宣白承气汤方（苦辛淡法）

生石膏（五钱），生大黄（三钱），杏仁粉（二钱），栝蒌皮（一钱五分）

水五杯，煮取二杯，先服一杯，不知再服。

导赤承气汤

赤芍（三钱），细生地（五钱），生大黄（三钱），黄连（二钱），黄柏（二钱），芒硝（一钱）

水五杯，煮取二杯，先服一杯，不下再服。

牛黄承气汤

即用前安宫牛黄丸二丸，化开，调生大黄末三钱，先服一半，不止再服。

增液承气汤

即于增液汤内，加大黄三钱，芒硝一钱五分。

水八杯，煮取三杯，先服一杯，不止再服。

【解读】

十七、阳明温病，使用攻下法后大便仍然不通，其原因和病证大致有以下五种：一是原本应当用攻下法治疗的病证，因为没有及时攻下，导致机体正气严重损伤而不能运化吸收药力，所以投用的攻下方药不能产生作用，甚至可以造成死亡，应当用新加黄龙汤治疗；二是患者出现气急喘促，坐卧不安，喉中痰涎壅滞不畅，脉象见右寸实大，这是热结肠腑、肺气不能肃降造成的，可用宣白承气汤治疗；三是脉象见左尺坚牢，并伴有小便色红赤，尿时涩痛，时常感到心烦，口渴明显，应采用导赤承气汤治疗；四是热邪内阻心包、机窍堵闭不通，导致神志昏迷，舌短缩，口渴而饮水不能解渴，宜用牛黄承气汤治疗；五是肠道津液不足，大便的传送受到阻碍而引起便秘，就像河道中无水致使船舶不能行驶一样，即所谓"无水舟停"，这种病证可以先服增液汤，如果服后仍然不解大便，再用增液承气汤治疗。

《内经》中曾经说过，使用攻下法后大便仍然不通的会导致死亡。一般来说，使用攻下法后大便大多都能通利，如果用后仍然不排大便，其危险是显而易见的。但是，也不能因为病证危险，难以救治，就放弃治疗。这里所举出的温病中用攻下而大便不通的情况，共有以下五种原因：其一是因为正气虚不能运化药物所造成的，患者既有正气虚弱，又有热结实邪，治疗方法可仿照《伤寒六书》中的黄龙汤法，用人参补益正气，大黄攻逐热结实邪，并用麦冬、生地黄滋补阴液。只要邪气祛除而正气存有一线，就可以用大剂滋养阴液的药物来救治，往往能够转危为安。这种治法称为"邪正合治法"。其二是因为肺气不得肃降，再加上肠腑热结不通，患者必见喘急气促，脉右寸实大。应以苦杏仁、石膏清宣肺气以解除气机的痹阻，用大黄攻逐肠胃的热结实邪。这种方法称为"脏腑合治法"。其三是因为小肠火腑气机不通，左脉尺部必然出现坚牢的脉象（按寸口脉分部，左尺属小肠，有些不明白的人以左寸候小肠，这是错误的。对这个问题，只要仔细考证一下《内经》就会明白），小肠邪热亢盛，会下注于膀胱，小便必然出现短少色赤、尿时涩滞疼痛的现象，治疗可用导赤散去其中淡渗分利的药物，加入黄连、黄柏等苦寒的药物疏通小肠的火热郁结，再加入大黄、芒硝通畅大肠而承接胃气。这种治法称为"二肠同治法"。其四是因为邪热内闭心包、机窍堵闭不通而引起的病证。本篇第五条中已有先给服牛黄丸，再用承气汤的治法，该条所讨论的是已经使用攻下法而大便仍然不通，并伴有舌短缩、神志昏迷等见症，说明心窍的闭阻已相当严重，同时可见口渴较甚而饮水不能解渴的现象，说明津液也受到了严重的损耗，与第五条仅见有谵语相比，本条病情更加危急，有立刻出现内闭外脱的危险。如果阳明腑实不能解除，则肾中阴液有消耗殆尽的可能。此时病势已经非常危急，治疗不可有丝毫的拖延迟缓，必须立即用牛黄丸开通手少阴心窍的闭阻，用承气汤迅速泻下阳明大肠的热结，以救治足少阴肾水的耗竭。这种治法称为"两少阴合治法"。另外，本条所述的病证也属于上焦心、中焦胃、下焦肾均有病变的三焦惧急证，应当与本篇第九条中用承气汤、陷胸汤合治的病证相互参照对比。其五是因为阳明邪热亢炽，导致津液严重消耗，肠中津液不足失于润滑，大便不能正常下行而便秘不通，即所谓"水不足以行舟"，此时一定要用增液汤滋养阴液才可能奏效。服增液汤二剂以后，大便一般自然可以解出。但有的人因脏腑阴液损耗过于严重，也有大便仍然不能排出的现象，可以用增液汤配合调胃承气汤治疗，让患者缓慢地服用汤药，大约每4小时服半杯，以润滑肠道。这种治法称为"一腑中气血合治法"。

新加黄龙汤（苦甘咸法）

细生地黄15克，生甘草6克，人参4.5克（另煎），生大黄9克，芒硝3克，玄参15克，麦冬（连心）15克，当归4.5克，海参（洗）2条，姜汁6匙

上药加水8杯，煮成3杯药液。先用1杯，冲入另煎的参汤和姜汁2匙，1次服下。如果服后腹中有响声，或者有肛门排气的，是将要解大便的征兆；如果等待2~4小时后仍然不解大便，再按上面的方法服药1杯；如果等待6小时左右不解大便，再服第3杯药。若服第1杯后就能解出大便，那就不必再服余药，可以酌情服益胃汤一剂（益胃汤方见前），必要时剩余的参汤也可加入其中一起服用。

方论：这里提出的治法是针对已难以救治的危重病证竭尽全力制定的，虽然无转危为安的把握，但总比坐以待毙要少一些遗憾。以前《伤寒六书》中的黄龙汤，是用大承气汤加入人参、生地黄、当归所组成，可是本证正气耗伤已久，加上大便不通，人体的阴阳都已受到严重消耗，尤其是阴液已至耗竭边缘，不能再用枳实、厚朴来耗伤元气阴液，所以改用调胃承气汤。方中用甘草缓和攻下药的峻猛之性，配合人参补益正气；少量姜汁宣通胃气，以代替枳实、厚朴行气散结的作用，并且，姜汁配人参最适宜宣通胃气；加入麦冬、生地黄、玄参滋补耗竭的津液，消散血脉的瘀结；用姜汁宣通气分的郁滞，用当归宣畅血中的气机；再加入海参的原因，是海参有咸、甘两味，味咸可以软坚，味甘可以补益正气。海参体内的液体很多，具有滋补阴液的作用是非常明显的，而且海参是一种蠕动之物，能通经络、畅血行，由于疾病日久病变必然会深入络脉，所以本方用海参作为佐使之药。

宣白承气汤方（苦辛淡法）

生石膏15克，生大黄9克，苦杏仁粉6克，瓜蒌皮4.5克

上药加水5杯，煮成2杯药液，先服1杯，如果服后没有产生效果就再服1杯。

导赤承气汤

赤芍9克，细生地黄15克生，大黄9克，黄连6克，黄柏6克，芒硝3克

上药加水 5 杯，煮成 2 杯药液，先服 1 杯，如果服后仍然不解大便，就再服 1 杯。

牛黄承气汤

用前面所说的安宫牛黄丸 2 丸，以冷开水化开，调入生大黄粉 9 克，先服一半，如果服后不见效，就再服另一半。

增液承气汤

在增液汤内，加入大黄 9 克、芒硝 4.5 克。

上药加水 8 杯，煮成 3 杯药液，先服 1 杯，如果没有取得效果，就再服 1 杯。

十八、下后虚烦不眠，心中懊恼，甚至反复颠倒，栀子豉汤主之；若少气者，加甘草；若呕者，加姜汁。

邪气半至阳明，半犹在膈，下法能除阳明之邪，不能除膈间之邪，故证现懊恼虚烦，栀子豉汤，涌越其在上之邪也。少气加甘草者，误下固能伤阴，此则以误下而伤胸中阳气，甘能益气，故加之。呕加姜汁者，胃中未至甚热燥结，误下伤胃中阳气，木来乘之，故呕，加姜汁，和肝而降胃气也，胃气降，则不呕矣。

栀子豉汤方（见上焦篇）

栀子豉加甘草汤

即于栀子豉汤内，加甘草二钱，煎法如前。

栀子豉加姜汁方

即于栀子豉汤内，加姜汁五匙。

【解读】

十八、使用攻下法后、出现心烦不能入眠、心中有懊恼不安的感觉，甚至可见郁闷烦乱，坐卧不安，可用栀子豉汤治疗；兼有气短的，可加甘草；伴有呕吐的，可加生姜汁。

病邪已经传入阳明，但胸膈间还有余邪内扰，由于攻下法只能祛除阳明的病邪，不能除去胸膈的病邪，所以患者出现了心中懊恼、心烦等症状，应投用栀子豉汤宣发在上部胸膈的病邪。兼有气短的可加入甘草，误用攻下固然会耗伤机体的阴液，但这时主要是误用攻下损伤了胸中的阳气，因为甘味的药物能够补气，所以加入甘草。兼有呕吐的加入姜汁，是因为当胃肠还没有达到热盛燥结程度时，误用下法会损伤胃中的阳气，此时肝木乘虚犯胃，胃气上逆而导致患者呕吐，所以加入姜汁能够理肝气而降胃气，胃气得降呕吐就会停止。

栀子豉汤方（见上焦篇）

栀子豉加甘草汤

即在栀子豉汤内，加入甘草 6 克，煎法同前。

栀子豉加姜汁方即在栀子豉汤内，加入生姜汁 5 匙。

十九、阳明温病，干呕口苦而渴，尚未可下者，黄连黄芩汤主之；不渴而舌滑者属湿温。

温热，燥病也，其呕由于邪热夹秽，扰乱中宫而然，故以黄连、黄芩彻其热，以芳香蒸变化其浊也。

黄连黄芩汤方（苦寒微辛法）

黄连（二钱），黄芩（二钱），郁金（一钱五分），香豆豉（二钱）

水五杯，煮取二杯，分二次服。

【解读】

十九、阳明温病，患者作呕而没有胃内容物吐出，口中有苦味而渴，此时倘无腑空的征象，还不可以用攻下法，应以黄连黄芩汤治疗；如口不渴、舌苔滑润的，属于湿温病。

温热病是一类以津液干燥为主要特征的疾病，本证出现干呕是由于邪热之中夹有秽浊，扰乱了中焦脾胃的升降功能，所以用黄连、黄芩来清除邪热，用芳香清宣的药物来化其秽浊。

黄连黄芩汤方（苦寒微辛法）

黄连6克，黄芩6克，郁金4.5克，香豆豉6克

上药加水5杯，煮成2杯药汁，分为2次服用。

二十、阳明温病，舌黄燥，肉色绛，不渴者，邪在血分，清营汤主之。若滑者，不可与也，当于湿温中求之。

温病传里，理当渴甚，今反不渴者，以邪气深入血分，格阴于外，上潮于口，故反不渴也。曾过气分，故苔黄而燥。邪居血分，故舌之肉色绛也。若舌苔白滑、灰滑、淡黄而滑，不渴者，乃湿气蒸腾之象，不得用清营柔以济柔也。

清营汤方（见上焦篇）

【解读】

二十、阳明温病，舌苔色黄而干燥，舌质深红，口不渴，是邪在营血分的表现，可用清营汤治疗。如果舌苔滑润，就不能投用清营汤，应当按湿温病的相关病证进行治疗。

温病邪传入里，往往里热亢炽津液耗损，按理应当口渴明显，现在反而口不渴，是病邪已深入到营血分，逼使在里的阴气外出，向上湿润于口腔的缘故，所以反而不觉得口渴。由于本证多由气分阶段发展而来，因此舌苔仍然色黄而干燥。病邪深入营血分，所以舌质为深红色。如果舌苔呈白滑、灰滑、淡黄而滑，而且口不渴，是湿气蒸腾于内的征象，不能用清热凉营养阴的清营汤治疗，以免犯"柔以济柔"的错误。

清营汤方（见上焦篇）

二一、阳明斑者，化斑汤主之。

方义并见上焦篇。

【解读】

二十一、阳明温病发斑的，用化斑汤进行治疗。

化斑汤的方剂组成和组方意义可参见上焦篇。

二二、阳明温病，下后疹续出者，银翘散去豆豉加细生地大青叶元参丹皮汤主之。

方义并见上焦篇。

【解读】

二二、阳明温病，使用攻下法后见有红疹外发于肌表的，当用银翘散去豆豉加细生地黄、大青叶、玄参、牡丹皮汤治疗。

银翘散去豆豉加细生地黄、大青叶、玄参、牡丹皮汤的组成和组方意义可参见上焦篇。

二三、斑疹，用升提则衄，或厥，或呛咳，或昏痉；用壅补则瞀乱。

此治斑疹之禁也。斑疹之邪在血络，只喜轻宣凉解。若用柴胡、升麻辛温之品，直升少阳，使热血上循清道则衄；过升则下竭，下竭者必上厥；肺为华盖，受热毒之熏蒸则呛咳；心位正阳，受升提之摧迫则昏痉。至若壅补，使邪无出路，络道比经道最细，诸疮痛痒，皆属于心，既不得外出，其势必返而归之于心，不瞀乱得乎？

【解读】

二三、温病外发斑疹，如果用具有升散提举作用的方药进行治疗，就会引起衄血，有的会导致肢体厥冷，有的会发生呛咳，有的甚至会造成神昏痉厥；如果用滋补壅滞的方药进行治疗，就会导致神志昏乱。

以上所说的是治疗斑疹的禁忌。温病见有斑疹外发，是病邪已经深入血络的表现，此时只宜采用轻宣凉解的方法治疗。如果用柴胡、升麻等性味辛温的药物，会使少阳之气直升于上，造成邪热挟血上逆从清窍而出，导致衄血现象。治疗药物过分升举，必然造成下元亏损，致使阳气不能外布致肢体清冷不温。肺为人体脏腑的华盖，热毒之气上升则熏灼于肺，必然引起呛咳。心位于上焦，在胸腔之中，受到被升提的火热之气摧残逼迫，定会导致神昏痉厥。如果使用滋补壅滞的药物，致使病邪外出的道路被阻塞，而络脉比经脉更细，与心紧密相关，各种疮疡及痛痒等病证都属于心的病变，当热邪不能外出时，就必然会通过经络而内犯于心，怎么会不发生神志昏乱呢？

二四、斑疹阳明证悉具，外出不快，内壅特甚者，调胃承气汤微和之，得通则已，不可令大泄，大泄则内陷。

此斑疹下法，微有不同也。斑疹虽宜宣泄，但不可太过，令其内陷。斑疹虽忌升提，亦畏内陷。方用调胃承气者，避枳、朴之温燥，取芒硝之入阴，甘草败毒缓中也。

调胃承气汤（方见前）

【解读】

二四、温病出现斑疹，并且阳明证的症候表现全部具备，但斑疹的透发却不畅快，热结内阻，里气壅滞较为严重的，可用调胃承气汤缓下热结，调和胃气。

一旦大便通畅就不可再用攻下，而且下泄不能太过，过分下泄必然损伤正气，病邪就会乘虚内陷。

温病外发斑疹运用攻下法与一般的攻下法稍有不同。温病出现斑疹，虽然宜用宣泄之法，但决不可过分宣泄，以免造成正气损伤、病邪内陷的状况。治疗斑疹虽然禁忌使用升提之法，但也要担心会发生内陷之变。选用调胃承气汤，避免了温燥的枳实、厚朴对阴液的损伤，方中芒硝能入阴分而软坚，甘草可解毒缓中。

调胃承气汤（方剂见前）

二五、阳明温毒发痘者，如斑疹法。随其所在而攻之。

温毒发痘，如小儿痘疮，或多或少，紫黑色，皆秽浊太甚，疗治失宜而然也。虽不多见，间亦有之。随其所在而攻，谓脉浮则用银翘散加生地、元参，渴加花粉，毒重加金汁、人中黄，小便短加芩、连之类；脉沉内壅者，酌轻重下之。

【解读】

二五、温毒病证，病邪传入阳明而发生痘疮的，一般可按治疗斑疹的方法处理，根据病邪所在的部位，采用各种祛除病邪的治法。

温毒发生痘疮，与小儿所发的痘疮类似，有的发出较多，有的发出较少。颜色呈紫黑的，大多是因为热毒兼夹秽浊之气太严重，加上治疗不够妥当所引起的。这种病证虽然并不常见，但有时也会发生。应根据病邪所在的部位，采取不同的攻逐之法。脉象浮的可用银翘散加生地黄、玄参，有口渴现象的加天花粉，热毒较重的加金汁、人中黄，小便短赤的加黄芩、黄连之类；脉象沉，里气壅滞的，可根据热结的轻重程度酌情使用攻下法。

二六、阳明温毒，杨梅疮者，以上法随其所偏而调之，重加败毒，兼与利湿。

此条当入湿温，因上条温痘连类而及，故编于此，可以互证也。杨梅疮者，形似杨梅，轻则红紫，重则紫黑，多现于背部、面部，亦因感受秽浊而然。如上法者，如上条治温痘之法。毒甚，故重加败毒。此证毒附湿而为灾，故兼与利湿，如萆薢、土茯苓之类。

【解读】

二六、温毒病证，病邪传入阳明而发生杨梅疮的，可采用以上所述的治法，根据病邪的轻重及部位不同分别施治。治疗中要注意着重败毒，并兼用利湿的药物。

本条按理应归入湿温病之中，由于上条是讨论温毒发痘，与本病有相似之处，所以将其编在一起，以便于相互对比、参照。所谓杨梅疮，是指疮的形状与杨梅相似，轻的为红紫色，重的为紫黑色，大多发生在人体的背部和面部，也是因为温毒夹有秽浊之气所引起的，可参照上条治疗温毒发痘的方法加以治疗。由于本证热毒较重，所以要着重败毒；又因为本证还夹附湿浊致病，所以要兼用利湿之法，可配合使用草薢、土茯苓之类的药物。

二七、阳明温病，不甚渴，腹不满，无汗，小便不利，心中懊憹者，必发黄。黄者，栀子柏皮汤主之。

受邪太重，邪热与胃阳相搏，不得发越，无汗不能自通，热必发黄矣。

栀子柏皮汤方

栀子（五钱），生甘草（二钱），黄柏（五钱）

水五杯，煮取二杯，分二次服。

方论：此湿淫于内，以苦燥之，热淫于内，佐以甘苦法也。栀子清肌表，解五黄，又治内烦。黄柏泻膀胱，疗肌肤间热。甘草协和内外。三者其色皆黄，以黄退黄，同气相求也。按又可但有茵陈大黄汤，而无栀子柏皮汤，温热发黄，岂皆可下者哉？

【解读】

二七、阳明温病，口渴不显著，腹部不胀满，没有汗出，小便也不太通畅，心中懊恼不安的，很有可能会发生黄疸。如果出现了黄疸，可用栀子柏皮汤治疗。

由于感受病邪过重，邪热与胃中阳气相搏结，再加上没有汗出，邪热不能发越，病邪无外出的通路，郁而发热，则必然导致黄疸的发生。

栀子柏皮汤方

栀子15克，生甘草6克，黄柏15克

上药加水5杯，煮成2杯药液，分2次服下。

方论：这就是《内经》中所说的"湿邪盛于内，用苦味的药来燥湿；热邪盛于内，配合甘味、苦味药治疗"的方法。栀子可以清泄肌表的热邪，解除五种黄疸，又能治疗烦躁。黄柏能泄膀胱的热邪，治疗肌肤之间的邪热。甘草可以调和诸药，协调表里之气。这三味药的颜色都是黄的，用黄色的药来退黄疸，是依据同气相求的原理。吴又可在《温疫论》中只有茵陈大黄汤，而没有栀子柏皮汤。但是，温热发黄的病证，难道都可以用攻下法治疗吗？

二八、阳明温病，无汗，或但头汗出，身无汗，渴欲饮水，腹满，舌燥黄，小便不利者，必发黄，茵陈蒿汤主之。

此与上条异者，在口渴、腹满耳。上条口不甚渴，腹不满，胃不甚实，故不可下；此则胃家已实而黄不得退，热不得越，无出表之理，故从事于下趋大小便也。

茵陈蒿汤

茵陈蒿（六钱），栀子（三钱），生大黄（三钱）

水八杯，先煮茵陈减水之半，再入二味，煮成三杯，分三次服，以小便利为度。

方论：此纯苦急趋之方也。发黄外闭也，腹满内闭也。内外皆闭，其势不可缓。苦性最急，故以纯苦急趋下焦也。黄因热结，泻热者必泻小肠。小肠丙火，非苦不通。胜火者莫如水，茵陈得水之精；开郁莫如发陈，茵陈生发最速，高出众草，主治热结黄疸，故以之为君。栀子通水源而利三焦，大黄除实热而减腹满，故以之为佐也。

【解读】

二八、阳明温病，不出汗，或只在头部有汗而身体无汗，口渴想要喝水，腹部胀满，舌苔干燥而色黄，小便不通畅的，很有可能会发生黄疸，可用茵陈蒿汤治疗。

本条和上条不同的地方，主要在于有口渴和腹满的症状。上条患者口渴不显著，腹部不胀满，是胃肠中热结还不严重的表现，所以不可用攻下法；本条胃肠热结已成，此时黄疸不得消退，邪热不能发越，不能期望病邪从表而解，因此采用攻下法运下热结，使邪随大小便而出。

茵陈蒿汤

茵陈蒿18克，栀子9克，生大黄9克

上药加水8杯，先放入茵陈蒿煎成4杯，再加入栀子、生大黄煮成3杯药液。分3次服下，直到小便通畅为止。

方论：本方是药性纯苦而药力直趋于下的方剂。发生黄疸是由于在外的肌表闭塞，腹部胀满是因为在里的胃肠不畅。内外之气都已闭阻不通，病势较急，治疗不能迟缓，所以用纯苦而直趋下焦的药物治疗。引起黄疸的原因是内有热结，要想清除邪热必须泻下小肠。小肠属于内火，必须用苦味的药物才能通其大腑。能够战胜火的莫过于水，茵陈具有水的精华之气；宣通郁结莫过于升发，而茵陈升发最快，超过其他草木，可以主治热结所致的黄疸。所以本方以茵陈为君药，栀子能疏通水道而畅利三焦，大黄可以祛除实热内结而减轻腹部胀满，因此用作本方的佐药。

二九、阳明温病，无汗，实证未剧，不可下，小便不利者，甘苦合化，冬地三黄汤主之。

大凡小便不通，有责之膀胱不开者，有责之上游结热者，有责之肺气不化者。温热之小便不通，无膀胱不开证，皆上游（指小肠而言）热结与肺气不化而然也。小肠火腑，故以三黄苦药通之；热结则液干，故以甘寒润之；金受火刑，化气维艰，故倍用麦冬以化之。

冬地三黄汤方（甘苦合化阴气法）

麦冬（八钱），黄连（一钱），苇根汁（半酒杯，冲），元参（四钱），黄柏（一钱），银花露（半酒杯，冲），细生地（四钱），黄芩（一钱），生甘草（三钱）

水八杯，煮取三杯，分三次服，以小便得利为度。

【解读】

二九、阳明温病，身无汗出，里实证的表现还不显著，此时不可用攻下法治疗。如果小便不通利，可用甘苦合化法，以冬地三黄汤治疗。

一般来说，出现小便不通，有的是因为膀胱气化失司，有的是因为上游小肠热结不能分清泌浊，有的是因为肺气不宣转输失常。温热病病程中出现小便不通，膀胱气化失司引起的很少，多数是因上游小肠热结或肺气不化而导致。小肠属于火腑，所以用黄连、黄芩、黄柏这三味苦寒的药物来通导火腑；热结于内则津液必然受到损伤，所以用甘寒养阴的药物来滋阴润燥；肺金受到火热之气的灼伤，则正常的转输津气的功能发生严重障碍，因此在方中加倍运用麦冬以补养肺的气阴。

冬地三黄汤方（甘苦合化阴气法）

麦冬24克，黄连3克，黄芩3克，黄柏3克，苇根汁半酒杯（冲），金银花露半酒杯（冲），细生地黄12克，玄参12克，生甘草9克

上药加水8杯，煮成3杯药液，分3次服下，直到小便通畅为止。

三十、温病小便不利者，淡渗不可与也，忌五苓、八正辈。

此用淡渗之禁也。热病有余于火，不足于水，惟以滋水泻火为急务，岂可再以淡渗动阳而燥津乎？奈何吴又可于小便条下，特立猪苓汤，乃去仲景原方之阿胶，反加木通、车前，渗而又渗乎？其治小便血分之桃仁汤中，仍用滑石，不识何解！

【解读】

三十、温病患者出现小便不利的症状，不可使用淡渗利尿的药物，忌用五苓散、八正散之类的方剂。

本条所述是温病禁用淡渗的情况。温热病火热有余而水液不足，因而治疗应以滋补阴液、清热泻火为首要任务，怎么可以再用淡渗利尿的药物来耗损阳气、燥伤津液呢？可是吴又可在《温疫论》中的小便条下专门设有猪苓汤，该方是用张仲景《伤寒论》中的猪苓汤去阿胶，反而加上木通、车前等药物，岂不是使该方淡渗利尿的作用更强吗？在治疗小便血分病变的桃仁汤中，他也仍然使用滑石，真不知应如何解释！

三一、温病燥热，欲解燥者，先滋其干，不可纯用苦寒也，服之反燥甚。

此用苦寒之禁也。温病有余于火，不用淡渗犹易明，并苦寒亦设禁条，则未易明也。举世皆以苦能降火，寒能泻热，坦然用之而无疑，不知苦先入心，其化以燥，服之不应，愈化愈燥。宋人以目为火户，设立三黄汤，久服竟至于瞎，非化燥之明征乎？吾见温病而恣用苦寒，津液干涸不救者甚多，盖化气比本气更烈。故前条冬地三黄汤，甘寒十之八、九，苦寒仅十之一、二耳。至茵陈蒿汤之纯苦，止有一用，或者再用，亦无屡用之理。吴又可屡诋用黄连之非，而又恣用大黄，惜乎其未通甘寒一法也。

【解读】

三一、温病患者出现燥热的症状，要想解除这些症状，必须先滋润将要干涸的津液，千万不可仅仅使用苦寒的药物；如果单纯投用苦寒药，反而会使燥热症状更加严重。

本条讨论的是温病使用苦寒药的禁忌。温病的特点是邪热亢盛，不能用淡渗

药的道理很容易明白，但是把苦寒药也列入禁忌之中，则不容易明白其中的道理。一般医生都知道苦味药能降火，寒凉药能泻热，因而毫无顾忌地使用苦寒药治疗温病而没有任何怀疑，却不知道苦味有先入于心的作用特点，容易化燥耗损阴液，如果服用苦寒药后不见效，越用则越容易化燥伤阴。宋代有人依据眼睛以火为特点，设立了三黄汤治疗眼病，可是服用日久却导致眼睛失明，这难道不是苦寒化燥伤阴的有力证据吗？我见过许多温病患者因滥用苦寒而引起津液干涸，最终无法救治而死亡的病例，这是由于药物所造成的病变比感受病邪所引起的病变更加严重的缘故。所以上条使用的冬地三黄汤中，甘寒的药物占了十之八、九，苦寒的药物仅有十之一、二。对于茵陈蒿汤这样的纯苦之剂，也只能用 1 次或者用 2 次，不可屡次使用，以免化燥伤阴。吴又可多次批评用黄连可致化燥伤阴的错误，然而自己又滥用大黄，说明他还未能精通甘寒养阴法的运用，令人非常遗憾。

三二、阳明温病，下后热退，不可即食，食者必复；周十二时后，缓缓与食，先取清者，勿令饱，饱则必复，复必重也。

此下后暴食之禁也。下后虽然热退，余焰尚存，盖无形质之邪，每借有形质者以为依附，必须坚壁清野，勿令即食。一日后，稍可食清而又清之物，若稍重浊，犹必复也。勿者，禁止之词；必者，断然之词也。

【解读】

三二、阳明温病，运用攻下法治疗后热势已退，此时不可立即大量进食。如果大量进食，必然会引起病情复发，称为食复。应在热退 24 小时后再缓缓给予食物，并注意先进食清淡易消化的食物。不要让患者吃得过饱，过饱也会导致病情复发。如果发生食复，病情必然要比原来的更为严重。

本条讨论的是温病攻下后禁忌暴食的问题。攻下后热势虽然减退，但余热往往未尽。邪热是一种无形无质的病邪，常常要借助于有形有质的东西作为依附，因此在温病攻下以后，必须采取坚壁清野的方法，不要让患者立即进食。等一日过后，才可稍微吃一些十分清淡而质稀的东西。如果进食的食物质地较厚浊，或吃得太多，就必然会导致病情复发。文中提到"勿"，是禁止的意思；"必"则是相当肯定的意思。

三三、阳明温病，下后脉静，身不热，舌上津回，十数日不大便，可与益胃、增液辈，断不可再与承气也。下后舌苔未尽退，口微渴，面微赤，脉微数，身微热，日浅者，亦与增液辈，日深舌微干者，属下焦复脉法也（方见下焦）。勿轻与承气，轻与者，肺燥而咳，脾滑而泄，热反不除，渴反甚也，百日死。

此数下亡阴之大戒也。下后不大便十数日，甚至二十日，乃肠胃津液受伤之故，不可强责其便，但与复阴，自能便也。此条脉静身凉，人犹易解，至脉虽不燥而未静，身虽不壮热而未凉，俗医必谓邪气不尽，必当再下，在又可法中亦必再下。不知大毒治病，十衰其六，但与存阴退热，断不误事（下后邪气复聚，大热大渴，面正赤，脉躁甚，不在此例）。若轻与苦燥，频伤胃阴，肺之母气受伤，阳明化燥，肺无秉气，反为燥逼，焉得不咳。燥咳久者，必身热而渴也。若脾气为快利所伤，必致滑泄，滑泄则阴伤而热渴愈加矣。迁延三月，天道小变之期，其势不能再延，故曰百日死也。

【解读】

三三、阳明温病，使用攻下法后患者的脉象转为平缓，身热已退，干燥的舌面逐渐生津转润，但是十多日不解大便，此时可以用益胃汤、增液汤之类的方剂治疗，一定不要再投承气汤。若攻下以后黄燥舌苔尚未完全消退，有轻微口渴，颜面稍稍发红，脉象略数，身有低热，且病情一日比一日减轻，仍然用增液汤治疗；如果病情逐渐加重，并且舌面干燥少津，属于下焦病证，应当用复脉汤治疗（方见下焦）。切不可轻率地投用承气汤，假如误用承气汤，会导致患者肺阴干燥而呛咳，脾气大虚而滑泄，不仅身热不退，口渴也会进一步加重，往往迁延100日左右而死亡。

本条所讨论的是温病多次使用攻下后阴液严重耗竭的治疗禁忌。攻下以后十多日不大便，甚至可达20日左右，这是胃肠津液损伤严重所致，此时决不可强行通便，只可投用滋养阴液的方药，大便得到阴液的润滑则可自然解出。本条提到脉象转平和、身热已退的不可再用攻下法，其中的道理人们还是比较容易理解的。但对于攻下后脉象虽然不躁急却仍未平静，身热虽然不壮盛却仍有低热的情况，一般医生一定会认为是病邪尚未全部祛除所致，而肯定会再次使用攻下法，在吴又可《温疫论》中对此类病证也是再次使用攻下法来治疗的。这是由于不明白使用药性峻猛的药物治病，当病邪祛除到6/10时就应当停用的道理。对这类病证的治疗，只能用滋养阴液以退余热的方法才比较妥当，也不会导致不良后果（如果攻下以后病邪再度聚集而亢盛，患者出现大热、口大渴、满面通红、脉象躁急等症状，则不在本条的讨论范围）。如果患者用攻下法治疗后阴液已经大伤，却仍然轻率地投用苦味性燥的药物，必然会反复耗伤胃阴，并可导致肺阴耗竭。这是由于根据五行生克关系，阳明中土为太阴肺金之母，如阳明胃阴受损，就不能生养肺金，必然会引起肺阴大伤而发生肺燥证，从而出现呛咳少痰等症状。假若燥咳迁延不愈，还会出现身发热、口渴等现象。除此之外，攻下法还有可能损伤脾气，脾气受伤必然会引起大便滑泄失禁，而这一来又加剧了阴液的耗损，使发热、口渴更加严重。一般来说病情可迁延3个月左右，就像一年中的一个季节一样。当季节交替、气候变化的时候，就不能再拖延下去，所以说在100日左右患者有可能死亡。

三四、阳明温病，渴甚者，雪梨浆沃之。

雪梨浆（方法见前）

【解读】

三四、阳明温病，出现严重口渴症状的，可用雪梨浆来滋养阴液。

雪梨浆（方剂和用法见前）

三五、阳明温病，下后微热，舌苔不退者，薄荷末拭之。

以新布蘸新汲凉水，再蘸薄荷细末，频擦舌上。

【解读】

三五、阳明温病，使用攻下法以后，仍有轻微发热、黄燥舌苔尚未消退的，可用薄荷细末在舌上揩拭。

用清洁的新布蘸刚刚汲取的凉井水，再蘸研细的薄荷末，反复擦拭舌面。

三六、阳明温病，斑疹、温痘、温疮、温毒、发黄，神昏谵语者，安宫牛黄丸主之。

心居膈上，胃居膈下，虽有膜隔，其浊气太甚，则亦可上干包络，且病自上焦而来，故必以芳香逐秽开窍为要也。

安宫牛黄丸（方见上焦篇）

【解读】

三六、阳明温病，无论是斑疹、温痘、温疮、温毒、身发黄疸，凡是出现神志昏迷和谵语等症状的，都可用安宫牛黄丸治疗。

心的位置在横膈的上部，胃则位于横膈之下，中间虽有横膈隔开，但假如胃中秽浊之气太盛，也会向上侵犯心包络，再加上神昏谵语是病邪在上焦，所以治疗必须以芳香逐秽、清心开窍为原则。

安宫牛黄丸（方剂见上焦篇）

三七、风温、温热、温疫、温毒、冬温之在中焦，阳明病居多；湿温之在中焦，太阴病居多；暑温则各半也。

此诸温不同之大关键也。温热等皆因于火，以火从火，阳明阳土，以阳从阳，故阳明病居多。湿温则以湿从湿，太阴阴土，以阴从阴，则太阴病居多。暑兼湿热，故各半也。

【解读】

三七、风热、温热、温疫、温毒、冬温等疾病，中焦的病证以阳阴胃为主；湿温病的中焦病证，则以太阴脾为主；暑温病的中焦病证，多为脾胃同病。

本条论述了各类温病中焦病证在部位上的主要区别。风温、温热、温疫、温毒、冬温等温热类的温病，感受的病邪都是属于火热性质的，而中焦以阳明胃为阳土，与温热性质的外邪"同气相求"，因此外来的温热病邪易犯于胃，多表现为阳明里热炽盛。湿温病是湿热类的温病，感受的是湿热病邪，而中焦以太阴脾为阴土，与湿热性质的外邪"同气相求"，因而以脾的病证多见。暑温病为暑兼湿热，既有暑热性质，又有湿热特点，所以脾与胃的病证并重。

暑温　伏暑

三八、脉洪滑，面赤身热头晕，不恶寒，但恶热，舌上黄滑苔，渴欲凉饮，饮不解渴，得水则呕，按之胸下痛，小便短，大便闭者，阳明暑温，水结在胸也，小陷胸汤加枳实主之。

脉洪面赤，不恶寒，病已不在上焦矣。暑兼湿热，热甚则渴，引水求救。湿郁中焦，水不下行，反来上逆，则呕。胃气不降，则大便闭。故以黄连、栝蒌清在里之热痰，半夏除水痰而强胃，加枳实者，取其苦辛通降，开幽门而引水下行也。

小陷胸加枳实汤方（苦辛寒法）

黄连（二钱），栝蒌（三钱），枳实（二钱），半夏（五钱）

急流水五杯，煮取二杯，分二次服。

【解读】

三八、温病患者出现脉象洪滑，颜面红赤，身发热，头昏晕，不恶寒，只觉得恶热，舌苔色黄而滑润，口渴喜欢喝凉水，但喝水后并不能解渴，反而水入立即吐出，按压胸部下方有疼痛的感觉，小便短少，大便秘结，这些症状是阳明暑温的表现，属于水与暑热之邪互结于胸腔的病证，可用小陷胸汤加枳实治疗。

患者出现脉洪、面赤、不恶寒等症状，表明病邪已经不在上焦，属阳明暑热亢盛之证。暑邪致病多兼有湿热，暑热炽盛耗伤阴液则口渴，渴而饮水是"引水自救"的征象。湿邪易于郁阻中焦，使饮入的水不能下行反而上逆，以致发生呕吐。胃肠之气不能通降，就会引起大便不通。因而用黄连、瓜蒌清化中焦的热邪和痰湿，半夏祛除水湿痰饮而降逆和胃，再加入枳实苦辛通降，疏通幽门，以达到引水下行的目的。

小陷胸加枳实汤方（苦辛寒法）

黄连6克，瓜蒌9克，枳实6克，半夏15克

上药加入江河里流动的水5杯，煮成2杯药液，分2次服下。

三九、阳明暑温，脉滑数，不食不饥不便，浊痰凝聚，心下痞者，半夏泻心汤去人参、干姜、大枣、甘草加枳实、杏仁主之。

不饥不便，而有浊痰，心下痞满，湿热互结而阻中焦气分。故以半夏、枳实开气分之湿结；黄连、黄芩开气分之热结；杏仁开肺与大肠之气痹；暑中热甚，故去干姜；非伤寒误下之虚痞，故去人参、甘草、大枣，且畏其助湿作满也。

半夏泻心汤去干姜甘草加枳实杏仁方（苦辛寒法）

半夏（一两），黄连（二钱），黄芩（三钱），枳实（二钱），杏仁（三钱）

水八杯，煮取三杯，分三次服。虚者复纳人参二钱，大枣三枚。

【解读】

三九、阳明暑温，出现脉象滑数、不思进食、无饥饿感、不解大便等症状，其原因是浊痰与湿热相互凝聚，如有胃脘部痞塞胀满现象的，可用半夏泻心汤去人参、干姜、大枣、甘草加枳实、苦杏仁方治疗。

没有饥饿的感觉，大便秘结不通，是由于浊痰阻滞于胃肠，如果又见胃脘部痞塞作胀的，则为湿热交结壅阻于中焦气分。所以用半夏、枳实辛开气分的湿邪郁结，黄连、黄芩疏畅气分的热邪壅滞，苦杏仁宣通肺与大肠的气机痹阻。由于暑温病暑热仍盛，所以《伤寒论》半夏泻心汤原方中辛燥的半夏不宜使用，所以将其去掉；又因本证不是感受寒邪误用下法后中气受伤所致的虚痞，所以原方

中的人参、甘草、大枣均不用，以免这三味药助湿邪而加重痞满。

半夏泻心汤去干姜甘草加枳实苦杏仁方（苦辛寒法）

半夏30克，黄连6克，黄芩9克，枳实6克，苦杏仁9克

上药加水8杯，煮成3杯药液，分3次服下。中气虚弱的患者可再加入人参6克、大枣3枚。

四十、阳明暑温，湿气已化，热结独存，口燥咽干，渴欲饮水，面目俱赤，舌燥黄，脉沉实者，小承气汤各等分下之。

暑兼湿热，其有体瘦质燥之人，感受热重湿轻之证，湿先从热化尽，只余热结中焦，具诸下证，方可下之。

小承气汤（方义并见前。此处不必以大黄为君，三物各等分可也。）

【解读】

四十、阳明暑温，湿邪已逐渐化燥，肠腑热结留存，患者口舌、咽喉干燥，口渴想喝水，颜面目睛红赤，舌苔干燥而色黄，脉象沉实，治疗可用小承气汤攻下，但方中三味药的分量必须相等。

暑邪兼夹湿热，其性以热为主，以湿为次。对于形体消瘦、体质偏于内燥的人来说，若感受这种热重湿轻之邪，则邪中之湿极易化燥化火，出现热结中焦的表现，但必须见有多种可用攻下法治疗的证候，才可以使用攻下法。

小承气汤（方剂和组方意义都见前，但此处使用本方不必以大黄为君药，方中三味药的用量相等即可。）

四一、暑温蔓延三焦，舌滑微黄，邪在气分者，三石汤主之；邪气久留，舌绛苔少，热搏血分者，加味清宫汤主之；神识不清，热闭内窍者，先与紫雪丹，再与清宫汤。

蔓延三焦，则邪不在一经一脏矣，故以急清三焦为主。然虽云三焦，以手太阴一经为要领。盖肺主一身之气，气化则暑湿俱化，且肺脏受生于阳明，肺之脏象属金色白，阳明之气运亦属金色白，故肺经之药多兼走阳明，阳明之药多兼走肺也。再肺经通调水道，下达膀胱，肺痹开则膀胱亦开，是虽以肺为要领，而胃与膀胱皆在治中，则三焦俱备矣，是邪在气分而主以三石汤之奥义也。若邪气久羁，必归血络，心主血脉，故以加味清宫汤主之。内窍欲闭，则热邪盛矣，紫雪丹开内窍而清热最速者也。

三石汤方

飞滑石（三钱），生石膏（五钱），寒水石（三钱），杏仁（三钱），竹茹（炒，二钱），银花（三钱，花露更妙），金汁（一酒杯，冲），白通草（二钱）

水五杯，煮成二杯，分二次温服。

方论：此微苦辛寒兼芳香法也。盖肺病治法，微苦则降，过苦反过病所，辛凉所以清热，芳香所以败毒而化浊也。按三石，紫雪丹中之君药，取其得庚金之气，清热退暑利窍，兼走肺胃者也；杏仁、通草为宣气分之用，且通草直达膀胱，杏仁直达大肠；竹茹以竹之脉络，而通人之脉络；金汁、银花，败暑中之

热毒。

加味清宫汤方

即于前清宫汤内加知母三钱、银花二钱、竹沥五茶匙冲入。

方论：此苦辛寒法也。清宫汤前已论之矣，加此三味者：知母泻阳明独胜之热，而保肺清金；银花败毒而清络；竹沥除胸中大热，止烦闷消渴，合清宫汤为暑延三焦血分之治也。

【解读】

四一、暑温病病邪蔓延到上、中、下三焦，患者舌苔滑润而色淡黄，是病邪在三焦气分的表现，可用三石汤治疗；如果病邪在三焦存留日久，患者出现舌质红绛而少苔的现象，则提示热邪已搏结于血分，可以用加味清宫汤治疗；如果患者神识昏迷，是邪热内闭心窍所致，应当先投用紫雪丹，然后再给服清宫汤。

病邪蔓延到上、中、下三焦，说明病变已不局限在一经一脏，所以治疗应当以急清三焦之邪为主。但是，此病证虽说病邪蔓延三焦，实际上仍以手太阴肺的病变为关键。这是因为肺主全身的气机运行，气机运行流畅，则暑热与湿邪都易于祛除。而且，根据五行的生克关系，肺金是由阳明胃土所化生，肺按五行属性归类属于金而主白色，阳明的气运也属于金而主白色，因此能够治疗肺经疾病的药物大多可以兼治阳明胃的病变，治疗阳明胃病的药物也多数能够兼治肺的病变。此外，肺具有疏通调节水液运行的通道，使水湿下输膀胱而排出体外的功能，假如肺气的郁闭得到疏通，则膀胱的功能也可恢复正常，所以本病证虽然以肺为病变关键，实际上在治疗时还要兼顾胃和膀胱，因而说上、中、下三焦都包括在其中，这就是暑温邪在三焦气分用三石汤治疗的道理。如果病邪在三焦久留不去，最终可以深入血分，由于心主血脉，故极易发生痰热内闭心包的病变，所以用加味清宫汤为主治疗。如果出现心包内窍闭阻的症状，多因热邪亢盛所致，紫雪丹不仅能清心开窍，而且退热迅速，治疗本证甚为适宜。

三石汤方

飞滑石9克，生石膏15克，寒水石9克，苦杏仁9克，竹茹（炒）6克，金银花6克（用金银花露更好），金汁1酒杯（冲），白通草6克

上药加水5杯，煮成2杯药液，分2次乘药液尚湿时服下。

方论：本方属于微苦辛寒兼芳香法。对于肺病的治疗方法，用微苦的药物可以使肺气下降，但药味过苦反而会造成药过病所。辛凉类药物可以清热，芳香类药物可以败毒和化解秽浊湿邪。本方中的滑石、石膏、寒水石这"三石"是紫雪丹中的君药，使用它们的道理就是因为三石色白属金而入肺，能够清热退暑、通利水道，并可以兼治肺胃的病变；苦杏仁、通草用以宣畅气机，而且通草尚可直通膀胱，苦杏仁还能直达大肠；竹茹是竹的脉络，故能够疏通人的脉络；金汁、金银花具有清解暑中热毒的作用。

加味清宫汤方

即在前述清宫汤中加入知母9克、金银花6克，再用竹沥5茶匙冲入煎好的药液内。

方论：本方是苦辛寒法。对于清宫汤的配伍意义，前面已经作了论述，再加

入以上三味药物的具体作用是：用知母清泄阳明胃亢盛的邪热，从而达到保护肺阴、清除肺热的目的；用金银花解毒并清除络中的邪热；以竹沥祛除胸中的大热，并能止烦闷、解口渴。这三味药配合清宫汤可以治疗暑邪延三焦而深入血分的病证。

四二、暑温伏暑，三焦均受，舌灰白，胸痞闷，潮热呕恶，烦渴自利，汗出溺短者，杏仁滑石汤主之。

舌白胸痞，自利呕恶，湿为之也。潮热烦渴，汗出溺短，热为之也。热处湿中，湿蕴生热，湿热交混，非偏寒偏热可治，故以杏仁、滑石、通草，先宣肺气，由肺而达膀胱以利湿，厚朴苦温而泻湿满，芩、连清里而止湿热之利，郁金芳香走窍而开闭结，橘、半强胃而宣湿化痰以止呕恶，俾三焦混处之邪，各得分解矣。

杏仁滑石汤方（苦辛寒法）

杏仁（三钱），滑石（三钱），黄芩（二钱），橘红（一钱五分），黄连（一钱），郁金（二钱），通草（一钱），厚朴（二钱），半夏（三钱）

水八杯，煮取三杯，分三次服。

【解读】

暑温和伏暑病，如病邪已侵犯上、中、下三焦，出现舌苔灰白，胸脘部痞闷不舒，下午热势显著，恶心呕吐，烦躁口渴，大便稀薄，全身有汗，小便短少等症状，用杏仁滑石汤治疗。

本病证中出现的舌苔色白、胸脘痞闷、大便稀溏、恶心呕吐等症状，是由湿邪内阻所致；下午热盛、烦躁口渴、有汗、小便短少等症状，是邪热亢盛造成的。此时热邪交混于湿邪之中，而湿邪蕴结日久也会产生热邪，致使湿邪与热邪相互交混，治疗不可单纯用偏于寒或偏于热的药物。所以本方用苦杏仁、滑石、通草宣畅肺气。肺气宣通，水湿就能下达膀胱而排出体外；厚朴味苦而性湿，可以燥湿理气，消除胀满；黄芩、黄连能清除里热，燥湿止泻，尤其适用于湿热引起的腹泻；郁金气味芳香，可以疏通窍道，开散闭结；橘红、半夏能健胃降逆，宣化痰湿，善于治疗恶心呕吐。以上药物配合运用，可使三焦交混的湿热病邪各得分解。

杏仁滑石汤方（苦辛寒法）

苦杏仁9克，滑石9克，黄芩6克，橘红4.5克，黄连3克，郁金6克，通草3克，厚朴6克，半夏9克

以上药品加水8杯，煮成3杯水，一天分3次服用。

寒 湿

四三、湿之入中焦，有寒湿，有热湿，有自表传来，有水谷内蕴，有内外相合。其中伤也，有伤脾阳，有伤脾阴，有伤胃阳，有伤胃阴，有两伤脾胃，伤脾

胃之阳者十常八、九，伤脾胃之阴者十居一、二。彼此混淆，治不中窾，遗患无穷，临证细推，不可泛论。

此统言中焦湿证之总纲也。寒湿者，湿与寒水之气相搏也，盖湿水同类，其在天之阳时为雨露，阴时为霜雪，在江河为水，在土中为湿，体本一源，易于相合，最损人之阳气。热湿者，在天时长夏之际，盛热蒸动湿气流行也，在人身湿郁，本身阳气久而生热也，兼损人之阴液。自表传来，一由经络而脏腑，一由肺而脾胃。水谷内蕴，肺虚不能化气，脾虚不能散津，或形寒饮冷，或酒客中虚。内外相合，客邪既从表入，而伏邪又从内发也。伤脾阳，在中则不运痞满，传下则洞泄腹痛。伤胃阳，则呕逆不食，膈胀胸痛。两伤脾胃，既有脾证，又有胃证也。其伤脾胃之阴若何？湿久生热，热必伤阴，古称湿火者是也。伤胃阴，则口渴不饥。伤脾阴，则舌先灰滑，后反黄燥，大便坚结。湿为阴邪，其伤人之阳也，得理之正，故多而常见。其伤人之阴也，乃势之变，故罕而少见。治湿者必须审在何经何脏，兼寒兼热，气分血分，而出辛凉、辛温、甘温、苦温、淡渗、苦渗之治，庶所投必效。若脾病治胃，胃病治脾，兼下焦者，单治中焦，或笼统混治，脾胃不分，阴阳寒热不辨，将见肿胀、黄疸、洞泄、衄血、便血，诸证蜂起矣。惟在临证者细心推求，下手有准的耳。盖土为杂气，兼证甚多，最难分析，岂可泛论湿气而已哉！

【解读】

四十三、温邪浸犯中焦之后，有的表现为寒湿，有的表现为热湿。其中焦的湿邪，有的是由肌表传入，有的是因脾胃不能运化水谷而内生，还有的是内湿和外湿相互结合而致病。湿邪对中焦的损伤有以下几种情况：有的主要损伤脾阳，有的主要损伤脾阴，有的主要损伤胃阳，有的主要损伤胃阴，有的可使脾胃同时损伤。一般说来，损伤脾胃阳气的多占十之八、九，损伤脾胃阴液的常为十之一、二。如果对以上所说的不同之处彼此混淆，治疗就不可能切中病情的要害，甚至造成无穷后患。临床遇到这类病证，一定要仔细推敲、分析，决不可笼统、泛泛地判断病情。

本条是概括论述湿邪在中焦所致各种病证的总纲。所谓寒湿，是指湿邪与寒气相结合。寒的五行属性为水，湿与水的性质相类似，一般在天气暖和时可表现为雨露，在气候寒冷时可表现为霜雪，在江河之中为水的形式，在泥土之中又以湿的形式出现。因此，水和湿的实体是同一个来源。两者很容易结合，最能损伤人体的阳气。所谓热湿，是指在夏末至秋初这段时间里，气候炎热，湿气较重，热邪与湿气易于结合。如果人体之中湿气久郁，则会影响体内的阳气生发，日久必然化热，也能形成湿热之邪。温热病邪不仅能损伤人体的阳气，还会消耗机体的阴液。湿邪从肌表侵入中焦，一方面可由经络传入脏腑，另一方面也可由肺传入脾胃。水谷之气的输布，必须依靠肺的转输、脾的运化布散，如果肺虚不能转输水谷之气，

脾虚不能运化布散津液，或者感受寒邪，饮服冷水，或者嗜酒的人因饮酒过多损伤了脾胃之气，都可以使水湿内生。内湿与外湿相互结合而致病，是说外在湿邪从表浸入，在内的湿邪又从中焦为患。湿邪损伤了脾的阳气，在中焦可导致

气机运行障碍而出现脘腹痛痞闷胀满，影响到肠可引起腹泻不止以及腹痛；湿邪损伤了胃的阳气，可出现呕吐，不思进食，胃脘作胀，胸部疼痛。湿邪同时损伤脾与胃，既可见脾病的表现，又可见胃病的证候。湿邪又是怎样耗伤脾和胃阴液的呢？湿邪久蕴可以化热，邪热必然会耗竭机体的阴液，这就是古人所说的温火。热邪损伤胃阴，可表现为口渴而无饥饿感；损伤脾阴，可见舌苔中由原先的色灰滑润转变为黄而干燥，大便坚硬难解。湿的性质属于阴，又称阴邪，主要损伤人体的阳气，这个道理很容易明白，临床上也较为常见。湿邪损伤人体的阴液，是病情的一种特殊变化，所以较为少见。治疗湿邪所引起的病证，必须仔细审察病邪在哪一经哪一脏，是否兼有寒邪或热邪，以及病位是在气分还是血分，从而制定出辛凉、辛温、甘温、苦温、淡渗、苦渗等治疗方法，只有这样才能取得较好疗效。如果属于脾的病变而去治胃，属于胃的病变而去治脾，或者兼有下焦病变的，却仅仅治疗中焦，或者对三焦病证不加区别地笼统治疗，不认真区分脾病和胃病的不同，不仔细辨别病证的寒热属性，就必然会导致肿胀、黄疸、滑泄不止、衄血、便血等许多变证的产生。医生只有在诊察疾病时细心推求，正确辨证，才能做到立法处方准确无误。脾胃属土，而土为万物所归，兼夹的病邪及引起的病证很多，因而比较难以分析判断，怎么可以笼统地只知道湿气就行了呢？

四四、足太阴寒湿，痞结胸满，不饥不食，半苓汤主之。

此书以温病名，并列寒湿者，以湿温紧与寒湿相对，言寒湿而湿温更易明析。

痞结胸满，仲景列于太阴篇中，乃湿郁脾阳，足太阴之气，不为鼓动运行。脏病而累及腑，痞结于中，故亦不能食也。故以半夏、茯苓培阳土以吸阴土之湿，厚朴苦温以泻湿满，黄连苦以渗湿，重用通草以利水道，使邪有出路也。

半苓汤方（此苦辛淡渗法也）

半夏（五钱），茯苓块（五钱），川连（一钱），厚朴（三钱），通草（八钱，煎汤煮前药）

水十二杯，煮通草成八杯，再入余药煮成三杯，分三次服。

【解读】

四十四、足太阴脾被寒湿所侵犯，出现胸脘痞满、无饥饿感、不思近食等症状，可用半苓汤治疗。

本书以《温病条辨》作为名称，之所以将寒湿病证列入其中，是因为温病中的湿温病与寒湿相对应，通过讨论寒湿，对湿温病就更容易了解。

对于胸脘部痞塞胀满的症状，张仲景在《伤寒论》中将其列入太阴病篇，是由于湿邪郁遏脾阳，则足太阴脾的气机不能鼓动运行。脾脏的病变影响到胃腑，导致胃的气机郁滞不通，因而不能进食。所以方中用半夏、茯苓健胃气以燥脾湿；厚朴性味苦温，用来祛湿除满；黄连味苦可以燥湿，并重用通草畅利水道，从而使湿邪有外出之路。

半苓汤方（苦辛淡渗法）

半夏15克，茯苓块15克，黄连3克，厚朴9克，通草24克（煎汤煮前药）

用水12杯，先煎煮通草成8杯，再加入其他药物煎煮成3杯药液，分3次服下。

四五、足太阴寒湿，腹胀，小便不利，大便溏而不爽，若欲滞下者，四苓加厚朴秦皮汤主之，五苓散亦主之。

经谓太阴所至，发为䐜胀，又谓厥阴气至为䐜胀，盖木克土也。太阴之气不运，以致膀胱之气不化，故小便不利。四苓辛淡渗湿，使膀胱开而出邪，以厚朴泻胀，以秦皮洗肝也。其或肝气不热，则不用秦皮，仍用五苓中之桂枝以和肝，通利三焦而行太阳之阳气，故五苓散亦主之。

四苓加厚朴秦皮汤方（苦温淡法）

茅术（三钱），厚朴（三钱），茯苓块（五钱），猪苓（四钱），秦皮（二钱），泽泻（四钱）

水八杯，煮成八分三杯，分三次服。

五苓散（甘温淡法）

猪苓（一两），赤术（一两），茯苓（一两），泽泻（一两六钱），桂枝（五钱）

共为细末，百沸汤和服三钱，日三服。

【解读】

四十五、寒湿侵犯足太阴脾，出现腹部胀满，小便不通畅，大便稀溏而解时不爽快，如同痢疾那样有里急后重的感觉等症状，可用四苓加厚朴秦皮汤治疗，也可用五苓散治疗。

《内经》中说：足太阴脾的病变，会引起腹部胀满。还说：足厥阴的病变也可以导致腹部胀满，这是肝木能克脾土的缘故。太阳脾的气机不通畅，可以造成膀胱气化不利，所以见到小便不通畅。四苓散味辛淡，具有渗湿的作用，能使膀胱排泄出体内的湿邪，并配合厚朴以消除胀满，秦皮以清肝泄热。如果肝热不甚，则可不用秦皮，仍然用五苓散中的桂枝来平和肝气，可产生通利三焦水道而祛邪外出，具有促使足太阳经阳气运行的作用，所以说五苓散也可以以治疗本证。

四苓加原朴秦皮汤方（苦温淡法）

茅术9克，厚朴9克，茯苓块15克，猪苓12克，秦皮6克，泽泻12克

上药加水8怀，煮成3杯药液，分3次服下。

五苓散（甘温淡法）

猪苓30克，赤术30克，茯苓30克，泽泻48克，桂枝15克

上药共同研为细末，服时用滚开的水调和，每次服9克，1日服3次。

四六、足太阴寒湿，四肢乍冷，自利，目黄，舌白滑，甚则灰，神倦不语，邪阻脾窍，舌蹇语重，四苓加木瓜草果厚朴汤主之。

脾主四肢，脾阳郁故四肢乍冷。湿渍脾而脾气下溜，故自利。目白精属肺，

足太阴寒则手太阴不能独治，两太阴同气也，且脾主地气，肺主天气，地气上蒸，天气不化，故目睛黄也。白滑与灰，寒湿苔也。湿困中焦，则中气虚寒，中气虚寒，则阳光不治。主正阳者心也，心藏神，故神昏。心主言，心阳虚故不语。脾窍在舌，湿邪阻窍，则舌蹇而语声迟重。湿以下行为顺，故以四苓散驱湿下行，加木瓜以平木，治其所不胜也。厚朴以温中行滞，草果温太阴独胜之寒，芳香而达窍，补火以生土，驱浊以生清也。

四苓加木瓜厚朴草果汤方（苦热兼酸淡法）

生于白术（三钱），猪苓（一钱五分），泽泻（一钱五分），赤苓块（五钱），木瓜（一钱），厚朴（一钱），草果（八分），半夏（三钱）

水八杯，煮取八分三杯，分三次服。阳素虚者，加附子二钱。

【解读】

四十六、寒湿侵犯足太阴脾，症见四肢有时发冷，大便稀薄而次数增多，眼白发黄，舌苔色白而滑润，甚至为灰色，精神倦怠，不想说话等，并且由于病邪阻碍于脾所开窍的口，以致造成语言蹇涩而重浊，此时可用四苓加木瓜草果厚朴汤治疗。

脾主四肢，由于脾阳被寒湿困遏不能温煦四肢，所以四肢有时发冷。湿邪侵犯于脾，导致脾的运化失常，水湿下趋而引起大便稀溏泄泻。眼白在眼部五轮中属肺金，足太阴脾有寒湿必然影响到手太阴肺，这是因为手足太阴有着十分密切的关系。而且脾土主地之气，肺金主天之气，地气向上蒸腾而天气不化，脾土之色现于肺金之处，所以眼白可见发黄。舌苔色白滑润或呈灰色，是寒湿侵袭人体的表现。湿邪困阻中焦，会造成脾胃虚寒，使阳气受到严重损伤，而人身的正阳由心所主管，心具有藏神的重要功能，所以可出现神志昏糊的症状。心还具有主语言的功能，心阳虚弱则不想说话。脾的外窍是舌，如果湿邪阻滞于脾窍，则可见舌转动不灵而说话声音重浊。湿邪以下行为顺，因此，用四苓散驱除湿邪从小便而出，再加木瓜以平泻肝木，防止肝木克犯脾土；用厚朴温运脾胃，行气导滞；草果温脾阳而散寒，其芳香之气又可直达脾窍，温补脾阳以健脾助运，祛除湿浊以利清气生发。

四苓加木瓜厚朴草果汤方（苦热兼酸淡法）

生白术9克，猪苓4.5克，泽泻4.5克，赤苓块15克，木瓜3克，厚朴3克，草果2.4克，半夏9克

上药加水8杯，煮成3杯药液，分3次服下。平素阳气虚弱的患者，可再加入附子6克。

四七、足太阴寒湿，舌灰滑，中焦滞痞，草果茵陈汤主之；面目俱黄，四肢常厥者，茵陈四逆汤主之。

湿滞痞结，非温通而兼开窍不可，故以草果为君。茵陈因陈生新，生发阳气之机最速，故以之为佐。广皮、大腹、厚朴，共成泻痞之功。猪苓、泽泻，以导湿外出也。若再加面黄肢逆，则非前汤所能济，故以四逆回厥，茵陈宣湿退黄也。

草果茵陈汤方（苦辛温法）

草果（一钱），茵陈（三钱），茯苓皮（三钱），厚朴（二钱），广皮（一钱五分），猪苓（二钱），大腹皮（二钱），泽泻（一钱五分）

水五杯，煮取二杯，分二次服。

茵陈四逆汤方（苦辛甘热复微寒法）

附子（三钱，炮），干姜（五钱），炙甘草（二钱），茵陈（六钱）

水五杯，煮取二杯。温服一杯，厥回止后服；仍厥，再服；尽剂，厥不回，再作服。

【解读】

四十七、寒湿侵犯足太阴脾，山现舌苔色灰而滑润、脘腹部痞胀不舒等症状，可用草果茵陈四逆汤治疗；如果面部皮肤和眼白都已发黄，并有四肢时常发冷等症状，宜用茵陈四逆汤治疗。

湿邪阻滞中焦而导致的痞胀不舒，一定要采用温通阳气、兼开脾窍的方法进行治疗，所以方中用草果为君药；茵陈有由陈而生新的作用，最能生发阳气，故用此药为佐；再配合广皮、大腹皮、厚朴，活药协同具有消除脘腹部痞塞胀满的功效；使用猪苓、茯苓，是为了使湿邪能从小便排出。如果同时伴有面部皮肤发黄和四肢发冷，用上方治疗已无济于事，必须投用四逆汤温阳以治肢冷，再配用茵陈宣化温邪以消退黄疸。

草果茵陈汤方（苦辛温法）

草果3克，茵陈9克，茯苓皮9克，厚朴6克，大腹皮6克，泽泻4.5克

上药加水5杯，煮成2杯药液，分2次服下。

茵陈四逆汤方（苦辛甘热复微寒法）

附子9克（炮），干姜15克，炙甘草6克，角陈18克

上药加水5杯，煮成2杯药液。乘温先服1杯，如果四肢转温，则不必再服；假若四肢仍然发冷，就再服另一杯；如服完1剂后四肢仍不转温，可以再煎1剂服下。

四八、足太阴寒湿，舌白滑，甚则灰，脉迟，不食，不寐，大便窒塞，浊阴凝聚，阳伤腹痛，痛甚则肢逆，椒附白通汤主之。

此足太阴寒湿，兼足少阴、厥阴证也。白滑灰滑，皆寒湿苔也。脉迟者，阳为寒湿所困，来去俱迟也。不食，胃阳痹也。不寐，中焦湿聚，阻遏阳气不得下交于阴也。大便窒塞，脾与大肠之阳不能下达也。阳为湿困，返逊位于浊阴，故浊阴得以蟠踞中焦而为痛也；凡痛皆邪正相争之象，虽曰阳困，究竟阳未绝灭，两不相下，故相争而痛也（后凡言痛者仿此）。椒附白通汤，齐通三焦之阳，而急驱浊阴也。

椒附白通汤方

生附子（炒黑，三钱），川椒（炒黑，二钱），淡干姜（二钱），葱白（三茎），猪胆汁（半烧酒杯，去渣后调入）

水五杯，煮成二杯，分二次凉服。

方论：此苦辛热法复方也。苦与辛合，能降能通，非热不足以胜重寒而回阳。附子益太阳之标阳，补命门之真火，助少阳之火热。盖人之命火与太阳之阳、少阳之阳旺，行水自速。三焦通利，湿不得停，焉能聚而为痛。故用附子以为君，火旺则土强。干姜温中逐湿痹，太阴经之本药，川椒燥湿除胀消食，治心腹冷痛，故以二物为臣。葱白由内而达外，中空通阳最速，亦主腹痛，故以为之使。浊阴凝聚不散，有格阳之势，故反佐以猪胆汁。猪，水畜，属肾，以阴求阴也；胆乃甲木，从少阳，少阳主开泄，生发之机最速。此用仲景白通汤，与许学士椒附汤，合而裁制者也。

【解读】

四十八、寒湿侵犯足大阴脾，症见舌苔色白而滑润，甚至呈灰色，脉象迟缓，不思进食，夜难入睡，大便闭结不通，这是因为寒湿浊阴凝聚于中焦，阳气受损则腹痛，如果疼痛剧烈则引起四肢发冷，可用椒附白通汤治疗。

本病证不仅是寒湿侵犯足太阴脾，寒湿还兼犯于足少阴肾和足厥阴肝。白滑苔和灰滑苔，都是寒湿的表现。脉象迟缓，是阳气被寒湿困遏的缘故，其特点是脉的来去都较缓慢。不思进食，是因为寒湿困阻了胃阳。夜不安眠，是由于中焦寒湿凝聚，使阳气被阻遏而不能下交于阴。大便闭塞不通，是脾与大肠的阳气不能通达所造成的。阳气被湿邪困阻，则浊阴之邪必然更盛，因浊阴阻于中焦而引起腹痛。凡出现疼痛都是邪正相争的反应，此时虽然寒湿闭遏了阳气，但毕竟阳气还没有衰亡，以致阳气与寒湿相互抗争而发生疼痛。椒附白通汤，可以同时温通三焦的阳气，迅速祛除湿浊之邪。

椒附白通汤方

生附子（炒黑）9 克，花椒（炒黑）6 克，淡干姜 6 支，葱白 3 茎，猪胆汁半烧酒杯（去渣后调入）

上药加水 5 杯，煮成 2 杯药液，放凉后分 2 次服下。

方论：本方为为苦辛热法的复方。苦味药与辛味药配合，即能降又能通，且不用热药不足以祛除严重的阴寒之气使阳气回复。附子不仅能补益太阳经的阳气，还能补益命门的真火，助长少阳的火热。如果人体的命门之火和太阳的阳气、少阳的阳气都很旺盛，就能很快地祛除水湿。三焦畅通无阻，湿邪难以在体内停留，怎么可能聚集在中焦而引起疼痛呢？所以用附子为君药，使阳气旺盛则脾土强壮。干姜能温通中焦之阳以驱除湿邪的郁结，是治疗太阴脾病的主要药物；花椒能燥湿，解除胀满，消化食积，可以治疗心腹部发冷而疼痛的证候，所以用这两味药作为臣药。葱白具有从内而达外的作用，其形状中空，温通阳气的功效最快，也能治疗腹痛，因而以此作为使药。寒湿为浊阴之邪，如果凝聚郁结于体内，有可能会造成阳气被格柜于外的严重状况，所以本方用猪胆汁是一种反佐之法。猪在五行归类中属水畜，与肾有关，用猪胆汁来治疗寒湿困阻阳气的病证是"以阴求阴"的方法。胆属于甲木，与少阳有关，少阳主持开泄，因此用胆汁能够迅速升发。本方是用张仲景的白通汤和许叔微的椒附汤组合加减而成。

四九、阳明寒湿，舌白腐，肛坠痛，便不爽，不喜食，附子理中汤去甘草加广皮厚朴汤主之。

九窍不和，皆属胃病。胃受寒湿所伤，故肛门坠痛而便不爽；阳明失阖，故不喜食。理中之人参补阳明之正，苍术补太阴而渗湿，姜、附运坤阳以劫寒，盖脾阳转而后湿行，湿行而后胃阳复。去甘草，畏其满中也。加厚朴、广皮，取其行气。合而言之，辛甘为阳，辛苦能通之义也。

附子理中汤去甘草加厚朴广皮汤方（辛甘兼苦法）

生茅术（三钱），人参（一钱五分），炮干姜（一钱五分），厚朴（二钱），广皮（一钱五分），生附子（一钱五分，炮黑）

水五杯，煮取八分二杯，分二次服。

【解读】

四十九、寒湿伤于足阳明胃，出现舌苔白腐，肛门有下坠疼痛的感觉，大便解时不爽快，不想进食，可用附子理中汤去甘草加广皮厚朴汤治疗。

人体九窍不正常，都与胃的病证有关。胃的阳气被寒湿所困阻，因而出现肛门下坠疼痛，大便不爽快；胃气损伤，受纳功能障碍，所以不想进食。《伤寒论》理中汤方中的人参能补阳明胃的正气，苍术可以补益太阴脾，并能渗湿下行；干姜、附子有温运脾阳，驱除寒邪的作用，脾阳运转正常则水湿可自然流动，而水湿得行胃就可以振复。用附子理中汤去甘草，是怕甘草会加重脘腹部的胀满，加入厚朴、广皮以疏理气机。总而言之，本方体现了辛甘为阳、辛苦能通的方义。

附子理中汤去甘草加厚朴广皮汤方（辛甘兼苦法）

生茅术9克，人参4.5克，炮干姜4.5克，厚朴6克，广皮4.5克，生附子4.5克（炮黑）

上药加水5杯，煮成2杯药液，分2次服下。

五十、寒湿伤脾胃两阳，寒热，不饥，吞酸，形寒，或脘中痞闷，或酒客湿聚，苓姜术桂汤主之。

此兼运脾胃，宣通阳气之轻剂也。

苓姜术桂汤方（苦辛温法）

茯苓块（五钱），生姜（三钱），炒白术（三钱），桂枝（三钱）

水五杯，煮取八分二杯，分温再服。

【解读】

五十、寒湿损伤了脾和胃的阳气，症见恶寒发热，无饥饿感，胃中有酸水上泛，身体时常发冷，或者出现脘腹部痞寒满闷不舒，或者平素嗜好饮酒而导致湿邪内聚，可用苓姜术桂汤治疗。

本方是既温运脾胃又宣通阳气的轻剂。

苓姜术桂汤方（苦辛温法）

茯苓块15克，生姜9克，炒白术9克，桂枝9克

上药加水5杯，煮成2杯药液，分2次乘温服。

五一、湿伤脾胃两阳，既吐且利，寒热身痛，或不寒热，但腹中痛，名曰霍乱。寒多，不欲饮水者，理中汤主之。热多，欲饮水者，五苓散主之。吐利汗出，发热恶寒，四肢拘急，手足厥逆，四逆汤主之。吐利止而身痛不休者，宜桂枝汤小和之。

按：霍乱一证，长夏最多，本于阳虚寒湿凝聚，关系非轻，伤人于顷刻之间。奈时医不读《金匮》，不识病源，不问轻重，一概主以藿香正气散，轻者原有可愈之理，重者死不旋踵；更可笑者，正气散中加黄连、麦冬，大用西瓜治渴欲饮水之霍乱，病者岂堪命乎！瑭见之屡矣，故将采《金匮》原文，备录于此。胃阳不伤不吐，脾阳不伤不泻，邪正不争不痛，营卫不乖不寒热。以不饮水之故，知其为寒多，主以理中汤（原文系理中丸，方后自注云：然丸不及汤，盖丸缓而汤速也；且恐丸药不精，故直改从汤）温中散寒。人参甘草，胃之守药；白术甘草，脾之守药；干姜能通能守，上下两泄者，故脾胃两守之；且守中有通，通中有守，以守药作通用，以通药作守用。若热欲饮水之证，饮不解渴，而吐泄不止，则主以五苓。邪热须从小便去，膀胱为小肠之下游，小肠，火腑也，五苓通前阴，所以守后阴也。太阳不开，则阳明不阖，开太阳正所以守阳明也。此二汤皆有一举两得之妙。吐利则脾胃之阳虚，汗出则太阳之阳亦虚；发热者，浮阳在外也；恶寒者，实寒在中也；四肢拘急，脾阳不荣四末；手足厥冷，中土湿而厥阴肝木来乘。病者四逆，汤善救逆，故名四逆汤。人参、甘草守中阳，干姜、附子通中阳，人参、附子护外阳，干姜、甘草护中阳，中外之阳复回，则群阴退避，而厥回矣。吐利止而身痛不休者，中阳复而表阳不和也，故以桂枝汤温经络而微和之。

理中汤方（甘热微苦法，此方分量以及后加减法，悉照《金匮》原文，用者临时斟酌）

人参、甘草、白术、干姜（各三两）

水八杯，煮取三杯，温服一杯，日三服。

加减法：若脐上筑者，肾气动也，去术，加桂四两。吐多者，去术，加生姜三两。下多者还用术。悸者加茯苓二两。渴欲饮水者，加术足前成四两半。腹中痛者，加人参足前成四两半。寒者，加干姜足前成四两半。腹满者，去术，加附子一枚。服汤后，如食顷，饮热粥一升许，微自汗，勿发揭衣服。

五苓散方（见前）

加减法：腹满者，加厚朴、广皮各一两。渴甚面赤，脉大紧而急，扇扇不知凉，饮冰不知冷，腹痛甚，时时躁烦者，格阳也，加干姜一两五钱（此条非仲景原文，余治验也）。

百沸汤和，每服五钱，日三服。

四逆汤方（辛甘热法，分量临时斟酌）

炙甘草（二两），干姜（一两半），生附子（一枚，去皮），人参（一两）

水五茶碗，煮取二碗、分二次服。

按：原方无人参，此独加人参者，前条寒多不饮水，较厥逆尚轻，仲景已用人参；此条诸阳欲脱，中虚更急，不用人参，何以固内。柯韵伯《伤寒注》云：

仲景凡治虚证，以里为重，协热下利，脉微弱者，便用人参；汗后身痛，脉沉迟者，便加人参。此脉迟而利清谷，且不烦不咳，中气大虚，元气已脱，但温不补，何以救逆乎！观茯苓四逆之烦躁，且以人参，况通脉四逆，岂得无参。是必有脱落耳，备录于此存参。

【解读】

五十一、湿邪损伤了脾胃的阳气，出现呕吐和腹泻并作、恶寒发热、身体疼痛等症状，或者没有恶寒发热，仅见有腹中疼痛，这种病证称为霍乱。寒象比较明显，表现为不想喝水的，可用理中汤治疗；发热比较明显，口渴想喝水的，可用五苓散治疗。如果症见呕吐、腹泻交作，身有汗出，发热恶寒，四肢拘挛不能伸展，手足发冷的，应投四逆汤治疗；如果呕吐、腹泻已停止，但身体疼痛未好转的，宜用桂枝场调和营卫。

按：霍乱这种病证，以夏末秋初最为多见，发生的原因是机体阳气虚弱而寒湿凝聚，往往病情较重，在短时间内就会危及生命。无奈现在的许多医生不学习《金匮》，不知道本病的病源，也不问病情轻重，全部用藿香正气散来治疗，如果是较轻的病证，基本上还能够治愈；如果属于重证，该方则无济于事，患者会很快死亡。更为可笑的是，有人在藿香正气散中加黄连、麦冬，并大用西瓜来治疗口渴想要饮水的霍乱患者，患者还有不死亡的吗？我对这些情况见得多了，所以把《金匮》中的有关原文摘录下来，以供大家参考。胃的阳气不受伤就不会呕吐，脾的阳气不受伤就不会腹泻，邪气和正气不抗争就不会引起疼痛，营卫之气不失于调和就不会恶寒发热。从患者不想喝水的表现，可以了解病证偏于寒性，须用理中汤以温补中阳驱散寒邪。人参和甘草，是胃的守药；白术和甘草，是脾的守药；干姜既能通又能守。本病有上下两泄的特点，表现为呕吐、腹泻并作，所以既要守脾又要守胃，而且要守中有通、通中有守，以守药作为通药用，以通药作为守药用。如果患者口渴想要喝水，但喝了不少水后仍不解渴，并且呕吐和腹泻不止的，其病证偏于热性，当用五苓散治疗。体内的邪热应从小便中排出，膀胱属于小肠的下游，而小肠为火腑，又可移热于膀胱，因而通利膀胱可达到泻小肠之火的目的。所以用五苓散通前阴利小便，小便得通则可以守后阴而实大便。太阳为开，阳明为合，太阳不开则阳明不能合，用五苓散开太阳则可使阳明合而得守，吐泻也会自然而止，因此以五苓散治疗本病有一举两得之妙。呕吐、腹泻不止，会造成脾胃阳气虚弱；大量汗出，会导致足太阳经的阳气不足；发热，是阳气浮现于外的表现；恶寒，是由于实寒阻滞于中焦；四肢拘挛伸展不利，是因为脾阳虚弱不能荣养四肢；手足发冷，是脾胃阳虚，肝木乘虚侵犯所引起的。四逆汤最善于治疗四肢逆冷的病证，所以称为四逆汤。人参、甘草可以守补中焦的阳气，干姜、附子能够温通中焦的阳气，假如人身体表的阳气和内脏的阳气都得以恢复，阴寒之邪自然难以停留，四肢就会随之转温。如果呕吐、腹泻停止，身体疼痛仍然不止的，是中焦阳气已恢复正常，而体表阳气尚未调和所致，因此可用桂枝汤温通经络，轻微调和营卫。

理中汤方（甘热微苦法。本方药物用量以及后面的加减法，全部按照《金匮》的原文，使用时可根据病情灵活掌握）

人参、甘草、白术、干姜各90克

上药加水8杯，煮成3杯药液，乘药温时服下1杯，每日服3次。

加减法：如果脐上部筑筑而动的，是肾气上攻所致，上方去白术，加桂枝120克；呕吐较严重的，上方去白术，加生姜90克；腹泻较严重的，还应使用白术；有心悸的，加入茯苓60克；口渴想饮水的，将白术用量加至135克；腹中疼痛的，增加人参用量至135克；寒象较严重的，将干姜用量加至135克；腹部胀满的，上方去白术，加附子1枚。服下汤药后，大约经过吃一顿饭的时间，可喝热粥1升左右，使患者微微有些出汗，此时不要揭开衣被。

五苓散方（方剂见前）

加减法：有腹部胀满的，加厚朴、广皮各30克；如口渴严重而颜面红赤，脉象大紧而急，身热用扇子扇也不觉得凉快，饮冰水亦不觉得冷，腹痛较严重，不时出现烦躁症状的，属于阳气被格拒于外的病证，可加入干姜45克。用滚开的水调和，每次服15克，1日3次。

四逆汤方（辛甘热法，药物用量可临用时根据具体情况灵活掌握）

炙甘草60克，干姜45克，生附子1枚（去皮），人参30克

上药加水5茶碗，煮成2碗药液，分2次服下。

按：原方中没有人参，此处唯独加用了人参，这是因为上条讨论的是寒象较重而不想喝水的病证，比四肢逆冷为轻，张仲景已经使用了人参；本条病证为内外阳气都即将外脱，中焦的虚弱更加危急，如果不用人参；怎么能固护在内的阳气呢？柯韵伯在《伤寒注》中说：张仲景凡是治疗虚证，都以里证为主，只要有发热而下利、脉微弱的，便加入人参；如出汗后身体疼痛、脉沉迟的，也要加人参。本病证脉象迟而下利完谷不化，并且没有烦躁、咳嗽症状者，说明中气严重损伤，元气已经外脱，假如仅用温药而不用补药，怎么能够救此逆证呢？《伤寒论》茯苓四逆汤的烦躁之症，都能用人参，何况通脉四逆汤，难道反而不用人参吗？所以《伤寒论》的原文中一定有条文字句的脱落，特地记录在这里以备参考。

五二、霍乱兼转筋者，五苓散加防己桂枝薏仁主之；寒甚脉紧者，再加附子。

肝藏血，主筋，筋为寒湿搏急而转，故于五苓和霍乱之中，加桂枝温筋，防己急驱下焦血分之寒湿，薏仁主湿痹脚气，扶土抑木，治筋急拘挛。甚寒，脉紧，则非纯阳之附子不可。

五苓散加防己桂枝薏仁方

即于前五苓散内，加防己一两；桂枝一两半，足前成二两；薏仁二两；寒甚者，加附子大者一枚。杵为细末，每服五钱，百沸汤和，日三，剧者日三夜一，得卧则勿令服。

【解读】

五十二、霍乱病兼有四肢筋肉拘急挛缩的，可用五苓散加防己桂枝薏苡仁方治疗；寒象较重而脉紧的，可再加入附子。

肝藏血，主筋脉，如果寒湿之邪搏击于筋脉，就会出现四肢筋肉拘急挛缩的现象，所以在用五苓散治疗霍乱时加重桂枝温通筋脉，并用防己迅速驱除下焦血分的寒湿；再加入擅长治疗湿痹和脚气的薏苡仁，以健运脾胃、平抑肝木，从而达到治疗筋脉拘急挛缩的目的。如果寒象较为严重，则非用辛热温阳的附子不可。

五苓散加防己桂枝薏苡仁方

本方即在前述五苓散中加入防己30克；桂枝45克，与原方中用量合并共60克；再加薏苡仁60克；寒象严重的，可加较大的附子1枚。

上药共同捣为细粉末，每次服15克，用滚开的水调和后服下，1日3次。病情严重的可白天服3次，夜里服1次。如果已能安卧，则不必再服。

五三、卒中寒湿，内挟秽浊，眩冒欲绝，腹中绞痛，脉沉紧而迟，甚则伏，欲吐不得吐，欲利不得利，甚则转筋，四肢欲厥，俗名发痧，又名干霍乱。转筋者，俗名转筋火，古方书不载（不载者，不载上三条之俗名耳；若是证，当于《金匮》腹满、腹痛、心痛、寒疝诸条参看自得），蜀椒救中汤主之，九痛丸亦可服；语乱者，先服至宝丹，再与汤药。

按此证夏日湿蒸之时最多，故因霍乱而类记于此。中阳本虚，内停寒湿，又为蒸腾秽浊之气所干，由口鼻而直行中道，以致腹中阳气受逼，所以相争而为绞痛；胃阳不转，虽欲吐而不得；脾阳困闭，虽欲利而不能；其或经络亦受寒湿，则筋如转索，而后者向前矣；中阳虚而肝木来乘，则厥。俗名发痧者何？盖以此证病来迅速，或不及延医，或医亦不识，相传以钱或用磁碗口，蘸姜汤或麻油，刮其关节，刮则其血皆分，住则复合，数数分合，动则生阳，关节通而气得转，往往有随手而愈者，刮处必现血点，红紫如沙，故名痧也。但刮后须十二时不饮水，方不再发。不然则留邪在络，稍受寒发怒，则举发矣。以其欲吐不吐，欲利不利而腹痛，故又名干霍乱。其转筋名转筋火者，以常发于夏月，夏月火令，又病迅速如火也，其实乃伏阴与湿相搏之故。以大建中之蜀椒，急驱阴浊下行，干姜温中，去人参、胶饴者，畏其满而守也，加厚朴以泻湿中浊气，槟榔以散结气，直达下焦，广皮通行十二经之气。改名救中汤，急驱浊阴，所以救中焦之真阳也。九痛丸一面扶正，一面驱邪，其驱邪之功最迅，故亦可服。再按前吐泻之霍乱，有阴阳二证，干霍乱则纯有阴而无阳，所谓天地不通，闭塞而成冬，有若否卦之义。若语言乱者，邪干心包，故先以至宝丹，驱包络之邪也。

救中汤方（苦辛通法）

蜀椒（炒出汗，三钱），淡干姜（四钱），厚朴（三钱），槟榔（二钱），广皮（二钱）

水五杯，煮取二杯，分二次服。兼转筋者，加桂枝三钱，防己五钱，薏仁三钱。厥者加附子二钱。

九痛丸方（治九种心痛，苦辛甘热法）

附子（三两），生狼牙（一两），人参（一两），干姜（一两），吴茱萸（一两），巴豆（去皮心熬碾如膏，一两）

蜜丸梧子大，酒下，强人初服三丸，日三服，弱者二丸。

兼治卒中恶，腹胀痛，口不能言；又治连年积冷，流注心胸痛，并冷冲上气、落马、坠车、血病等证皆主之。忌口如常法。

方论：《内经》有五脏胃腑心痛，并痰虫食积，即为九痛也。心痛之因，非风即寒，故以干姜、附子驱寒壮阳，吴茱萸能降肝脏浊阴下行，生狼牙善驱浮风，以巴豆驱逐痰虫陈滞之积，人参养正驱邪。因其药品气血皆入，补泻攻伐皆备，故治中恶腹胀痛等证。

附录《外台》走马汤：治中恶、心痛、腹胀、大便不通，苦辛热法。沈目南注云：中恶之证，俗谓绞肠乌痧，即秽臭恶毒之气，直从口鼻，入于心胸肠胃脏腑，壅塞正气不行，故心痛腹胀，大便不通，是为实证。非似六淫侵入而有表里清浊之分。故用巴豆极热大毒峻猛之剂，急攻其邪，佐杏仁以利肺与大肠之气，使邪从后阴，一扫尽除，则病得愈。若缓须臾，正气不通，营卫阴阳机息则死，是取通则不痛之义也。

巴豆（去心皮熬，二枚），杏仁（二枚）

上二味，以绵缠槌令碎，热汤二合，捻取白汁饮之，当下。老小强弱量之。通治飞尸鬼击病。

按：《医方集解》中，治霍乱用阴阳水一法，有协和阴阳，使不相争之义。又治干霍乱用盐汤探吐一法，盖闭塞至极之证，除针灸之外，莫如吐法通阳最速。夫呕，厥阴气也；寒痛，太阳寒水气也；否，冬象也。冬令太阳寒水，得厥阴气至，风能上升，则一阳开泄，万象皆有生机矣。至针法，治病最速，取祸亦不缓，当于《甲乙经》中求之，非善针者，不可令针也。

立生丹（治伤暑、霍乱、痧证、疟、痢、泄泻、心痛、胃痛、腹痛、吞吐酸水，及一切阴寒之证、结胸、小儿寒痉）

母丁香（一两二钱），沉香（四钱），茅苍术（一两二钱），明雄黄（一两二钱）

上为细末，用蟾酥八钱，铜锅内加火酒一小杯，化开，入前药末，丸绿豆大。每服二丸，小儿一丸，温水送下。又下死胎如神。凡被蝎蜂螫者，调涂立效，惟孕妇忌之。

此方妙在刚燥药中加芳香透络。蟾乃土之精，上应月魄，物之浊而灵者，其酥入络，以毒攻毒，而方又有所监制，故应手取效耳。

独胜散（治绞肠痧痛急，指甲唇俱青，危在顷刻）

马粪（年久弥佳）

不拘分两，瓦上焙干为末。老酒冲服二、三钱，不知，再作服。

此方妙在以浊攻浊。马性刚善走，在卦为乾，粪乃浊阴所结，其象圆，其性通，故能摩荡浊阴之邪，仍出下窍。忆昔年济南方切庵莅任九江，临行，一女子忽患痧证，就地滚嚎，声嘶欲绝。切庵云：偶因择日不谨，误犯红痧，或应此乎？余急授此方，求马粪不得，即用骡粪，并非陈者，亦随手奏功。

【解读】

五十三、寒湿之邪突然侵袭中焦，并夹杂有秽浊之气，患者出现严重的头晕目眩，腹中疼痛如绞，脉象沉紧而迟，甚至脉伏症状；同时，患者想吐但吐不出来，想泻也泻不出来，病情严重的还可见到筋肉拘急抽搐、四肢发冷等症状，这种病证俗称"发痧"，又称"干霍乱"。此时所发生的筋肉拘急抽搐，俗称"转筋火"，在古代医书中没有相关记载（这里所说的没有记载，是指以上三个俗名在古医书中没有记载，而对这种病证的诊治，应当参照《金匮》腹满、腹痛、心病、寒疝各条，自然就会明白），可用花椒救中汤治疗，九痛丸也可以服用。如果见有语言错乱的，可先服至宝丹，再给服前面所说的汤药。

按：本病证在夏季湿气上蒸的时候最为多见，由于前面讨论的霍乱与此病证相类似，所以附记于这里。本病证的发生，原因是中焦阳气虚弱，内有寒湿停滞，又被夏季蒸腾的秽浊之气所侵犯。病邪从口鼻而入直接犯于脾胃，以致腹中的阳气被病邪所遏阻，邪正相互抗争而发生腹痛如绞；寒湿困遏胃阳和脾阳，导致脾胃的升降功能失常，从而出现想吐又吐不出来、要泻也泻不出来的症状；如果经络也受到了寒湿的侵犯，则可见筋肉拘急抽搐；中阳虚衰则肝木乘机克伐中土，因而引起四肢发冷。为什么俗称"发痧"呢？是因为本病证来势急骤，有的来不及请医生诊治，有的连医生也不知道是什么病，只能按长期相传的方法，用铜钱或者瓷碗的碗口，蘸姜汤或麻油刮患者关节部位的皮肤，刮时血液分散，不刮时则血液又汇合。这样经过几次刮动，可以起到疏通气血的作用，关节得以疏通而气机能够运转，往往有人在刮完后很快就能痊愈。由于刮过的皮肤处会出现细小的出血点，色红紫，形状如沙，所以将此病证称为"发痧"。但应注意，刮后24小时以内不能喝水，只有这样病情才不会复发。否则，病邪会留滞于经络，稍微不慎感受寒邪，或情志恼怒，就会导致病情复发。因为本病证的特点是想吐而吐不出来、想泻也泻不出来，并有剧烈腹痛，所以又称"干霍乱"。此外，将所发生的"转筋"称"转筋火"，是由于本病证多发生在夏季，夏季属于火热当令，加上病情发展迅速如同火势的缘故。实际上，本病证并不是火热所致，而是由内伏的阴寒之气与湿邪相互搏结引起的。治疗常选用大建中汤加减，方中用花椒快速驱除阴浊之邪，以干姜温中散寒，将原方中的人参、胶饴去掉不用，是恐怕这两味药壅滞内守不利于寒湿的祛除，再加上厚朴燥湿化浊，槟榔驱散郁结之气，并能直接通达下焦，还用广皮疏通十二经的气机。由于本方具有迅速祛除寒湿浊阴之邪、救助中焦真阳之气的作用，因而把该方改名为救中汤。九痛丸可以一面扶正、一面驱邪，而且驱除阴浊病邪的作用非常快捷，所以也可治疗本病。前面所谈到的上吐下泻的霍乱病，有阴、阳两种类型，干霍乱则只有属阴寒性质的，一般无阳证，这就是所谓天地之气不通，闭塞而成为寒冬，如同八卦中的否卦。假如又出现语言错乱，是病邪犯于心包，因此，应当先投用至宝丹，以驱除心包络的病邪。

救中汤方（苦辛通法）

蜀椒（炒出汗）9克，淡干姜12克，厚朴9克，槟榔6克两广皮6克

上药加水5杯，煮成2杯药液，分2次服。如兼有"转筋"的，可加桂枝9克、薏苡仁9克、防己15克；如有四肢发冷的，可加附子6克。

九痛丸方（治疗9种心痛，苦辛甘热法）

附子 90 克，生狼牙 30 克，人参 30 克，干姜 30 克，吴茱萸 30 克，巴豆（去皮心熬碾如膏）30 克

上药用蜜调和制成药丸，如梧桐子大，以酒送服。身体强健的人开始服 3 丸，每日服 3 次；身体较弱的人，开始服 2 丸。

本方还可以治疗突然中恶、腹部胀满疼痛、口不能说话的病证，也能够治疗因多年寒冷内积流注心胸部而引起的疼痛，以及冷气从下向上冲逆、从马上坠落、由车中坠下、各种血病等。饮食禁忌和通常的忌口要求相同。

方论：据《内经》记载，五脏和胃腑都可以引起心痛，再加上痰、虫、食积所致的心痛，就成为 9 种心痛。心痛发生的原因，若不是风就是寒，因此方中用干姜、附子驱除寒邪、温壮阳气，吴茱萸能使肝脏的阴寒浊气下行，生狼牙擅长驱除浮风，再用巴豆来攻逐痰、虫、肠道久留的积滞等病邪，用人参补养正气以增强机体的驱邪能力。由于方中所用的药物既能入气又能入血，而且补益正气和攻逐病邪的作用同时兼备，所以本方能够治疗中恶、腹胀疼痛等病证。

此处附录《外台》中的走马汤：治中恶、心痛、腹胀、大便不通，属苦辛热治法。沈目南注：中恶这种病证，俗称"绞肠乌痧"，是因为秽臭恶毒之气从口鼻侵入人体，直接犯于心胸肠胃各脏腑，导致正气壅阻滞塞不能通行，所以出现心痛、腹部胀满等症状，属于实证。本病证不像六淫之邪侵犯人体那样，有表里和清浊的区别，因此使用巴豆这味性质极热、有较强毒性、作用峻猛的药物，来迅速攻逐病邪，并佐以苦杏仁通利肺与大肠的气机，使病邪从大便一扫而尽，疾病就可以获得痊愈。如果治疗稍微迟缓片刻，就会造成正气不通，人体营卫和阴阳之气停息不行而死亡。所以，本方主要体现了"通则不痛"的治疗思想。

巴豆（去心皮熬）2 枚，苦杏仁 2 枚

上 2 味药，用绵布缠好以后，用槌捣碎，放进 2 合热开水中，捻揉使药汁渗入水中，然后将药水服下，服后一定会引起腹泻。药物的剂量应根据患者年龄的大小和体质的强弱灵活掌握。

按：在《医方集解》中，治疗霍乱有一种阴阳水的方法，是取其调和阴阳，使邪正不相争的意思。另外，还有用盐汤探吐来治疗干霍乱的方法，这是因为干霍乱是一种上下闭塞非常严重的病证，除了针灸以外，别的方法都不如吐法通行阳气的作用迅速。呕吐是由于厥阴之气犯胃，寒痛是因为太阳寒水之气闭塞。否，在八势当中代表了冬季，冬季是太阳寒水主令，如果能使厥阴之气发挥作用，风木主上升宣发，可促使呕吐的发生，吐后升发之气宣畅，则万象都有生机。至于用针法，虽然治疗疾病收效很快，但如果使用不当，也会迅速引起不良后果，所以应当认真研读《甲乙经》，不善于针法的人，不能随便下针。

立生丹（治伤暑、霍乱、痧证、疟疾、痢疾、泄泻、心痛、胃病、腹痛、吞吐酸水，及一切阴寒之证、结胸、小儿寒痉）

母丁香 36 克，沉香 12 克，茅苍术 36 克，明雄黄 36 克

上药共同碾成细末。铜锅内加入烧酒 1 小杯，加蟾酥 24 克化开，再将碾好的药末加入，制成药丸如绿豆大小。每次服 2 丸，小儿服 1 丸，用温水送下。此方还具有下死胎的功能，效果甚佳。凡是被蝎子、蜂蜇伤的，用本丸化开涂患

处，能立即见效，促孕妇忌用。

本方配伍的巧妙之处，在于刚燥性烈的药中加入芳香透络之品。蟾属于土之精的动物，上应于天之月亮，性浊而有清灵之气。蟾酥可以通络，其性毒能够以毒攻毒；方中又有其他药物监制毒性，所以用后能够很快取得效果。

独胜散（治绞肠痧急剧疼痛，指甲、口唇均为青紫色，危险在顷刻之间）

马粪（年久的更佳）

不限分量多少，放在瓦上焙干，然后碾成细末。用老酒冲服6~9克，如不见效，可以再服。

本方配伍的巧妙之处在于"以浊攻浊"，即用秽浊的马粪来治疗浊阴的病证。马性情刚烈而善于奔跑，在八卦中属于乾卦。其粪便为浊阴所结成，形状圆，其性主通，故能荡涤浊阴之邪，并使病邪从大便而出。我回忆起往年有济南人方䜣庵去九江赴任，临行时，有一女子忽然患了痧证，腹痛剧烈，在地上打滚嚎哭，声音嘶哑而将死。方䜣庵说："这是由于我没有选择好日子，所以才犯了红痧证。"我急忙教给他这个方法，但当时找不到马粪，就用骡粪代替，也不是陈粪，用后也同样取得了效果。

湿温（附：疟、痢、疸、痹）

五四、湿热上焦未清，里虚内陷，神识如蒙，舌滑脉缓，人参泻心汤加白芍主之。

湿在上焦，若中阳不虚者，必始终在上焦，断不内陷；或因中阳本虚，或因误伤于药，其势必致内陷。湿之中人也，首如裹，目如蒙，热能令人昏，故神识如蒙，此与热邪直入包络谵语神昏有间。里虚，故用人参护里阳，白芍以护真阴；湿陷于里，故用干姜、枳实之辛通；湿中兼热，故用黄芩、黄连之苦降。此邪已内陷，其势不能还表，法用通降，从里治也。

人参泻心汤方（苦辛寒兼甘法）

人参（二钱），干姜（二钱），黄连（一钱五分），黄芩（一钱五分），枳实（一钱），生白芍（二钱）

水五杯，煮取二杯，分二次服，渣再煮一杯服。

【解读】

湿热病邪在上焦未能演化，若患者正气亏虚而湿热内陷，则出现神志昏蒙、舌滑、脉缓等表现，可用人参泻心汤加白芍治疗。

温热病邪在上焦，如果中焦阳气不虚，则病邪始终停留在上焦，不易内陷生变；如果中阳亏虚，或用药错误损伤了中焦阳气，必然会导致病邪内陷。湿邪侵袭人体，可见头重如裹、视物如蒙等症状；热邪则能使人神昏。因此湿热之邪内陷会导致神志昏蒙不清，这种神志异常与热邪侵犯心包而产生的神昏、谵语有所不同。由于正气亏虚，所以用人参护养中阳，白芍护养真阴。又因湿邪内陷，故用干姜、枳实辛散温通化湿；由于湿邪兼夹热邪，故用黄芩、黄连苦寒清热。本病证属湿热内陷，不能从表而解，必须采用辛苦通降法以祛除在里的湿热。

人参泻心汤方（苦辛寒兼甘法）

人参5克，干姜6克，黄连4.5克，黄芩4.5克，枳实3克，生白芍6克

上药用水5杯，煎煮成2杯，分2次服。药渣可加水再煎煮1杯服下。

五五、湿热受自口鼻，由募原直走中道，不饥不食，机窍不灵，三香汤主之。

此邪从上焦来，还使上焦去法也。

三香汤方（微苦微辛微寒兼芳香法）

栝蒌皮（三钱），桔梗（三钱），黑山栀（二钱），枳壳（二钱），郁金（二钱），香豉（二钱），降香末（三钱）

水五杯，煮取二杯，分二次温服。

方论：按此证由上焦而来，其机尚浅，故用蒌皮、桔梗、枳壳微苦微辛开上，山栀轻浮微苦清热，香豉、郁金、降香化中上之秽浊而开郁。上条以下焦为邪之出路，故用重；此条以上焦为邪之出路，故用轻；以下三焦均受者，则用分消。彼此互参，可以知叶氏之因证制方，心灵手巧处矣！惜散见于案中而人多不察，兹特为拈出，以概其余。

【解读】

湿热之邪从口鼻侵入，由募原直接传到中焦脾胃，出现不知饥饿、不思饮食、神机失灵等症状，可用三香汤治疗。

本条是讨论病邪从上焦传来，再使其从上焦祛除的治法。

三香汤方（微苦微辛微寒兼芳香法）

瓜蒌皮9克，桔梗9克，降香末9克，黑山栀6克，枳壳6克，郁金6克，香豆豉6克

上药用水5杯，煎煮成2杯，分2次温服。

方论：本病证由上焦传变而来，其病机尚属轻浅，所以用瓜蒌皮、桔梗、枳壳微苦微辛的药物开泄上焦，用质轻浮味微苦的栀子清热，以香豆豉、郁金、降香芬香宣化上、中焦秽浊之邪而开通郁闭。上条的治疗是使邪从下焦而出，故用药侧重于沉降；本条的治疗是使邪从上焦宣透，所以用药侧重于轻清；下条病证是三焦均受病邪，故治疗用分消的方法。这三条内容均录自叶天士《临证指南医案》，相互参照，可以看出叶氏根据病证变化制方用药的巧妙之处。但可惜的是，这些内容散见于叶氏的医案中，人们大多没有注意，所以特别选出来进行论述，这样对其他相关内容大致也可触类旁通了。

五六、吸受秽湿，三焦分布，热蒸头胀，身痛呕逆，小便不通，神识昏迷，舌白，渴不多饮，先宜芳香通神利窍，安宫牛黄丸；续用淡渗分消浊湿，茯苓皮汤。

按此证表里经络脏腑三焦，俱为湿热所困，最畏内闭外脱。故急以牛黄丸宣窍清热而护神明。但牛黄丸不能利湿分消，故继以茯苓皮汤。

安宫牛黄丸（方法见前）

茯苓皮汤（淡渗兼微辛微凉法）

茯苓皮（五钱），生薏仁（五钱），猪苓（三钱），大腹皮（三钱），白通草（三钱），淡竹叶（二钱）

水八杯，煮取三杯，分三次服。

【解读】

秽湿之邪从口鼻而入，遍布于三焦，热邪亢盛而内蒸，头涨，身体疼痛，呕吐，小便不通，神识昏迷，舌苔色白，口渴而不想多喝水，治疗应先用芳香开窍醒神法，用安宫牛黄丸；神志清醒后，再用淡渗利水，分消湿浊法，可用茯苓皮汤。

按：上述病证是湿热之形困阻表里、经络、脏腑、三焦所造成的。这种病变最怕出现内闭外脱之证，所以必须立即给予安宫牛黄丸开窍清热以保护神明、但安宫牛黄丸没有利湿的作用，而本病是因湿热所致，故接着要用茯苓皮汤淡渗利湿。

安宫牛黄丸（处方和治法见前文）

茯苓皮汤（淡渗兼微辛微凉法）

茯苓皮15克，生薏苡仁15克，猪苓9克，大腹皮9克，白通草9克，淡竹叶6克

以上药物用水8杯，煎煮成3杯，分3次服。

五七、阳明湿温，气壅为哕者，新制橘皮竹茹汤主之。

按：《金匮》橘皮竹茹汤，乃胃虚受邪之治，今治湿热壅遏胃气致哕，不宜用参甘峻补，故改用柿蒂。按柿成于秋，得阳明燥金之主气，且其形多方，他果未之有也，故治肺胃之病有独胜（肺之脏象属金，胃之气运属金）。柿蒂乃柿之归束处，凡花皆散，凡子皆降，凡降先收，从生而散而收而降，皆一蒂为之也，治逆呃之能事毕矣（再按：草木一身，芦与蒂为升降之门户，载生气上升者芦也，受阴精归藏者蒂也，格物者不可不于此会心焉）。

新制橘皮竹茹汤（苦辛通降法）

橘皮（三钱），竹茹（三钱），柿蒂（七枚），姜汁（三茶匙，冲）

水五杯，煮取二杯，分二次温服；不止，再作服。有痰火者，加竹沥、栝蒌霜；有瘀血者，加桃仁。

【解读】

湿温病当湿热侵犯阳明胃时，可因胃气壅滞、气机上逆而出现呃逆，用新制橘皮竹茹汤治疗。

按：《金匮》中的橘皮竹茹汤，是治疗胃气虚损感受病邪而呃逆的方剂，现在用来治疗湿热壅遏胃气所致的呃逆，由于不宜使用人参、甘草等壅补的药物，所以改用柿蒂。柿子成熟于秋季，禀受了阳明燥金的主气；且其形状为方形，这是其他果物所没有的，因而治疗肺胃疾病具有独特的作用（肺脏的五行属性为金，胃的气运也属金）。柿蒂为柿的归束之处，从开花至结果都源于此处。凡是花其性能都升散；凡是子其性能皆沉降，而沉降之前必然先收聚，所以柿蒂与收

散和沉降均有关系，因而擅长治疗呃逆（再按：从草木的整体性质分析，芦和蒂为升降的门户，载生发之气上升的是芦，接受阴精之气归藏的是蒂。研究事物的作用时，不可不在这方面用心钻研）。

新制橘皮竹茹汤（苦辛通降法）

橘皮9克，竹茹9克，柿蒂7枚，姜汁3茶匙（冲）

上药用水5杯，煎煮成2杯，分2次乘热服下。若效果不明显，可再次服用；痰热较甚者，加竹沥、瓜蒌霜；兼有瘀血者，加桃仁。

五八、三焦湿郁，升降失司，脘连腹胀，大便不爽，一加减正气散主之。

再按：此条与上第五十六条同为三焦受邪，彼以分消开窍为急务，此以升降中焦为定法，各因见证之不同也。

一加减正气散方

藿香梗（二钱），厚朴（二钱），杏仁（二钱），茯苓皮（二钱），广皮（一钱），神曲（一钱五分），麦芽（一钱五分），绵茵陈（二钱），大腹皮（一钱）

水五杯，煮二杯，再服。

方论：正气散本苦辛温兼甘法，今加减之，乃苦辛微寒法也。去原方之紫苏、白芷，无须发表也。去甘、桔，此证以中焦为扼要，不必提上焦也。只以藿香化浊，厚朴、广皮、茯苓、大腹泻湿满，加杏仁利肺与大肠之气，神曲、麦芽升降脾胃之气，茵陈宣湿郁而动生发之气，藿香但用梗，取其走中不走外也。茯苓但用皮，以诸皮皆凉，泻湿热独胜也。

【解读】

湿邪郁阻三焦，气机升降失常，出现脘腹胀满、大便不爽快等症状，可用一加减正气散治疗。

再按：本条与以上第五六条所论述的病证，均为病邪同时侵犯三焦。但第五六条病证的治疗以开窍醒神、分利湿邪为旨要方法，而本条病证的治疗则以升降中焦气机为基本大法、这是因为两者的临床表现不同。

一加减正气散方

藿香梗6克，厚朴6克，苦杏仁6克，茯苓皮6克，广皮3克，神曲4.5克，麦芽4.5克，绵茵陈6克，大腹皮3克

上药用水5杯，煎煮成2杯，分作2次服。

方论：藿香正气散原本是苦辛温兼甘法，现经过加减而成为苦辛微寒法。去原方中的紫苏、白芷是因为没有表证而不需解表，去甘草、桔梗是因为本证病位在中焦不必升提上焦。方中以藿香芳香化湿，厚朴、广皮、茯苓、大腹皮理气化湿，消除胀满，再加用苦杏仁宣利肺和大肠之气，神曲、麦芽升降中焦脾胃的气机，茵陈宣透湿邪之郁滞而鼓舞生发之气。藿香只用其梗，是利用其只作用于中焦而不作用于体表的功效；茯苓只用皮是因为各种皮的性能大多属于寒凉，对于清化湿热有独特的功效。

五九、湿郁三焦，脘闷，便溏，身痛，舌白，脉象模糊，二加减正气散

主之。

上条中焦病重，故以升降中焦为要。此条脘闷便溏，中焦证也，身痛舌白，脉象模糊，则经络证矣，故加防己急走经络中湿郁；以便溏不比大便不爽，故加通草、薏仁，利小便所以实大便也；大豆黄卷从湿热蒸变而成，能化蕴酿之湿热，而蒸变脾胃之气也。

二加减正气散（苦辛淡法）

藿香梗（三钱），广皮（二钱），厚朴（二钱），茯苓皮（三钱），木防己（三钱），大豆黄卷（二钱），川通草（一钱五分），薏苡仁（三钱）

水八杯，煮三杯，三次服。

【解读】

湿邪郁阻三焦，脘腹痞闷，大便稀溏，身体疼痛，舌苔色白，脉象模糊不清，可用二加减正气散治疗。

上条所论述的病证以中焦病变为主，所以治疗以升降中焦脾胃气机为大法。本条所讨论的病证既有脘闷、便溏等湿邪困阻中焦脾胃的症状，又有身体疼痛、舌苔色白、脉象模糊等温邪阻滞经络的表现，所以用防己迅速法除经络中的湿邪；同时，由于本证出现大便稀溏而不是大便不爽，这是湿困胃肠所致，所以加入通草、薏苡仁，通过分利小便达到使大便正常的目的；大豆黄卷是经过湿热蒸变后形成的，故能清化体内蕴阻之湿热，健运脾胃。

二加减正气方（苦辛淡法）

藿香梗9克，薏苡仁9克，茯苓皮9克，木防己9克，广皮6克，厚朴6克，大豆黄卷6克，川通草4.5克

上药以水8杯，煎煮成3怀，分3次服。

六十、秽湿着里，舌黄脘闷，气机不宣，久则酿热，三加减正气散主之。

前两法，一以升降为主，一以急宣经隧为主。此则以舌黄之故，预知其内已伏热。久必化热，而身亦热矣，故加杏仁利肺气；气化则湿热俱化，滑石辛淡而凉，清湿中之热，合藿香所以宣气机之不宣也。

三加减正气散方（苦辛寒法）

藿香（连梗叶，三钱），茯苓皮（三钱），厚朴（二钱），广皮（一钱五分），杏仁（三钱），滑石（五钱）

水五杯，煮二杯，再服。

【解读】

秽湿之邪留于体内，出现舌苔发黄、胃脘胀闷等症状，这是秽湿久留郁而化热，气机失于宣畅的缘故，可用三加减正气散治疗。

前述两种治法，一是以升降脾胃的气机为主，一是以宣通经络、祛除湿邪为主。本条病证出现了黄色舌苔，因而可以判断体内有热邪内伏。湿邪久郁而化热，身体必然发热，所以治疗时加苦杏仁宣利肺气，肺气宣畅则湿热之邪易于清化；方中滑石辛淡而凉，可清利湿热，配合藿香既可化湿又可宣通气机。

三加减正宁散方（苦辛寒法）

藿香（连梗叶）9克，茯苓皮9克，厚朴6克，广皮4.5克，苦杏仁9克，滑石15克

上药以水5杯，煎煮成2杯，分2次服。

六一、秽湿着里，邪阻气分，舌白滑，脉右缓，四加减正气散主之。

以右脉见缓之故，知气分之湿阻，故加草果、楂肉、神曲，急运坤阳，使足太阴之地气不上蒸手太阴之天气也。

四加减正气散方（苦辛温法）

藿香梗（三钱），厚朴（二钱），茯苓（三钱），广皮（一钱五分），草果（一钱），楂肉（炒，五钱），神曲（二钱）

水五杯，煮二杯，渣再煮一杯，三次服。

【解读】

秽湿之邪留于体内，阻滞中焦气分，出现舌苔白滑、右手脉象较缓等症状，可用四加减正气散治疗。

本病证因有右手脉缓等症状，故可判断其病机为湿邪阻于气分，所以在方中加入草果、山楂肉、神曲祛除中焦湿邪，运化脾胃气机，使足太阴脾的温邪不至于向上蒸腾而影响手太阴肺的功能，这就是足太阴之地气不上蒸于太阴之天气的意思。

四加减正气散方（苦辛温法）

藿香梗、茯苓各9克，广皮4.5克，草果3克，山楂肉（炒）15克，厚朴、神曲各6克

上药用水5杯，煎煮成2杯，药渣加水再煮1杯药液，分3次服。

六二、秽湿着里，脘闷便泄，五加减正气散主之。

秽湿而致脘闷，故用正气散之香开；便泄而知脾胃俱伤，故加大腹运脾气、谷芽升胃气也。以上二条，应入前寒湿类中，以同为加减正气散法，欲观者知化裁古方之妙，故列于此。

五加减正气散（苦辛温法）

藿香梗（二钱），广皮（一钱五分），茯苓块（三钱），厚朴（二钱），大腹皮（一钱五分），谷芽（一钱），苍术（二钱）

水五杯，煮二杯，日再服。

按：今人以藿香正气散，统治四时感冒，试问四时止一气行令乎？抑各司一气，且有兼气乎？况受病之身躯脏腑，又各有不等乎？历观前五法，均用正气散，而加法各有不同，亦可知用药非丝丝入扣，不能中病。彼泛论四时不正之气，与统治一切诸病之方，皆未望见轩岐之堂室者也，乌可云医乎！

【解读】

秽湿之邪留于体内，出现脘部胀闷、大便泄泻等症状，可用五加减正气散治疗。

由于秽湿之邪限于中焦而导致脘部胀闷，所以用藿香正气散芳香宣通气机。从大便泄泻可知脾胃均已受损，所以用大腹皮健运脾气，谷芽升发胃气。上述两条病证均属寒湿性质，应列入寒湿类中，但因同为正气散的加减运用，所以并列于此，使读者了解灵活加减古代方剂的妙处。

五加减正气散（苦辛温法）

藿香梗6克，广皮4.5克，茯苓块9克，厚朴6克，大腹皮4.5克，谷芽3克，苍术6克

上述药物用水5杯，煎煮成2杯，1日服2次。

按：现在的医生一般都用藿香正气散治疗一年四季所有的感冒，请问四季只有一气行令呢？还是四季各有一种主令之气，而另有其他兼气呢？答案显然是后者。况且患者的体质、脏腑的功能状况又各不相同，怎么能用藿香正气散治疗一切感冒呢？纵观上述五种治法，虽均用正气散，但药物加减各有不同。由此可知，治疗用药若不能做到丝丝入扣，就不能切中病机，获得疗效。那些只是泛泛谈论四时不正之气，仅用几张方剂治疗所有病证的人，都没能掌握高深的医学理论，怎能称为医生呢？

六三、脉缓身痛，舌淡黄而滑，渴不多饮，或竟不渴，汗出热解，继而复热，内不能运水谷之湿，外复感时令之湿，发表攻里，两不可施，误认伤寒，必转坏证，徒清热则湿不退，徒祛湿则热愈炽，黄芩滑石汤主之。

脉缓身痛，有似中风，但不浮，舌滑不渴饮，则非中风矣。若系中风，汗出则身痛解而热不作矣；今继而复热者，乃湿热相蒸之汗，湿属阴邪，其气留连，不能因汗而退，故继而复热。内不能运水谷之湿，脾胃困于湿也；外复受时令之湿，经络亦困于湿矣。倘以伤寒发表攻里之法施之，发表则诛伐无过之表，阳伤而成痉；攻里则脾胃之阳伤，而成洞泄寒中，故必转坏证也。湿热两伤，不可偏治，故以黄芩、滑石、茯苓皮清湿中之热，蔻仁、猪苓宣湿邪之正，再加腹皮、通草，共成宣气利小便之功，气化则湿化，小便利则火腑通而热自清矣。

黄芩滑石汤方（苦辛寒法）

黄芩（三钱），滑石（三钱），茯苓皮（三钱），大腹皮（二钱），白蔻仁（一钱），通草（一钱），猪苓（三钱）

水六杯，煮取二杯，渣再煮一杯，分温三服。

【解读】

湿温病过程中，出现脉缓，身体疼痛，舌苔色淡黄而滑，口渴而饮水不多，或竟然不觉口渴，发热，出汗后热势下降，但不久又再度发热，这是由于脾胃不能运化水谷而内生湿邪，同时又外感了时令的湿邪，内外湿邪相合致病。这种病证的治疗，解表法与攻下法均不适宜。如果误认为是伤寒而用解表攻里法治疗，必然转成难以治疗的坏证。如果单纯用清热法治疗，则湿邪不能祛除；如果仅用祛湿法治疗，则热势必然更加炽烈，所以此时应以黄芩滑石汤治疗。

湿温病初期，出现脉缓、身体疼痛等症状，与伤寒的中风证有相似之处，但是其脉不浮，舌苔滑腻，不多饮水，可知其并非中风证。如果是中风证，在汗出

之后邪随汗解，则身痛消除，发热减退而不会再起。现在所见的病证在汗出后热势虽减，但不久又发作，这是出于此为湿热相争而致的出汗。湿为阴邪，性质黏腻，留连难去，不能通过出汗而完全解除，所以不久又复发热。

本病证的本质是：内因于机体不能正常地运化水谷之湿，脾胃被湿邪困阻；外因是感受时令之湿邪，困阻经络。此时如果以伤寒解表攻下等法治疗，必然转成难治的坏证，解表会攻伐无邪的肌表，损伤阳气，甚至导致发痉；通里攻下则会更加损伤脾胃阳气，形成虚寒内盛泄泻不止的病证。由下本病证既有湿邪又有热邪，所以治疗不能只侧重于一方，仅治湿或仅消热，必须湿热同治。本方以黄芩、滑石、茯苓皮清湿中之热，以豆蔻、猪苓宣化渗利湿邪，再加上大腹皮、通草，使全方具有宣气化湿、通利小便的作用。通过宣展气机则湿邪得化，又通过利小便而清泄小肠火腑之热，这样湿热之邪自然得以演化。

黄芩滑石汤方（苦辛寒法）

黄芩9克，滑石9克，茯苓皮9克，大腹皮6克，豆蔻3克，通草3克，猪苓9克

上药用水6杯，煎煮成2杯，药渣加水再煎煮1杯，分3次趁热服下。

六四、阳明湿温，呕而不渴者，小半夏加茯苓汤主之；呕甚而痞者，半夏泻心汤去人参、干姜、大枣、甘草加枳实、生姜主之。

呕而不渴者，饮多热少也，故主以小半夏加茯苓，逐其饮而呕自止。呕而兼痞，热邪内陷，与饮相搏，有固结不通之患，故以半夏泻心去参、姜、甘、枣之补中，加枳实、生姜之宣胃也。

小半夏加茯苓汤

半夏（六钱），茯苓（六钱），生姜（四钱）

水五杯，煮取二杯，分二次服。

半夏泻心汤去人参干姜甘草大枣加枳实生姜方

半夏（六钱），黄连（二钱），黄芩（三钱），枳实（三钱），生姜（三钱）

水八杯，煮取三杯，分三次服。虚者复纳人参、大枣。

【解读】

湿温病，病在阳明胃，出现呕吐而口不渴等症状，可用小半夏加茯苓汤治疗；如果出现呕吐严重而脘腹病胀等症状，可用半夏泻心汤去人参、干姜、大枣、甘草加枳实、生姜治疗。

出现呕吐而口不渴等症状说明以饮邪在胃为主，热邪不甚，可以用小半夏加茯苓，祛除饮邪则呕吐自然停止。若出现呕吐严重又兼有胃脘痞胀的表现，说明热邪内陷与饮邪相搏结，痞结于中焦形成上下不通的病势，所以治疗用半夏泻心汤去人参、干姜、甘草、大枣等温补中阳的药物，加枳实、生姜宣通胃气。

小半夏加茯苓汤

半夏18克，茯苓18克，生姜12克

上药用水5杯，煎煮成2杯，分2次服。

半夏泻心汤去人参干姜甘草大枣加枳实生姜方

半夏18克，黄连6克，黄芩9克，枳实9克，生姜9克

上药用水8杯，煎煮成3杯，分3次服。若体质虚弱者可以再加入人参、大枣。

六五、湿聚热蒸，蕴于经络，寒战热炽，骨骱烦疼，舌色灰滞，面目萎黄，病名湿痹，宣痹汤主之。

经谓：风寒湿三者合而为痹。《金匮》谓：经热则痹。盖《金匮》诚补《内经》之不足。痹之因于寒者固多，痹之兼乎热者，亦复不少。合参二经原文，细验于临证之时，自有权衡。本论因载湿温而类及热痹，见湿温门中，原有痹证，不及备载痹证之全，学者欲求全豹，当于《内经》、《金匮》、喻氏、叶氏以及宋元诸名家，合而参之自得。大抵不越寒热两条，虚实异治。寒痹势重而治反易，热痹势缓而治反难，实者单病躯壳易治，虚者兼病脏腑夹痰饮腹满等证，则难治矣，犹之伤寒两感也。此条以舌灰目黄，知其为湿中生热；寒战热炽，知其在经络；骨骱疼痛，知其为痹证。若泛用治湿之药，而不知循经入络，则罔效矣。故以防己急走经络之湿，杏仁开肺气之先，连翘清气分之湿热，赤豆清血分之湿热，滑石利窍而清热中之湿，山栀肃肺而泻湿中之热，薏苡淡渗而主挛痹，半夏辛平而主寒热，蚕砂化浊道中清气。痛甚加片子姜黄、海桐皮者，所以宣络而止痛也。

宣痹汤方（苦辛通法）

防己（五钱），杏仁（五钱），滑石（五钱），连翘（三钱），山栀（三钱），薏苡（五钱），半夏（醋炒，三钱），晚蚕砂（三钱），赤小豆皮（三钱。赤小豆乃五谷中之赤小豆，味酸肉赤，凉水浸取皮用。非药肆中之赤小豆，药肆中之赤豆乃广中野豆，赤皮蒂黑肉黄，不入药者也）

水八杯，煮取三杯，分温三服。痛甚加片子姜黄二钱、海桐皮三钱。

【解读】

湿热之邪蕴阻熏灼于经络，患者出现身热炽盛而寒战，因骨节剧烈疼痛而烦躁，舌苔色灰板滞，面口痿黄，这种病证名为湿痹，可用宣痹汤治疗。

《内经》中说：风、寒、湿三种病邪相合侵犯人体会形成痹证。而《金匮》又补充了《内经》的不足，其中指出：痹证的形成虽然由于寒邪引起的比较多，但兼有热邪的亦不少。结合两者的原文，再仔细于临床中体验，自然就可以掌握了。本书中因论述湿温病而涉及热痹，在湿温门中原来就包括了痹证，但不能全面地详细论述痹证的证治。学习者如果要全面了解痹证的辨证施治，当认真研究《内经》《金匮》及喻易言、叶天士和宋元时期各名家的论述，综合参照自有收获。大凡痹证的辨证不外寒、热两条，治疗不离虚实两端。寒痹病势重但治疗反而容易，热痹病势较缓但治疗反而困难。实证者仅仅病在肢体经络，故容易治疗；虚证者则有脏腑病变并兼有痰饮腹满等，所以治疗困难。就如同伤寒中的两感证一样，病变轻重而治疗困难。本病证舌苔灰滞、眼睛发黄，可知湿中已生热；寒战而热势炽烈，可知病变在经络。周身骨节疼痛是痹证的特点。对于本病的治疗，如果只是泛泛地用治湿邪的药物，而不知道用疏通经络的药物，则不可

能取得效果。本证所用的宣痹汤，以防己祛除经络的湿邪，苦杏仁宣开肺气，连翘清气分中的湿热，赤小豆清血分中的湿热，滑石通利小便以清热中之湿，栀子清肃肺气以泻湿中之热，薏苡仁淡渗而主治筋脉挛急疼痛，半夏性味辛平主治寒热，蚕沙能化生浊道中的清气。若疼痛较甚可加片姜黄、海桐皮，以宣通经络而止痛。

宣痹汤方（苦辛通法）

防己15克，苦杏仁15克，滑石15克，连翘9克，栀子9克，薏苡仁15克，半夏（醋炒）9克，晚蚕沙9克，赤小豆皮9克（赤小豆是指五谷中的赤小豆，味酸肉红，用凉水浸泡后取皮用。不是药店中的赤小豆，药店中的赤小豆多为两广地区产的野豆，皮红蒂黑肉黄，不能入药）

上药用水8杯，煎煮成3杯，分3次乘热服下。若骨节疼痛严重，可加片姜黄6克、海桐皮9克。

六六、湿郁经脉，身热身痛，汗多自利，胸腹白疹，内外合邪，纯辛走表，纯苦清热，皆在所忌，辛凉淡法，薏苡竹叶散主之。

上条但痹在经脉，此则脏腑亦有邪矣，故又立一法。汗多则表阳开，身痛则表邪郁，表阳开而不解表邪，其为风湿无疑，盖汗之解者寒邪也，风为阳邪，尚不能以汗解，况湿为重浊之阴邪，故虽有汗不解也。学者于有汗不解之证，当识其非风则湿，或为风湿相搏也。自利者小便必短，白疹者，风湿郁于孙络毛窍。此湿停热郁之证，故主以辛凉解肌表之热，辛淡渗在里之湿，俾表邪从气化而散，里邪从小便而驱，双解表里之妙法也，与下条互斟自明。

薏苡竹叶散方（辛凉淡法，亦轻以去实法）

薏苡（五钱），竹叶（三钱），飞滑石（五钱），白蔻仁（一钱五分），连翘（三钱），茯苓块（五钱），白通草（一钱五分）

共为细末，每服五钱，日三服。

【解读】

湿邪阻滞经脉，出现发热、身体疼痛、多汗、大便泄泻、胸腹部有白疹等症状，这是体内湿邪与外感湿邪相合致病的缘故。此时单纯辛散发表或单纯苦寒泻里热，都属治疗禁忌。当用辛凉淡渗的方法，以薏苡竹叶散治疗。

上条论述的病证是湿热仅仅阻滞经脉的湿痹，本条所述的病证湿热之邪不仅阻于经脉，而且蕴滞脏腑，所以治疗须另外立法。汗出较多说明体表阳气疏通，身体疼痛为邪郁肌表的表现，体表阳气疏通而表邪不能得解，这肯定是风湿为患。寒邪得汗可以外解，而风属阳邪，不能随汗而解，何况湿邪为性质重浊的阴邪，更难通过出汗而解，所以虽然出汗较多但病邪不能外解。学习医学的人对于有汗而病不解的病证，应当知道其性质不是属风就是属湿，或者是风湿相合致病。大便泄泻，水湿从肠道下泄，小便必然会短少。胸腹部出现白疹，是风湿之邪郁阻于体表的孙络、毛窍所致。总之，本证是湿邪内留、热邪郁遏的证候，所以治疗用辛凉透解肌表邪热，辛淡渗利在里湿邪，使在表的病邪通过气化从表透散，在里的湿邪从小便而去。这是一种表里双解的巧妙治法，如与下条的病证相互参照，则更加明确。

薏苡竹叶散方（辛凉淡法，也是轻以去实法）

薏苡仁 15 克，淡竹叶 9 克，飞滑石 15 克，豆蔻 4.5 克，连翘 9 克，茯苓块 15 克，白通草 4.5 克

上药共研为细末，每次服 15 克，每日 3 次。

六七、风暑寒湿，杂感混淆，气不主宣，咳嗽，头胀，不饥，舌白，肢体若废，杏仁薏苡汤主之。

杂感混淆，病非一端，乃以气不主宣四字为扼要。故以宣气之药为君。既兼雨湿中寒邪，自当变辛凉为辛温。此条应入寒湿类中，列于此者，以其为上条之对待也。

杏仁薏苡汤（苦辛温法）

杏仁（三钱），薏苡（三钱），桂枝（五分），生姜（七分），厚朴（一钱），半夏（一钱五分），防己（一钱五分），白蒺藜（二钱）

水五杯，煮三杯，渣再煮一杯，分温三服。

【解读】

风、暑、寒、湿四种病邪混杂侵犯人体，肺气不能宣化，出现咳嗽、头胀、不知饥饿、舌苔白、肢体活动不利等症状，可用杏仁薏苡汤治疗。

多种病邪混杂致病，病情必然复杂。然而以肺气不宣为病机关键，因而治疗用宣化气机的药物为主药。由于本病证中兼夹有雨湿寒邪，所以治疗应当将辛凉改为辛温之法。本条内容应列入寒湿条中，之所以放在湿温条中讨论，是为了与上条的内容相互参照。

杏仁薏苡仁汤（苦辛温法）

苦杏仁 9 克，薏苡仁 9 克，桂枝 1.5 克，生姜 2.1 克，厚朴 3 克，半夏 4.5 克，防己 4.5 克，白蒺藜 5 克

上药用水 5 杯，煎煮成 3 杯，药渣再加水煎煮成 1 怀，分 3 次趁热服下。

六八、暑湿痹者，加减木防己汤主之。

此治痹之祖方也。风胜则引，（引者，吊痛掣痛之类，或上或下，四肢游走作痛，经谓行痹是也）加桂枝、桑叶。湿胜则肿，肿者（土曰敦阜）加滑石、草薢、苍术。寒胜则痛，痛者加防己、桂枝、姜黄、海桐皮。面赤口涎自出者（《灵枢》谓：胃热则廉泉开），重加石膏、知母。绝无汗者，加羌活、苍术。汗多者加黄芪、炙甘草。兼痰饮者，加半夏、厚朴、广皮。因不能备载全文，故以祖方加减如此，聊示门径而已。

加减木防己汤（辛温辛凉复法）

防己（六钱），桂枝（三钱），石膏（六钱），杏仁（四钱），滑石（四钱），白通草（二钱），薏仁（三钱）

水八杯，煮取三杯，分温三服。见小效不即退者，加重服，日三夜一。

【解读】

由于感受暑湿之邪形成的痹证，可用加减木防己汤治疗。

这是治疗痹证的基本方。风气较甚可致四肢拘挛，即所谓"风胜则引"（引是指肢体吊痛、掣痛等，或在上部或在下部，四肢游走作痛，即《内经》所说的行痹），可加重桂枝的用量，并加入桑叶。湿气较甚可致病处肿胀，即"湿胜则肿"（湿邪属土，湿胜称为敦阜），可加重滑石用量，并加入草薢、苍术。寒气较甚可致疼痛，即所谓"寒胜则痛"，应加重防己、桂枝的用量，并加入姜黄、海桐皮。面红、流涎说明胃热较甚（《灵枢》中说："胃有热则廉泉开而涎出"），可重用石膏，并加入知母。全身无汗的，可加入羌活、苍术。汗出较多可加入黄芪、炙甘草。兼有痰饮可加入半夏、厚朴、广皮。因为不能把治疗痹证的全部内容记载于此，所以用其基本方进行加减以反映治疗痹证的基本大法。

加减木防己汤（辛温辛凉复法）

防己 18 克，桂枝 9 克，石膏 18 克，苦杏仁 12 克，滑石 12 克，白通草 6 克，薏苡仁 9 克

上药用水 8 杯，煎煮成 3 杯，分 5 次趁热服。若药后有一些效果而没有完全止痛者，可以加重用量再服，日间服 3 次，夜间服 1 次。

六九、湿热不解，久酿成疸，古有成法，不及备载，聊列数则，以备规矩（下疟、痢等证仿此）。

本论之作，原补前人之未备，已有成法可循者，安能尽录。因横列四时杂感，不能不列湿温，连类而及，又不能不列黄疸、疟、痢，不过略标法则而已。按湿温门中，其证最多，其方最伙。盖土居中位，秽浊所归，四方皆至，悉可兼证，故错综参伍，无穷极也。即以黄疸一证而言，《金匮》有辨证三十五条，出治一十二方，先审黄之必发不发，在于小便之利与不利；疸之易治难治，在于口之渴与不渴；再察瘀热入胃之因，或因外并，或因内发，或因食谷，或固酗酒，或因劳色，有随经蓄血，入水黄汗；上盛者一身尽热，下郁者小便为难；又有表虚里虚，热除作哕，火劫致黄。知病有不一之因，故治有不紊之法：于是脉弦胁痛，少阳未罢，仍主以和；渴饮水浆，阳明化燥，急当泻热；湿在上，以辛散，以风胜；湿在下，以苦泄，以淡渗；如狂蓄血，势以必攻；汗后溺白，自宜投补；酒客多蕴热，先用清中，加之分利，后必顾其脾阳；女劳有秽浊，始以解毒，继以滑窍，终当峻补真阴；表虚者实卫，里虚者建中；入水火劫，以及治逆变证，各立方论，以为后学津梁。至寒湿在里之治，阳明篇中，惟见一则，不出方论，指人以寒湿中求之。盖脾本畏木而喜风燥，制水而恶寒湿。今阴黄一证，寒湿相搏，譬如卑监之土，须暴风日之阳，纯阴之病，疗以辛热无疑，方虽不出，法已显然。奈丹溪云：不必分五疸，总是如盦酱相似。以为得治黄之扼要，殊不知以之治阳黄，犹嫌其混，以之治阴黄，恶乎可哉！喻嘉言于阴黄一证，竟谓仲景方论亡失，恍若无所循从。惟罗谦甫具有卓识，力辨阴阳，遵仲景寒湿之旨，出茵陈四逆汤之治。塘于阴黄一证，究心有年，悉用罗氏法而化裁之，无不应手取效。间有始即寒湿，从太阳寒水之化，继因其人阳气尚未十分衰败，得燥

热药数帖，阳明转燥金之化而为阳证者，即从阳黄例治之。

【解读】

湿热之邪在体内久留不能外解，温热酝酿日久则可以形成黄疸。对于黄疸的治疗，古书中已有现成的方法，在此不能全面论述，只能列举几条，作为参考（以下所论述的疟、痢等病证都可参考此例）。

撰写本书的目的就是为了补充前人认识的不足，对于前人已有现成治法可供参考的，怎能全部记载呢？由于本书讨论的是四时感受各种病邪所致疾病的证治，因此必须列入湿温病；而黄疸、疟疾、痢疾等病证性质与其相似，所以连带进行讨论，但只能简略说明其治疗法则。湿温包括的病证种类很多，用方数量也很大。这是因为脾胃属土，位居中焦，各种秽浊之邪都可侵犯脾胃，而且许多病证在其发展过程中出会传至脾胃，从而出现多种兼证，所以湿温病证候错综复杂，难以详尽论述。就以黄疸这一病证来说，《金匮》中有辨治黄疸的条文35条、方剂12首。对于黄疸的辨证，提出了黄疸是否发生取决于小便是否通利，黄疸容易治疗或难以治疗可观察口渴与否。分析瘀热入胃的原因，有的是外感，有的是内伤，有的是饮食宿滞，有的是嗜酒，有的是房劳过度，有的是由于病邪随经络运行停滞下焦成为蓄血，有的是因为出汗后入水沐浴而致汗液发黄，有的是由于火热亢盛于上而致全身发热，有的是由于病邪郁阻于下而致小便不利；还有的表现为表虚、里虚、热退后呃逆不止，误用艾灸、温针等火劫发汗的方法而形成黄疸。明确了黄疸发生有各种原因，治疗时就可以采取针对性的治法。若见脉象强、胁部疼痛，属少阳病证还未解除，仍然以和解为主要治法；口渴而喜饮水，说明阳明燥热较甚，应当迅速清泄邪热；湿邪偏于上焦，治疗以辛散为主，多用祛风药；湿邪偏于下焦，治疗以苦泄为主，多用淡渗药；神出如狂的蓄血证，必须攻逐瘀热；出汗以后小便由黄色转为清白的，当用补法；嗜酒的人大多内有蕴热，治疗应先清中焦邪热，配合分利湿邪，然后顾护脾胃阳气；房劳过度的多有秽浊之邪，治疗初期应注重解毒，然后用通利下窍的方法，最后则填补真阴；表虚的治疗以固表充实卫气为主；里虚的治疗以扶助中气为主；汗出入水或误用火劫，以及多种治疗不当而变生逆证发黄的，均各有论述和处方，可作为学医者的准绳。

对于寒温入里的治法，仅在《阳明篇》中记有一例，但没有方剂，这是提示人们应当在寒湿类病证中寻找治法。脾土的性质是畏肝木克伐，喜风性干燥，能运化水湿，但厌恶寒湿困阻。现在所说的阴黄病证，由寒湿相互搏结所致，就像泥土中湿气过盛，必须风吹日晒才能干燥一样，对于脾土被寒湿困阻的纯阴之证，也必须用辛热的药物治疗，虽然没有具体的处方，但治疗大法是显而易见的。可是，朱丹溪认为治疗时不必区分五种黄疸，因为其形成与酝酿制酱的道理相似，这似乎是治疗黄疸的概要之论，却不知道如果按此方法去治疗阳黄，尚且嫌过于笼统含糊；如果再以此法去治疗阴黄，那是万万不可的。对于阴黄病证的治疗，喻嘉言竟然认为张仲景的论述和处方均已失传，似乎也无所遵循了。只有罗谦甫独具高明的见识，强调要明辨黄疸之阴黄、阳黄，并根据张仲景所述阴黄属寒湿的宗旨，提出用茵陈四逆汤治疗。我对于阴黄病证研究多年，治疗全用罗氏的方法加减变化，没有不很快取得效果的。偶尔有患者为太阳经寒水致病，开始患病就属寒湿性质，但因其阳气尚未衰败，在投用了几帖温燥药组成的方剂后寒湿按阳明燥金之性而发生转化，继而成为湿热性质的阳证，这时就应当按阳黄来治疗了。

七十、夏秋疸病，湿热气蒸，外干时令，内蕴水谷，必以宣通气分为要，失治则为肿胀。由黄疸而肿胀者，苦辛淡法，二金汤主之。

此揭疸病之由，与治疸之法，失治之变，又因变制方之法也。

二金汤方（苦辛淡法）

鸡内金（五钱），海金沙（五钱），厚朴（三钱），大腹皮（三钱），猪苓（三钱），白通草（二钱）

水八杯，煮取三杯，分三次温服。

【解读】

七十、夏秋季节发生的黄疸病，多由湿热之邪蕴蒸引起，在外感受了时令湿热之邪的侵袭，在内脾胃不能运化水谷而酿生湿热。所以治疗必须以宣通气分为重点，如果治疗不当就可能导致肿胀。如果是由黄疸而转变成的肿胀病证，应治以苦辛淡法，可用二金汤。

本条处方指出了黄疸的病因、治疗大法，以及治疗不当的变证，并制定了变证的治法。

二金汤方（苦辛淡法）

鸡内金15克，海金沙15克，厚朴9克，大腹皮9克，猪苓9克，白通草6克

上述药品用水8杯，煎煮成3杯水，1天分3次温服。

七一、诸黄疸小便短者，茵陈五苓散主之。

沈氏目南云：此黄疸气分实证通治之方也。胃为水谷之海，营卫之源，风入胃家气分，风湿相蒸，是为阳黄；湿热流于膀胱，气郁不化，则小便不利，当用五苓散宣通表里之邪，茵陈开郁而清湿热。

茵陈五苓散（五苓散方见前。五苓散系苦辛温法，今茵陈倍五苓，乃苦辛微寒法。）

茵陈末（十分），五苓散（五分）

共为细末，和匀，每服三钱，日三服。

《金匮》方不及备载，当于本书研究。独采此方者，以其为实证通治之方，备外风内湿一则也。

【解读】

七一、各种黄疸出现小便短少症状的，可用茵陈五苓散治疗。

沈目南说：这是黄疸气分病变实证都可运用的治疗方法。胃为水谷之海，是营气、卫气的源泉，如风邪进入胃的气分，风邪与湿邪相互蕴蒸，则形成阳黄；如湿热之邪下流膀胱，造成气机郁滞而气化失常，则小便不利。治疗当以五苓散

宣通表里的病邪，茵陈升发郁滞而清化湿热。

茵陈五苓散（五苓散处方见前。五苓散是苦辛温法，现茵陈的用量为五苓散的1倍，所以是苦辛微寒法）

茵陈末10份，五苓散5份

上述药品一起研成细末，拌和均匀，每次服用9克，一天服用3次。

《金匮》中治疗黄疸的方剂不一一列举，应当对该书进行研究。这里只摘录茵陈五苓散，因为它是治疗实证黄疸的通用方，既可治外风，又可祛内湿。

七二、黄疸脉沉，中痞恶心，便结溺赤，病属三焦里证，杏仁石膏汤主之。

前条两解表里，此条统治三焦，有一纵一横之义。杏仁、石膏开上焦，姜、半开中焦，枳实则由中驱下矣，山栀通行三焦，黄柏直清下焦。凡通宣三焦之方，皆扼重上焦，以上焦为病之始入，且为气化之先，虽统宣三焦之方，而汤则名杏仁石膏也。

杏仁石膏汤方（苦辛寒法）

杏仁（五钱），石膏（八钱），半夏（五钱），山栀（三钱），黄柏（三钱），枳实汁（每次三茶匙，冲），姜汁（每次三茶匙，冲）

水八杯，煮取三杯，分三次服。

【解读】

七二、黄疸病证，出现脉象沉，脘腹痞满，恶心，大便秘结，小便黄赤，这是湿热充斥三焦的症状，可以用杏仁石膏汤治疗。

前两条是采用两解表里的治法，此条则是三焦同治的方法，其论述方式一是从纵的角度，一是从横的角度。方中用苦杏仁、石膏宣散上焦病邪，姜汁、半夏宣通中焦，枳实将中焦病邪驱向下焦，栀子通利三焦，黄柏清泻下焦。大凡宣通三焦的方剂，其均侧重于治疗上焦，这是因为上焦为病邪侵入之处，而且是机体气化的关键，所以本方虽然能宣通上、中、下三焦，但方名还是以杏仁石膏命名。

杏仁石膏汤方（苦辛寒法）

苦杏仁15克，石膏24克，半夏15克，山栀子9克，黄柏9克，枳实汁（每次3茶匙，冲饮），姜汁（每次3茶匙，冲饮）

将上述药品加入8杯水，煎煮成3杯，一天分3次服用。

七三、素积劳倦，再感湿温，误用发表，身面俱黄，不饥溺赤，连翘赤豆饮煎送保和丸。

前第七十条，由黄而变他病，此则由他病而变黄，亦遥相对待。证系两感，故方用连翘赤豆饮以解其外，保和丸以和其中，俾湿温、劳倦、治逆，一齐解散矣。保和丸苦温而运脾阳，行在里之湿；陈皮、连翘由中达外，其行湿固然矣。兼治劳倦者何？经云：劳者温之。盖人身之动作云为，皆赖阳气为之主张，积劳伤阳。劳倦者，困劳而倦也，倦者，四肢倦怠也。脾主四肢，脾阳伤，则四肢倦而无力也。再肺属金而主气，气者阳也；脾属土而生金，阳气虽分内外，其实特一气之转输耳。劳虽自外而来，外阳既伤，则中阳不能独运，中阳不运，是人之赖食湿以生者，反为食湿所困，脾即困于食湿，安能不失牝马之贞，而上承乾健乎！古人善治劳者，前者有仲景，后则有东垣，均从此处得手。奈之何后世医者，但云劳病，辄用补阴，非惑于丹溪一家之说哉！本论原为外感而设，并不及内伤，兹特因两感而略言之。

连翘赤豆饮方（苦辛微寒法）

连翘（二钱），山栀（一钱），通草（一钱），赤豆（二钱），花粉（一钱），香豆豉（一钱）

煎送保和丸三钱。

保和丸方（苦辛温平法）

山楂，神曲，茯苓，陈皮，卜子，连翘，半夏

【解读】

七三、患者原来长期过度地劳累，又感受湿热外邪，在治疗时再误用了发表药，导致身体面部皮肤都发黄，同时伴有不知饥饿、小便黄赤等症状，可用连翘赤豆饮煎药液后送服保和丸。

前面第七十条是讨论由黄疸而转变为其他病症，本条则是由其他病证转变为黄疸，二者互相对应可作比较。本条病证的病机有脾胃内伤和外感湿热两个方面，所以治疗以连翘赤小豆饮解外感之湿热，保和丸调和脾胃，化在里之湿，使湿热之邪、劳倦内伤、误治变逆等均能得到解除。保和丸性味苦温能温运脾阳，祛除里湿，陈皮、连翘可使病邪由中达外，祛除湿邪，这是显而易见的，但为什么能治疗劳倦伤脾呢？《内经》指出：劳者温之。这是因为人体的一切行为活动都必须依赖阳气的推动，长期过度劳累必然损伤阳气。所谓劳倦是指因劳累而倦，倦是指四肢倦怠无力，脾主四肢，脾阳受伤则四肢必然倦怠无力。此外，肺属金而主人身之气，气属于阳，脾属土，按五行理论土可生金，阳气虽然有主内和主外的不同，但实际上都是依靠气来传输、转运的。劳累虽然主要损伤外表的阳气，但外阳一伤，在内的阳气也就不能单独温运，中阳不能温运，使原本依靠食物和水为生的人，反而被食物和水湿所困。脾被食物和水湿困阻后，怎能不失去其原有的功能呢？善于治疗劳倦致病的古代医家，前有张仲景，后有李东垣，都是从调理脾胃着手的。无奈后世的医生，一提到劳倦致病马上就用补阴的方法，这不是被朱丹溪的一家之说所迷惑而造成的吗？本来，此书是论述外感病的，并不涉及内伤，现在因为本病证是由内伤兼外感所致，所以附带稍加讨论一番。

连翘赤豆饮方（苦辛微寒法）

连翘6克，山栀子3克，通草3克，赤豆6克，天花粉3克，香豆豉3克

上述药品煎煮完成后，在服用时还要配合服用保和丸9克。

保和丸方（苦辛温平法）

山楂，神曲，茯苓，陈皮，卜子，连翘，半夏

七四、湿甚为热，疟邪痞结心下，舌白口渴，烦躁自利，初身痛，继则心下

亦痛，泻心汤主之。

此疟邪结心下气分之方也。

泻心汤（方法见前）

【解读】

七四、湿邪郁久化热，发为疟疾，病邪结于心下而致痞满，伴有舌苔白、口渴、烦躁不安、大便泄泻等症状。在初病时患者感觉身体疼痛，接着心下也疼痛，可用泻心汤治疗。

这是治疗疟邪结聚于心下的方法。

泻心汤（药方与用法见前）

七五、疮家湿疟，忌用发散，苍术白虎汤加草果主之。

《金匮》谓疮家忌汗，发汗则病痉。盖以疮者血脉间病，心主血脉，血脉必虚而热，然后成疮；既成疮以后，疮脓又系血液所化，汗为心液，由血脉而达毛窍，再发汗以伤其心液，不痉何待！故以白虎辛凉重剂，清阳明之热湿，由肺卫而出；加苍术、草果，温散脾中重滞之寒湿，亦由肺卫而出。阳明阳土，清以石膏、知母之辛凉；太阴阴土，温以苍术、草果之苦温；适合其脏腑之宜，矫其一偏之性而已。

苍术白虎汤加草果方（辛凉复苦温法）

即前白虎汤内加苍术、草果。

【解读】

七五、素有疮疡的病人，再患湿邪偏盛的疟疾，切忌用发散的方药，可用苍术白虎汤加草果治疗。

《金匮》中提出患疮疡的患者不能用发汗的方法治疗，如误用发汗可导致痉病。这是因为疮疡是血脉间的病变，而心主血脉，如果血脉虚而邪热盛则必然会形成疮疡。疮疡形成后，其脓液又为血液所化生。汗为心液，由血脉外达毛窍，如果此时再用发汗的方法治疗，必然更伤心液，心液损伤严重怎能不发生痉病呢？所以对于本病证的治疗应该用白虎汤辛凉重剂清泄阳明邪热，使湿邪由肺卫透达于外；再加上苍术、草果温散凝滞于脾的寒湿，使其也从肺卫而出。阳明胃属阳土，故用石膏、知母等辛凉药物以清泄；太阴脾属阴土，所以用苍术、草果等苦温药物来温燥。上述用法符合脏腑的属性，并能矫正病邪的偏胜。

苍术白虎汤加草果方（辛凉复苦温法）

也就是前面提到的白虎汤内加苍术、草果。

七六、背寒，胸中痞结，疟来日晏，邪渐入阴，草果知母汤主之。

此素积烦劳，未病先虚，故伏邪不肯解散，正阳馁弱，邪热固结。是以草果温太阴独胜之寒，知母泻阳明独胜之热，厚朴佐草果泻中焦之湿蕴，合姜、半而开痞结，花粉佐知母而生津退热；脾胃兼病，最畏木克，乌梅、黄芩清热而和肝；疟来日晏，邪欲入阴，其所以升之使出者，全赖草果（俗以乌梅、五味等酸敛，是知其一，莫知其它也。酸味秉厥阴之气，居五味之首，与辛味合用，开发阳气最速，观小青龙汤自知）。

　　草果知母汤方（苦辛寒兼酸法）

　　草果（一钱五分），知母（二钱），半夏（三钱），厚朴（二钱），黄芩（一钱五分），乌梅（一钱五分），花粉（一钱五分），姜汁（五匙，冲）

　　水五杯，煮取二杯，分二次温服。

　　按：此方即吴又可之达原饮去槟榔，加半夏、乌梅、姜汁，治中焦热结阳陷之证，最为合拍；吴氏乃以治不兼湿邪之温疫初起，其谬甚矣。

　　再按：前贤制方，与集书者选方，不过示学者知法度，为学者立模范而已，未能预测后来之病证，其变幻若何？其兼证若何？其年岁又若何？所谓大匠诲人，能与人规矩，不能使人巧；至于奇巧绝伦之处，不能传，亦不可传，可遇而不可求，可暂而不可常者也。学者当心领神会，先务识其所以然之故，而后增减古方之药品分量，宜重宜轻，宜多宜寡，自有准的，所谓神而明之，存乎其人！

【解读】

　　七六、疟疾患者，症现背部发冷，胸中痞胀闭塞，寒热的发作逐渐推迟，这是疟邪已经逐步向阴分深入所致，可用草果知母汤治疗。

　　这是因为患者长期劳累，未患疟疾前正气已虚，所以得病后病邪深伏而不易祛除。由于机体阳气虚弱，邪热固结难解，所以用草果温燥困阻于太阴脾的寒湿，知母清泻阳明亢盛的邪热，厚朴佐草果燥化中焦的寒湿，配合姜汁、半夏开通痞结，天花粉佐知母生津养液以退热。脾胃同病时，最怕肝木来克伐，所以用乌梅和黄芩清热而和肝。寒热发作时间逐渐推迟，说明病邪将要进入阴分，要使病邪能够升提而出，全靠草果的作用（一般人认为是乌梅、五味子等是酸敛的药物，这是只知其一，而不知有其他的作用。因为酸味是秉受了厥阴之气，为五味之首，如果与辛味药合用，最能开发阳气，看一下小青龙汤中五味子的作用就能明白）。

　　草果知母汤方（苦辛寒兼酸法）

　　草果 4.5 克，知母 6 克，半夏 9 克，厚朴 6 克，黄芩 4.5 克，乌梅 4.5 克，天花粉 4.5 克，姜汁（5 匙，冲）

　　将上述药品加入 5 杯水中，煎煮成 2 杯水，一天分 2 次温服。

　　七七、疟伤胃阳，气逆不降，热劫胃液，不饥不饱，不食不便，渴不欲饮，味变酸浊，加减人参泻心汤主之。

　　此虽阳气受伤，阴汁被劫，恰偏于阳伤为多。故救阳立胃基之药四，存阴泻邪热之药二，喻氏所谓变胃而不受胃变之法也。

　　加减人参泻心汤（苦辛温复咸寒法）

　　人参（二钱），黄连（一钱五分），枳实（一钱），干姜（一钱五分），生姜（二钱），牡蛎（二钱）

　　水五杯，煮取二杯，分二次温服。

　　按：大辛大温，与大苦大寒合方，乃厥阴经之定例。盖别脏之与腑，皆分而为二，或上下，或左右，不过经络贯通，腠膜相连耳；惟肝之与胆，合而为一，胆即居于肝之内，肝动则胆亦动，胆动而肝即随。肝宜温，胆宜凉，仲景乌梅圆、泻心汤，立万世法程矣；于小柴胡，先露其端。此证疟邪扰胃，致令胃气上逆，而亦用此辛温寒苦合法者何？盖胃之为腑，体阳而用阴，本系下降，无上升之理，其呕吐哕痞，有时上逆，升者胃气，所以使胃气上升者，非胃气也，肝与胆也。故古人以呕为肝病，今人则以为胃病已耳。

【解读】

七七、疟邪损伤胃阳，以致胃气上迎而不得通降；加上邪热又耗伤胃液，出现不知饥饱、不想进食、没有大便、口渴而不想饮水、口中有发酸浊腻的感觉等症状，可用加减人参泻心汤治疗。

本条所述的两证有阳气受伤，也有阴液耗损，但是侧重于阳气受伤为主，所以方中救胃阳以固胃的根基用了四味药，保存胃阴和消邪热用了二味药。这就是喻嘉言所说的治疗胃的病变不一定用治胃的方法，而是通过治肝胆以降胃气上逆。

加减人参泻心汤（苦辛温复咸寒法）

人参6克，黄连4.5克，枳实3克，干姜4.5克，生姜6克，牡蛎6克

上述药品用水5杯，煎煮成2杯药，一天分2次温服。

按：用大辛大热与大苦大寒的药物配合组方，是治疗厥阴病的规律。因为其他的脏和与之相合的腑都分为两处，有的一上一下，有的一左一右，都是通过经络相互贯通或筋膜相互联系。只有肝与胆是合在一起的，胆被包在肝内，所以肝胆的病变更容易相互影响。肝适宜温而胆适宜凉，所以张仲景创制的乌梅丸、泻心汤都是寒热药并用，成为万世不变的规则，这一点从小柴胡汤的组成就能看出其思路。本病证是疟邪干扰于胃，导致胃气上逆，为什么也用辛温与苦寒相合的治法呢？这是因为胃作为六腑之一，实质属阳而功用属阴，应该以下降为顺，没有上升的道理。如果胃气上逆，就会出现呕吐、呃逆、胃脘痞塞等症状。而且，虽然上升的是胃气，但引起胃气上升的却是肝胆。因此古代医家把呕吐作为肝病，而现在的医生却认为是胃病。

七八、疟伤胃阴，不饥不饱，不便，潮热，得食则烦热愈加，津液不复者，麦冬麻仁汤主之。

暑湿伤气，疟邪伤阴，故见证如是。此条与上条不饥、不饱、不便相同，上条以气逆味酸不食辨阳伤，此条以潮热得食则烦热愈加定阴伤也。阴伤既定，复胃阴者莫若甘寒；复酸味者，酸甘化阴。两条胃病，皆有不便者何？九窍不和，皆属胃病也。

麦冬麻仁汤方（酸甘化阴法）

麦冬（连心，五钱），火麻仁（四钱），生白芍（四钱），何首乌（三钱），乌梅肉（二钱），知母（二钱）

水八杯，煮取三杯，分三次温服。

【解读】

七八、疟邪损伤胃阴，出现不知饥饱、不解大便、下午潮热、进食则更加剧

心烦发热等症状，这是属于津液未能恢复的病证，可用麦冬麻仁汤治疗。

暑湿损伤胃气，疟邪损伤胃阴，所以会出现上述表现。本条所出现的不饥不饱、不解大便等症状和上一条相同，但上条从口中酸腐感和不思饮食辨为胃阳受伤，本条从潮热、进食则烦热加重辨为胃阴损伤。既然是阴伤，那么补胃阴的最好方法莫过于甘寒养阴；之所以加上酸味药，是因为酸味药配合甘味药更能加强养阴的作用，也就是所谓的"酸甘化阴"的治法。上条和本条均是论述疟邪伤胃的病证，都有大便不通的表现，这是为什么呢？因为九窍不调和都与胃的病变有关，所以胃病易致便秘就是这样来的。

麦冬麻仁汤方（酸甘化阴法）

麦冬（连心）15克，火麻仁12克，生白芍12克，何首乌9克，乌梅肉6克，知母6克

以上药品加水8杯，煎煮成3杯，一天分三次温服。

七九、太阴脾疟，寒起四末，不渴多呕，热聚心胸，黄连白芍汤主之；烦躁甚者，可另服牛黄丸一丸。

脾主四肢，寒起四末而不渴，故知其为脾疟也。热聚心胸而多呕，中土病而肝木来乘，故方以两和肝胃为主。此偏于热甚，故清热之品重，而以芍药收脾阴也。

黄连白芍汤方（苦辛寒法）

黄连（二钱），黄芩（二钱），半夏（三钱），枳实（一钱五分），白芍（三钱），姜汁（五匙，冲）

水八杯，煮取三杯，分三次，温服。

【解读】

七九、疟疾见有足太阴脾的症状，称为"太阴脾疟"。该证在发作时，寒冷的感觉从四肢末端开始，口不渴，呕吐明显，这是有邪热聚集在心胸部，可用黄连白芍汤治疗。如果出现很明显的烦躁不安症状，可以另外再服牛黄丸一颗。

脾主四肢，疟疾发作时感觉寒冷从四肢末端开始，并且口不渴，据此可知其为"脾疟"。热邪聚结于心胸部，故呕吐严重，这是由于脾土有病而肝木乘袭所致，所以治疗以调和肝胃为主。此病证热邪偏重故重用清热之品，并以芍药收敛脾阴。

黄连白芍汤方（苦辛寒法）

黄连6克，黄芩6克，半夏9克，枳实4.5克，白芍9克，姜汁（5匙，冲）

上述药品加入8杯水，煎煮成3杯，一天分3次温服。

八十、太阴脾疟，脉濡寒热，疟来日迟，腹微满，四肢不暖，露姜饮主之。

此偏于太阴虚寒，故以甘温补正。其退邪之妙，全在用露，清肃能清邪热，甘润不伤正阴，又得气化之妙谛。

露姜饮方（甘温复甘凉法）

人参（一钱），生姜（一钱）

水两杯半，煮成一杯，露一宿，重汤温服。

【解读】

八十、太阴脾疟，出现脉濡、发热发冷、疟疾发作逐渐推迟、腹部微感胀满、四肢不温等症状，可用露姜饮治疗。

此病证偏重于太阴虚寒，所以治疗以甘温药补助正气。本方祛邪的巧妙之处全在于用"露"的方法，既有清凉之性可退邪热，又具甘润之质而不伤人体阴液，还能促进机体的气化作用。

露姜饮方（甘温复甘凉法）

人参3克，生姜3克

上药用水2杯半，煎煮成1杯，放在室外露1宿，然后再加温服。

八一、太阴脾疟，脉弦而缓，寒战，甚则呕吐噫气，腹鸣溏泄，苦辛寒法不中与也；苦辛温法，加味露姜饮主之。

上条纯是太阴虚寒，此条邪气更甚，脉兼弦则土中有木矣，故加温燥泄木退邪。

加味露姜饮方（苦辛温法）

人参（一钱），半夏（二钱），草果（一钱），生姜（二钱），广皮（一钱），青皮（醋炒，一钱）

水二杯半，煮成一杯，滴荷叶露三匙，温服，渣再煮一杯服。

【解读】

八十一、太阴脾疟，出现脉象弦而缓，怕冷而全身发抖，严重的伴有呕吐，嗳气，腹中肠鸣，大便塘泻等症状，对于这种病证治疗时不能采用苦辛寒法，应当用苦辛温法，以加味露姜饮治疗。

上条所述病证是太阴虚寒证，本条病证邪气更为严重，脉兼弦象，说明在太阴虚寒的基础上又兼肝木过强，所以加温燥药泄肝木以退邪。

加味露姜饮方（苦辛温法）

人参3克，半夏6克，草果3克，生姜6克，广皮3克，青皮（醋炒）3克

以上药用水2杯半，煎煮成1杯，滴入荷叶露3匙，趁热服下。药渣可加水再煎蕉1杯药液服下。

八二、中焦疟，寒热久不止，气虚留邪，补中益气汤主之。

留邪以气虚之故，自以升阳益气立法。

补中益气汤方

炙黄芪（一钱五分），人参（一钱），炙甘草（一钱），白术（炒，一钱），广皮（五分），当归（五分），升麻（炙，三分），柴胡（炙，三分），生姜（三片），大枣（去核，二枚）

水五杯，煮取二杯，渣再煮一杯，分温三服。

【解读】

八十二、中焦疟疾，寒热发作日久不止，这是由中气虚弱不能驱除邪气而致

病邪久留不去所致，可用补中益气汤治疗。

病邪久留不去是由于中气虚弱的缘故，所以治疗时采用升阳益气法。

补中益气汤方

炙黄芪4.5克，人参3克，炙甘草3克，白术（炒）3克，广皮1.5克，当归1.5克，升麻（炙）0.9克，柴胡（炙）0.9克，生姜3片，大枣（去核）2枚

上药用水5杯，煎煮成2杯，药渣加水再煎煮成1杯，分3次趁热服下。

八三、脉左弦，暮热早凉，汗解渴饮，少阳疟偏于热重者，青蒿鳖甲汤主之。

少阳切近三阴，立法以一面领邪外出，一面防邪内入为要领。小柴胡汤以柴胡领邪，以人参、大枣、甘草护正；以柴胡清表热，以黄芩、甘草苦甘清里热：半夏、生姜两和肝胃，蠲内饮，宣胃阳，降胃阴，疏肝；用生姜大枣调和营卫。使表者不争，里者内安，清者清，补者补，升者升，降者降，平者平，故曰和也。

青蒿鳖甲汤，用小柴胡法而小变之，却不用小柴胡之药者，小柴胡原为伤寒立方，疟缘于暑湿，其受邪之源，本自不同，故必变通其药味，以同在少阳一经，故不能离其法。青蒿鳖甲汤以青蒿领邪，青蒿较柴胡力软，且芳香逐秽开络之功，则较柴胡有独胜。

寒邪伤阳，柴胡汤中之人参、甘草、生姜，皆护阳者也；暑热伤阴，故改用鳖甲护阴，鳖甲乃蠕动之物，且能入阴络搜邪。柴胡汤以胁痛、干呕为饮邪所致，故以姜、半通阳降阴而清饮邪；青蒿鳖甲汤以邪热伤阴，则用知母、花粉以清热邪而止渴，丹皮清少阳血分，桑叶清少阳络中气分。宗古法而变古方者，以邪之偏寒偏热不同也，此叶氏之读古书，善用古方，岂他人之死于句下者，所可同日语哉！

青蒿鳖甲汤（苦辛甘温法）柴胡（三钱），知母（二钱），桑叶（二钱），鳖甲（五钱），牡丹皮、天花粉（各二钱）

【解读】

八十三、左手脉弦，傍晚起发热到第二天清晨热退，热退时出汗，口渴欲饮水，这是少阳疟疾偏重于热的病证，可用青蒿鳖甲汤治疗。

少阳的部位靠近三阴，在治疗少阳病时，一方面要将病邪领出，另一方面要防止病邪进一步深入。小柴胡汤以柴胡领邪外出，以人参、大枣、甘草顾护正气。在用柴胡清泄表热的同时，用黄芩、甘草苦甘药物清泄里热；半夏、生姜调和肝胃，温化痰饮，宣通胃阳，泄降胃中浊阴之气、疏肝理气；以生姜、大枣调和营卫，使在表的病邪不与正气相争，内在的脏腑之气得以安和，从而使该清的得清，该补的得补，该升的得升，该降的得降，该平的得平，故把本方称为"和剂"。

青蒿鳖甲汤是取小柴胡汤的方法而略加变化制定的。其中不用小柴胡汤的药，是因为小柴胡汤本来是为感受寒邪引发疾病而设的方剂，而疟疾感受的是暑

湿之邪，两者感受的病邪不同，所以在用药上应当有所变化；但两者均为少阳经的病变，因此在治疗大法上是一致的。青蒿鳖甲汤用青蒿领邪外出，青蒿比柴胡的作用缓和，但具有芳香逐秽、疏通经络的功效，这是柴胡不具备的独特作用。

寒邪易损伤阳气，小柴胡汤中所用的人参、甘草、生姜都是保护阳气的。暑热易损伤阴液，故改用鳖甲保护阴液。鳖甲出自蠕动的动物，能深入阴络搜剔病邪。小柴胡场所治疗的病证中，胁痛、干呕等症状为饮邪所致，所以用生姜、半夏宣通阳气，泄降饮邪。青蒿鳖甲汤所治疗的病证属于邪热伤阴，故用知母、天花粉清泄邪热、生津止渴，牡丹皮清泄少阳血分的邪热，桑叶清少阳络中气分邪热。本条内容是根据叶天士医案整理而成的，可见其既推崇古法，又善于对古方进行变化，根据病邪的寒热属性选择不同的药物。这是叶天士研读古书而又善用古方治病的典范，与某些人拘泥于教条不知灵活应用，怎么能同日而语呢？

青蒿鳖甲汤方（苦辛咸寒法）

青蒿9克，知母6克，桑叶6克，鳖甲15克，牡丹皮6克，天花粉6克

上药用水5杯，煎煮成2杯。在疟疾发作前，分2次趁热服。

八四、少阳疟如伤寒证者，小柴胡汤主之。渴甚者，去半夏，加栝蒌根；脉弦迟者，小柴胡加干姜陈皮汤主之。

少阳疟如伤寒少阳证，乃偏于寒重而热轻，故仍从小柴胡法。若内躁渴甚，则去半夏之燥，加栝蒌根生津止渴。脉弦迟则寒更重矣，《金匮》谓脉弦迟者，当温之，故于小柴胡汤内，加干姜、陈皮温中，且能由中达外，使中阳得伸，逐邪外出也。

小柴胡汤方（苦辛甘温法）

柴胡（三钱），黄芩（一钱五分），半夏（二钱），人参（一钱），炙甘草（一钱五分），生姜（三片），大枣（去核，二枚）

水五杯，煮取二杯，分二次，温服。加减如《伤寒论》中法，渴甚者去半夏，加栝蒌根三钱。

小柴胡加干姜陈皮汤方（苦辛温法）

即于小柴胡汤内，加干姜二钱、陈皮二钱。

水八杯，煮取三杯，分三次，温服。

【解读】

八十四、少阳疟，若表现与伤寒少阳证相似，可用小柴胡汤治疗；如口渴明显，可去半夏加入瓜蒌根；若脉象弦而迟，可用小柴胡加干姜陈皮汤治疗。

少阳疟的表现与伤寒少阳证相似，是指疟疾的寒象偏重而热象较轻，所以仍可按小柴胡汤的治法。若体内燥热较甚而口渴明显，则减去性燥伤津的半夏，加瓜蒌根生津止渴。若脉象弦而迟，说明寒象更为严重。《金匮》中指出脉象弦迟的，应当用温药，故在小柴胡汤中加入干姜、陈皮温中，由中焦外达，使中焦阳气伸展，从而祛邪外出。

小柴胡汤方（苦辛甘温法）

柴胡9克，黄芩4.5克，半夏6克，人参3克，炙甘草4.5克，生姜3片，

大枣（去核）2枚

上药用水5杯，煎煮成2杯，分2次趁热服。其加减方法可仿照《伤寒论》，口渴明显的，去半夏，加瓜蒌根9克。

小柴胡加干姜陈皮汤方（苦辛温法）

即于小柴胡汤内加干姜6克、陈皮6克。

上药用水8杯，煎煮成3杯，分3次趁热服。

八五、舌白脘闷，寒起四末，渴喜热饮，湿蕴之故，名曰湿疟，厚朴草果汤主之。

此热少湿多之证。舌白脘闷，皆湿为之也；寒起四末，湿郁脾阳，脾主四肢，故寒起于此；渴，热也，当喜凉饮，而反喜热饮者，湿为阴邪，弥漫于中，喜热以开之也。故方法以苦辛通降，纯用温开，而不必苦寒也。

厚朴草果汤方（苦辛温法）

厚朴（一钱五分），杏仁（一钱五分），草果（一钱），半夏（二钱），茯苓块（三钱），广皮（一钱）

水五杯，煮取二杯，分二次温服。

按：中焦之疟，脾胃正当其冲。偏于热者胃受之，法则偏于救胃；偏于湿者脾受之，法则偏于救脾。胃，阳腑也，救胃必用甘寒、苦寒；脾，阴脏也，救脾必用甘温、苦辛。两平者，两救之。本论列疟证，寥寥数则，略备大纲，不能偏载。然于此数条反复对勘，彼此互印，再从上焦篇究来路，下焦篇阅归路，其规矩准绳，亦可知其大略矣。

【解读】

八十五、患者舌苔色白，胸膛满闷，每次疟次发作时寒冷的感觉从四肢末梢开始，口渴喜饮热水，这是湿邪蕴滞的缘故，名为湿疟，可用厚朴草果汤治疗。

这是热邪较轻而湿邪较重的病证。苔白、脘闷均为湿邪所致；脾主四肢，湿邪郁阻脾阳，阳气失于温养，故寒冷的感觉从四肢末梢开始；口渴大多是热象的表现，应当喜喝凉水，本证却反喜喝热水，这是因为湿为阴邪，弥漫中焦，困阻阳气，所以喜喝热水以求帮助驱散阴邪。因此本证的治疗应以苦辛通降为主，单纯用温散开通的药物，不必用苦寒的药物。

厚朴草果汤（苦辛温法）

厚朴4.5克，苦杏仁4.5克，草果3克，半夏6克，茯苓块9克，广皮3克

上药以水5杯，煎煮成2杯，分2次趁热服。

按：中焦疟疾其病位主要在脾胃，邪热偏盛的病位侧重于胃，治疗大法以救胃为主；湿邪偏盛的病位侧重于脾，治疗大法以救脾为主。胃属阳腑，救胃必然要用甘寒、苦寒的药物；脾属阴脏，救脾必然要用甘温、苦辛的药物。要同时使脾胃两者恢复平和，就必须同时救脾和救胃。

本书论述疟疾的证治仅列举了很少几则，简略介绍了其治疗法则，不可能作全面论述。不过如果能对这几条内容认真反复地对照，相互印证，再从上焦篇探求疟疾的来路，从下焦篇看疟疾的结局，就可大体上掌握疟疾的证治规律。

八六、湿温内蕴，夹杂饮食停滞，气不得运，血不得行，遂成滞下，俗名痢疾。古称重证，以其深入脏腑也。初起腹痛胀者易治；日久不痛并不胀者难治。脉小弱者易治；脉实大数者难治。老年久衰，实大小弱并难治；脉调和者易治。日数十行者易治；一、二行或有或无者难治。面色便色鲜明者易治；秽暗者难治。噤口痢属实者尚可治；属虚者难治。先滞（俗所谓痢疾）后利（俗谓之泄泻）者易治；先利后滞者难治。先滞后疟者易治；先疟后滞者难治。本年新受者易治；上年伏暑，酒客积热，老年阳虚积湿者难治。季胁少腹无动气疝瘕者易治；有者难治。

【解读】

八十六、湿热之邪郁阻体内，并夹杂饮食停滞，脾胃气机不能运化而阻滞不通，血液运行也不通畅，于是产生滞下，俗称痢疾。古代认为这是比较严重的病证，因为它是病邪深入脏腑后发生的。初起时腹部疼痛胀满的容易治疗，患病日久而腹部不痛不胀的较难治疗。脉象小而弱的容易治疗，脉象实大而数的较难治疗。老年人或久病体衰者其脉象不论实大或是弱小都比较难治，而脉象调和易容易治疗。每日大便十几次的容易治疗，而每日大便仅一、二次或者有时能解有时解不出来的较难治疗。面色和大便颜色鲜明的容易治疗，晦暗污浊者较难治疗。噤口痢属于实证的尚可以治疗，属于虚证的难以治疗。先表现为滞下（通常所说的痢疾）、后转变为下利（通常所说的泄泻）的容易治疗，先表现为下利、后转变滞下的较难治疗。先病滞下后患疟疾的容易治疗，先病疟疾后患滞下的较难治疗。感受病邪后当年发病的容易治疗；上年感受暑邪，病邪内伏过年后才发的，或平素嗜酒的人，素体湿热内盛而又患滞下，或老年阳虚而湿邪郁结在内又患滞下者，治疗都比较困难。肋骨下季胁部和少腹部位无筑筑跳动和疝气积聚的容易治疗，有上述表现的较难治疗。

此痢疾之大纲。虽罗列难治易治十数条，总不出邪机向外者易治，深入脏络者难治也。谚云：饿不死的伤寒，膜不死的痢疾。时人解云：凡病伤寒者，当禁其食，令病者饿，则不至与外邪相搏而死也。痢疾日下数十行，下者既多，肠胃空虚，必令病者多食，则不至肠胃尽空而死也。不知此二语，乃古之贤医金针度人处，后人不审病情，不识句读，以致妄解耳。按《内经》热病禁食，在少愈之际，不在受病之初。

【解读】

本条是痢疾的证治大纲。对于痢疾预后的判断，虽然列举了十几种易治和难治的情况，但概括起来无非是病邪向外透达的容易治疗，深入脏腑经络的难以治疗。俗话说："饿不死的伤寒，撑不死的痢疾。"现在人们大多解释为：凡是患伤寒病的人应当禁止饮食，使患者饥饿，这样可以避免饮食与外邪相结而加重病情。痢疾患者每日大便几十次，泻下次数多，肠胃必然空虚，因此要让患者多进饮食，这样才可避免因肠胃过分空虚而加重病情。此两句是古代医术高超的医生临证救人的宝贵经验，可惜后世的人既不能详察病情，又没有弄懂文义，以致作了错误的解释。其实，《内经》中所说的热病禁食，是指疾病将要痊愈的时候，而不是指发病初期。

仲景《伤寒论》中，现有食粥却病之条，但不可食重浊肥腻耳。痢疾暑湿夹饮食内伤，邪非一端，肠胃均受其殃，古人每云淡薄滋味，如何可以恣食，与邪气团成一片，病久不解耶！

【解读】

张仲景《伤寒论》中，就有进食热粥来帮助祛除病邪的条文，只是提出不能进食油腻重浊的食物。痢疾的病机为外感暑湿又夹有饮食内伤，病邪比较复杂，肠胃均受损伤。古人历来强调饮食应清淡味薄，怎么可以过多地进食，使病邪与饮食相互搏结呢？其结果必然会导致疾病久久不能痊愈！

吾见痢疾不戒口腹而死者，不可胜数。盖此二语，饿字、脏字，皆自为一句，谓患伤寒之人，尚知饿而思食，是不死之证；其死者，医杀之也。盖伤寒暴发之病，自外而来，若伤卫而未及于营，病人知饿，病机尚浅，医者助胃气，捍外侮，则愈，故云不死，若不饿则重矣。仲景谓"风病能食，寒病不能食"是也。

痢疾久伏之邪，由内下注，若脏气有余，不肯容留邪气，彼此互争则脏，邪机向外，医者顺水推舟则愈，故云不死。若脏气已虚，纯逊邪气，则不脏而寇深矣。

【解读】

我就见过不少痢疾患者因不注意节制饮食而导致病情加重甚至死亡的，其数不胜枚举。以上两句谚语中，饿字和脏字都各表达了一层意思，即患伤寒的人，如果还能知道饥饿而想进食，就是可以治好而不会死亡的病证；如果患者死亡，那是医生治疗失误造成的。因为伤寒多起病突然，病邪从外侵入人体，如果病邪仅犯于卫表而没有深入营血，患者知道饥饿，说明病变尚轻浅，此时医生只需扶助胃气而祛邪外出就可治愈，所以说不会死亡；若患者不知道饥饿则说明病情较重。张仲景说"风病能食，寒病不能食"也是这个道理。痢疾是体内久伏之暑湿病邪下注于大肠，如果脏腑气机充实，不允许病邪停留，必然相互斗争，所以出现胀满，这是病邪向外透出的表现。医生如果能顺水推舟，导邪外出，疾病即可痊愈，所以说不会死亡；如果脏腑之气已虚，不能抵御病邪，就不会发生脏胀，这是病邪深入的表现。

八七、自利不爽，欲作滞下，腹中拘急，小便短者，四苓合芩芍汤主之。

既自利（俗谓泄泻）矣，理当快利，而又不爽者何？盖湿中藏热，气为湿热郁伤，而不得畅遂其本性，故滞。脏腑之中，全赖此一气之转输，气既滞矣，焉有不欲作滞下之理乎！曰欲作，作而未遂也；拘急，不爽之象，积滞之情状也；小便短者，湿注大肠，阑门（小肠之末，大肠之始）不分水，膀胱不渗湿也。故以四苓散分阑门，通膀胱，开支河，使邪不直注大肠；合芩芍法宣气分，清积滞，预夺其滞下之路也。此乃初起之方，久痢阴伤，不可分利，故方后云：久利不在用之。

【解读】

八十七、患者大便下利，但排便不爽，这是将成为痢疾的表现，如果伴有腹部拘急不适、小便短少，可用四苓合芩芍汤治疗。

既然大便下利（即俗称泄泻），一般应排便爽快，但为什么会表现为大便不爽快呢？这是湿热病邪郁滞气机，损伤正气，影响了胃肠正常的通降功能，因而出现大便不爽。人体各脏腑功能都依赖气的转输，胃肠气机郁滞，怎么会不发生大便不爽的痢疾呢？文中说将要成为痢疾，是指成而未完全形成痢疾。腹中拘急，是指腹中不舒、大便不爽的情况，为胃肠有积滞内留的表现。小便短少，是由于湿邪下注大肠，阑门不能分利水湿、膀胱不能排泄水湿造成的。治疗可用四苓散促使阑门分利水气，通调膀胱，让水湿从小便而去，不再直接注入大肠而造成大便泄泻；配合黄芩、芍药清宣胃肠气分，以助祛除积滞，从而防止痢疾的发生。这是痢疾初起的治法，如果痢疾日久而阴液损伤，则不可用分利小便的方法，所以在下面方剂用法后强调久痢不可用此方法。

按：浙人倪涵初作疟痢三方，于痢疾条下，先立禁汗、禁分利、禁大下、禁温补之法，是诚见世之妄医者，误汗、误下、误分利、误温补，以致沉疴不起，痛心疾首而有是作也。然一概禁之，未免因噎废食；且其三方，亦何能包括痢门诸证，是安于小成，而不深究大体也。瑭勤求古训，静与心谋，以为可汗则汗，可下则下，可清则清，可补则补，一视其证之所现，而不可先有成见也。至于误之一字，医者时刻留心，犹恐思虑不及，学术不到，岂可谬于见闻而不加察哉！

【解读】

按：浙江人倪涵初曾制定治疗疟痢的三首方剂，并在论述痢疾时，制定了治疗痢疾应禁用发汗、分利、重剂攻下、温补等方法，这实在是看到世间的庸医在治疗痢疾时滥用发汗、攻下、分利、温补等法，导致病情加重，甚至死亡，痛心疾首而提出的观点。然而对于上述方法一律禁用，未免因噎废食；而且仅有三首方剂，怎么能概括痢疾所有的证候及治疗方法呢？这是仅有某一方面的心得，而没有深入研究痢疾证治规律的表现。我认真学习古代医家的论述，潜心思考，认为对于痢疾的治疗，有可汗之证时就当发汗，有可下之征时就当攻下，证候适宜清热就血清热，可以补益就当补益。应一律根据其证候表现而定，不可先抱有成见而不敢投治。对于治疗中有可能出现的错误，医生必须时刻注意，就怕考虑不周、学识不全面加导致失误，怎么能犯看到、听到而不仔细加以辨察的错误呢？

四苓合芩芍汤方（苦辛寒法）

苍术（二钱），猪苓（二钱），茯苓（二钱），泽泻（二钱），白芍（二钱），黄芩（二钱），广皮（一钱五分），厚朴（二钱），木香（一钱）

水五杯，煮取二杯，分二次温服。久痢不在用之。

【解读】

四苓合芩芍汤方（苦辛寒法）

苍术6克，猪苓6克，茯苓6克，泽泻6克，白芍6克，黄芩6克，广皮4.5克，厚朴6克，木香3克

上药用水5杯，煎煮成2怀，分2次趁热服。若痢疾日久不可用此方法。

八八、暑湿风寒杂感，寒热迭作，表证正盛，里证复急，腹不和而滞下者，活人败毒散主之。

此证乃内伤水谷之酿湿，外受时令之风湿，中气本自不足之人，又气为湿伤，内外俱急。立方之法，以人参为君，坐镇中州，为督战之帅；以二活、二胡合芎劳从半表半里之际，领邪出外，喻氏所谓逆流挽舟者此也；以枳壳宣中焦之气，茯苓渗中焦之湿，以桔梗开肺与大肠之痹，甘草和合诸药，乃陷者举之之法，不治痢而治致痢之源，痢之初起，憎寒壮热者，非此不可也。若云统治伤寒、温疫、瘴气则不可。凡病各有所因，岂一方之所得而统之也哉！此方在风湿门中，用处甚多，若湿不兼风而兼热者，即不合拍，奚况温热门乎！世医用此方治温病，已非一日，吾只见其害，未见其利也。

活人败毒散（辛甘温法）

羌活，独活，茯苓，川芎，枳壳，柴胡，人参，前胡，桔梗（以上各一两），甘草（五钱）

共为细末，每服二钱，水一杯，生姜三片，煎至七分，顿服之。热毒冲胃噤口者，本方加陈仓米各等分，名仓廪散。服法如前，加一倍。噤口属虚者勿用之。

【解读】

八十八、暑湿与风寒相合致病，患者出现恶寒发热、表证明显、里证较重、腹部不舒服、大便里急后重等表现，可用活人败毒散治疗。

本证为素体脾胃虚弱不能正常运化水湿，又感受了时令的风湿外邪所致。脾胃原本亏虚的人，中气又被湿邪损伤，所以表证和里证均很明显。对于本证的治疗，以人参为主药，大补脾胃之气，好像坐镇于中军督战的元帅；用羌活、独活、柴胡、前胡配合川芎，从半表半里处把病邪逐出，即喻嘉言所说的"逆流挽舟"之意；用枳壳宣通中焦气机，茯苓渗除中焦湿邪，桔梗宣开肺和大肠气机的闭阻，甘草调和诸药。这是对下陷的中气和侵入的病邪投以升举的方法，即"陷者举之"，不是直接治疗痢疾而是治疗造成痢疾的根源，对于痢疾初起有明显恶寒发热的，一定要用这种治法。但如果说本方能治疗所有的伤寒、温疫、瘴气，那就错了，因为各种疾病都有不同的病因，怎么能用一首方剂来治疗所有的疾病呢？本方对于风湿引起的疾病是经常运用的，但如果湿邪不兼风而兼热即湿热之邪，就不适宜了，更何况是温热病呢？现在一般的医生用本方治疗各种温病，已经很长时间了，我只见到各种害处，没有看到什么好处。

活人败毒散（辛甘温法）

羌活，独活，茯苓，川芎，枳壳，柴胡，人参，前胡，桔梗各30克，甘草

15克

上药一起研为细末，每次用6克，加水1杯，生姜3片，煎煮到7成左右，1次服下。若热毒犯胃而致口噤不能进食的，本方加陈仓米，用量与上述药物相同，名为仓廪散。用法与前相同，但方剂用量要增加1倍。如噤口是由于胃气虚败而引起的，不能用本方。

八九、滞下已成，腹胀痛，加减芩芍汤主之。
此滞下初成之实证，一以疏利肠间湿热为主。
加减芩芍汤方（苦辛寒法）
白芍（三钱），黄芩（二钱），黄连（一钱五分），厚朴（二钱），木香（煨，一钱），广皮（二钱）
水八杯，煮取三杯，分三次温服。忌油腻生冷。
加减法：肛坠者，加槟榔二钱。腹痛甚欲便，便后痛减，再痛再便者，白滞加附子一钱五分，酒炒大黄三钱；红滞加肉桂一钱五分，酒炒大黄三钱，通爽后即止，不可频下。如积未净，当减其制，红积加归尾一钱五分，红花一钱，桃仁二钱。舌浊脉实有食积者，加楂肉一钱五分，神曲二钱，枳壳一钱五分。湿重者，目黄舌白不渴，加茵陈三钱，白通草一钱，滑石一钱。
【解读】
八十九、痢疾已经形成，大便脓血，里急后重，腹部胀痛，可用加减芩芍治疗。
本条所述的是痢疾初起的实证，治辽应当以疏利肠胃间的湿热为主。
加减芩芍汤方（苦辛寒法）
白芍9克，黄芩6克，黄连4.5克，厚朴6克，木香（煨）3克，广皮6克
上药用水8杯，煎煮成3杯，分3次趁热服。服药期间忌食油腻生冷的食物。
加减法：肛门坠胀的，加槟榔6克。腹部疼痛厉害，想解大便，排便后腹痛减轻，但不久腹痛又作，又欲排便，入便以白色黏液为主的，可加腑子4.5克，酒炒大黄9克；大便以红色黏液为主的，加肉桂4.5克，酒炒大黄9克，待大便通畅爽快后，不可再用攻下药。如果肠胃积滞未净，可减轻上述药物的用量，大便中有红色黏液的，加归尾4.5克、红花3克、桃仁6克。舌苔浊腻，脉象沉实有宿食积滞的，加山楂肉4.5克、神曲6克、枳壳4.5克。湿邪较重，眼白发黄，舌苔白，口不渴的，加茵陈9克、通草3克、滑石3克。

九十、滞下湿热内蕴，中焦痞结，神识昏乱，泻心汤主之。
滞下由于湿热内蕴，以致中痞，但以泻心治痞结之所由来，而滞自止矣。
泻心汤（方法并见前）
【解读】
九十、湿热内蕴导致的痢疾，中焦气机闭塞不通，出现神态昏乱的，可用泻心汤治疗。

痢疾病由于湿热蕴结于内而造成中焦气机闭塞，治疗只需用泻心汤辛开苦降，疏通痞塞，痢疾可自然得止。

泻心汤（处方和治法都见前）

九一、滞下红白，舌色灰黄，渴不多饮，小溲不利，滑石藿香汤主之。

此暑湿内伏，三焦气机阻室，故不肯见积治积，乃以辛淡渗湿宣气，芳香利窍，治所以致积之因，庶积滞不期愈而自愈矣。

滑石藿香汤方（辛淡合芳香法）

飞滑石（三钱），白通草（一钱），猪苓（二钱），茯苓皮（三钱），藿香梗（二钱），厚朴（二钱），白蔻仁（钱），广皮（一钱）

水五杯，煮取二杯，分二次服。

【解读】

九一、痢疾病，出现大便红白粘液、舌苔呈灰黄、口渴而喝水不多、小便不通利等症状的，可以用滑石藿香汤治疗。

本条病证是由于暑湿之邪内伏，三焦气机阻塞而形成的。对于本证的治疗不可因有胃肠积滞而只治积滞，必须用辛淡渗湿、宣通气机、芳香化湿、分利窍道的药物来治疗形成积滞的病因，这样才可以使积滞不治而去，痢疾自然得以痊愈。

滑石藿香汤方（辛淡合芳香法）

飞滑石9克，白通草3克，猪苓6克，茯苓皮9克，藿香梗6克，厚朴6克，豆蔻仁3克，广皮3克

上述药品取水5杯，煎煮成2杯水，1天分2次服用。

九二、湿温下利，脱肛，五苓散加寒水石主之。

此急开支河，俾湿去而利自止。

五苓散加寒水石方（辛温淡复寒法）

即于五苓散内加寒水石三钱，如服五苓散法。久痢不再用之。

【解读】

九二、感受湿热之邪而泄泻者，严重的可造成肛门外脱，宜用五苓散加寒水石治疗。

这是通过利小便，使湿邪得去而泄泻自然可止。

五苓散加寒水石方（辛温淡复寒法）

就是在五苓散内加入寒水石9克，煎煮和服用方法同五苓散相同。如果是久痢，则不能使用此种方法。

九三、久痢阳明不阖，人参石脂汤主之。

九窍不和，皆属胃病，久痢胃虚，虚则寒，胃气下溜，故以堵截阳明为法。

人参石脂汤方（辛甘温合涩法，即桃花汤之变法也）

人参（三钱），赤石脂（细末，三钱），炮姜（二钱），白粳米（炒，一合）

水五杯，先煮人参、白米、炮姜令浓，得二杯，后调石脂细末和匀，分二次服。

【解读】

九三、痢疾日久不愈而导致肠腑不能闭合者，可用人参石脂汤治疗。

凡是人体九窍不调和，都与脾胃有关。痢疾日久脾胃必然亏损，虚损就会内生寒气，胃气不能关闭，所以治疗以堵截阳明胃肠为大法。

人参石脂汤方（辛甘温合涩法，是桃花汤的变法）

人参9克，赤石脂（细末）9克，炮姜6克，白粳米（炒）30克

上述药品用水5杯，先煎煮人参、白米、炮姜，待药液浓缩成2杯以后，再调入赤石脂细末并和匀，1天分2次服用。

九四、自利腹满，小便清长，脉濡而小，病在太阴，法当温脏，勿事通腑，加减附子理中汤主之。

此偏于湿，合脏阴无热之证，故以附子理中汤，去甘守之人参、甘草，加通运之茯苓、厚朴。

加减附子理中汤方（苦辛温法）

白术（三钱），附子（二钱），干姜（二钱），茯苓（三钱），厚朴（二钱）

水五杯，煮取二杯，分二次温服。

【解读】

九四、大便泄泻，腹部胀满，小便清长，脉象濡而小，这是病邪在足太阴脾的表现，治疗应当以温运脾脏为大法，不可用通下肠腑的方法，可用加减附子理中汤治疗。

本病证是湿邪偏甚，阴寒困阻于脾所造成的，所以治疗以附子理中汤为主，去掉甘味内守的人参、甘草，加入温通运化的茯苓、厚朴。

加减附子理中汤方（苦辛温法）

白术9克，附子6克，干姜6克，茯苓9克，厚朴6克

上述药品用水5杯，煎煮成2杯水，1天分2次温服。

九五、自利不渴者属太阴，甚则哕（俗名呃忒），冲气逆，急救土败，附子粳米汤主之。

此条较上条更危，上条阴湿与脏阴相合，而脏之真阳未败，此则脏阳结而邪阴与脏阴毫无忌惮。故上条犹系通补，此则纯用守补矣，扶阳抑阴之大法如此。

附子粳米汤方（苦辛热法）

人参（三钱），附子（二钱），炙甘草（二钱），粳米（一合），干姜（二钱）

水五杯，煮取二杯，渣再煮一杯，分三次温服。

【解读】

九五、大便泄泻而口不渴的，属足太阴脾的病证；病情严重的可出现哕（俗称呃忒），气冲上逆，这是脾土衰败的表现，应当急予救治，可用附子粳米汤

治疗。

本条所述的病证比上条更加危重，上条是湿之阴与脾之阴相合，而脏腑的真阳没有衰败；本条是真阳已败，寒湿阴邪则可肆无忌惮，属邪甚正败的危证。因此上条病证的治疗可使用通补法，而本条病证的治疗只能采用守补的方法，这是扶助阳气以抑制阴邪的治疗大法。

附子粳米汤方（苦辛热法）

人参9克，附子6克，炙甘草6克，粳米30克，干姜6克

上述药一般取水5杯，煎煮成2杯药，药渣再加水煮至1杯水，1天3次温服。

九六、疟邪热气，内陷变痢，久延时日，脾胃气衰，面浮腹膨，里急肛坠，中虚伏邪，加减小柴胡汤主之。

疟邪在经者多，较之痢邪在脏腑者浅，痢则深于疟矣。内陷云者，由浅入深也。治之之法，不出喻氏逆流挽舟之议，盖陷而入者，仍提而使之出也。故以柴胡由下而上，入深出浅，合黄芩两和阴阳之邪，以人参合谷芽宣补胃阳，丹皮、归、芍内护三阴，谷芽推气分之滞，山楂推血分之滞。谷芽升气分故推谷滞，山楂降血分故推肉滞也。

加减小柴胡汤（苦辛温法）

柴胡（三钱），黄芩（二钱），人参（一钱），丹皮（一钱），白芍（炒，二钱），当归（土炒，一钱五分），谷芽（一钱五分），山楂（炒，一钱五分）

水八杯，煮取三杯，分三次温服。

【解读】

九六、疟疾病，邪热内陷而形成痢疾，病情久延不愈，导致脾胃虚弱，出现面部水肿、腹部膨胀、里急后重、肛门下坠等症状，为中气已虚而病邪内伏，可以用加减小柴胡汤治疗。

疟疾病其病邪大多在经络，与痢疾病邪在脏腑相比病位较浅，所以痢疾较疟疾为重。所谓"内陷"，是指病邪由浅入深，对此病证的治疗方法，不出喻嘉言所提出的逆流挽舟法的范围。因为是病邪陷入，所以仍须升提而使其外出。所以此方中用柴胡由下而上，由深出浅，与黄芩配合调和阴阳之邪；用人参配合谷芽宣补胃阳，以牡丹皮、当归、芍药顾护足厥阴肝、足太阴脾、足少阴肾，谷芽推导胃肠气分的积滞，山楂通导血分的瘀滞。谷芽可以升发胃肠气机，所以可推动谷物的积滞；山楂可以疏通血脉，所以可推动肉类的积滞。

加减小柴胡汤（苦辛温法）

柴胡9克，黄芩6克，人参3克，牡丹皮3克，白芍（炒）6克，当归（土炒）4.5克，谷芽4.5克，山楂（炒）4.5克

上述药用水8杯，煎煮成3杯水，一天分3次温服。

九七、春温内陷下痢，最易厥脱，加减黄连阿胶汤主之。

春温内陷，其为热多湿少明矣。热必伤阴，故立法以救阴为主。救阴之法，

岂能出育阴坚阴两法外哉！此黄连之坚阴，阿胶之育阴，所以合而名汤也。从黄连者黄芩，从阿胶者生地、白芍也，炙草则统甘苦而并和之。此下三条，应列下焦，以与诸内陷并观，故列于此。

加减黄连阿胶汤（甘寒苦寒合化阴气法）

黄连（三钱），阿胶（三钱），黄芩（二钱），炒生地（四钱），生白芍（五钱），炙甘草（一钱五分）

水八杯，煮取三杯，分三次温服。

【解读】

九七、春温病，病邪内陷而发生痢疾，很容易产生昏厥和虚脱，可用加减黄连阿胶汤治疗。

春温病病邪内陷，其病证性质为热多湿少，这是很明确的。热邪容易损伤阴液，所以治疗大法以救护阴液为主，而救阴的方法怎么能脱出育阴和坚阴两大方法的范围呢？所以本方用黄连坚阴、阿胶育阴，并以黄连、阿胶作为本方的方名。与黄连配合的是黄芩，与阿胶相配的是生地黄、白芍，炙甘草则为调和甘苦的药物。下述三条病证，本应列入下焦篇，但为了与各种内陷病证对比，所以列在此处讨论。

加减黄连阿胶汤（甘寒苦寒合化阴气法）

黄连9克，阿胶9克，黄芩6克，炒生地黄12克，生白芍15克，炙甘草4.5克

上述药用水8杯，煎煮取3杯，1天分3次温服。

九八、气虚下陷，门户不藏，加减补中益气汤主之。

此邪少虚多，偏于气分之证，故以升补为主。

加减补中益气汤（甘温法）

人参（二钱），黄芪（二钱），广皮（一钱），炙甘草（一钱），归身（二钱），炒白芍（三钱），防风（五分），升麻（三分）

水八杯，煮取三杯，分三次温服。

【解读】

九八、气虚不能固摄而下陷，门户失于闭藏导致泄泻不止，可用加减补中益气汤治疗。

本条病证的病机属病邪已衰，而正气损伤较甚，病为偏于气分，所以治疗以升举补益为主。

加减补中益气汤（甘温法）

人参6克，黄芪6克，广皮3克，炙甘草3克，归身6克，炒白芍9克，防风1.5克，升麻0.9克

将上述药品用水8杯，煎煮成3杯，1天分3次温服。

九九、内虚下陷，热利下重，腹痛，脉左小右大，加味白头翁汤主之。

此内虚湿热下陷，将成滞下之方。仲景《厥阴篇》，谓热利下重者，白头翁

汤主之。按热注下焦，设不瘥，必圊脓血；脉右大者，邪从上中而来；左小者，下焦受邪，坚结不散之象。故以白头翁无风而摇者，禀甲乙之气，透发下陷之邪，使之上出；又能有风而静，禀庚辛之气，清能除热，燥能除湿，湿热之积滞去而腹痛自止。秦皮得水木相生之气，色碧而气味苦寒，所以能清肝热。黄连得少阴水精，能清肠澼之热，黄柏得水土之精，渗湿而清热。加黄芩、白芍者，内陷之证，由上而中而下，且右手脉大，上中尚有余邪，故以黄芩清肠胃之热，兼清肌表之热；黄连、黄柏但走中下，黄芩则走中上，盖黄芩手足阳明、手太阴药也；白芍去恶血，生新血，且能调血中之气也。按仲景太阳篇，有表证未罢，误下而成协热下利之证，心下痞硬之寒证，则用桂枝人参汤；脉促之热证，则用葛根黄连黄芩汤，与此不同。

　　加味白头翁汤（苦寒法）

　　白头翁（三钱），秦皮（二钱），黄连（二钱），黄柏（二钱），白芍（二钱），黄芩（三钱）

　　水八杯，煮取三杯，分三次服。

【解读】

　　九九、正气虚损，湿热之邪容易陷入下焦，出现泄泻，肛门坠胀，腹部疼痛，脉象左手较小而右手较大，可用加味白头翁汤治疗。

　　这是针对体内正气虚损，湿热之邪深入下焦将成为痢疾的治疗方法。张仲景在《伤寒论·厥阴篇》中指出：热痢里急后重者，以白头翁汤治疗。若热邪注于下焦而不愈，必然会引起大便脓血；右手脉象较大，是因为病邪从上焦、中焦传变而来；左手脉象较小，是下焦病邪结聚不散的表现。方中的白头翁在无风的时候也会摇动，具有甲乙风木的属性，能升发透举下陷的病邪，使病邪从上而透出；白头翁在有风的时候却又不动，具有庚辛燥金的属性，金性清而能泄热，燥而能祛湿，湿热积滞得去则腹痛自然习止。秦皮具有水木相生的特性，颜色碧绿而气味苦寒，擅长清肝经之热。黄连具有少阴寒水的特性，能清除引起痢疾的邪热。黄柏具有水土之性，能兼治肝脾、可以渗湿而清热。由于本病证是病邪内陷所致，邪从上焦侵入中焦再深入下焦，并且右手脉象较大，说明上、中焦尚有病邪，所以用黄芩清泄肠胃邪热，并兼以清除肌表的邪热；黄连、黄柏只能清中、下焦邪热，黄芩则能清上、中焦邪热，这是因为黄芩为手足阳明、手太阴之药。白芍可祛除恶血，化生新血，而且能调理血中之气，所以方中加入黄芩、白芍。在张仲景《伤寒论·太阳篇》中有论述表证未解，因误用下法而成协热下利的病证，对出现心下痞硬症状的寒证，用桂枝人参汤治疗；对出现脉促的热证，用葛根黄芩黄连汤治疗，与本条所论述的病证有所不同。

　　加味白头翁汤（苦寒法）

　　白头翁9克，秦皮6克，黄连6克，黄柏6克，白芍6克，黄芩9克

　　上述药用水8杯，煎煮成3杯，分3次服用。

秋 燥

一百、燥伤胃阴，五汁饮主之，玉竹麦门冬汤亦主之。

五汁饮（方法并见前）

玉竹麦门冬汤（甘寒法）

玉竹（三钱），麦冬（三钱），沙参（二钱），生甘草（一钱）

水五杯，煮取二杯，分二次服。土虚者，加生扁豆；气虚者，加人参。

【解读】

一百、燥邪损伤胃阴，可用五汁饮治疗，也可用玉竹麦门冬汤治疗。

五汁饮（处方和用法均见前））

玉竹麦门冬汤（甘寒法）

玉竹9克，麦冬9克，沙参6克，生甘草3克

上述药加水5杯，煮成2杯，分2次服用。如果是属于脾虚者，可以加生扁豆以健脾；如果是气虚者，可以加入人参补气。

一百〇一、胃液干燥，外感已净者，牛乳饮之。

此以津血填津血法也。

牛乳饮（甘寒法）

牛乳（一杯）

重汤炖熟，顿服之，甚者日再服。

【解读】

一百〇一、秋燥病胃中津液干燥，外邪已解的，可用牛乳饮治疗。

这是用津血来填补津血的治法。

牛乳饮（甘寒法）

牛乳1杯

隔水炖熟，1次服下，病重的1日服2次。

一百〇二、燥证气血两燔者，玉女煎主之。

玉女煎方（见上焦篇）

【解读】

一百〇二、

秋燥病出现气血两燔证的，可用玉女煎治疗。

玉女煎方（见上焦篇）。

卷三·下焦篇

风温　温热　温疫　温毒　冬温

一、风温、温热、温疫、温毒、冬温，邪在阳明久羁，或已下，或未下，身热面赤，口干舌燥，甚则齿黑唇裂，脉沉实者，仍可下之；脉虚大，手足心热甚于手足背者，加减复脉汤主之。

温邪久羁中焦，阳明阳土，未有不克少阴癸水者，或已下而阴伤，或未下而阴竭。若实证居多，正气未至溃败，脉来沉实有力，尚可假手于一下，即《伤寒论》中急下以存津液之谓。若中无结粪，邪热少而虚热多，其人脉必虚，手足心主里，其热必甚于手足背之主表也。若再下其热，是竭其津而速之死也。故以复脉汤复其津液，阴复则阳留，庶可不至于死也。去参、桂、姜、枣之补阳，加白芍收三阴之阴，故云加减复脉汤。在仲景当日，治伤于寒者之结代，自有取于参、桂、姜、枣，复脉中之阳；今治伤于温者之阳亢阴竭，不得再补其阳也。用古法而不拘用古方，医者之化裁也。

【解读】

风温、温热、温疫、温毒、冬温等温病，邪热在中焦阳明气分阶段久留不解，无论已经使用下法或尚未运用下法，症状表现为身热不退，面部红赤，口中发干，舌体干燥少津，病情严重的还可见到牙齿焦黑、口唇干裂。若脉象沉实有力的，仍可运用攻下法治疗；若脉象虚大无力，手心和脚心部位的热度高于手背和脚背的，则应用加减复脉汤治疗。

温热之邪久留中焦，病位在阳明胃肠，阳明实热久留不去，最容易损伤少阴肾水。其中有因已用攻下方药而损伤阴液的，也有未经攻下而肾阴已经耗竭的。如果患者的实证表现仍然比较明显，正气还没有溃败的迹象，脉象沉实有力的，还可以采用攻下的方法治疗，这就是《伤寒论》中关于急下存阴论述的具体运用。

如果患者中焦并无燥屎内结，温热实邪的病变少，而以阴伤虚热的病变为主，这时患者的脉象必现虚弱，手、脚心部位的热度也必然高于手、脚背，这是因为手、脚心热属阴虚内热，而手、脚背部热属病邪在表。这时若再用攻下法泻下实热，必然会使已经损伤的阴液进一步耗竭而加速患者的死亡。

所以，治疗当用复脉汤以滋养阴液，阴液恢复，阳气就可以有所依附，不至于导致阴离决而死亡。具体运用时，须去掉复脉汤中温补阳气的人参、桂枝、生姜、大枣，再加白芍以养血敛阴，所以定名为加减复脉汤。

汉代张仲景当时用复脉汤治疗的是伤于寒邪、阳气损伤而致的脉象结代病证，所以方中必须用人参、桂枝、生姜、大枣等，以恢复血脉中的阳气。现在用该方治疗温病过程中阴液耗竭而阳气偏亢的证候，所以就不能再用这些药物温补阳气了。采用古人的治法而用药又不能完全照搬古方，医生必须根据临床实际灵活加减变化。

二、温病误表，津液被劫，心中震震，舌强神昏，宜复脉法复其津液，舌上津回则生；汗自出，中无所主者，救逆汤主之。

误表动阳，心气伤则心震，心液伤则舌蹇，故宜复脉其津液也。若伤之太甚，阴阳有脱离之象，复脉亦不胜任，则非救逆不可。

【解读】

温病误用辛温之剂发汗解表，津液被劫灼耗损，以致出现心中悸动不宁、舌体强硬、神志昏迷等症状，治疗宜用加减复脉汤恢复其阴液。服药后如果患者舌面由干燥转为润泽，这是阴液有所恢复的表现，则预后良好；若患者不断出汗，心中空虚而慌乱无主的，应用救逆汤治疗。

温病误用辛温药物发汗解表，势必损伤阳气。心气受伤则心悸不宁，心液受伤则舌体强硬不灵活，所以治疗宜用加减复脉汤恢复津液。若阴液损伤太甚，阳气失去依附，阴阳有离决的表现，这时用加减复脉汤已不能胜任，必须用救逆汤治疗。

三、温病耳聋，病系少阴，与柴胡汤者必死，六、七日以后，宜复脉辈复其精。

温病无三阳经证，却有阳明腑证（中焦篇已申明腑证之由矣）、三阴脏证。盖脏者藏也，藏精者也。温病最善伤精，三阴实当其冲。如阳明结则脾阴伤而不行，脾胃脏腑切近相连，夫累及妻，理固然也，有急下以存津液一法。土实则水虚，浸假浸假：逐渐而累及少阴矣，耳聋、不卧等证是也。水虚则木强，浸假而累及厥阴矣，目闭、痉厥等证是也。此由上及下，由阳入阴之道路，学者不可不知。

按：温病耳聋，《灵》《素》称其必死，岂少阳耳聋，竟至于死耶？经谓肾开窍于耳，脱精者耳聋，盖初则阳火上闭，阴精不得上承，清窍不通，继则阳亢阴竭，若再以小柴胡汤直升少阳，其势必至下竭上厥，不死何待！何时医悉以陶氏六书，统治四时一切疾病，而不究心于《灵》《素》《难经》也哉！瑭于温病六、七日以外，壮火少减，阴火内炽耳聋者，悉以复阴得效。曰宜复脉辈者，不过立法如此，临时证证，加减尽善，是所望于当其任者。

【解读】

温病出现耳聋，是足少阴肾阴精损伤的缘故，若误用小柴胡汤治疗，必然会导致病情的恶化。本证大多发生在温病六、七日以后，宜用加减复脉汤之类的方剂治疗，以恢复其阴精。

温病过程中虽然没有《伤寒论》"六经"辨证中的太阳、少阳、阳明等三阳经的经证，但有阳明腑证（本书在中焦篇已经说明腑证的形成原因）和太阴、少阴、厥阴等三阴经的脏证。脏有藏的意思，具有储藏阴精的功能。温病最容易损伤阴精，所以在病程中三阴脏多首当其冲而先受损害。如阳明实热内结，则脾阴亦多受损而不能正常运行。因为脾胃同居中焦，位置邻近，相互联属，两者关系之密切如同生活中的夫妻，丈夫发生问题要连累到妻子，这是常理，所以对阳明热结阴伤证的治疗，可用急下以保存阴液的方法。位于中焦属土的阳明胃腑，一旦形成实热内结，就会消耗津液，并逐渐损伤下焦属水的足少阴肾阴，肾中阴精亏虚，则出现耳聋、不能入睡等症状。并是，肾阴亏虚则肝阳亢盛，病情就会逐渐由足少阴肾影响到足厥阴肝，以致出现两眼紧闭不喜睁、手足搐搦等症状。以上所说是病变从上而下，由属阳的腑传入属阴的脏的传变途径，后学者对这些传变规律必须全面了解。

按：温病初起时，阳气火热上闭，阴精不能上承，因此清窍不通。继而阳气上亢，阴精衰竭，此时再用小柴胡汤升散少阳，必然形成阳气上逆、阴精下竭的证候，必死无疑。

不知从何时起医生都用《陶氏六书》的方法治疗一切疾病，而不仔细研究《灵枢》《素问》《难经》。我治疗温病发病六、七日以后，壮火稍减，内盛的阴火，耳聋的，都用救阴的方法获效。说"宜复脉辈"，只是为了说明立法，希望从事温病治疗的医者在临证时加减化裁。

四、劳倦内伤，复感温病，六、七日以外不解者，宜复脉法。

此两感治法也。甘能益气，凡甘皆补，故宜复脉。服二、三帖后，身不热而倦甚，仍加人参。

【解读】

平素劳倦太过，脏腑已受损伤，再感受湿邪而发生温病的患者，发病后六、七日病情仍不能缓解的，用加减复脉汤治疗。

这是先有内伤再感外邪的"两感"证的治疗方法。甘味药能补养正气，大凡此味药都具有一定的滋补作用，所以本证治疗宜用加减复脉汤类的方药。如果服药二、三剂后，未见发热，精神倦怠较为显著的，则应在加减复脉汤中再加入人参。

五、温病已汗而不得汗，已下而热不退，六、七日以外，脉尚躁盛者，重与复脉汤。

已与发汗而不得汗，已与通里而热不除，其为汗下不当可知。脉尚躁盛，邪固不为药衰，正气亦尚能与邪气分争，故须重与复脉，扶正以敌邪，正胜则生矣。

【解读】

温病已经运用发汗方法治疗而没有能出汗，已经使用攻下方法治疗而身热仍然不退，病程经过六、七日之后，脉象仍然躁急有力的，用大剂量加减复脉汤治疗。

温病已经使用解表发汗的治法而没有能出汗，已经使用通里攻下的治法而身热仍然不退，显然这是运用发汗、攻下方法不当所致。若脉象仍然躁急有力，说明虽然邪热没有因发汗、攻下药物的作用而衰减，但正气也没有受到严重损伤而仍然能与邪气进行抗争。所以治疗必须使用大剂量的加减复脉汤，扶助正气以驱除邪气。只要正气能够战胜邪气，病情自然就会好转。

六、温病误用升散，脉结代，甚则脉两至者，重与复脉，虽有他证，后治之。

此留人治病法也。即仲景里急，急当救里之义。

【解读】

患温病时错误地使用了升散方药治疗，患者脉象出现结脉或代脉，甚至一呼一吸间脉仅搏动两次，应采用大剂量的加减复脉汤治疗；即使兼有其他证候，也要等到以后再治疗。

这是一种以保存人体正气为先的治疗方法。也正是张仲景所说的虽然有表证，但以里虚证为急时，治疗应当优先救治里虚的道理。

七、汗下后，口燥咽干，神倦欲眠，舌赤苔老，与复脉汤。

在中焦下后与益胃汤，复胃中津液，以邪气未曾深入下焦。若口燥咽干，乃少阴之液无以上供，神昏欲眠，有少阴但欲寐之象，故与复脉。

【解读】

温病经过发汗、攻下治疗之后，出现口燥无津，咽喉干燥，精神倦怠，想睡眠，舌质红赤，舌苔干而无津，用加减复脉汤治疗。

温病邪在中焦经过攻下治疗以后，一般宜选用益胃汤，以恢复胃中受伤的津液，这是因为此时中焦的邪热还没有深入到下焦的肝肾。若患者出现口中和咽喉干燥，则为下焦足少阴肾的阴液亏损，不能滋润于上所致。神倦不语而欲睡，与《伤寒论》所说的少阴病但欲寐的表现相似，所以应用加减复脉汤治疗。

八、热邪深入，或在少阴，或在厥阴，均宜复脉。

此言复脉为热邪劫阴之总司也。盖少阴藏精，厥阴必待少阴精足而后能生，二经均可主以复脉者，乙癸同源也。

加减复脉汤方（甘润存津法）

炙甘草（六钱），干地黄（六钱，按：地黄三种用法：生地者，鲜地黄未晒干者也，可入药煮用，可取汁用，其性甘凉，上中焦用以退热存津；干地黄者，乃生地晒干，已为丙火炼过，去其寒凉之性，《本草》称其甘平；熟地制以酒与砂仁，九蒸九晒而成，是又以丙火、丁火合炼之也，故其性甘温。奈何今人悉以干地黄为生地，北人并不知世有生地，金谓干地黄为生地，而曰寒凉，指鹿为马，不可不辨），生白芍（六钱），麦冬（不去心，五钱），阿胶（三钱），麻仁（三钱。按：柯韵伯谓：旧传麻仁者误，当系枣仁。彼从心悸动三字中看出传写之误，不为无见。今治温热，有取于麻仁甘益气，润去燥，故仍从麻仁）

水八杯，煮取八分三杯，分三次服。剧者加甘草至一两，地黄、白芍八钱，麦冬七钱，日三夜一服。

救逆汤方（镇摄法）

即于加减复脉汤内去麻仁，加生龙骨四钱、生牡蛎八钱，煎如复脉法。脉虚大欲散者，加人参二钱。

【解读】

温病邪热深入于内，或侵犯足少阴肾，或侵犯足厥阴肝，均应用加减复脉汤治疗。

这里所说的加减复脉汤治法，是温病邪热劫灼下焦真阴的基本治疗大法。因为足少阴肾内藏阴精，足厥阴肝的功能活动，必须在充足的足少阴肾精滋养下才能正常发挥。足少阴肾经和足厥阴肝经的病变，都可用加减复脉汤治疗，就是因为"乙癸同源"的缘故。

加减复脉汤（甘润存津法）

炙甘草18克，干地黄18克（按：地黄有3种使用方法：生地黄即没有晒干的鲜地黄，既可入煎剂煎煮内服，又可捣烂取汁内服。生地黄性味甘寒，温病上、中焦病证可以用其祛邪退热，保存津液。干地黄即晒干的生地黄，由于经过太阳的曝晒，去掉了寒凉之性，所以本草书中称它的性味甘平。熟地黄是用干地黄加酒和砂仁，经过9次蒸煮和9次曝晒制成。由于它既经过太阳的曝晒，又经过炭火的蒸煮，所以性味甘温。遗憾的是现在某些医生都把干地黄当做生地黄，北方的医生甚至不知道世界上有生地黄这味药，都把干地黄称为生地黄，并认为它的性味寒凉。这实在是犯了指鹿为马的错误，临床运用时不可不辨别清楚）生白芍18克，麦冬（不去心）15克，阿胶9克，麻仁9克（按：柯韵伯说，过去传说复脉汤中用的是火麻仁其实是错误的，应该是酸枣仁。他是从复脉汤所主证候中有"心动悸"三字中看出是抄写流传的错误，也是没有道理。现在用本方治疗温病，需要用火麻仁的味扩补气和质润去燥作用，所以方中仍用火麻仁）

上药用水8杯，煎煮至3杯，分3次服下。病情较重的，甘草的用量可增加至30克，地黄、白芍加至24克，麦冬加至21克，白天服药3次，夜间服药1次。

救逆汤方（镇摄法）

即加减复脉汤中去火麻仁，加生龙骨12克、生牡蛎24克，煎法与加减复脉汤相同。脉象虚大欲散的，再加人参6克。

九、下后大便溏甚，周十二时三、四行，脉仍数者，未可与复脉汤，一甲煎主之；服一、二日，大便不溏者，可与一甲复脉汤。

下后法当数日不大便，今反溏而频数，非其人真阳素虚，即下之不得其道，有亡阴之虑。若以复脉滑润，是以存阴之品，反为泻阴之用。故以牡蛎一味，单用则力大，即能存阴，又涩大便，且清在里之余热，一物而三用之。

一甲煎（咸寒兼涩法）

生牡蛎（二两，碾细）

水八杯，煮取三杯，分温三服。

一甲复脉汤方

即于加减复脉汤内，去麻仁，加牡蛎一两。

【解读】

温病经过攻下治疗后，大便稀溏比较严重，一昼夜间三、四次，脉象仍然呈现数脉的，不可用加减复脉汤，应当用一甲煎治疗；服药一、二日后，如大便已不再稀溏，可改用一甲复脉汤治疗。

温病经过攻下治疗后，按照常理应该停数天不大便，现在反而大便稀溏，而且次数较多，这种现象不是患者平素真阳虚弱，就是攻下法使用不当引起的，有导致阴液衰亡的可能。这时若用滋养阴液而质地滑润的加减复脉汤治疗，反会引起阴液更加耗伤，所以治疗只用牡蛎一味。单独使用则药专力宏，既能保存阴液，又能固涩大便，而且还能清泄在里的余热。虽只用一味药，却能发挥三方面的治疗作用。

一甲煎（咸寒兼涩法）

生牡蛎（碾成细末）60克

上药用水8杯，煎煮成3杯，分3次温服。

一甲复脉汤方

即在加减复脉汤中去火麻仁，加牡蛎30克。

十、下焦温病，但大便溏者，即与一甲复脉汤。

温病深入下焦劫阴，必以救阴为急务。然救阴之药多滑润，但见人便溏，不必待日三、四行，即以一甲复脉法，复阴之中，预防泄阴之弊。

【解读】

下焦温病，只要出现大便稀溏的，就可用一甲复脉汤治疗。

温病邪热深入下焦劫灼肾阴，此时的治疗，必须以救阴液为当务之急。但是滋补阴液的药物大多质地滑润，所以下焦温病只要出现大便稀溏，不必等待病情发展到大便每日三、四次，就可使用一甲复脉汤治疗。因为本方在恢复阴液的同时，还有预防阴液下泄的功效。

十一、少阴温病，真阴欲竭，壮火复炽，心中烦，不得卧者，黄连阿胶汤主之。

按：前复脉法为邪少虚多之治。其有阴既亏而实邪正盛，甘草即不合拍。心中烦，阳邪挟心阳独亢于上，心体之阴，无容留之地，故烦杂无奈；不得卧，阳亢不入于阴，阴虚不受阳纳，虽欲卧得乎？此证阴阳各自为道，不相交互，去死不远，故以黄芩从黄连，外泻壮火而内坚真阴；以芍药从阿胶，内护真阴而外捍亢阳。名黄连阿胶汤者，取一刚以御外侮，一柔以护内主之义也。其交关变化神明不测之妙，全在一鸡子黄。前人训鸡子黄，金谓鸡为巽木，得心之母气，色赤入心，虚则补母而已，理虽至当，殆未尽其妙。盖鸡子黄有地球之象，为血肉有情，生生不已，乃奠安中焦之圣品，有甘草之功能，而灵于甘草；其正中有孔，故能上通心气，下达肾气，居中以达两头，有莲子之妙用；其性和平，能使亢者不争，弱者得振；其气焦臭，故上补心；其味甘咸，故下补肾；再释家有地水风火之喻，此证大风一起，荡然无余，鸡子黄镇定中焦，通彻上下，合阿胶能预熄内风之震动也。然不知人身阴阳相抱之义，必未能识仲景用鸡子黄之妙，谨将人身阴阳生死痼痹图形，开列于后，以便学者入道有阶也。

黄连阿胶汤方（苦甘咸寒法）

黄连（四钱），黄芩（一钱），阿胶（三钱），白芍（一钱），鸡子黄（二枚）

水八杯，先煮三物，取三杯，去滓，纳胶烊尽，再纳鸡子黄，搅令相得，日三服。

【解读】

温病邪热传入下焦足少阴肾，真阴耗损将要枯竭，而邪火仍然炽盛，症见心烦不宁、不能入睡的，用黄连阿胶汤治疗。

按：前面所说的加减复脉汤法，是用于温热实邪已经衰微，而阴液耗伤较为明显的邪少虚多证的治疗方法。本条所说的是阴液虽已亏虚，但温热实邪仍然炽盛的证候，因此加减复脉汤中的甘草就不适用了。本证出现的心烦不宁，是由于阳热实邪夹心火炽盛于上，心阴严重消耗，阴阳不能交通，因而见心中烦躁不适的症状；不能入睡，是因为阳气亢盛不能进入阴分，阴液亏虚又不能接受阳气进入，因此即使想睡，又怎么能够入睡呢？本症在病机上阴阳都已经产生病变，不能相互协调而保持动态平衡，所以病情严重，极易导致死亡。所以治疗由黄芩配合黄连，清泻在外的实火而坚敛在内的真阴；用白芍配合阿胶，保护在内真阴而平抑亢盛于外的阳热。方名之所以称黄连阿胶汤，是取黄连性味之刚强以抗御侵扰心经的邪热、阿胶性味之柔润以保护心脏阴液的意思。本方交通心肾、调和阴阳作用的奥妙之处，全在于用了鸡子黄这味药。前人在讲鸡子黄时都说：鸡属于八卦中的"巽"卦，与风木相应。由于肝属木，心属火，而木能生火，所以属于风木的鸡，便自然获得了能生心火的母气。因为它色呈红赤，所以能够入心经。前人所说的这些内容，只不过是子虚补母的道理，虽然道理正确，但没有说清楚其中的奥妙所在。鸡子黄有地球的形象，属于血肉有情一类的药物，具有生生不断的特性，是安定中焦的理想药物。它既有甘草的功能而又优于甘草。因为它正中有孔，所以能上通心气，下达肾气，安定中焦而又能通达到上焦和下焦，有类似莲子的奇妙功用。鸡子黄性味和平，能使偏亢的阳气不再炽盛，虚弱的真阴得到恢复。其气味焦臭，所以能上补心阴；其味甘而咸，所以又能下补肾阴。此外，佛教有地上的水可被风火消灼的比喻，本证若一旦出现肝风内动的变化，则阴液必然会被完全消灼干净，而鸡子黄能镇守并安定中焦，可通达上下心肾，配合阿胶就能预防虚风内动的发生。如果人们不了解阴阳相互依存、相互协调的道理，就必然不能理解张仲景在黄连阿胶汤中用鸡子黄的奥妙所在。

黄连阿胶汤（甘甘咸寒法）

黄连12克，阿胶9克，黄芩3克，白芍3克，鸡子黄2个

取水8杯，先煎煮黄连、黄芩、白芍3味药，煎成药液3杯后去掉药渣，加入阿胶并使其完全溶化，再加入鸡子黄，搅拌调匀，1日分3次服。

十二、夜热早凉，热退无汗，热自阴来者，青蒿鳖甲汤主之。

夜行阴分而热，日行阳分而凉，邪气深伏阴分可知；热退无汗，邪不出表而仍归阴分，更可知矣，故曰热自阴分而来，非上中焦之阳热也。邪气深伏阴分，混处气血之中，不能纯用养阴，又非壮火，更不得任用苦燥。故以鳖甲蠕动之物，入肝经至阴之分，既能养阴，又能入络搜邪；以青蒿芳香透络，从少阳领邪外出；细生地清阴络之热；丹皮泻血中之伏火；知母者，知病之母也，佐鳖甲、青蒿而成搜剔之功焉。再此方有先入后出之妙，青蒿不能直入阴分，有鳖甲领之入也；鳖甲不能独出阳分，有青蒿领之出也。

青蒿鳖甲汤方（辛凉合甘寒法）

青蒿（二钱），鳖甲（五钱），细生地（四钱），知母（二钱），丹皮（三钱）

水五杯，煮取二杯，日再服。

【解读】

夜间发热，清晨热退身凉，热退时不伴有出汗，属邪热从阴分而来的，用青蒿鳖甲汤治疗。

卫气夜间循行于阴分时出现发热，白天循行于阳分时热退身凉，说明发热是邪热深伏于阴分引起的；热退时不出汗，说明邪热没有随汗从肌表外出而仍然深伏于阴分，所以说这种邪热显然是从阴分而来，并不是上焦或中焦的阳热之邪。病邪深伏在人体的阴分，混处在气血之中，治疗既不能单用养阴的方法；又因为不是壮盛的实火，所以更不能过分地使用苦燥药物。因此，用取自善于蠕动的鳖的甲壳，深入肝经并达人体阴分，既能滋养阴液，又能深入血络搜索病邪；用气味芳香的青蒿透达脉络中邪气，并可引导邪气经少阳经排出体外；用细生地黄清解阴经血络中的热邪；牡丹皮清泻深伏在血分的火邪；所谓知母，顾名思义，就是能知道病变产生的根源，它与鳖甲、青蒿相配合，可共同发挥搜寻、驱逐病邪的功能。

此外，本方的作用还有先入于里然后出外的奥妙。青蒿不能直接进入阴分，但鳖甲能够引导它深入阴分；鳖甲不能独自外出阳分，但青蒿可以引导它外出阳分。

青蒿鳖甲汤方（辛凉合甘寒法）

青蒿6克，知母6克，鳖甲15克，细生地黄12克，牡丹皮9克

上药用水5杯，煎煮成2杯，1日分2次服。

十三、热邪深入下焦，脉沉数，舌干齿黑，手指但觉蠕动，急防痉厥，二甲复脉汤主之。

此示人痉厥之渐也。温病七、八日以后，热深不解，口中津液干涸，但觉手指掣动，即当防其痉厥，不必俟其已厥而后治也。故以复脉育阴，加入介属潜阳，使阴阳交纽，痉厥不可作也。

二甲复脉汤方（咸寒甘润法）

即于加减复脉汤内，加生牡蛎五钱、生鳖甲八钱。

【解读】

热邪深入下焦肝肾，脉象沉数，舌面干燥，牙齿焦黑，只觉手指蠕动，急需防止痉厥的发生，用二甲复脉汤治疗。

这里主要提示人们了解痉厥发生的早期表现。温病发病七、八日以后，热邪深入而不能外解，内现口中干燥无津，只觉手指时常不自主地蠕动时，就应当采取有效措施防止痉厥的发生，不必等到痉厥症状非常明显后才开始治疗。所以治疗用加减复脉汤滋养阴液，再加入介类药物潜阳熄风，使阴阳能够相互协调，这样就可以避免痉厥的发生。

二甲复脉汤（咸寒甘润法）

即在加减复脉汤中再加入生牡蛎15克、生鳖甲24克。

十四、下焦温病，热深厥甚，脉细促，心中憺憺大动，甚则心中痛者，三甲复脉汤主之。

前二甲复脉，防痉厥之渐；即痉厥已作，亦可以二甲复脉止厥。兹又加龟板名三甲者，以心中大动，甚则痛而然也。心中动者，火以水为体，肝风鸱张，立刻有吸尽西江之势，肾水本虚，不能济肝而后发痉，既痉而水难猝补，心之本体欲失，故憺憺然而大动也。甚则痛者，"阴维为病主心痛"，此证热久伤阴，八脉丽于肝肾，肝肾虚而累及阴维故心痛，非如寒气客于心胸之心痛可用温通。故以镇肾气、补任脉、通阴维之龟板止心痛，合入肝搜邪之二甲，相济成功也。

三甲复脉汤方（同二甲汤法）

即于二甲复脉汤内，加生龟板一两。

【解读】

温病热邪传入下焦肝肾，由于邪热深入，以致四肢抽搐厥冷的症状非常严重，脉象细小而短促，心中剧烈跳动，甚至出现心中疼痛的，用三甲复脉汤治疗。

前面所说的二甲复脉汤法，主要作用是防止痉厥的发生；但即使痉厥已经发生了，也可用二甲复脉汤熄风止痉。本法在上方中加入龟甲，并定名为三甲复脉汤，主要是因为出现心中剧烈跳动，甚至心中疼痛的症状。心中剧烈跳动的原因是，在生理上心火依赖肾水的滋养，本证肝风大动，有立刻耗尽肾水的趋势，而肝风内动引起的痉厥，又起因于肾水亏虚不能滋养肝木。因此，当痉厥已经发生，耗损的肾水又难以在短时间内得到恢复，心脏失去了肾水的滋养，所以产生了心中剧烈跳动的症状。病情严重的患者还会出现心中疼痛，正如《内经》所说"阴维脉病变的主要表现是心痛"。本证邪热久留不解，损伤肝肾真阴，出于人体奇经八脉都隶属于肝肾，肝肾阴虚就会累及阴维脉，以致出现心中疼痛的症状。

这种心痛在治疗上不同于寒邪侵犯心胸的心痛可用温通的方法，所以来用具有潜镇肾气、滋补任脉、通调阴维脉作用的龟甲治疗心痛，再配合能入肝搜邪的鳖甲、牡蛎，三者协同发挥作用，可望获得良好的治疗效果。

三甲复脉汤方（同二甲复脉汤法）

即在二甲复脉汤中再加龟甲30克。

十五、既厥且哕（俗名呃忒），脉细而劲，小定风珠主之。

温邪久踞下焦，烁肝液为厥，扰冲脉为哕，脉阴阳俱减则细，肝木横强则劲，故以鸡子黄实土而定内风；龟板补任（谓任脉）而镇冲脉；阿胶沉降，补液而熄肝风；淡菜生于咸水之中而能淡，外偶内奇，有坎卦之象，能补阴中之真阳，其形翕阖，故又能潜真阳之上动；童便以浊液仍归浊道，用以为使也。名定风珠者，以鸡子黄宛如珠形，得巽木之精，而能熄肝风，肝为巽木，巽为风也。龟亦有珠，具真武之德而镇震木。震为雷，在人为胆，雷动未有无风者，雷静而风亦静矣。亢阳直上巅顶，龙上于天也，制龙者，龟也。古者拏龙御龙之法，失传已久，其大要不出乎此。

小定风珠方（甘寒咸法）

鸡子黄（生用，一枚），真阿胶（二钱），生龟板（六钱），童便（一杯），淡菜（三钱）

水五杯，先煮龟板、淡菜得二杯，去滓，入阿胶，上火烊化，纳鸡子黄，搅令相得，再冲童便，顿服之。

【解读】

下焦温病既有手足发痉厥冷，又见呃逆频频（俗称打呃忒），脉象细而弦劲有力的，用小定风珠治疗。

温邪留滞下焦日久，消烁肝脏阴液则出现手足发痉厥逆，病变影响冲脉则导致呃逆频频。脉细是阴阳气血都已虚衰的表现，又因肝风内动则自细而弦劲有力。所以方中用鸡子黄培补脾胃而镇静肝风，用龟甲滋补任脉而潜镇冲脉；阿胶药性沉降，能够滋补阴液而内熄肝风。淡菜虽生长在咸味的海水中，却味道清淡，它的结构外面成双而内部却是单个，很像八卦中坎卦的形状，所以能补养少阴肾中的真阳；它的外形呈收敛关合的状态，所以又能潜镇下焦真阳的向上冲逆。童便属于浊液，因浊液易归下焦浊道，故以它作为使药。

本方之所以命名为定风珠，是因为方中鸡子黄很像珠子的形状。它获得了与八卦中巽卦相应的木之精华，所以能够平熄肝风。按五行归类，肝与属巽卦的木相对应，巽卦又同时主风。龟能生蛋，蛋也有珠子的外形，它如同传说中威震北方的真武神灵一样能镇住与震卦相应的木。震卦与雷相应，在人体与胆相对应，天上打雷的时候没有不起风的，一旦雷声停止，风也就随之平静。亢盛的阳气向上直达巅顶部位，就像龙在天上游动一般，而能够制伏龙的只有龟。古代就有驯养龙的方法，虽然早已失传，但其精华大致如此。

小定风珠方（甘寒咸法）

鸡子黄（生用）1枚，真阿胶6克，生龟甲18克，童便1杯，淡菜9克

上药用水5杯，先煮龟甲、淡菜，煎至药液剩2杯时去掉药渣，加上阿胶，继续放在炉火上加温使其完全溶化，然后加入鸡子黄，并搅拌调由最后冲入童便，1次服下。

十六、热邪久羁，吸烁真阴，或因误表，或因妄攻，神倦瘛疭，脉气虚弱，舌绛苔少，时时欲脱者，大定风珠主之。

此邪气已去八、九，真阴仅存一、二之治也。观脉虚苔少可知，故以大队浓浊填阴塞隙，介属潜阳镇定。以鸡子黄一味，从足太阴，下安足三阴，上济手三阴，使上下交合，阴得安其位，斯阳可立根基，俾阴阳有眷属一家之义，庶可不致绝脱欤！

大定风珠方（酸甘咸法）

生白芍（六钱），阿胶（三钱），生龟板（四钱），干地黄（六钱），麻仁（二钱），五味子（二钱），生牡蛎（四钱），麦冬（连心，六钱），炙甘草（四钱），鸡子黄（生，二枚），鳖甲（生，四钱）

水八杯，煮取三杯，去滓，再入鸡子黄，搅令相得，分三次服。喘加人参，自汗者加龙骨、人参、小麦，悸者加茯神、人参、小麦。

【解读】

热邪久留不解，消烁耗损下焦肾阴，或因为误用辛温解表，或因为滥用苦寒攻下，导致患者精神委靡困倦，手足搐搦，脉象虚弱无力，舌质红绛而苔少，随时都会发生虚脱现象的，可用大定风珠治疗。

这是邪热已经去除十之八、九，而肾中真阴只剩十之一、二的治疗方法。从患者见有脉象虚弱、舌苔少等症状可以明确，本证以真阴虚为主，所以用大量味浓质稠的药物以填补真阴，补充不足；用甲壳类药物熄风潜阳，镇定止痉。方中用鸡子黄这味药，作用于中焦足太阴，并能向下安定足三阴经，向上接济手三阴经，使经络上下交通相济，则阴液能正常内藏而不被耗损，阳气便有了立足的基础。只要能使阴阳如同夫妻一样相互协调、相互依存，便可避免阴竭阳脱的危险证候出现。

大定风珠方（酸甘咸法）

生白芍18克，阿胶9克，生龟甲12克，干地黄18克，火麻仁6克，五味子6克，生牡蛎12克，麦冬（连心）8克，炙甘草12克，鸡子黄（生）2个，鳖甲（生用）12克

上药用水8杯，煎煮成3杯，去掉药渣，再加入鸡子黄搅拌和匀，1日内分3次服下。如果兼见气喘的加入人参，兼见自汗的加入龙骨、人参、小麦，兼见心悸的加入茯神、人参、小麦。

十七、壮火尚盛者，不得用定风珠、复脉。邪少虚多者，不得用黄连阿胶汤。阴虚欲痉者，不得用青蒿鳖甲汤。

此诸方之禁也。前数方虽皆为存阴退热而设，其中有以补阴之品为退热之用者；有一面补阴，一面搜邪者；有一面填阴，一面护阳者。各宜心领神会，不可混也。

【解读】

下焦温病邪火仍然炽盛的，不能用大、小定风珠及加减复脉汤等方剂治疗。

邪火已弱而阴虚较重的，不能用黄连阿胶汤治疗。阴液亏虚将要发生痉厥的，不能用青蒿鳖甲汤治疗。

本条说的是下焦温病常用方剂的使用禁忌。前面所列的几个方剂，虽然都是以保存阴液、祛除邪热为治疗目的，但具体作用并不相同，有的方剂是用补阴药物夹达到退热的目的；有的方剂是一面滋补阴液，一面搜除病邪；还有的方剂是一面填补真阴，一面保护阳气。因此，临床血细心体会各方剂的作用特点，不可混淆乱用。

十八、痉厥神昏，舌短，烦躁，手少阴证未罢者，先与牛黄紫雪辈，开窍搜邪；再与复脉汤存阴，三甲潜阳，临证细参，勿致倒乱。

痉厥神昏，舌蹇烦躁，统而言之为厥阴证。然有手经足经之分，在上焦以清邪为主，清邪之后，必继以存阴；在下焦以存阴为主，存阴之先，若邪尚有余，必先以搜邪。手少阴证未罢，如寸脉大，口气重，颧赤，白睛赤，热壮之类。

【解读】

温病手足抽搐，四肢厥冷，神态昏迷、舌体短缩，烦躁不安，如果手少阴心包证候还没有完全解除的，治疗应先用安宫牛黄丸、紫雪丹之类的方剂，以开通心窍、搜除病邪；然后再用加减复脉汤滋养阴液，牡蛎、鳖甲、龟甲等三甲熄风潜阳。临床辨证必须根据具体情况仔细分析，治疗次序不可颠倒紊乱。

温病出现手足抽搐、四肢厥冷、神志昏迷、舌体转动不利、烦躁不安等症状，总体来说都属于厥阴证范畴。但厥阴证又有手厥阴经病变和足厥明经病变之分：邪在上焦的手厥阴病证，治疗必须以清泄邪热为主，邪热清除之后还必须继续滋补阴液；邪在下焦的足厥阴病证，治疗则以保存阴液为主，但如邪热仍然较盛，则养阴之前又必须先搜除病邪。手少阴心经病变没有解除的证候表现，可见寸脉较大、口中热臭气重、两颧红赤、眼睛白睛发红、身热较高等。

十九、邪气久羁，肌肤甲错，或因下后邪欲溃，或因存阴得液蒸汗，正气已虚，不能即出，阴阳互争而战者，欲作战汗也，复脉汤热饮之。虚盛者加人参；肌肉尚盛者，但令静，勿妄动也。

按：伤寒汗解必在下前，温病多在下后。缚解而后得汗，诚有如吴又可所云者。凡欲汗者，必当先烦，乃有汗而解。若正虚邪重，或邪已深入下焦，得下后里通；或因津液枯燥，服存阴药，液增欲汗，邪正努力纷争，则作战汗，战之得汗则生，汗不得出则死。此系生死关头，在顷刻之间。战者，阳极而似阴也，肌肤业已甲错，其津液之枯燥，固不待言。故以复脉加人参助其一臂之力，送汗出表。若其人肌肤尚厚，未至大虚者，无取复脉之助正，但当听其自然，勿事骚扰可耳，次日再议补阴未迟。

【解读】

下焦温病邪气久留不解，患者皮肤干糙起屑，此时或者由于运用攻下法后邪热将要向外溃散，或者因为经过滋阴法治疗后阴液得以恢复将要蒸汗外出，但因正气已经亏虚，无力鼓动阴液而不能即刻汗出，待正气来复，邪正剧烈交争，患者出现全身战栗症状的，是将要发生战汗的表现，治疗可用加减复脉汤趁热服下。如果正气虚弱较甚的，再加人参；如果患者形体还比较丰满的，只需让患者安静休息，不要随意打扰。

按：一般而言，伤寒病能够通过出汗而使病邪解除的，大多发生在攻下法运用之前；温病治疗过程中，这种情况多出现在攻下法运用之后。确实如同吴又可所说的那样，搏结之邪外解之后才能出汗。

大凡患者将要出汗的时候，必然先出现烦躁不安，而后才出汗并使邪气外解。如果患者气既虚而邪气又重，或邪气已经深入下焦，通过攻下后里气得通；或者因为津液枯涸干燥，服用滋阴方药后阴液恢复而将要作汗，这时邪正剧烈交争，便可导致战汗的发生。

如果战栗后全身出汗，则预后大多良好；如果战栗后汗不得外出，则预后大多不良。可见战汗是关系到生死存亡的紧要关头，生死变化就在顷刻之间。战栗是人体阳气郁积到极点而产生的一种状似阴证的表现，患者既然皮肤干糙起屑，其津液已经枯涸干燥，已是非常明显的现象。所以治疗用加减夏脉汤再加人参以助正气抗邪之力，促进汗液从肌肤外出。

如果患者形体还比较丰满厚实，尚没有达到十分虚弱的程度，则不必用加减复脉汤以扶助正气，只要任其自然，安静休息，旁人不要惊动干扰，等到第二日再考虑滋补阴液也不为迟。

二十、时欲漱口不欲咽，大便黑而易者，有瘀血也，犀角地黄汤主之。邪在血分，不欲饮水，热邪燥液口干，又欲求救于水，故但欲漱口，不欲咽也。瘀血溢于肠间，血色久瘀则黑，血性柔润，故大便黑而易也。犀角味咸，入下焦血分以清热，地黄去积聚而补阴，白芍去恶血、生新血，丹皮泻血中伏火，此蓄血自得下行，故用此轻剂以调之也。

犀角地黄汤方（甘咸微苦法）

干地黄（一两），生白芍（三钱），丹皮（三钱），犀角（三钱）

水五杯，煮取二杯，分二次服，渣再煮一杯服。

【解读】

患者不时用水漱口但又不愿下咽，大便色黑而容易解出，这是内有瘀血的表现，用犀角地黄场治疗。

温病邪入血分，大多不想喝水，但因热邪耗伤津液而口中干燥，又想求救下水，所以出现只想用水漱口而不愿下咽的症状。由于摄血流阻于肠道，血色因瘀滞日久而变为黑色，血液性质柔润，所以大便色黑而易于解出。本方中犀角味咸，能深入下焦血分以清泄邪热；地黄能祛除瘀血积聚而又滋补阴液；白芍可祛除瘀血，滋生新血；牡丹皮能泄伏藏于血分中的邪热，4 药合用则蓄结于肠道的瘀血就能下行外解，所以选用犀角地黄汤这一活血化瘀轻剂进行调治。

犀角地黄汤方（甘咸微苦法）

干地黄 30 克，生白芍 9 克，牡丹皮 9 克，犀角 9 克

上药用水 5 杯，煎煮成 2 杯，分 2 次服，药渣再加水煎成 1 杯服。

二十一、少腹坚满，小便自利，夜热昼凉，大便闭，脉沉实者，畜血也，桃仁承气汤主之，甚则抵当汤。

少腹坚满，法当小便不利，今反自利，则非膀胱气闭可知。夜热者，阴热也；昼凉者，邪气隐伏阴分也。大便闭者，血分结也。故以桃仁承气通血分之闭结也。若闭结太甚，桃仁承气不得行，则非抵当不可，然不可轻用，不得不备一法耳。

桃仁承气汤方（苦辛咸寒法）

大黄（五钱），芒硝（二钱），桃仁（三钱），当归（三钱），芍药（三钱），丹皮（三钱）

水八杯，煮取三杯，先服一杯，得下止后服，不知再服。

抵当汤方（飞走攻络苦咸法）

大黄（五钱），虻虫（炙干为末，二十枚），桃仁（五钱），水蛭（炙干为末，五分）

水八杯，煮取三杯，先服一杯，得下止后服，不止再服。

【解读】

下焦温病小腹部坚硬胀满，小便正常，入夜身体发热，白天热退身凉，大便秘结，脉象沉实有力的，属于下焦蓄血证，用桃仁承气汤治疗，病情严重的可用抵当场治疗。

一般而言，患者小腹部坚硬胀满，应当小便不利，现在反而正常通利，说明本证不是由膀胱气化功能闭阻引起；夜间发热，是邪在阴分发热的特点；白天热退身凉，是邪热隐藏潜伏于阴分所致；大便秘结不通，是瘀血内结的表现。所以，治疗用桃仁承气汤通导血分的淤滞。如果血分瘀血蓄结程度严重，用桃仁承气汤不能使瘀血破散，则必须用抵当汤才能奏效。但抵当汤不可随便使用，这里仅作为临床必备的一种治法提出来以便应急。

桃仁承气汤方（苦辛咸寒法）

大黄15克，芒硝6克，桃仁、当归、芍药、牡丹皮各9克

上药用水8杯，煎煮成3杯，先服1杯。服药后如果大便得通，则停服余下的药物；如果服药后没有反应，则继续服药。

抵当汤方（飞走攻络苦咸法）

虻虫（炙干燥后磨为粉末）20枚，大黄、桃仁各15克，水蛭（炙干燥后磨为粉末）1.5克

上药用水8怀，煎煮成3杯，先服1杯。如果服药后大便下利，则停服余下的药物；如果没有反应，则继续服药。

二十二、温病脉，法当数，今反不数而濡小者，热撤里虚也。里虚下利稀水，或便脓血者，桃花汤主之。

温病之脉本数，因用清热药撤其热，热撤里虚，脉见濡小，下焦空虚则寒，即不下利，亦当温补，况又下利稀水脓血乎！故用少阴自利，关闸不藏，堵截阳

明法。

桃花汤方（甘温兼涩法）

赤石脂（一两，半整用煎，半为细末调），炮姜（五钱），白粳米（二合）

水八杯，煮取三杯，去渣，入石脂末一钱五分，分三次服。若一服愈，余勿服。虚甚者加人参。

【解读】

温病的脉象，按常理应该是数脉，现在反而不数并且脉濡而小的，是邪热已经消退而脏腑虚弱的表现。因脏腑虚弱而大便下利稀水，或者大便如脓血样的，用桃花汤治疗。

温病的脉象应该是数脉，由于病程中运用清热药清解邪热，邪热虽然消退，但脏腑正气已经虚弱，所以脉象表现为濡而小，下焦阳气虚弱就会出现寒象，即使不出现大便下利的症状，也应该使用温补的治疗方法，何况本证已经出现了泄泻稀水和脓血样的大便呢！所以采用治疗少阴病泄泻不止、肛门关闸不固的堵涩阳明肠腑的方法。

桃花汤方（甘温兼涩法）

赤石脂30克（一半整用入煎剂，一半磨成细末调服），炮姜15克，白粳米60克

上药用水8杯，煎煮成3杯，去掉药渣后加入赤石脂粉末4.5克，分3次服。如果服1剂后病已痊愈，剩下的药就不必再服。里虚严重的加人参。

二十三、温病七、八日以后，脉虚数，舌绛苔少，下利日数十行，完谷不化，身虽热者，桃花粥主之。

上条以脉不数而濡小，下利稀水，定其为虚寒而用温涩。此条脉虽数而日下数十行，至于完谷不化，其里邪已为泄泻下行殆尽。完谷不化，脾阳下陷，火灭之象；脉虽数而虚，苔化而少，身虽余热未退，亦虚热也，纯系关闸不藏见证，补之稍缓则脱。故改桃花汤为粥，取其逗留中焦之意，此条认定完谷不化四字要紧。

桃花粥方（甘温兼涩法）

人参（三钱），炙甘草（三钱），赤石脂（六钱，细末），白粳米（二合）

水十杯，先煮参、草得六杯，去渣，再入粳米煮得三杯，纳石脂末三钱，顿服之。利不止，再服第二杯，如上法；利止停后服。或先因过用寒凉，脉不数，身不热者，加干姜三钱。

邪热不杀谷，亦有完谷一证，不可不慎，当于脉之虚实并兼现之证辨之。

【解读】

温病发病七、八日以后，脉象虚弱而数，舌质红绛而少苔，大便下利一日数十次，粪便中央有没消化的食物，患者即使仍有发热，也应用桃花粥治疗。

上条依据患者脉象不数、濡而细小、大便下利稀水等表现，确诊为虚寒证而用温涩的方法治疗。本条患者脉象虽为数脉，但其大便下利一日数十次，甚至粪便中夹有没消化的食物，显然其在里的邪气已经通过频繁下利而全部排出体外。

粪便中夹有没消化的食物，是脾阳下陷、阳气衰微的征象；脉象虽然为数脉却虚弱无力，舌苔消退而少，身体虽有余热未退，但仍是虚热之证，完全是属于大肠关门不力，失于禁固的表现，如果不能及时用补涩的方法治疗，就有可能出现滑脱不禁。之所以将桃花汤改变剂型为粥，是为了使药性逗留在中焦的时间更长。本条识证的关键就在于"完谷不化"这4个字。

桃花粥方（甘温兼涩法）

人参、炙甘草各9克，赤石脂18克（研成细末入药），白粳米60克

上药加水10杯，先煎人参、甘草，煎取药液6杯，去掉药渣，再加入粳米继续煎煮，最后煎取药液3杯，加入赤石脂末9克，1次服下。如大便下利不止，再服第2杯，方法如上；如果下利停止，则停服余下药物。如在本证发生之前过度使用了寒凉药物，以致脉象不数、身体也不发热的，再加干姜9克。

二十四、温病少阴下利，咽痛胸满心烦者，猪肤汤主之。

此《伤寒论》原文。按温病热入少阴，逼液下走，自利咽痛，亦复不少，故采录于此。

柯氏云：少阴下利，下焦虚矣。少阴脉循喉咙，其支者出络心，注胸中，咽痛胸满心烦者，肾火不藏，循经而上走于阳分也；阳并于上，阴并于下，火不下交于肾，水不上承于心，此未济之象。猪为水畜而津液在肤，用其肤以除上浮之虚火，佐白蜜、白粉之甘，泻心润肺而和脾，滋化源，培母气，水升火降，上热自除，而下利自止矣。

猪肤汤方（甘润法）

猪肤（一斤，用白皮从内刮去肥，令如纸薄）

上一味，以水一斗，煮取五升，去渣，加白蜜一升、白米粉五合，熬香，和令相得。

【解读】

温病邪入下焦少阴，大便下利，咽喉疼痛，脑中满闷，心烦不安的，用猪肤汤治疗。

这是《伤寒论》的一条原文。温病邪热传入下焦少阴，逼迫阴液下行，见有大便下利，咽喉疼痛症状的，临床并不少见，所以特将这条原文抄录在这里。

柯韵伯曾经说过："少阴病出现下利，是由于下焦虚寒所致。"足少阴肾经向上循行到咽喉，它的支脉连络到心，并进入胸中。本证所见的咽喉疼痛、胸中满闷、心烦不安等症，就是由于肾中之火不能潜藏，沿着少阴经脉浮越到上部属阳的部位，以致阳气行于上，阴液流于下，心火不能下交于肾水，肾水不能上承于心火，这是一种水火不能相济的现象。猪按五行归类是属于水的牲畜，它的津液主要保存在皮肤中，所以治疗用猪肤以消除上浮的虚火，配合甘味的白蜜、白米粉，以泻心火，润肺燥而调和脾胃。各药合用则能滋补阴液化生之源，培补脾胃之母的心火，使肾水能升，心火得降，则浮越于上的虚热自能消除，而下利也能自然停正。

猪肤汤方（甘润法）

猪肤 500 克（用洁白的猪皮，尽量将里面的肥肉油脂刮净，使它薄如纸一样）

上味加水 5 升，煮后得 2.5 升，去渣后，加白蜜 0.5 升、白米粉 150 克，煎熬至有香味溢出，调和均匀。

二十五、温病少阴咽痛者，可与甘草汤；不瘥者，与桔梗汤。

柯氏云：但咽痛而无下利胸满心烦等证，但甘以缓之足矣。不瘥者，配以桔梗，辛以散之也。其热微，故用此轻剂耳。

甘草汤方（甘缓法）

甘草（二两）

上一味，以水三升，煮取一升半，去渣，分温再服。

桔梗汤方（苦辛甘开提法）

甘草（二两），桔梗（二两）

法同前。

【解读】

温病邪入少阴，咽喉疼痛的，可用甘草汤治疗；若服药后症状没有减轻，再用桔梗汤治疗。

柯韵伯指出：邪入少阴，只见咽喉疼痛，而没有大便泄泻、胸中满闷心烦不宁等症状的，治疗只要用药味甘甜、作用缓和的甘草汤就够了；如果服药后症状未见减轻，可再配合桔梗，以桔梗的辛味透散邪热。由于本证邪热轻微，所以治疗只用这种药力较轻的方剂。

甘草汤方（甘缓法）

甘草 60 克

上药 1 味，用水 1.5 升，煎煮成 0.75 升，去掉药渣，分 2 次温服。

桔梗汤方（苦辛甘开提法）

甘草 60 克，桔梗 60 克

煎服方法同前。

二十六、温病入少阴，呕而咽中伤，生疮不能语，声不出者，苦酒汤主之。

王氏晋三云：苦酒汤治少阴水亏不能上济君火，而咽生疮声不出者。疮者，疳也。半夏之辛滑，佐以鸡子清之甘润，有利窍通声之功，无燥津涸液之虑；然半夏之功能，全赖苦酒，摄入阴分，劫涩敛疮，即阴火沸腾，亦可因苦酒而降矣，故以为名。

苦酒汤方（酸甘微辛法）

半夏（制，二钱），鸡子（一枚，去黄，纳上苦酒鸡子壳中）

上二味，纳半夏著苦酒中，以鸡子壳置刀环中，安火上，令三沸，去渣，少少含咽之。不瘥，更作三剂。

【解读】

温病邪入下焦少阴，出现呕吐，咽喉部溃烂生疮而不能言语，讲话时声音发不出的，用苦酒场治疗。

王晋三指出：苦酒汤是治疗邪入少阴、肾水亏虚不能上济心火而致的咽喉生疮、讲话声音发不出的专方。所谓疮，是指局部肿痛溃烂的疳疮。本方中的半夏味辛性滑，配伍性味甘润的鸡子黄，具有通利咽喉、促进发声的功能，而无耗伤津液的弊病。但是半夏发挥这种功能，完全要依赖苦酒的配合，因为苦酒能够引诸药入阴分，祛除痰涎，收敛疮口，即使少阴虚火炽盛沸腾，也可因苦酒的作用而使其降伏，所以用苦酒作为方名。

苦酒汤方（酸甘微辛法）

半夏（制用）6克，鸡蛋1个（去掉蛋黄后，将上等米醋倒入鸡蛋壳中）

上药用时，先将半夏和入盛在鸡蛋壳内的米醋中，然后把鸡蛋壳放在刀柄后的环圈中，放在炉火上煎煮，煮沸3次，去掉药渣，取药液少许慢慢含咽。如果药后症状不见缓解，可再制作3剂服用。

二十七、妇女温病，经水适来，脉数耳聋，干呕烦渴，辛凉退热，兼清血分，甚至十数日不解，邪陷发痉者，竹叶玉女煎主之。

此与两感证同法。辛凉解肌，兼清血分者，所以补上中焦之未备；甚至十数日不解，邪陷发痉，外热未除，里热又急，故以玉女煎加竹叶，两清表里之热。

竹叶玉女煎方（辛凉合甘寒微苦法）

生石膏（六钱），干地黄（四钱），麦冬（四钱），知母（二钱），牛膝（二钱），竹叶（三钱）

水八杯，先煮石膏、地黄得五杯，再入余四味，煮成二杯。先服一杯，候六时复之，病解停后服，不解再服（上焦用玉女煎去牛膝者，以牛膝为下焦药，不得引邪深入也。兹在下焦，故仍用之）。

【解读】

妇女患温病过程中，月经正好来潮，出现脉数、耳聋、干呕、心烦、口渴，应用辛凉退热兼清血分热邪的方法治疗。如果病情严重，十多日不能缓解，以致邪热内陷而发痉厥的，可用竹叶玉女煎治疗。

这一证候的治疗与表里两感证的治法相同。这里所用辛凉药物解除肌表之邪，又兼清血分邪热的治法，正可以补充上、中焦篇的证治内容，使其更加完备。病情严重的，十多日邪热仍不能解除，甚至邪热内陷导致痉厥发生，这是外在的气分邪热尚未清解，在里的血分热毒已盛的表现，所以用玉女煎加淡竹叶，两清表里气血的邪热。

竹叶玉女煎方（辛凉合甘寒微苦法）

生石膏18克，干地黄12克，麦冬12克，知母6克，牛膝6克，淡竹叶9克

上药用水8杯，先煎煮生石膏、干地黄，煎至药液约剩下5杯时，再加入其余4味药，煎成2杯。先服1杯，停12小时后再服1杯。服药后病情缓解，即停服余下汤药；若病仍不解，继续再服（上焦篇用玉女煎时减去牛膝，是因为牛膝为下焦药，以防引邪深入。本证为病在下焦，所以仍用牛膝）。

二十八、热入血室，医与两清气血，邪去其半，脉数，余邪不解者，护阳和阴汤主之。

此系承上条而言之也。大凡体质素虚之人，驱邪及半，必兼护养元气，仍佐清邪，故以参、甘护元阳，而以白芍、麦冬、生地，和阴清邪也。

护阳和阴汤方（甘凉甘温复法，偏于甘凉，即复脉汤法也）

白芍（五钱），炙甘草（二钱），人参（二钱），麦冬（连心炒，二钱），干地黄（炒，三钱）

水五杯，煮取二杯，分二次温服。

【解读】

温病邪热侵入血室，医生用气血两清的方法治疗后，邪热已去一半，但脉象仍数，余邪还没有完全解除的，用护阳和阴汤治疗。

这条是紧接上条内容来说的。一般来说，身体平素虚弱的患者，经过治疗后病邪已经祛除一半，就必须兼顾保养元气，当然仍要配合清除邪热，所以方中用人参、甘草固护补养元气，用白芍、麦冬、生地黄和养阴律清除余邪。

护阳和阴汤方（甘凉甘温复法，偏于甘凉，即是加减复脉汤的治法）

白芍15克，炙甘草6克，人参6克，麦冬（连心，炒用）6克，干地黄（炒用）9克

上药用水5杯，煎煮成2杯，分2次温服。

二十九、热入血室，邪去八、九，右脉虚数，暮微寒热者，加减复脉汤仍用参主之。

此热入血室之邪少虚多，亦以复脉为主法。脉右虚数，是邪不独在血分，故仍用参以补气。暮微寒热，不可认作邪实，乃气血俱虚、营卫不和之故。

加减复脉汤仍用参方

即于前复脉汤内，加人参三钱。

【解读】

温病邪热侵入血室，病邪已祛除十之八、九，患者右手脉象虚而数，傍晚有轻微恶寒发热的，仍用加减复脉汤多方治疗。

本证是温病热入血室邪少虚多的证候，治疗仍然用加减复脉汤为主要治法。脉象右手虚弱而数，是病邪不单纯在血分的表现，所以治疗仍用人参以培补元气。傍晚有轻微恶寒发热，不能认为是实邪为患，而是气血两虚、营卫不和的缘故。

加减复脉汤仍用参方

即在前述加减复脉汤内加入人参9克。

三十、热病经水适至，十余日不解，舌萎饮冷，心烦热，神气忽清忽乱，脉右长左沉，瘀热在里也，加减桃仁承气汤主之。

前条十数日不解用玉女煎者，以气分之邪尚多，故用气血两解。此条以脉左沉，不与右之长同，而神气忽乱，定其为蓄血，故以逐血分瘀热为急务也。

加减桃仁承气汤方（苦辛走络法）

大黄（制，三钱），桃仁（炒，三钱），细生地（六钱），丹皮（四钱），泽兰（二钱），人中白（二钱）

水八杯，煮取三杯，先服一杯，候六时，得下黑血，下后神清渴减，止后服。不知，渐进。

按：邵新甫云：考热入血室，《金匮》有五法：第一条主小柴胡，因寒热而用，虽经水适断，急提少阳之邪，勿令下陷为最。第二条伤寒发热，经水适来，已现昼明夜剧，谵语见鬼，恐人认阳明实证，故有无犯胃气及上二焦之戒。第三条中风寒热，经水适来，七、八日脉迟身凉，胸胁满如结胸状，谵语者，显无表证，全露热入血室之候，自当急刺期门，使人知针力比药力尤捷。第四条阳明病下血谵语，但头汗出，亦为热入血室，亦刺期门，汗出而愈。第五条明其一证而有别因为害，如痰潮上脘，昏冒不知，当先化其痰，后除其热。

仲景教人当知变通，故不厌推广其义，乃今人一遇是证，不辨热入之轻重，血室之盈亏，遽与小柴胡汤，贻害必多。要之热甚而血瘀者，与桃仁承气及山甲、归尾之属；血舍空而热者用犀角地黄汤，加丹参、木通之属；表邪未尽而表证仍兼者，不妨借温通为使；血结胸，有桂枝红花汤，参入海蛤、桃仁之治；昏狂甚，进牛黄膏，调入清气化结之煎。再观叶案中，有两解气血燔蒸之玉女煎法；热甚阴伤，有育阴养气之复脉法；又有护阴涤热之缓攻法。先圣后贤，其治条分缕析，学者审证定方，慎毋拘乎柴胡一法也。

【解读】

妇女患温热病，月经正好来潮，病邪十多日不能解除，症见舌体痿软，喜饮冷水，心中烦热，神志时而清醒时而错乱，脉象右手长而左手沉，是瘀热在里的表现，用加减桃仁承气汤治疗。

前条病邪十多日不解，用玉女煎治疗，是因其气分之邪仍然亢盛，所以用气血两清的方法治疗。本条根据患者左手脉象沉，与右手的长脉不同，而且神志时而清醒时而错乱等症状，确诊为内有蓄血，所以治疗以驱逐血分瘀热为当务之急。

加减桃仁承气汤方（苦辛走络法）

大黄（制用）9克，桃仁（炒用）9克，细生地黄18克，牡丹皮12克，泽兰6克，人中白6克

上药用水8杯，煎煮成3杯，先服1杯，等待12小时后，如果大便解出黑血，并且随着大便解后患者神志转清，口渴减轻，就可停止服药；如果服药后病情没有变化，则继续服第2杯，或再服第3怀。

按：邵新甫说，考查有关热入血室证治的文献，《金匮要略》中载有五种治法。第一条是用小柴胡汤治疗，主要根据患者有寒热往来而使用该方，虽然此时患者月经恰好干净，但治疗仍宜急速提透少阳病邪，不使其陷入下焦血室。第二条是伤寒病发热，月经正好来潮，患者已经出现白天神志清楚，夜间神志昏糊，言语错乱。张仲景唯恐他人误认为神志导常是阳明腑实证的表现，所以提出治疗本证切不可侵犯胃气和上、中二焦的告诫。第三条是中风证恶寒发热，患者月经

正班来潮，迁延七、八日后出现脉象迟缓，身凉不热，胸胁部胀满如同结胸证的表现，并有胡言乱语，这时显然已无表证，完全是一派热入血室的征象，治疗应立即针刺期门穴，从而提示人们针刺有时比药物疗效更加迅速。第四条是阳明病证见大便下血，胡言乱语，仅头部出汗，这也是热入血室的征象，治疗也用针刺期门的方法。针后如果见有出汗，病即可以痊愈。第五条明确指出热入血室证的表现也有可能因其他原因所引起，要加以区别。如痰浊上壅胸脘蒙闭清窍，也可见神志昏迷、人事不知，但治疗则应先化痰浊，而后再清除邪热。

在这里张仲景的目的是教导人们治病要知道疾病的各种变化，所以不厌其烦的反复讲解其中的道理。可是，现在的人一遇到热入血室证，不辨清热邪的轻与重、血室的充实与空虚，就鲁莽地给予小柴胡汤，必然造成很多危害。

简要地说，热入血室证的辨治要点是：热邪重而兼有血瘀的，用桃仁承气汤以及穿山甲、当归尾之类；血室空虚而邪热盛的，用犀角地黄汤加丹参木通之类；表邪没有完全解除仍兼有表证的，治疗不妨在当用主方中配合一些辛温通散的药物；瘀血结于胸中的，可用桂枝红花汤加入海蛤、桃仁的治法；神志昏迷、狂言乱语严重的，用牛黄膏调入清解气热、活血散结的汤药中。

再看叶天士医案中，有两清气血热邪燔蒸的玉女煎治法；热邪炽盛而阴液受伤的，有滋阴补气的复脉汤治法；还有保护阴液、涤除热邪的和缓攻下治法。古代和后代的高明医家，对本证的治疗分析得有条有理，后学者临床必须认真审查证候而确定使用的方药，千万不要仅拘泥于小柴胡汤一种治法。

三十一、温病愈后，嗽稀痰而不咳，彻夜不寐者，半夏汤主之。

此中焦阳气素虚之人，偶感温病，医以辛凉甘寒，或苦寒清温热，不知十衰七、八之戒，用药过剂，以致中焦反停寒饮，令胃不和，故不寐也。《素问》云：胃不和则卧不安，饮以半夏汤，覆杯则寐。盖阳气下交于阴则寐，胃居中焦，为阳气下交之道路，中寒饮聚，致命阳气欲下交而无路可循，故不寐也。半夏逐痰饮而和胃，秫米秉燥金之气而成，故能补阳明燥气之不及而渗其饮，饮退则胃和，寐可立至，故曰覆杯则寐也。

半夏汤（辛甘淡法）

半夏（制，八钱），秫米（二两。即俗所谓高粱是也，古人谓之稷，今或名为芦稷。如南方难得，则以薏仁代之。）

水八杯，煮取三杯，分三次温服。

【解读】

温病治愈以后，仍然咯吐稀痰，但无咳嗽症状，整夜不能入睡，可用半夏汤治疗。

这是平素中焦阳气虚弱的人偶然感受湿邪而发生温病后，医生使用辛凉、甘寒或苦寒性味的方药清除温热之邪，由于不了解阳虚患者使用寒凉药物的禁忌——病邪去除十之七、八后就不可再用，寒凉药物使用过多，导致中焦寒饮内停，引起胃气不和，所以出现不能入睡的现象。

《素问》中说：胃气不和，睡眠就不得安稳。服用半夏汤治疗，药服完后即能很快入睡。正常情况下，阳气下行与阴气交会则人体进入睡眠状态。胃位居于中焦，是阳气下行的通道，现中焦有寒，水饮内停，造成阳气要下行但无路可走，所以不能入睡。半夏能驱逐痰饮而调和胃气，秫米禀受秋天燥金之气生长而成，所以能补阳明阳热之气的不足而排泄水饮。水饮祛法，胃气和降睡眠就能立即改善，所以说药服完后就能很快入睡。

半夏汤（辛甘淡法）

半夏（制用）24克，秫米60克（即通常所说的高粱。古人称它为稷，现在也有人称它为芦稷。如果南方难以得到它，可以用薏苡仁代替）

上药用水8杯，煎煮成3杯，分3次温服。

三十二、饮退得寐，舌滑，食不进者，半夏桂枝汤主之。

此以胃腑虽和，营卫不和，阳未卒复，故以前半夏汤合桂枝汤，调其营卫，和其中阳，自能食也。

半夏桂枝汤方（辛温甘淡法）

半夏（六钱），秫米（一两），白芍（六钱），桂枝（四钱。虽云桂枝汤，却用小建中汤法。桂枝少于白芍者，表里异治也），炙甘草（一钱），生姜（三钱），大枣（去核，二枚）

水八杯，煮取三杯，分温三服。

【解读】

痰饮消退已能入睡，但舌苔滑，不能进饮食，可用半夏桂枝汤治疗。

本证胃腑虽然已汤配合桂枝汤调和营卫，但营卫不和，阳气未完全恢复，所以用前面说的半夏汤加桂枝汤治疗，调理其营卫，调和中焦阳气，可使进食恢复正常。

半夏桂枝汤方（辛温甘淡法）

半夏18克，秫米30克，白芍18克，桂枝12克（这里虽说是用桂枝汤法，但实际是用小建中汤法。桂枝用量之所以要少于白芍，是因为本证与桂枝汤证在治疗上有表里的不同），炙甘草3克，生姜9克，大枣（去核用）2枚

上药用水8杯，煎煮成3杯，分3次温服。

三十三、温病解后，脉迟，身凉如水，冷汗自出者，桂枝汤主之。

此亦阳气素虚之体质，热邪甫退，即露阳虚，故以桂枝汤复其阳也。

桂枝汤方（见上焦篇。但此处用桂枝，分量与芍药等，不必多于芍药也；亦不必啜粥再令汗出，即仲景以桂枝汤小和之法是也）

【解读】

温病病邪解除后，出现脉象迟、身体凉冷如水一般、时时出冷汗的病症时，用桂枝汤治疗。

这也是患者平素阳气虚弱体质的表现，邪热刚刚退去，即显露出阳虚之象，所以治用桂枝汤恢复其阳气。

桂枝汤方（具体方药见上焦篇中。但这里所用的桂枝，用量与芍药相等，不

必多于芍药，服药后也不必再喝热粥使患者出汗，这就是张仲景用桂枝汤轻微调和阴阳的治疗方法）。

三十四、温病愈后，面色萎黄，舌淡，不欲饮水，脉迟而弦，不食者，小建中汤主之。

此亦阳虚之质也，故以小建中，小小建其中焦之阳气，中阳复则能食，能食则诸阳皆可复也。

小建中汤方（甘温法）

白芍（酒炒，六钱），桂枝（四钱），甘草（炙，三钱），生姜（三钱），大枣（去核，二枚），胶饴（五钱）

水八杯，煮取三杯，去渣，入胶饴，上火烊化，分温三服。

【解读】

温病痊愈后，患者面色萎黄，舌质淡，不想喝水，脉象迟而弦，不想进食，用小建中汤治疗。

这也是阳气虚弱体质患者的表现，所以用小建中汤稍稍地补益中焦阳气。中焦阳气恢复就能进食，能够正常进食则全身各脏腑阳气都能恢复。

小建中汤方（甘温法）

白芍（酒炒用）18克，桂枝12克，甘草（炙）9克，生姜9克，大枣（去核）2枚，胶饴15克

上药用水8杯，煎煮成3杯，去掉药渣后加入胶饴，分3次温服。

三十五、温病愈后，或一月，至一年，面微赤，脉数，暮热，常思饮不欲食者，五汁饮主之，牛乳饮亦主之。病后肌肤枯燥，小便溺管痛，或微燥咳，或不思食，皆胃阴虚也，与益胃、五汁辈。

前复脉等汤，复下焦之阴。此由中焦胃用之阴不降，胃体之阳独亢，故以甘润法救胃用，配胃体，则自然欲食，断不可与俗套开胃健食之辛燥药，致令燥咳成痨也。

五汁饮、牛乳饮方（并见前秋燥门）

益胃汤（见中焦篇）

按：吴又可云：病后与其调理不善，莫若静以待动。是不知要领之言也。夫病后调理，较易于治病，岂有能治病，反不能调理之理乎！但病后调理，不轻于治病，若其治病之初，未曾犯逆，处处得法，轻者三、五日而解，重者七、八日而解，解后无余邪，病者未受大伤，原可不必以药调理，但以饮食调理足矣，经所谓食养尽之是也。

若病之始受既重，医者又有误表、误攻、误燥，误凉之弊，遗殃于病者之气血，将见外感变而为内伤矣。全赖医者善补其过（谓未犯他医之逆；或其人阳素虚，阴素亏；或前因邪气太盛，故剂不得不重；或本虚邪不能张，须随清随补之类），而补人之过（谓已犯前医之治逆），退杀气（谓余邪或药伤），迎生气（或养胃阴，或护胃阳，或填肾阴，或兼固肾阳，以迎其先后天之生气），活人于万

全，岂得听之而已哉！万一变生不测，推委于病者之家，能不愧于心乎！

至调理大要，温病后一以养阴为主。饮食之坚硬浓厚者，不可骤进。间有阳气素虚之体质，热病一退，即露旧亏，又不可固执养阴之说，而灭其阳火。

故本论中焦篇列益胃、增液、清燥等汤，下焦篇列复脉、三甲、五汁等复阴之法，乃热病调理之常理也；下焦篇又列建中、半夏、桂枝数法，以为阳气素虚，或误伤凉药之用，乃其变也。经所谓"有者求之，无者求之，微者责之，盛者责之"，全赖司其任者，心诚求之也。

【解读】

温病痊愈后，或经过1个月，或经过1年，患者面部微微发红，脉象数，夜间发热，常想喝水但不愿进食的，用五汁饮治疗，也可用牛乳饮治疗。温病后期，患者皮肤枯燥，小便时尿道疼痛，或有轻微的干咳，或不想进食，这都是胃阴虚的表现，给予益胃汤、五汁饮之类的方剂治疗。

前面所说的加减复脉汤等方剂，具有滋补下焦肝肾之阴的作用。本证因中焦胃阴不能和降而胃阳亢盛所致，所以用甘凉滋润的治法补胃阴、制胃阳，自然就能获得想进食的效果。治疗这种证候，千万不可套用一般开胃消食的辛燥药物，以免导致干咳甚全发展为痨病。

五汁饮、牛乳饮方（两方都可参见前面变燥门）

益胃汤（参见中焦篇）

按：吴又可说："温病后期与其药物调理不当而致病，还不如采取静养的方法，以等待机体正气自然恢复。"这是不了解病后调理要领的说法。

一般而言，病后调理要比治病容易，哪有能够治病却反而不能病后调理的道理呢？但病后调理的重要性决不亚于治疗疾病。如果在疾病治疗的早期阶段，治疗方法上没有出现差错，每一步处理得都很正确，那么病情轻的三、五日就能缓解，重的七、八日也能恢复。病情缓解后没有余邪内留，患者的正气没有受到严重损伤，就可以不必用药物进行调理，只需采用饮食调理就完全可以了，这就是《内经》所说的病后通过饮食调养以善后的意思。

如果发病时感受邪气较重，医生治疗时又误用解表、误用攻下、误用温燥、误用寒凉等造成了不良影响，损伤了患者的气血，从沉导致外感病迁延不愈而演变为内伤病。这时的治疗完全依靠医生善于处理病后所出现的各种变化（这里指治疗时并未出现差错，但或者患者阳气素虚，阴液素亏；或者由于前阶段病邪太重，所以治疗用药不得不重；或者患者元气素虚，邪热不能外达，因而治疗必须清热补益同用等情况），同时善于调治人为差错所产生的各种变化（指前面的治疗已经出现了错误），消除损伤机体的有害因素（指余邪或药物对机体所产生的损伤），恢复维持生命活动的先天和后天之气（或补养胃阴，或保护胃阳，或填补肾阴，或兼温肾阳，以恢复先天和后天的生生之气），万无一失地救治患者，怎么能够置之不理、听之任之呢？万一产生了严重后果，却把责任推卸于患者家属，能不感到于心有愧吗？

至于病后调理的基本要领，温病后期一般以养阴为主。饮食中凡坚硬和浓稠味浊的食物，都不应一次大量进食。间或有阳气素虚体质的患者当温病邪热消退时，往往立即显露出原有阳气虚弱的表现，这时治疗又不能固执于养阴为主的教条，滥用寒凉药物使阳气更受损伤。

所以，本书在中焦篇列出益胃汤、增液汤、清燥汤等方剂，在下焦篇列出加减复脉汤、三甲复脉汤、五汁饮等养阴增液的治法，这是热性病后期调理的常规治法；同时在下焦篇又列有小建中汤、半夏汤、桂枝汤等几种治法方药，则是用于阳气素虚或误用寒凉药物损伤阳气的情况，这是属于病后调理的变法。《内经》所说"有者求之，无者求之，微者责之，盛者责之"的内涵，完全要靠医生认真地去进行探求，才能有所体会。

暑温　伏暑

三十六、暑邪深入少阴消渴者，连梅汤主之；入厥阴麻痹者，连梅汤主之；心热烦躁神迷甚者，先与紫雪丹，再与连梅汤。

肾主五液而恶燥。暑先入心，助心火独亢于上，肾液不供，故消渴也。再心与肾均为少阴，主火，暑为火邪，以火从火，二火相搏，水难为济，不消渴得乎！以黄连泻壮火，使不烁津，以乌梅之酸以生津，合黄连酸苦为阴；以色黑沉降之阿胶救肾水，麦冬、生地合乌梅酸甘化阴，庶消渴可止也。肝主筋而受液于肾，热邪伤阴，筋经无所秉受，故麻痹也。再包络与肝均为厥阴，主风木。暑先入心，包络代受，风火相搏，不麻痹得乎！以黄连泻克水之火，以乌梅得木气之先，补肝之正，阿胶增液而熄肝风，冬、地补水以柔木，庶麻痹可止也。心热烦躁神迷甚，先与紫雪丹者，开暑邪之出路，俾梅、连有入路也。

连梅汤方（酸甘化阴酸苦泄热法）

云连（二钱），乌梅（去核，三钱），麦冬（连心，三钱），生地（三钱），阿胶（二钱）

水五杯，煮取二杯，分二次服。脉虚大而芤者，加人参。

【解读】

暑热病邪深入下焦少阴，出现口渴多饮，但饮水又不能解渴的，用连梅汤治疗；暑热病邪深入厥阴，出现肢体麻痹没有知觉的，用连梅汤治疗；心中灼热，烦躁不宁，甚至神志昏迷的，先用紫雪丹，再用连梅汤治疗。

肾主汗、涕、泪、涎、唾5种液体而最怕干燥。暑邪侵犯人体，往往首先侵入心经，助长心火亢盛于上，肾中阴液不能供应于上，所以出现口渴多饮、饮水不能解渴的症状。并且，心和肾都属少阴，手少阴心主火，而暑邪又是火热之邪，火邪浸入火脏，两火相合，火势酷烈，则肾水难以上济制约心火，怎么能不产生消渴的症状呢？

治疗用黄连清泄亢盛的实火，使火邪去除不再消灼津液；用酸味的乌梅滋生津液，且与黄连相配，酸苦合用可泄热保阴；用色黑而药性沉降的阿胶滋补肾水；麦冬、生地黄与乌梅配合，酸味与甘味相合以化生阴液，这样口渴而饮水不能解渴的症状就可以缓解。肝主筋脉，而滋养筋脉的阴液则来源于肾。热邪损伤肾阴，筋脉得不到阴液的滋养，所以肢体麻木没有知觉。

此外，心包络与肝都属于厥阴经，肝主风属木，暑为火邪易犯心经，由心包络代心受邪，从而形成了风火相煽、煎熬津液的局面，怎能不产生麻痹症状呢？

治疗用黄连清泻最易损伤津液的火邪，用在生长时已获得木质之气的乌梅补养肝气，用阿胶滋养阴液而平熄肝风；麦冬、生地黄滋补肾水以柔润肝木，这样就可以治愈麻痹。若见心中烦热，烦躁不宁，甚至神志昏迷的，先用紫雪丹治疗，既能开通暑热之邪外达的出路，又能使乌梅、黄连进入厥阴经直达病所。

连梅汤方（酸甘化阴酸苦泄热法）

黄连6克，乌梅（去核）9克，麦冬（连心）9克，生地黄9克，阿胶6克

上药用水5杯，煎煮成2杯，分2次服。脉象虚大而芤的，加入人参。

三十七、暑邪深入厥阴，舌灰，消渴，心下板实，呕恶吐蛔，寒热，下利血水，甚至声音不出，上下格拒者，椒梅汤主之。

此土败木乘，正虚邪炽，最危之候。故以酸苦泄热，辅正驱邪立法，据理制方，冀其转关耳。

椒梅汤方（酸苦复辛甘法，即仲景乌梅圆法也，方义已见中焦篇）

黄连（二钱），黄芩（二钱），干姜（二钱），白芍（生，三钱），川椒（炒黑，三钱），乌梅（去核，三钱），人参（二钱），枳实（一钱五分），半夏（二钱）

水八杯，煮取三杯，分三次服。

【解读】

暑热病邪深入厥阴经，舌苔色灰，口渴引饮，饮不解渴，心下痞满坚硬，恶心呕吐，有时吐出蛔虫，恶寒发热，下利血水样粪便，严重的出现音哑不能出声，上下阻格不通，可用椒梅汤治疗。

这是中焦脾土衰败，肝木乘虚克土，大气亏虚而邪热仍炽的危重证候，所以用酸苦泄热、扶正祛邪的方法加以治疗，并据此制定相应方剂，希望能开格启闭获得转机。

椒梅汤方（酸苦夏辛甘法，即张仲景的乌梅丸法，具体方义已见中焦篇）

黄连6克，黄芩6克，干姜6克，白芍（生）9克，花椒（炒黑）9克，乌梅（去核）9克，人参6克，枳实4.5克，半夏6克

上药用水8杯，煎煮成3杯，分3次服。

三十八、暑邪误治，胃口伤残，延及中下，气塞填胸，燥乱口渴，邪结内踞，清浊交混者，来复丹主之。

此正气误伤于药，邪气得以窃据于中，固结而不可解，攻补难施之危证，勉立旋转清浊一法耳。

来复丹方（酸温法）

太阴元精石（一两），舶上硫黄（一两），硝石（一两。同硫黄为末，微火炒结砂子大），橘红（二钱），青皮（去白，二钱），五灵脂（二钱，澄去砂，炒

令烟尽）

方论：晋三王氏云：《易》言一阳来复于下，在人则为少阳生气所出之脏。病上盛下虚，则阳气去，生气竭，此丹能复阳于下，故曰来复。元精石乃盐卤至阴之精，硫黄乃纯阳石火之精，寒热相配，阴阳互济，有扶危拯逆之功；硝石化硫为水，亦可佐元、硫以降逆；灵脂引经入肝最速，能引石性内走厥阴，外达少阳，以交阴阳之枢纽；使以橘红、青皮者，纳气必先利气，用以为肝胆之向导也。

【解读】

暑温病误治后，胃气受伤，病邪侵犯到中下焦，出现胸中阻塞痞闷，躁扰不安，口渴，这是病邪结聚盘踞在里，清气与浊气交混不清引起的，可用来复丹治疗。

本证是人体正气因误治而受到损伤，致使邪气得以盘踞中焦，固结而难以外解，单纯攻邪或单纯补正都难以奏效的危重证候，不得已才制订这一鼓舞阳气、分利浊邪的治法。

来复丹方（酸温法）

太阴元精石30克，进口硫黄30克，硝石30克（与硫黄共同研为细末，微火炒至结块如沙粒大小），橘红6克青皮（去白）6克，五灵脂6克（用水沉淀，去掉药中的沙石杂质，然后在炉火上炒到不冒烟时为止）

方论：王晋山说：《易经》指出，自然界每到冬至则阳气开始回复，从人体而言，阳气则来源于少阳生发之气产生的脏器。现病变为上实下虚，则阳气已去，生气将竭，此丹能恢复阳气于下焦，所以定名为来复丹。元精石是盐卤中性质最为阴寒部分的精华，硫黄是禀性纯阳石块中火的精华，两药一寒一热，相互配伍，阴阳协调，有挽救危重局面、拉转险恶病势的功能；硝石能够化硫黄为水，也能配合元精石、硫黄以降浊气上逆；五灵脂引诸药入肝经最为迅速，能引导矿石类药物向内进入厥阴，向外达于少阳，作为交通内外阴阳的枢纽；方中之所以用橘红、青皮为使药，是因为要收纳肾气必须首先疏利气机，并用它作为引诸药入肝胆的向导。

三十九、暑邪久热，寝不安，食不甘，神识不清，阴液元气两伤者，三才汤主之。

凡热病久入下焦，消烁真阴，必以复阴为主。其或元气亦伤，又必兼护其阳。三才汤两复阴阳，而偏于复阴为多者也。温热、温疫未传，邪退八、九之际，亦有用处。暑温未传，亦有用复脉、三甲、黄连阿胶等汤之处。彼此互参，勿得偏执。盖暑温不列于诸温之内，而另立一门者，以后夏至为病暑，湿气大动，不兼湿不得名暑温，仍归温热门矣。既兼湿，则受病之初，自不得与诸温同法，若病至未传，湿邪已化，惟余热伤之际，其大略多与诸温同法。其不同者，前后数条，已另立法矣。

三才汤方（甘凉法）

人参（三钱），天冬（二钱），干地黄（五钱）

水五杯，浓煎两杯，分二次温服。欲复阴者，加麦冬、五味子；欲复阳者，加茯苓、炙甘草。

【解读】

暑热病邪久留不解，睡眠不安，伙食乏味，神志不清，证属阴液元气两伤的，用三才汤治疗。

大凡温热病迁延日久，病邪深入下焦，耗伤肝肾真阴，治疗必须用养阴养液的方法为主。如果患者元气也受到损伤，则又必须兼以固护阳气。三才汤具有阴阳两补的作用，又以补阴为主。温热病、温疫病的后期阶段当邪热已消退十之八、九时，也可以使用本方。暑温病后期阶段，有时也用加减复脉汤、三甲复脉汤、黄连阿胶汤等方剂治疗。因此两方面可相互比较、参照，不能偏执于一方。至于暑温病之所以不列入各种温热性温病的范围内，而要单独另立一门，是因为夏至以后是暑邪致病的季节，这时湿气比较盛行，如果不兼湿邪则不能称其为暑温，仍应归属于温热门中。既然暑病多兼湿邪，则发病初起阶段的治疗自然不能与各种温热性温病的治疗方法相同，但病变发展到最后阶段，湿邪已经化尽，只剩余热伤阴的时候，其治疗又和各种温热类温病的治法相同。至于暑温不同于温热类疾病的几个证候，本书已经另外列出了治法。

四十、蓄血，热入血室，与温热同法。

【解读】

暑温病过程中出现的蓄血证和热入血室证，其治疗方法与湿热病的蓄血及热入血室的治法相同。

四十一、伏暑、湿温胁痛，或咳或不咳，无寒，但潮热；或竟寒热如疟状，不可误认柴胡证，香附旋覆花汤主之；久不解者，间用控涎丹。

按：伏暑、湿温，积留支饮，悬于胁下，而成胁痛之证甚多，即《金匮》水在肝而用十枣之证。彼因里水久积，非峻败不可；此因时令之邪，与里水新搏，其根不固，不必用十枣之太峻。只以香附、旋覆，善通肝络而逐胁下之饮，苏子、杏仁，降肺气而化饮，所谓建金以平木；广皮、半夏消痰饮之正，茯苓、薏仁，开太阳而阖阳明，所谓治水者必实土，中流涨者开支河之法也。用之得当，不过三、五日自愈。其或前医不识病因，不合治法，致使水无出路，久居胁下，恐成悬饮内痛之证，为患非轻，虽不必用十枣之峻，然不能出其范围，故改用陈无择之控涎丹，缓攻其饮。

香附旋覆花汤方（苦辛淡合芳香开络法）

生香附（三钱），旋覆花（绢包，三钱），苏子霜（三钱），广皮（二钱），半夏（五钱），茯苓块（三钱），薏仁（五钱）

水八杯，煮取三杯，分三次温服。腹满者，加厚朴。痛甚者，加降香末。

控涎丹方（苦寒从治法。痰饮，阴病也。以苦寒治阴病，所谓求其属以衰之是也。按肾经以脏而言，属水，其味咸，其气寒；以经而言，属少阴，主火，其味苦，其气化燥热。肾主水，故苦寒为水之属，不独咸寒为水之属也，盖真阳藏之于肾，故肾与心并称少阴，而并主火也，知此理则知用苦寒咸寒之法矣。泻火之有余用苦寒，寒能制火，苦从火化，正治之中，亦有从治；泻水之太过，亦用苦寒，寒从水气，苦从火味，从治之中，亦有正治，所谓水火各造其偏之极，皆相似也。苦咸寒治火之有余、水之不足为正治，亦有治水之有余、火之不足者，如介属芒硝并能行水，水行则火复，乃从治也）

甘遂（去心制），大戟（去皮制），白芥子

上等分为细末，神曲糊为丸，梧子大，每服九丸，姜汤下。壮者加之，羸者减之，以止为度。

【解读】

伏暑、湿温病胁肋疼痛，或有咳嗽或没有咳嗽，不恶寒，只有午后潮热；或者出现寒热往来与疟疾相似，临床不可将这种证候误认为是小柴胡汤证，当用香附旋覆花汤治疗；病情迁延日久不愈的有时可用控涎丹治疗。

按：伏暑、湿温病程中，因水液积蓄形成支饮，停留在胁下而形成胁痛，是临床常见之证，这就是《金匮要略》所说的水停肝经而用十枣汤治疗的证候。但《金匮要略》中十枣汤证水液停积体内日久，治疗不用峻猛攻下水饮的方法则难以奏效；而本证是新感时令之邪与体内停蓄的水饮相搏结而成，病根还不牢固，所以治疗不必用药力过于峻猛的十枣汤，只用香附旋覆花，善于疏通肝络而驱逐停在胁下的水饮；紫苏干、苦杏仁（注：香附旋覆花汤中无杏仁）宣降肺气而化水饮，即所谓建强肺金以平抑肝木；广陈皮、半夏消除痰饮生成之源，茯苓、薏苡仁开通太阳膀胱而敛合阳明胃肠，即所谓治疗水湿之病必先充实中土、中流水位过高可开通支河以排泄的治法。如果这种治法使用得当，一般不超过三、五日即可痊愈。

如果因前医不清楚病例，治法不合证情，导致水液没有外出之路，久久停留在胁下，就有形成悬饮而胁下疼痛的可能。这种证候病情并不轻浅，虽然不必用药力峻猛的十枣汤治疗，但治疗大法仍不能超过这一范围，所以治疗改用陈无择的控涎丹，以缓缓攻逐内停的水饮。

舌附旋覆花汤方（苦辛淡合芳香开络法）

牛香附9克，旋覆花（用绢包裹入煎）9克，紫苏子霜9克，广皮6克，半夏15克，茯苓块9克，薏苡仁15克

上药用水8杯，煎煮成3杯，分3次温服。腹部胀满的，加厚朴；疼痛严重的，加降香末。

控涎丹方（苦寒从治法。痰饮病属于阴寒病证。用苦寒药物来治疗阴寒病证，这是根据其阴寒属性采用从治法以祛除痰饮的治疗方法。按：以所属的脏腑而言，肾脏属于水脏，主咸味，气化属于阴寒；以所属的经络而言，肾经居于少阴经，其经主火，主苦味，气化属于燥热。肾脏主水，所以性味苦寒的药物也具有水的属性，并非只有咸寒性味的药物具有水的属性。人体的真阳藏于肾脏，所以肾和心同称为少阴，并共同主火。明白了这个道理，就能理解用苦寒、咸寒法治疗的原因了。清泄火热亢盛要用苦寒药，其中寒凉药能制伏火热，苦味药又能苦燥化火，这是在用寒凉药物治热的正治法中，也有用苦燥药物治火的从治方

法。泄利水气太过也用苦寒药，其中寒凉药物与水气性质相同，苦味药物苦燥化火，这是在药性与病性一致的从治法中，也有药性与病性相反的正治法，即所谓水与火在各自极度偏盛的情况下，都可以出现彼此相似的表现。用苦寒、咸寒药物治疗火气亢盛、水气不足，属于正治法，但也有用这类药物治疗水液有余、火气不足证候的，比如甲壳类药物和芒硝都能通利水湿，水液得行则火气就能恢复，这就属于从治法）

甘遂（去心，制用），大戟（去皮，制用），白芥子

取上药相同剂量，研成细末，用神曲糊调和制成药丸，每粒像梧桐大小，每次服9丸，用生姜汤送服。身体强壮的可适当增加剂量，体质虚弱者适当减量，以出现药效为准。

寒 湿

四十二、湿之为物也，在天之阳时为雨露，阴时为霜雪，在山为泉，在川为水，包含于土中者为湿。其在人身也，上焦与肺合，中焦与脾合，其流于下焦也，与少阴癸水合。

此统举湿在天地人身之大纲，异出同源，以明土为杂气，水为天一所生，无处不合者也。上焦与肺合者，肺主太阴湿土之气，肺病湿则气不得化，有雾雾之象，向之火制金者，今反水克火矣，故肺病而心亦病也。观《素问》寒水司天之年，则曰阳气不令；湿土司天之年，则曰阳光不治自知。故上焦一以开肺气、救心阳为治。中焦与脾合者，脾主湿土之质，为受湿之区，故中焦湿证最多；脾与胃为夫妻，脾病而胃不能独治，再胃之脏象为土，土恶湿也，故开沟渠，运中阳，崇刚土，作堤防之治，悉载中焦。上中不治，其势必流于下焦。

《易》曰：水流湿。《素问》曰：湿伤于下。下焦乃少阴癸水，湿之质即水也，焉得不与肾水相合。吾见湿流下焦，邪水旺一分，正水反亏一分，正愈亏而邪愈旺，不可为矣。夫肾之真水，生于一阳，坎中满也，故治少阴之湿，一以护肾阳，使火能生土为主。肾与膀胱为夫妻，泄膀胱之积水，从下治，亦所以安肾中真阳也。脾为肾之上游，升脾阳，从上治，亦所以使水不没肾中真阳也。其病厥阴也奈何？盖水能生木，水太过，木反不生，木无生气，自失其疏泄之任，经有"风湿交争，风不胜湿"之文，可知湿土太过，则风木亦有不胜之时，故治厥阴之湿，以复其风木之本性，使能疏泄为主也。

本论原以温热为主，而类及于四时杂感。以宋元以来，不明仲景《伤寒》一书专为伤寒而设，乃以《伤寒》一书，应四时无穷之变，殊不合拍，遂至人著一书，而悉以伤寒名书。陶氏则以一人而屡著伤寒书，且多立妄诞不经名色，使后世学者，如行昏雾之中，渺不自觉其身之坠于渊也。

今胪列四时杂感，春温、夏热、长夏暑湿、秋燥、冬寒，得其要领，效如反掌。夫春温、夏热、秋燥，所伤皆阴液也，学者苟能时时预护，处处堤防，岂复有精竭人亡之虑。伤寒所伤者阳气也，学者诚能保护得法，自无寒化热而伤阴，水负火而难救之虞。即使有受伤处，临证者知何者当护阳，何者当救阴，何者当

先护阳，何者当先救阴，因端竟委，可备知终始而超道妙之神。

瑭所以三致意者，乃在湿温一证。盖土为杂气，寄旺四时，藏垢纳污，无所不受，其间错综变化，不可枚举。其在上焦也，如伤寒；其在下焦也，如内伤；其在中焦也，或如外感，或如内伤。至人之受病也，亦有外感，亦有内伤，使学者心摇目眩，无从捉摸。其变证也，则有湿痹、水气、咳嗽、痰饮、黄汗、黄瘅、肿胀、疟疾、痢疾、淋症、带症、便血、疝气、痔疮、痈脓等证，较之风火燥寒四门之中，倍而又倍，苟非条分缕析，体贴入微，未有不张冠李戴者。

【解读】

湿气作为一种物质，在天气温暖时化为雨和雾，在天气阴冷时则化为霜和雪，在山上成为泉水，在河中则成为流水，包含于泥土中即为湿气。从人体而言，湿邪在上焦主要侵犯于肺，在中焦主要侵犯于脾，湿邪流注到下焦则主要侵犯属少阴癸水的肾。

这里概括指出湿气存在于自然界和人体的一般规律，虽然湿气的表现在自然界及人体各不相同，但来源都是相同的，由此说明五行中属土的湿气是一种多变的杂气，水湿由自然界而生，存在于任何部位和地方。湿邪在上焦之所以与肺相合，是因肺主管太阴湿土的湿气，肺受湿邪浸犯则肺气不能正常宣化，湿气如同大雾一样弥漫蒙绕在肺，影响其正常的生理功能。这样，原来"火克金"的一般规律，现在反而变成"水克火"了，所以肺有病变时，心也容易发生病变。

纵观《素问》所载"寒水之气当令的年份阳气不能正常发挥作用，湿土之气当令的年份则阳光不能正常照耀万物"的说法，就能领会这一道理，所以治疗湿在上焦的病变都是以宣开肺气、温通心阳为大法。湿邪侵犯中焦之所以与脾相合，是因为脾主湿土之气是湿邪最容易侵犯的部位，因而中焦的湿邪病证临床最为多见。

脾与胃的关系非常密切如同夫妻一般，脾有病则胃就不能发挥它的正常作用；而且胃在脏象上也属于土，土最怕湿，所以疏通水道、导湿下行、温运中阳、健脾化湿、培补脾土、制水泛滥等治疗方法，在中焦篇中都有记载。如湿邪在上焦、中焦时不能及时治疗，则势必流于下而影响下焦。

《易经》说：水湿善于流动。《素问》也指出：湿邪容易侵犯人体的下部。下焦是人体少阴癸水即肾水所在之地，而湿气的本质就是水，湿邪流入下焦怎么能不与肾水相合呢！我观察到湿邪流入下焦后，作为病邪的水气旺盛一分，则人体正气组成部分的肾水反而亏损一分，肾水越亏则邪水越旺，到了这种地步就难以治疗了。

人体肾脏所存的真水，化生于肾脏中的元阳之气，正如八卦中坎卦的中满图形所表示的一样，所以治疗湿邪侵入下焦肾的病变，都应以保护肾阳，使火能生土为主要治法。肾与膀胱关系密切如同夫妻一般，所以排泄膀胱中蓄积的水液，使湿邪从下排出，也是保护肾中真阳的治法。脾位于中焦在肾的上游，升提脾阳，从上部论治，也能使水湿不损伤肾中真阳。

如果湿邪侵犯原阴又该如何治疗呢？从五行生克角度分析，水能生木，但水过多，木反而不能生长，木既然没有了生发之气，也就必然失去了疏泄条达的功能。《内经》中有风湿相争、风不能战胜湿的记载，由此可见，如果湿土之气太盛，风木也有不能胜它的时候。所以治疗侵入厥阴的湿邪，应以恢复风木之脏的生理特性，使其能正常疏泄条达为主要原则。

本书讨论的内容以温热类温病为主，连带讨论四季其他病邪所致的外感病。自宋、元时期以来，医学界大多不太清楚张仲景的《伤寒论》是专门为论述伤寒病而编著的，因而用《伤寒论》一本书来统治四时各种外感病，这很难与临床实际相适应。甚至不同的人编撰的书，都用伤寒为书名。陶节庵一人就曾多次编著过以伤寒命名的书，而且书中的内容有很多是错误和不妥当的。使后世学医的人如同在大雾中行走一样模糊不清，在不知不觉中掉进了深渊。

本书列举了四时各种病邪所致的外感病证，包括春季的温邪、夏季的热邪、长夏的暑湿、秋季的燥邪、冬季的寒邪等病邪引起的病证。如果掌握这些病邪的致病规律，临床治疗就能取得很好的疗效。

春季的温邪、夏季的热邪、秋季的燥邪，致病都容易损伤人体的阴液，后学者如果能在治疗中时刻注意保护阴液，处处提防阴液的损伤，哪里还会有阴精耗竭而导致死亡的顾虑呢？寒邪致病最容易损伤阳气，学习的人如果能够有效地保护阳气，就不会有寒邪化热而损伤阴液，甚至水不胜火而难以救治的顾虑了。即使人体正气受到损伤，医生临证时只要清楚什么情况下应该保护阳气，什么情况下应该滋补阴液，什么情况下应该先保护阳气，在什么情况下应该先滋补阴液。分清了病变的来龙去脉，就能正确掌握病证发生发展的演变规律，得心应手地辨证治疗。

我吴塘再三强调学习者注意的就是湿温一证。因湿是一种杂气，一年四季都能产生，能与一切秽浊之气相混杂，并能侵犯人体各个部位，这中间错综复杂的变化数不胜数。湿邪袭于上焦，其症状与伤寒相似；侵犯下焦，其症状与内伤病相似；犯于中焦，其症状或与外感病相似，或与内伤病相似。而且人体感受湿邪致病，既有从外感受的外湿，也有自内而生的内湿，容易使学习者心中无数、迷惑不定，不知如何掌握。

湿邪致病产生的变证，则有湿痹、水气、咳嗽、痰饮、黄汗、黄疸、肿胀、疟疾、痢疾、淋症、带下、便血、疝气、痔疮、痈脓等病证，比风、火、燥、寒四种病邪致病的种类要多上好多倍。如果不能仔细辨析，认真琢磨，很难不发生张冠李戴的错误。

四十三、湿久不治，伏足少阴，舌白身痛，足胕浮肿，鹿附汤主之。

湿伏少阴，故以鹿茸补督脉之阳。督脉根于少阴，所谓八脉丽于肝肾也。督脉总督诸阳，此阳一升，则诸阳听令。附子补肾中真阳，通行十二经，佐之以菟丝，凭空行气而升发少阴，则身痛可休。独以一味草果，温太阴独胜之寒以醒脾阳，则地气上蒸天气之白苔可除；且草果，子也，凡子皆达下焦。以茯苓淡渗，佐附子开膀胱，小便得利，而胕肿可愈矣。

鹿附汤方（苦辛咸法）

鹿茸（五钱），附子（三钱），草果（一钱），菟丝子（三钱），茯苓（五

钱）

水五杯，煮取二杯，日再服；渣再煮一杯服。

【解读】

湿邪久留而没有及时治疗，邪伏于足少阴肾经，舌淡苔白，身体疼痛，足背水肿的，用鹿附汤治疗。

湿邪伏于足少阴肾经，所以用鹿茸温补督脉之阳。督脉起源于足少阴肾，也就是通常所说的奇经八脉都隶属于肝肾。督脉统率人体全身的阳气，督脉的阳气一旦升举，则全身各处阳气都随之相应地运行。附子能补肾中的真阳，并使其运行于十二经脉；配合菟丝子以温通行气而升发少阴的真阳，这样身体疼痛就能消失。方中单独用一味草果以温散困阻于太阴的寒邪而振奋脾阳，这样因中焦湿土上气上蒸而形成的白苔就可消除。草果属种子类药物，而大凡种子类药物都能直达下焦。用茯苓淡渗利湿，配合附子能够开通膀胱气化，小便得以通行，足背水肿就可以痊愈。

鹿附汤方（苦辛咸法）

鹿茸 15 克，附子 9 克，草果 3 克，菟丝子 79 克，茯苓 15 克

上药用水 5 杯，煎煮成 2 杯，1 日分 2 次服；药渣加水再煎 1 杯服用。

四十四、湿久，脾阳消乏，肾阳亦惫者，安肾汤主之。

凡肾阳惫者，必补督脉，故以鹿茸为君，附子、韭子等补肾中真阳，但以苓、术二味，渗湿而补脾阳，釜底增薪法也（其曰安肾者，肾以阳为体，体立而用安矣）。

安肾汤方（辛甘温法）

鹿茸（三钱），胡芦巴（三钱），补骨脂（三钱），韭子（一钱），大茴香（二钱），附子（二钱），茅术（二钱），茯苓（三钱），菟丝子（三钱）

水八杯，煮取三杯，分三次服。大便溏者，加赤石脂；久病恶汤者，可用贰拾分作丸。

【解读】

湿邪久留，脾阳耗损，肾阳也有虚象的，用安肾汤治疗。

大凡肾阳虚衰的证候，治疗必须用温补督脉的方法，所以方中以鹿茸作为君药，配合附子、韭菜子等以温补肾中的真阳；并用茯苓、苍术两味药，分利水湿而温补脾阳，这即是通过温补阳气而祛除寒湿的"釜底增薪"的治法（方名所以称为安肾，是因为肾以阳气为本，阳气之本充足，则其功能自然能够正常发挥）。

安肾汤方（辛甘温法）

鹿茸 9 克，胡芦巴 9 克，补骨脂 9 克，韭菜子 3 克，大茴香 6 克，附子 6 克，茅术 6 克，茯苓 9 克，菟丝子 9 克

上药用水 8 杯，煎煮成 3 杯，分 3 次服。大便稀溏的，加赤石脂；如病久而怕喝汤药的，可用上药 20 剂制成丸药服。

四十五、湿久伤阳，痿弱不振，肢体麻痹，痔疮下血，术附姜苓汤主之。

按：痔疮有寒湿、热湿之分，下血亦有寒湿、热湿之分。本论不及备载，但载寒湿痔疮下者，以世医但知有热湿痔疮下血，悉以槐花、地榆从事，并不知有寒湿之因，畏姜、附如虎。故因下焦寒湿而类及之，方则两补脾肾两阳也。

术附姜苓汤方（辛温苦淡法）

生白术（五钱），附子（三钱），干姜（三钱），茯苓（五钱）

水五杯，煮取二杯，日再服。

【解读】

湿邪久留，损伤阳气，精神萎靡不振，肢体麻痹，痔疮出血，用术附姜苓汤治疗。

按：痔疮的成因有寒湿和湿热之分，大便出血也有寒湿和湿热的不同，本书不可能全部详细叙述。这里之所以只记载寒湿所致的痔疮出血，是因为社会上的医生只知道有湿热引起的痔疮出血，一概用槐花、地榆之类的药物进行治疗，而不知道还有因寒湿所导致的，因而在治疗上对干姜、附子之类的药物畏之如虎。所以在论述下焦寒湿证治时联系到这种寒湿所致的痔疮出血，选方用药立足于两补脾肾阳气。

术附姜苓汤方（辛温苦淡法）

生白术15克，附子9克，干姜9克，茯苓15克

上药用水5杯，煎煮成2杯，1日分2次服用。

四十六、先便后血，小肠寒湿，黄土汤主之。

此因上条而类及，以补偏救弊也，义见前条注下。前方纯用刚者，此方则以刚药健脾而渗湿，柔药保肝肾之阴而补丧失之血，刚柔相济，又立一法，以开学者门径。后世黑地黄丸法，盖仿诸此。

黄土汤方（甘苦合用、刚柔互济法）

甘草（三两），干地黄（三两），白术（三两），附子（炮，三两），阿胶（三两），黄芩（三两），灶中黄土（半斤）

水八升，煮取二升，分温二服（分量服法，悉录古方，未敢增减，用者自行斟酌可也）。

【解读】

先大便而后出血，由小肠寒湿所致的，用黄土汤治疗。

本条内与上条内容有关联而加以讨论，目的在于纠正一些医生对本病证治类型认识的偏差，其具体临床意义可参看上条注解。前条所用的方剂完全使用刚燥性质的药物，而本方则既用刚燥性质的药物健脾利温，又用柔润性质的药物滋补肝肾之阴以补充丧失的血液。刚燥药物与柔润药物相互配合，是治疗上的又一大法，可以启发学习者的思路，帮助开启学习门径。后世黑地黄丸一方，也是仿照本方配伍方法所创制的。

黄土汤方（甘苦合用、刚柔互济法）

甘草9克，干地黄9克，白术9克，附子（炮用）9克，阿胶9克，黄芩9

克，灶中黄土 250 克

上药用水 4 升，煎煮成 1 升，分 2 次湿服（本方的药量和服药方法完全是按照古方抄录的，没有作任何增减变动，使用者可根据临床实际情况灵活掌握，随证加减）。

四十七、秋湿内伏，冬寒外加，脉紧无汗，恶寒身病，喘咳稀痰，胸满舌白滑，恶水不欲饮，甚则倚息不得卧，腹中微胀，小青龙汤主之；脉数有汗，小青龙去麻、辛主之；大汗出者，倍桂枝，减干姜，加麻黄根。

此条以《经》有"秋伤于湿，冬生咳嗽"之明文，故补三焦饮症数则，略示门径。按《经》谓秋伤于湿者，以长夏湿土之气，介在夏秋之间，七月大火西流，月建申，申者，阳气毕伸也。湿无阳气不发，阳伸之极，湿发亦重，人感此而至冬日寒水司令，湿水同体相搏而病矣。

喻氏擅改经文，谓湿曰燥者，不明六气运行之道。如大寒，冬令也，厥阴气至而纸鸢起矣。四月，夏令也，古谓首夏犹清和，俗谓四月为麦秀寒，均谓时虽夏令，风木之气犹未尽灭也。他令仿此。至于湿土寄旺四时，虽在冬令，朱子谓"将大雨雪，必先微温"，盖微温则阳气通，阳通则湿行，湿行而雪势成矣，况秋日竟无湿气乎！

此其间有说焉，《经》所言之秋，指中秋以前而言，秋之前半截也；喻氏所指之秋，指秋分以后而言，秋之后半截也。古脱燥论，盖世远年湮，残缺脱简耳。喻氏补论诚是，但不应擅改经文，竟崇己说，而不体之日月运行，寒暑倚伏之理与气也。喻氏学问诚高，特霸气未消，其温病论亦犯此病。学者遇咳嗽之证，兼合脉色，以详察其何因，为湿，为燥，为风，为火，为阴虚，为阳弱，为前候伏气，为现行时令，为外感而发动内伤，为内伤而招引外感，历历分明。或当用温用凉，用补用泻，或寓补于泻，或寓泻于补，择用先师何法何方，妙手空空，毫无成见，因物付物，自无差忒矣。

即如此症，以喘咳痰稀，不欲饮水，胸满腹胀，舌白，定其为伏湿痰饮所致。以脉紧无汗，为遇寒而发，故用仲景先师辛温甘酸之小青龙，外发寒而内蠲饮，龙行而火随，故寒可去；龙动而水行，故饮可蠲。以自汗脉数（此因饮邪上冲肺气之数，不可认为火数），为遇风而发，不可再行误汗伤阳，使饮无畏忌，故去汤中之麻黄、细辛发太阳、少阴之表者，倍桂枝以安其表。汗甚则以麻黄根收表疏之汗。夫根有归束之义，麻黄能行太阳之表，即以其根归束太阳之气也。大汗出减干姜者，畏其辛而致汗也。有汗去麻、辛不去干姜者，干姜根而中实，色黄而圆（土象也，土性缓），不比麻黄干而中空，色青而直（木象也，木性急，干姜岂性缓药哉！较之麻黄为缓耳。且干姜得丙火煅炼而成，能守中阳；麻黄则纯行卫阳，故其剽急之性，远甚于干姜也），细辛细而辛窜，走络最急也（且少阴经之报使，误发少阴汗者，必伐血）。

小青龙汤方（辛甘复酸法）

麻黄（去节，三钱），甘草（炙，三钱），桂枝（去皮，五钱），芍药（三钱），五味（二钱），干姜（三钱），半夏（五钱），细辛（二钱）

水八碗，先煮麻黄减一碗许，去上沫，纳诸药，煮取三碗，去滓，温服一碗。得效，缓后服；不止，再服。

【解读】

秋季感受湿邪伏藏体内，到了冬季又受到寒邪的侵袭，出现脉紧无汗，恶寒，身体疼痛，气喘咳嗽，咳吐稀痰，胸部满闷，舌苔白滑，厌恶喝水，严重的可见端坐呼吸不能平卧、腹部轻微胀满等症状，用小青龙汤治疗；如果脉象数而出汗的，可用小青龙汤去麻黄、细辛治疗；如果身出大汗的，方中桂枝用量加倍，下姜用量减少，再加入麻黄根治疗。

本条的提出是因为《内经》中已有"秋季被湿邪所伤，冬季就会发生咳嗽"的明确记载，所以补充了三焦痰饮水湿证候数条，简要提示一下本证的治疗方法。

按：《内经》之所以说秋季被湿邪所伤，是因为长夏季节为湿土之气当令，从时间而言它处于夏季和秋季之间，7月份大火星辰向西运行，是北斗星柄指向申时的建申月份。申月是自然界阳气充分伸展并达到极点的月份，而湿气没有阳气的鼓动就不能独自升发，当阳气伸展已达到极点时，湿气的升发也就很多。人体此时感受这种湿气，到了冬季寒水当令的季节再受寒气，湿气与寒水之气在同一机体内相互搏结随而产生了病变。

喻嘉言擅自更改《内经》原文，把秋伤于湿说成是秋伤于燥，这是不知自然界六气运行规律的缘故。比如24节气中的大寒主于冬令，此时若春季的厥阴风木之气已经吹来，则风筝就可以随风升空了。4月份已经进入夏季，古人说初夏的气候仍然比较清冷凉爽，民间说4月是麦子已经吐穗而气候仍较寒冷的"麦秀寒"时期，意思都是说时令早已进入夏季，但春季当令的风木之气仍然没有完全消失。其他季节更迭时的气候变化也与此相似。

至于湿土之气则是一年四季都能产生，即使在冬季也能旺盛。朱熹曾经说过：冬天在将要下大雪的时候，必然先出现微暖的气候。因为在稍微有些温暖的天气里，阳气易于运行，阳气得通则湿气就能流动，湿气流动由下雪的天气就形成了。冬季都有湿气的存在，秋季又怎么能没有湿气呢？对这一问题也有这样的说法，认为《内经》中所说的"秋"，是指中秋节前的一月时间，也就是秋季的前半段时间；喻嘉言所说的"秋"，是指秋分以后的一段时间，也就是秋季的后半段时间。古书中之所以遗漏了燥气致病的记载，是由于年代久远、书简遗失残缺的缘故。

喻嘉言补充论述燥气致病虽然是对的，但不应该擅自更改《内经》原文，只推崇自己的学说，而不去体会自然界的日月运行、四季寒暑更迭变化的道理和时令主气的规律。喻嘉言的学问虽然很高，但学风过于武断，有学霸之气，他对温病的有关论述也有这类弊病。

学习者如果遇到咳嗽的证候，应该结合脉象、气色等进行全面分析，详尽地辨察是什么原因导致的，是湿邪、燥邪、风邪，还是火邪？体质偏于阴虚，还是偏下阳虚？是前一季节所伏的邪气引发，还是因内伤而招引外感？这些都必须一一分析清楚。治疗应该用温热药物，还是寒凉药物？用补法，还是泻法？是将补法包含在泻法中运用，还是将泻法体现在补法中运用？选择运用前代医家的什么治法，什么方剂？凡此种种，高明的医生都不应抱有成见，不可有固定的框框。辨证论治，有针对性地处方用药，治疗效果才不会产生任何差错。

就拿本证来说，根据气喘咳嗽、咳吐稀痰、不想喝水、胸部满闷、腹部作胀、舌苔色白等症状，可以确定本证是由湿邪内伏、痰饮内停所致；根据脉紧无汗，可认定为外感寒邪而引发。所以，治疗采用张仲景先师所制定的药性辛温甘酸的小青龙汤，外散发寒而内除痰饮。龙一行走则火即跟随，所以小青龙汤能祛除寒邪；龙一活动则水也随之而动，所以小青龙汤能消除痰饮。根据自汗出、脉象数（这是由于饮邪向上冲击肺气所引起的脉数，不能误认为是火邪所致的数脉），可明确为外感风邪而引发，治疗不能再误用发汗的方法加损伤阳气，使水饮之邪无所制约，所以减去小青龙汤中麻黄、细辛这两味发散太阳、少阴表邪的药物，桂枝用量加倍以固护肌表。汗出较多，用麻黄根收敛因肌表疏松所致的出汗。根有回归约束的含义，麻黄能发散太阳之表，即用它的根以归纳约束太阳卫表之气。大汗出之所以减少干姜用量，是防止它辛散而导致汗出更多。

有汗之所以去麻黄、细辛而不去干姜，是因为干姜属于根块类药物，中实而不空，颜色黄而呈圆形（属于五行中土象，土性和缓），不像麻黄为秆茎类药物，中间空而不实，颜色青而形状笔直（属于五行中的木象，木性偏急。但干姜难道属于性质和缓的药吗？这里只是与麻黄相比较而言，其性质较为缓和而已。并且干姜是经过阳光曝晒，得火热之气锻炼而制成，所以能够守护中焦阳气；而麻黄则单纯宣开卫表阳气，所以它勇猛迅急的药性远远超过干姜）。细辛药形细小，味辛散而药性走窜，行走经络最为急速（并且它是少阴经脉的引经药，误用它发散少阴经的汗液，势必克伐阴血）。

小青龙汤方（辛甘复酸法）

麻黄（去节）9克，甘草（炙）9克，芍药9克，干姜9克，桂枝（去皮）15克，半夏15克，细辛6克，五味子6克

上药用水8碗，先煮麻黄至水液减少1碗左右，去掉浮在上面的药沫，加入其他各药，煎煮成3碗，去掉药渣，温服1碗。如果出现药效，则暂缓服用余下药液；如果不见效，再继续服药。

四十八、喘咳息促，吐稀涎，脉洪数，右大于左，喉哑，是为热饮，麻杏石甘汤主之。

《金匮》谓：病痰饮者，当以温药和之。盖饮属阴邪，非温不化，故饮病当温者，十有八、九；然当清者，亦有一、二。如此证息促，知在上焦；涎稀，知非劳伤之咳，亦非火邪之但咳无痰而喉哑者可比；右大于左，纯然肺病。此乃饮邪隔拒，心气壅遏，肺气不能下达。音出于肺，金实不鸣。故以麻黄中空而达外，杏仁中实而降里，石膏辛淡性寒，质重而气清轻，合麻杏而宣气分之郁热，甘草之甘以缓急，补土以生金也。按此方即大青龙之去桂枝、姜、枣者也。

麻杏石甘汤方（辛凉甘淡法）

麻黄（去节，三钱），杏仁（去皮尖碾细，三钱），石膏（碾，三钱），甘草

（炙，二钱）

水八杯，先煮麻黄，减二杯，去沫，纳诸药，煮取三杯。先服一杯，以喉亮为度。

【解读】

气喘咳嗽，呼吸急促，咯吐稀薄痰涎，脉象洪数，右手脉象大于左手，声音嘶哑，是热饮内停所致，用麻杏石甘汤治疗。

《金匮要略》说：患痰饮证的患者，应当采用温热性的药物调治。因为痰饮属于一种阴寒病邪，不用温热性的药物则难以化除，所以痰饮病需要用温热性药物治疗的，十个患者中就占到八九个之多；应当使用清法治疗的，十个患者当中只有一两个。如本条所说的证候，根据患者呼吸急促知道病变部位在上焦；从痰液清稀可以知道，这既不是肺痨内伤的咳嗽，与火邪犯肺加致的干咳无痰、咽喉嘶哑的证候也不相同；脉象右手大于左手，完全是肺经病变的表现。此证由痰饮阻隔上焦，心火被其壅塞，肺气不能下降所致。

人的声音发源于肺，邪侵入肺金导致肺气壅塞，则不能发出响亮的声音。所以治疗用秆茎中空的麻黄以宣开卫表，达邪外出；用中间充实的苦杏仁以宣降肺气；石膏药味辛淡而药性寒凉，质地虽重而气味清轻，与麻黄、苦杏仁配合可以宣泄气分郁热；甘草味甘能缓和病势的急迫，并能补益脾土以滋养肺金。实际上本方就是由大青龙汤减去桂枝、生姜、大枣而组成。

麻杏石甘汤方（辛凉甘淡法）

麻黄（去节）9克，苦杏仁（去掉皮和尖，碾细）9克，石膏（碾细）

上药用水8杯，先煎煮麻黄，至水减少2杯时，去掉药液上的药沫加入其他各药，煎煮成3杯。先服1杯，以嗓音洪亮为治愈标准。

四十九、支饮不得息，葶苈大枣泻肺汤主之。

支饮上壅胸膈，直阻肺气，不令下降，呼息难通，非用急法不可。故以禀金火之气，破癥瘕积聚，通用水道，性急之葶苈，急泻肺中之壅塞。然其性剽悍，药必入胃过脾，恐伤脾胃中和之气，故以守中缓中之大枣，护脾胃而监制之，使不旁伤他脏。一急一缓，一苦一甘，相须成功也。

葶苈大枣泻肺汤（苦辛甘法）

苦葶苈（炒香碾细，三钱），大枣（去核，五枚）

水五杯，煮成二杯，分二次服。得效，减其制；不效，再作服。衰其大半而止。

【解读】

支饮证呼吸困难的，用葶苈大枣泻肺汤治疗。

支饮上留滞于胸膈，直接阻遏肺气，使肺气不得下降，以致呼吸困难，气息不畅，治疗必须用作用急速的方药才能奏效。所以用生长于夏秋季节禀承了时令秋金之气，能够破散痞块积聚，通利水液排泄通道，药性快速的葶苈子，以迅速泻除肺中壅塞水饮。但是葶苈子药性过于猛烈，药力容易影响到胃和脾，有损伤中焦脾胃之气的可能，所以用保护调和中气的大枣，以保护脾胃而制约其药性，使它不损伤其他脏腑。通过这样的配伍，药件一缓一急，药味一苦一甘，相辅相成，自然能够取得预期疗效。

葶苈大枣泻肺汤（苦辛甘法）

苦葶苈子（炒至香味出，碾细）9克，大枣（去核）5枚

上药用水5杯，煎煮成2杯，分2次服。药后取得疗效，即减少药物用量；若不见效，则继续按原方药量服用。病变去除大半后即应停止服药。

五十、饮家反渴，必重用辛，上焦加干姜、桂枝，中焦加枳实、橘皮，下焦加附子、生姜。

《金匮》谓干姜、桂枝为热药也，服之当遂渴，今反不渴者，饮也。是以不渴定其为饮，人所易知也。又云"水在肺，其人渴"，是饮家亦有渴症，人所不知。今人见渴投凉，轻则用花粉、冬、地，重则用石膏、知母，全然不识病情。盖火咳无痰，劳咳胶痰，饮咳稀痰，兼风寒则难出，不兼风寒则易出，深则难出，浅则易出。其在上焦也，郁遏肺气，不能清肃下降，反挟心火上升烁咽，渴欲饮水，愈饮愈渴。饮后水不得行，则愈饮愈咳，愈咳愈渴，明知其为饮而渴也，用辛何妨？《内经》所谓辛能润是也。以干姜峻散肺中寒水之气，而补肺金之体，使肺气得宣，而渴止咳定矣。其在中焦也，水停心下，郁遏心气不得下降，反来上烁咽喉，又格拒肾中真液，不得上潮于喉，故嗌干而渴也。重用枳实急通幽门，使水得下行而脏气各安其位，各司其事，不渴不咳矣。其在下焦也，水郁膀胱，格拒真水不得外滋上潮，且邪水旺一分，真水反亏一分，藏真水者，肾也，肾恶燥，又肾脉入心，由心入肺，从肺系上循喉咙，平人之不渴者，全赖此脉之通调，开窍于舌下玉英、廉泉，今下焦水积而肾脉不得通调，故亦渴也。附子合生姜为真武法，补北方司水之神，使邪水畅流，而真水滋生矣。大抵饮家当恶水，不渴者其病犹轻，渴者其病必重。如温热应渴，渴者犹轻，不渴者甚重，反象也。所谓加者，于应用方中，重加之也。

【解读】

痰饮内停的患者，反而出现口渴症状，治疗必须重用辛味药物，病在上焦的应加用干姜、桂枝；病在中焦的应加用枳实、橘皮；病在下焦的应加用附子、生姜。

《金匮要略》指出：干姜、桂枝都是热性药物，服药后应当立即出现口渴，现在反而不渴的，是水饮内停的表现。这是根据口不渴的表现而确定其病为水饮内停，对此人们比较容易理解。《金匮要略》还说：水饮停留在肺，患者可见口渴。这说明水饮内停的患者出可以出现口渴症状，对此人们就不太清楚了。现在的医生一见口渴就使用寒凉药物，轻则用天花粉、麦冬、生地黄等药，重则用石膏、知母等药。完全不了解病情。

一般而言，火邪所致的咳嗽大多无痰，劳伤咳嗽多为黏痰，痰饮咳嗽多为稀痰，兼有风寒则痰多难咯，不兼风寒则痰多易出，痰伏部位较深的痰不易咯，较浅的则易咯出。痰饮停留于上焦，则郁遏肺气，肺失清肃，肺气不能下降，反而夹心火上升熏灼口烟，以致渴欲饮水，而且越喝越渴。而且，因饮水后水液不能

正常运行而停留为水饮，所以越喝水则咳嗽越重，越咳嗽则口渴越明显。既然明知道这是饮邪引起的口渴，用辛味治药物又有什么不可以呢？这就是《内经》所说辛味药物能够滋润的意思。

用干姜峻猛地湿散肺中寒水之气，同时温补肺脏，使肺气得以宣展，则口渴能够解除，咳嗽能够平定。痰饮停留于中焦的，由于水饮停聚在心下部位，郁遏心经火气不能下降，反而向上熏灼咽喉，同时又阻隔下焦肾中真液不能上行滋润咽喉，所以出现咽喉干燥而口渴的症状。治疗重用枳实迅速地疏通幽门，使水饮得以下行，则各个脏腑能够在其位置上正常发挥生理功能，这样就不会出现口渴、咳嗽了。水饮停留于下焦的，由于水湿郁阻膀胱，阳隔肾中真阴不能外达滋养、上潮濡润，而且作为病邪的水温旺盛一分，则人体肾脏的真阴反而亏虚一分。

人体储藏真阴的脏腑是肾脏，而肾在生理上最怕干燥；并且，肾的经脉向上循行入心，从心入于肺，再从肺系进一步向上循行至喉咙，正常人之所以不出现口渴，完全是依赖这条经脉的疏通畅达，使开窍于舌下的玉液、廉泉穴不断有津液溢出。现在水湿积聚下焦，导致肾的经脉不能通达调畅，所以也可以出现口渴症状。治疗用附子与生姜配合属于真武汤的治疗方法，能温补北方掌管水之神，也就是肾中阳气，使病的水湿顺畅外流，则肾中真阴就可以正常滋生。

大凡痰饮水湿为患的患者都会厌恶喝水，所以见有口不渴的说明病情比较轻浅；而出现口渴的，则病情必然比较严重。同样道理，温热病应当有口渴，所以口渴的病情比较轻浅，而口不渴的则病情非常严重。这是一种外在表现与内在病变不相一致的现象。至于条文中所说的"加"，是指在对证所选用的方剂中重用上述药物的意思。

五一、饮家阴吹，脉弦而迟，不得固执《金匮》法，当反用之，橘半桂苓枳姜汤主之。

《金匮》谓阴吹正喧，猪膏发煎主之。盖以胃中津液不足，大肠津液枯槁，气不后行，逼走前阴，故重用润法，俾津液充足流行，浊气仍归旧路矣。若饮家之阴吹，则大不然。盖痰饮蟠踞中焦，必有不寐、不食、不饥、不便、恶水等证，脉不数而迟弦，其为非津液之枯槁，乃津液之积聚胃口可知。故用九窍不和，皆属胃病例，峻通胃液下行，使大肠得胃中津液滋润而病如失矣。此证系余治验，故附录于此，以开一条门径。

橘半桂苓枳姜汤（苦辛淡法）

半夏（二两），小枳实（一两），橘皮（六钱），桂枝（一两），伏苓块（六钱），生姜（六钱）

甘澜水十碗，煮成四碗，分四次，日三夜一服，以愈为度。愈后以温中补脾，使饮不聚为要。其下焦虚寒者，温下焦。肥人用温燥法，瘦人用温平法。

按：痰饮有四，除久留之伏饮，非因暑湿暴得者不议外，悬饮已见于伏暑例中，暑饮相搏，见上焦篇第二十九条。兹特补支饮、溢饮之由，及暑湿暴得者，望医者及时去病，以免留伏之患。并补《金匮》所未及者二条，以开后学读书之法。《金匮》溢饮条下，谓大青龙汤主之，小青龙汤亦主之。注家俱不甚晰，何以同一溢饮，而用寒用热，两不相侔哉？按大青龙有石膏、杏仁、生姜、大枣，而无干姜、细辛、五味、半夏、白芍，盖大青龙主脉洪数，面赤，喉哑之热饮；小青龙主脉弦紧，不渴之寒饮也。由此类推，"胸中有微饮，苓桂术甘汤主之，肾气丸亦主之"，苓桂术甘，外饮治脾也；肾气丸，内饮治肾也。再胸痹门中，"胸痹心中痞，留气结在胸，胸满，胁下逆抢心，枳实薤白汤主之，人参汤亦主之"，又何以一通一补，而主一胸痹乎？盖胸痹因寒湿痰饮之实证，则宜通阳，补之不惟不愈，人参增气且致喘满；若无风寒痰饮之外因、不内外因，但系胸中清阳之气不足而痹痛者，如苦读书而妄想、好歌曲而无度，重伤胸中阳气者，老人清阳日薄者，若再以薤白、栝蒌、枳实，滑之、泻之、通之，是速之成劳也，断非人参汤不可。学者能从此类推，方不死于句下，方可与言读书也。

【解读】

痰饮患者出现阴道排气有声的阴吹症状，脉象弦而迟的，治疗不能固守《金匮要略》有关阴吹的治法，而应当采取与它作用相反的治疗方法，可用橘半桂苓枳姜汤治疗。

《金匮要略》指出，阴道有气体排出，如同吹气一样发出声响而连续不断的，用猪膏发煎治疗。此证由胃中津液不足，大肠津液干燥，肠中气体不能从后阴肛门排出而被迫从前阴排出所致，所以治疗重用滋润的方法，使津液充足并能正常流动，则肠中浊气就会仍然回归原来的通路。

如果痰饮患者出现阴吹症状，则与《金匮要略》所说的病机有很大不同。痰饮盘踞中焦，临床必然可见不能入眠、不欲饮食、不知饥饿、不解大便、厌恶喝水等症状，脉象不数而迟弦，说明本证并不是由于津液的干枯，而是因为水液积聚在胃口所致。所以运用前人关于九窍不和都属于胃病的治疗原则，峻猛而迅速地疏通胃中津液下行，使大肠能够得到胃中津液滋润，从而使病变消失。本条提出的对这一证候的治法，是我临证治疗获得良效的经验，所以附录在这里，以开辟一条治疗本病的新途径。

橘半桂苓枳姜汤（苦辛淡法）

半夏60克，小枳实30克，桂枝30克，橘皮18克，茯苓块18克，生姜18克

上药用甘澜水10碗，煎煮成4碗，分4次服。白天服3次，夜晚服1次，至病痊愈为止。病愈后继续采用温中补脾法巩固，使水饮之邪不再停聚。如果属于下焦虚寒的，采用温补下焦的治法。肥胖的人一般用温燥法，消瘦的人一般用温而不燥的治法。

按：有关痰饮的证候，一般可分为4种类型。除了停留日久的伏饮，因其不是暴感暑湿所致的痰饮证这里不加讨论之外，其他如悬饮的证治已见于伏暑证治条文中，暑邪与水饮相搏结的证治已见于上焦篇第二九条。这里特补克论述支饮、溢饮两证的成因，以及外感暑湿所致痰饮的证治，希望临床医生能够及时地祛除病邪，以避免病邪留伏不去引起的后患；同时还补充了《金匮要略》没有论述到的痰饮证治两条，以开拓后世学医者的思路和方法。《金匮要略》在溢饮

条下说可用大青龙汤治疗，也可以用小青龙汤治疗。注解《金匮要略》的医家对本条的分析都不大清楚，为什么同是溢饮证候，而治疗一用寒药、一用热药，两者各不相同呢？从方药分析来看，大青龙汤中有石膏、苦杏仁、生姜、大枣，而没有干姜、细辛、五味子、半夏、白芍，所以大青龙汤主治脉象洪数、面部红赤、咽喉嘶哑的热饮证；而小青龙汤则主治脉象弦紧、口不渴的寒饮证。

由此类推，《金匮要略》所说"胸中有经微水饮，用苓桂术甘汤治疗，也可用肾气丸治疗"，说明胸中微饮的治疗既有属饮邪外犯而用苓桂术甘汤从脾论治的方法，也有属饮邪内溢而用肾气丸从肾治疗的方法。

此外，《金匮要略》胸痹中有"胸痹证胸中痞闷，阳气郁结在胸中，胸部胀满，胁下有气向上冲击心胸部位，用枳实薤白汤治疗，也可用人参汤治疗"的条文。这里为什么治疗同一种胸痹一用宣通、一用补养呢？主要因为胸痹属于寒湿痰饮之邪所致的实证，则应以温运阳气法治疗。若用补益的方法不仅不能使病痊愈，反而会因人参的壅补而导致气机壅塞，出现气喘胸满症状；如果胸痹证没有风寒、痰饮等外因、不纳外因存在，属于单纯胸中阳气不足而导致胸中痹痛的，如刻苦读书而又好幻想，喜好唱歌而又没有节制，从而严重损伤了胸中阳气；或者老年患者胸中阳气已经日渐衰弱，如果再盲目使用薤白、瓜蒌、枳实等药化痰、泻下、通里，则必然加速病情演变为劳病重证，此时必须使用人参汤进行治疗。

学习者如果能够依此类推，不刻板、不机械地理解前人所说的语句，这样的人才能与他讨论应当怎样读书。

五十二、暴感寒湿成疝，寒热往来，脉弦反数，舌白滑，或无苔不渴，当脐痛，或胁下痛，椒桂汤主之。

此小邪中里证也。疝，气结如山也。此肝脏本虚，或素有肝郁，或因暴怒，又猝感寒湿，秋月多得之。既有寒热之表证，又有脐痛之里证，表里俱急，不得不用两解。方以川椒、吴萸、小茴香直入肝脏之里，又芳香化浊流气；以柴胡从少阳领邪出表，病在肝治胆也；又以桂枝协济柴胡者，病在少阴，治在太阳也，《经》所谓病在脏治其腑之义也，况又有寒热之表证乎！佐以青皮、广皮，从中达外，峻伐肝邪也；使以良姜，温下焦之里也，水用急流，驱浊阴使无留滞也。

椒桂汤方（苦辛通法）

川椒（炒黑，六钱），桂枝（六钱），良姜（三钱），柴胡（六钱），小茴香（四钱），广皮（三钱），吴茱萸（泡淡，四钱），青皮（三钱）

急流水八碗，煮成三碗，温服一碗，覆被令微汗佳；不汗，服第二碗，接饮生姜汤促之；得汗，次早服第三碗，不必覆被再令汗。

【解读】

突然感受寒湿而形成疝气，症见时寒时热，往来交替，脉象弦而反数，舌苔白滑，或无苔，口不渴，肚脐部位疼痛，或胁下疼痛，用椒桂汤治疗。

这是轻微病邪侵入于里的证候。疝气，是指小腹部气结不通，局部鼓出，如同山峰一样突起的病证。这种证候多因肝脏本就虚弱，或平素就有肝气郁结，或勃然大怒，加上突然感受寒湿之邪而引起，以秋季发病较为多见。

疝气患者既可见寒热往来的表证，又有脐部疼痛的里证，表里见证都非常显著，治疗必须使用表里两解的方法。椒桂汤中用花椒、吴茱萸、小茴香可直入肝经之里，又能芳香化浊，流畅气机；用柴胡从少阳胆经引邪外出于表，这是病在肝从胆治疗的用药方法；方中又用桂枝协助柴胡祛邪，这是病在足少阴肾经，但治疗从足太阳膀胱经着手的用药方法，即《内经》所说的病在脏而从其腑论治的道理，更何况本证还有寒热往来等表证呢？

方中以青皮、广陈皮为佐药，可从中达外，峻猛地驱除肝经的邪气；再用高良姜为使药，以温暖下焦之里；煎药用急流水，可以迅速驱除阴寒浊邪，使它不致留伏停滞。

椒桂汤方（苦辛通法）

花椒（炒黑用）18克，桂枝18克，柴胡18克，小茴香12克，吴茱萸（泡淡用）12克，青皮9克，高良姜9，克广皮9克

上药用急流水8碗，煎煮成3碗，先温服1碗，药后即盖上棉被，以使患者微微出汗为佳；不出汗，再服第2碗，并接着喝一些生姜汤以促进发汗；如药后得汗，第2日早晨再服第3碗，药后不必盖棉被再使其出汗。

五十三、寒疝，脉弦紧，胁下偏痛，发热，大黄附子汤主之。

此邪居厥阴，表里俱急，故用温下法以两解之也。脉弦为肝郁，紧，里寒也；胁下偏痛，肝胆经络为寒湿所搏，郁于血分而为痛也；发热者，胆因肝而郁也。故用附子温里通阳，细辛暖水脏而散寒湿之邪；肝胆无出路，故用大黄，借胃腑以为出路也；大黄之苦，合附子、细辛之辛，苦与辛合，能降能通，通则不痛也。

大黄附子汤方（苦辛温下法）

大黄（五钱），熟附子（五钱），细辛（三钱）

水五杯，煮取两杯，分温二服（原方分量甚重，此则从时改轻，临时对证斟酌）。

【解读】

寒疝症见脉弦紧，胁下一侧疼痛，有发热，可用大黄附子汤治疗。

这是病邪侵入厥阴肝经，表里见症都很显著的证候，所以用温下的方法以两解表里。脉弦是肝气郁结的表现，脉紧则是里寒的征象；胁下一侧疼痛，是因肝胆经络被寒湿搏结，血脉郁阻不通而引起的；发热是少阳胆经之气因肝经病变而郁滞的结果。所以治疗用附子湿里通阳，细辛温暖主水的肾脏而驱散寒湿病邪；肝和胆没有直接使邪气外排的通路，所以用大黄通泄胃腑以作为病邪外泄的通路。同时，用大黄的苦味配合附子、细辛的辛味，苦味与辛味相合，既能降泄邪气，又能疏通经络。一旦脏腑郁结得通，疼痛就会消失。

大黄附子汤方（苦辛温下法）

大黄15克，熟附子15克，细辛9克

上药用水5杯，煎煮成2杯，分2次温服（原方的药物用量很重，这里根据

目前的临床实际减轻了用量，运用时应根据具体证候灵活掌握）。

五十四、寒疝少腹或脐旁，下引睾丸，或掣胁，下掣腰，痛不可忍者，天台乌药散主之。

此寒湿客于肝肾小肠而为病，故方用温通足厥阴手太阳之药也。乌药祛膀胱冷气，能消肿止痛；木香透络定痛；青皮行气伐肝；良姜温脏劫寒；茴香温关元，暖腰肾，又能透络定痛；槟榔至坚，直达肛门散结气，使坚者溃，聚者散，引诸药逐浊气，由肛门而出；川楝导小肠湿热，由小便下行，炒以斩关夺门之巴豆，用气味而不用形质，使巴豆帅气药散无形之寒，随槟榔下出肛门；川楝得巴豆迅烈之气，逐有形之湿，从小便而去，俾有形无形之结邪，一齐解散而病根拔矣。

按：疝瘕之证尚多，以其因于寒湿，故因下焦寒湿而类及三条，略示门径，直接中焦篇腹满腹痛等证。古人良法甚夥，而张子和专主于下，本之《金匮》病至其年月日时复发者当下之例，而方则从大黄附子汤悟入，并将淋、带、痔疮、癃闭等证，悉收入疝门，盖皆下焦寒湿、湿热居多。而叶氏于妇科久病症瘕，则以通补奇经，温养肝肾为主，盖本之《内经》"任脉为病，男子七疝，女子带下瘕聚"也。此外良法甚多，学者当于各家求之，兹不备载。

天台乌药散方（苦辛热急通法）

乌药（五钱），木香（五钱），小茴香（炒黑，五钱），良姜（炒，五钱），青皮（五钱），川楝子（十枚），巴豆（七十二粒），槟榔（五钱）

先以巴豆微打破，加麸数合，炒川楝子，以巴豆黑透为度，去巴豆、麸子不用，但以川楝同前药为极细末，黄酒和服一钱；不能饮者，姜汤代之。重者日再服；痛不可忍者，日三服。

【解读】

寒疝症见少腹或脐旁疼痛，疼痛向下放射至睾丸或牵引到胁下，向下牵到腰部，疼痛难以忍受的，用天台乌药散治疗。

这是寒湿病邪侵入肝、肾和小肠而产生的病变，所以方中使用了温通足厥阴肝和手太阳小肠的药物。乌药能够祛除膀胱阴寒之气，并能消肿止痛；木香能够辛香宣通经络以止痛；青皮行气解郁，疏泄肝经之邪；高良姜温腰内脏，祛除寒邪；小茴香温暖小腹关元穴和腰肾部位，又能香窜通络止痛，槟榔果实最为坚硬，药性可直达肛门消散郁结之气，能促使腹部坚硬积聚的瘀结肿块溃散，并引导其他各药驱逐邪气浊气，使其从肛门排出体外；川楝子可导泄小肠湿热，使邪从小肠下行，用具有攻导逐邪作用的巴豆拌炒，是取巴豆的气味而不用它的形质，以巴豆率领各气分药以破散无形之寒，并随槟榔的下行作用从肛门排出体外，川楝子经用巴豆拌炒后获得了巴豆的峻猛药性，能够驱逐有形湿邪，使其从小便而去。只要使有形与无形的结聚之邪全部外解消散，就能使病根拔除而获得痊愈。

按：疝气、症瘕病证的类型还有很多，因其多由寒湿之邪引起，所以本篇在讨论下焦寒湿证候时，因性质相似也一并讨论了三条，简要提示了治疗方法，并可直接与中焦篇的腹满腹痛等证治相衔接。这类证候古人有很多好的治疗方法，其中张子和专门善于使用攻下之法，他是根据《金匮要略》关于病到了一定时候又复发的应当攻下的精神而立法，所用方剂则是从大黄附子汤化裁而来，并将淋证、带下、痔疮、小便癃闭不通等症都收入疝气门内，因为这些病证的成因也都是以下焦寒湿和湿热为多。叶天士治疗妇科久病的症瘕，则以疏通补养奇经八脉、温养肝肾为主，这是来源于《内经》"任脉发生病变，男子产生七种疝气、女子则出现带下、症瘕和积聚"的理论。此外，还有很多好的治疗方法，学习者应当到各个著名医家的论述中去探索寻求，这里就不一一详细记载了。

天台乌药散方（苦辛热急通法）

乌药15克，木香15克，小茴香（炒黑用）15克，高良姜（炒用）15克，青皮15克，川楝子10枚，巴豆72粒，槟榔15克

上药用时先将巴豆稍微打破，加麸皮数合（一合约30克），与川楝子一起炒，炒至巴豆完全变黑为止。去掉巴豆、麸皮不用，只用川楝子与上述备药研成极细药末，用黄酒调服3克；不能喝酒的用生姜汤代替。病情重的，1日服2次；疼痛剧烈难以忍受的，1日服3次。

湿　温

五十五、湿温久羁，三焦弥漫，神昏窍阻，少腹硬满，大便不下，宣清导浊汤主之。

此湿久郁结于下焦气分，闭塞不通之象，故用能升、能降、苦泄滞、淡渗湿之猪苓，合甘少淡多之茯苓，以渗湿利气；寒水石色白性寒，由肺直达肛门，宣湿清热。盖膀胱主气化，肺开气化之源，肺藏魄，肛门曰魄门，肺与大肠相表里之义也；晚蚕砂化浊中清气，大凡肉体未有死而不腐者，蚕则僵而不腐，得清气之纯粹者也，故其粪不臭不变色，得蚕之纯清，虽走浊道而清气独全，既能下走少腹之浊部，又能化浊湿而使之归清，以己之正，正人之不正也，用晚者，本年再生之蚕，取其生化最速也；皂荚辛咸性燥，入肺与大肠，金能退暑，燥能除湿，辛能通上下关窍，子更直达下焦，通大便之虚闭，合之前药，俾郁结之湿邪，由大便而一齐解散矣。二苓、寒石，化无形之气；蚕砂、皂子，逐有形之湿也。

宣清导浊汤（苦辛淡法）

猪苓（五钱），茯苓（五钱），寒水石（六钱），晚蚕砂（四钱），皂荚子（去皮，三钱）

水五杯，煮成两杯，分二次服，以大便通快为度。

【解读】

湿温病如湿热病邪久留不绝，就有可能在上、中下三焦弥漫，导致湿浊闭塞心窍而出现神志昏迷，湿浊下阻肠道引起少腹部坚硬胀满、大便不通，宜用宣清导浊汤治疗。

这是因为湿浊之邪郁结在下焦气分日久，引起了各种闭塞不通的症状，所以

治疗选用能升清阳之气、能降浊阴之气、味苦能泄肠道湿滞、淡渗下焦湿邪的猪苓，配合性味淡而微甘的茯苓，起到渗利湿浊、通利气机的作用。

寒水石色白而性寒，白色与肺相应，寒则能清热。膀胱主水湿的气化和排泄；肺则主一身之气，为人身气化之源。肺藏魄，肺与肛门相应，所以肛门又称魄门，这里反映了肺与大肠相表里的含义。因此寒水石的作用可以从肺直达肛门，宣利湿邪而清除邪热。

晚蚕沙可以宣化浊气中的清气。一般来说，动物死后尸体没有不腐烂的，但蚕死后却能僵而不腐，这是因为蚕在生长期间得到了清气的精粹，所以它的粪没有臭味，而且也不会变色。蚕沙得到了蚕的纯清之气，虽然是从蚕的浊道中排出的，但独具清气，既能下走少腹部的肠道，又能宣化湿浊之气，使得归于清气。也就是利用蚕沙的清气来祛除体内的湿浊之气，即所谓"以己之正，正人主之不正"。所用的晚蚕沙，是指当年第二次繁殖蚕的蚕沙，取其生长最为迅速的意思。皂荚味辛咸而性燥，可入肺与大肠经，既能退暑热，性燥又能祛除湿浊，味辛能宣通上窍和下窍，用其子更能直达下焦，具有润肠通便的作用，所以能通大便的闭结。与前面的药相互配合，能使郁结在肠道的湿浊之邪，随大便一齐向外解散。

总的来说，方中的猪苓、茯苓、寒水石能够宣化无形之气，蚕沙、皂荚子可以驱逐有形湿浊，从而可使日久不解、弥漫于三焦的湿浊之邪从二便排出体外。

宣清导浊汤（苦辛淡法）

猪苓15克，茯苓15克，寒水石18克，晚蚕沙12克，皂荚子（去皮）9克

以上药物用水5杯，煎煮成2杯，分2次服下，如大便已通就不需再服。

五十六、湿凝气阻，三焦俱闭，二便不通，半硫丸主之。

热伤气，湿亦伤气者何？热伤气者，肺主气而属金，火克金则肺所主之气伤矣。湿伤气者，肺主天气，脾主地气，俱属太阴湿土，湿气太过，反伤本脏化气，湿久浊凝，至于下焦，气不惟伤而且阻矣。气为湿阻，故二便不通。今人之通大便，悉用大黄，不知大黄性寒，主热结有形之燥粪，若湿阻无形之气，气既伤而且阻，非温补真阳不可。硫黄热而不燥，能疏利大肠，半夏能入阴，燥胜湿，辛下气，温开郁，三焦通而二便利矣。按上条之便闭，偏于湿重，故以行湿为主；此条之便闭，偏于气虚，故以补气为主。盖肾司二便，肾中真阳为湿所困，久而弥虚，失其本然之职，故助之以硫黄；肝主疏泄，风湿相为胜负，风胜则湿行，湿凝则风息，而失其疏泄之能，故通之以半夏。若湿尽热结，实有燥粪不下，则又不能不用大黄矣。学人详审其证可也。

半硫丸（酸辛温法）

石硫黄（硫黄有三种：土黄、水黄、石黄也。入药必须用产于石者。土黄土纹，水黄直丝，色皆滞暗而臭；惟石硫黄方棱石纹而有宝光不臭，仙家谓之黄矾，其形大势如矾。按硫黄感日之精，聚土之液，相结而成。生于艮土者佳，艮土者，少土也，其色晶莹，其气清而毒小。生于坤土者恶，坤土者，老土也，秽浊之所归也，其色板滞，其气浊而毒重，不堪入药，只可作火药用。石黄产于外

洋，来自舶上，所谓倭黄是也，入莱菔内煮六时则毒去）半夏，（制）

上二味，各等分为细末，蒸饼为丸梧子大，每服一、二钱，白开水送下（按半硫丸通虚闭，若久久便溏，服半硫丸亦能成条，皆其补肾燥湿之功也）。

【解读】

湿浊凝滞，气机闭阻，甚至造成三焦气机闭塞，引起大小便不适的，用半硫丸治疗。

一般都知道邪热可以伤气，为什么湿邪也能伤气呢？邪热伤气的原因，是由于肺主气而属金，从五行生克来说，火可克金，所以火热伤肺金就会导致肺所主之气的损伤。湿能伤气的原因，是因为肺主呼吸的天气，脾主水谷的地气，肺为手太阴，脾为足太阴，而太阴都与湿土相应。如果湿浊之气过盛，就会反过来损伤肺、脾两个本脏的气化功能。湿浊之气日久凝滞不解，还会进一步影响到下焦，不仅伤气，而且会阻遏气机的运行。气机一旦被湿邪所阻遏，就会导致大小二便不通。当今一般的医生通大便，都是用大黄，但并不知道大黄性属寒，适合用于通下由邪热内结而形成的有形燥粪。如果是混浊之气阻遏了无形之气而造成的大便不通，这时气有损伤而阻滞不通，就不能用苦寒药攻下，而非得用温真阳的方法不可。上方中所用的硫黄性热而不燥，能疏导大肠中的湿浊；半夏能入阴分，性燥能祛除湿邪，味辛能降逆气，又居温性，可以宣开郁结，能使三焦气机宣递，则大小二便自能通利。

按：上面第五五条所说的便闭，偏于湿重，因而治疗时以祛湿为主；而本条所说的便闭，偏于气虚，因而治疗时以补气为主。这是因为肾司二便，如肾中真阳之气被湿浊困遏，就会导致阳气的损伤；倘若湿困日久不解，真阳虚衰则会越来越严重，最终甚至丧失原来的功能，因而在治疗时要用硫黄来温补肾阳。同时，肝主疏泄，风木与湿土相互制约，风木疏泄功能正常，湿气就能畅行；反之，湿气凝滞，则风木也平息不行，失去了疏泄的功能，所以又用半夏通降宣畅。上述病证一般不用大黄，但是如果湿邪已完全化热而形成了热结，确实内有燥粪不下的，就不得不用大黄来攻下了。后学者应详细审察其病证，根据不同情况区别用药。

半硫丸（酸辛温法）

石流黄（硫黄有三种：即土硫黄、水硫黄、石硫黄。作药物使用的必须要用石硫黄。土硫黄有土纹，水硫黄有直丝纹，颜色都是滞暗无光泽，并有臭味；只有石硫黄有方棱石纹，而且晶莹有光泽，无臭味。炼丹的道家称石硫黄为黄矾，因为其形状大体与明矾相似。硫黄感受了太阳的精华，凝聚了土中的真液，两者相互结聚而生成。一般认为生于东北方山上的质量较佳，其颜色晶莹，气轻清而毒性较小。生于西南地中的质量差，由于这里是秽浊之气归聚的地方，所产硫黄颜色板滞而无光泽，其气重浊而毒性较大，不能作为药用，只能配制火药。产于外国的石硫黄，多从船上运来，所以又称倭黄，在入药前要放在莱菔内煮12小时，可以去除毒性）半夏（制）

以上2味药，各用等份，研为细末，再用蒸饼做成丸子，如梧桐大。每次服3到6克，用白开水送服（按：半硫丸在临床上既能通因气虚而导致的大便闭结，也能治疗便溏日久不愈的病证，在服用半硫丸后能使大便成条，这都是因为半硫丸具有补肾燥湿的作用）。

五十七、浊湿久留，下注于肛，气闭肛门坠痛，胃不喜食，舌苔腐白，术附汤主之。

此浊湿久留肠胃，至肾阳亦困，而肛门坠痛也。肛门之脉曰尻，肾虚则痛，气结亦痛。但气结之痛有二：寒湿、热湿也。热湿气实之坠痛，如滞下门中用黄连、槟榔之证是也。此则气虚而为寒湿所闭，故以参、附峻补肾中元阳之气，姜、术补脾中健运之气，朴、橘行浊湿之滞气，俾虚者充，闭者通，浊者行，而坠痛自止，胃开进食矣。按肛痛有得之大恐或房劳者，治以参、鹿之属，证属虚劳，与此对勘，故并及之。再此条应入寒湿门，以与上三条有互相发明之妙，故列于此，以便学人之触悟也。

术附汤方（苦辛温法）

生茅术（五钱），人参（二钱），厚朴（三钱），生附子（三钱），炮姜（三钱），广皮（三钱）

水五杯，煮成两杯，先服一杯；约三时，再服一杯，以肛痛愈为度。

【解读】

湿浊之邪久留不去，可下注于肛门，导致气机郁闭，肛门下坠疼痛，不思进食，舌苔白而腐腻，治疗当用木附汤。

此证是由于湿浊之邪久留肠胃，因湿性下趋而向下影响到肾，导致肾阳也被湿浊之邪困遏，从而出现肛门坠痛。肛门所在的部位称为尻，肾虚则尻的经脉失养，就会引起肛门疼痛；如气机被湿浊阻滞，也同样会引起疼痛。一般气机郁结引起的疼痛有两种情况：一是由寒湿引起，一是由湿热引起。湿热引起的肛门坠痛多属邪气实，就像滞下门中用黄连、槟榔等清热燥湿药物治疗的病证就是这一类。本条所述的则是因气虚为寒湿阻闭而引起的肛门坠痛，所以用人参、附子来峻补肾中的元阳之气，炮姜、茅术温补健运脾气，厚朴、橘皮化湿浊而通滞气，这样，可使虚者得到补益，闭者得以通畅，浊者能够运行，因而肛门的坠痛自然可以解除；同时胃口得开，自然就能进饮食了。此外，肛门疼痛还有因极度惊恐或房劳不节所致的，治疗主要用人参、鹿茸之类。这类病证属于虚劳，与本条所述的肛门坠痛性质不同，但两者可以互相对照，所以放在一起讨论。另外还要说明的是：本条所述病证按理应放在寒湿门中论述，但因其内容可以与上面三条相互补充、相互比较鉴别，所以放在这里，以便后学者可以触类旁通，得到启发。

术附汤方（苦辛温法）

生茅术15克，人参6克，厚朴9克，生附子9克，炮姜9克，广皮9克

上药用水5杯，煎煮成2杯。先服下1杯，大约在6小时后，再服1杯。如不愈，可再煎服，直到肛门疼痛痊愈为止。

五十八、疟邪久羁，因疟成劳，谓之劳疟；络虚而痛，阳虚而胀，胁有疟母，邪留正伤，加味异功汤主之。

证气血两伤，《经》云：劳者温之。故以异功温补中焦之气，归、桂合异功温养下焦之血，以姜、枣调和营卫，使气血相生而劳疟自愈。此方补气，人所易见，补血人所不知。《经》谓：中焦受气，取汁变化而赤，是谓血。凡阴阳两伤者，必于气中补血，定例也。

加味异功汤方（辛甘温阳法）

人参（三钱），当归（一钱五分），肉桂（一钱五分），炙甘草（二钱），茯苓（三钱），白术（炒焦，三钱），生姜（三钱），大枣（去核，二枚），广皮（二钱）

水五杯，煮成两杯，渣再煮一杯，分三次服。

【解读】

如疟邪久留不去，就有可能因疟疾反复发作、正气大伤而转成虚劳，称劳疟。因脉络虚损而伴有疼痛，阳气虚弱则会产生胀满，胁下有结块形成的，称疟母。这种病证是病邪久留而正气大伤引起的，可用加味异功汤治疗。

本条所述的病证是疟邪久留不去所致，不仅有瘀结在胁下，而且气血已经严重耗伤，所以是一种虚劳病证。《内经》说虚劳病的治疗应以温补为主，所以本证治疗用加减异功场来温补中焦脾胃之气。方中用当归、肉桂配合异功散以温肾阳而养阴血，用生姜、大枣调和营卫，使气血相互滋生，人体正气得以恢复，则自能驱邪外出使劳疟痊愈。本方在补气方面的作用大家容易看到，而它的补血作用却是一般人所不知道的。《内经》说中焦吸收了饮食中的精华之气，经气化作风可变成红色的液体，这就是血。可见血是从气化而来的。因而凡是治疗阴阳气血两伤的病证，必须通过补气而达到补血的目的，这是一般规律。

加味异功汤方（辛甘温阳法）

人参9克，当归4.5克，肉桂4.5克，炙甘草6克，茯苓9克，白术（炒焦）9克，生姜9克，大枣（去核）2枚，广皮6克

上药用水5杯，煎煮成2杯，药渣可加水再煎煮1怀，共3杯，1日中分3次服下。

五十九、疟久不解，胁下成块，谓之疟母，鳖甲煎丸主之。

疟邪久扰，正气必虚，清阳失转运之机，浊阴生窃踞之渐，气闭则痰凝血滞，而块势成矣。胁下乃少阳厥阴所过之地，按少阳、厥阴为枢，疟不离乎肝胆，久扰则脏腑皆困，转枢失职，故结成积块，居于所部之分。谓之疟母者，以其由疟而成，且无已时也。

按：《金匮》原文："病疟以月一日发，当以十五日愈；设不瘥，当月尽解；如其不瘥，当云何？答：此结为症瘕，名曰疟母，急治之，宜鳖甲煎丸。"盖人身之气血与天地相应，故疟邪之著于人身也，其盈缩进退，亦必与天地相应。如月一日发者，发于黑昼月廓空时，气之虚也，当俟十五日愈。五者，生数之终；十者，成数之极；生成之盈数相会，五日一元，十五日三元一周；一气来复，白昼月廓满之时，天气实而人气复，邪气退而病当愈。设不瘥，必俟天气再转，当月尽解。如其不瘥，又当云何？然月自亏而满，阴已盈而阳已缩；自满而亏，

阳已长而阴已消；天地阴阳之盈缩消长已周，病尚不愈，是本身之气血，不能与天地之化机相为流转，日久根深，牢不可破，故宜急治也。

鳖甲煎丸方

鳖甲（炙，十二分），乌扇（烧，三分），黄芩（三分），柴胡（六分），鼠妇（熬，三分），干姜（三分），大黄（三分），芍药（五分），桂枝（三分），葶苈（熬，一分），石苇（去毛，三分），厚朴（三分），牡丹皮（五分），瞿麦（二分），紫葳（三分），半夏（一分），人参（一分），䗪虫（熬，五分），阿胶（炒，三分），蜂窝（炙，四分），赤硝（十二分），蜣螂（熬，六分），桃仁（二分）

上二十三味，为细末。取煅灶下灰一斗，清酒一斤五斗，浸灰，俟酒尽一半，煮鳖甲于中，煮令泛烂如胶漆，绞取汁，纳诸药煎为丸，如梧子大。空心服七丸，日三服。

方论：此辛苦通降、咸走络法。鳖甲煎丸者，君鳖甲而以煎成丸也，与他丸法迥异，故曰煎丸。方以鳖甲为君者，以鳖甲守神入里，专入肝经血分，能消症瘕，领带四虫，深入脏络，飞者升，走者降，飞者兼走络中气分，走者纯走络中血分。助以桃仁、丹皮、紫葳之破满行血，副以葶苈、石苇、瞿麦之行气渗湿，臣以小柴胡、桂枝二汤，总去三阳经未结之邪；大承气急驱入腑已结之渣滓；佐以人参、干姜、阿胶，护养鼓荡气血之正，俾邪无容留之地，而深入脏络之病根拔矣。按：小柴胡汤中有甘草，大承气汤中有枳实。仲景之所以去甘草，畏其太缓，凡走络药不须守法；去枳实，畏其太急而直走肠胃，亦非络药所宜也。

【解读】

疟疾发病日久不愈，胁下结成坚硬的痞块，称疟母，用鳖甲煎丸治疗。

如疟疾久发不愈，病邪久久不去，必然导致正气虚衰，体内的清阳之气不能正常转运，逐渐引起浊阴之气凝结盘踞。气机闭塞既可使津液不能运行而生成痰浊，又可使血行不畅而导致瘀滞、痰浊、瘀血、气滞互结，就必然会形成痞块。胁下是足少阳胆经、足厥阴肝经经过的地方，少阳和厥阴又是人体气机的枢纽，疟疾病空部位离不开肝胆，所以疟邪日久不去，势必导致肝胆均被疟邪所困，并进一步使少阳、厥阴所司的气机枢纽功能失职，病邪就会在胁下肝胆经经过的部位结成积块。之所以称疟母，是因为这一病证是出疟疾引起的，而且形成之后很难治愈的缘故。

按：《金匮要略》原文说：患者得疟疾后，如在月初第1日发病，就应当在15日可以得愈；如病情15日仍无好转，应当在当月底能完全恢复；如果病情到时仍然不能好转，那么应作何解释呢？回答说：这说明疟邪已结成癥瘕，这种病称疟母，应尽快治疗，可用鳖甲煎丸。

因为，人体内的气血与自然界是相应的，所以当疟邪侵犯人身后，病情轻重、病势进退也必然与自然界的变化相应。如疟疾在初1日发病，当时月廓空虚，这时人体正气也较为虚弱，所以容易感受疟邪而发病。

之所以要等到15日后才有可能痊愈，是因为5是生数之终，10是成数之极，生数之终与成数之极相会，以5日为1候，15日共3候为1周，又称1个节气，每 15 日节气有 1 个更换，所以到 15 日时，月廓已先满，随着自然界之气的充实，人的正气也由弱变强，因此这时邪气易于消退而疾病就应当得愈。

如果疾病不愈，就必须要等节气再次更换，到月底时正气来复而疟邪可退。如果仍然不愈，又应当如何解释呢？从一般道理来说，月廓由空亏而变得盈满，表明自然界中的阴气已充盈而阳气则逐渐退缩；月廓由盈满而转空亏，则表明自然界中的阳气已生长而阴气逐渐消退。

在这一过程中，自然界中的阴阳之气盈亏消长完成了一个周期。如果这时疟病还不能痊愈，说明患者体内的气血不能与自然界的阴阳变化相适应，病变已久，病根很深。祛除较为困难，所以提出要及早进行治疗。

鳖甲煎丸方

鳖甲（炙）90 先乌扇（烧）22.5 克黄芩 22.5 克柴胡 22.5 克鼠妇（熬）22.5 克干姜 22.5 克大黄 22.5 克芍药 37 克桂枝 22.5 克葶苈（熬）7.5 克石韦（去毛）22.5 克厚朴 22.5 克牡丹皮 37 克瞿麦 15 克紫葳 22.5 克半夏 7.5 克人参 7.5 克䗪虫（熬）37 克阿胶（炒）22.5 克蜂窝（炙）3000 克赤硝 90 克蟅螂（熬）45 克桃仁 15 克

上药共 23 味，除鳖甲外，都制成细末。取煅铁炉中的灶下灰 1.5 千克，用粮食酿制的清酒 5 千克倒入灰小，等到酒被吸收剩一半时，滤过取汁，把鳖甲放入，煎煮使得烂稠如胶漆状，绞取其汁，再把以上 22 味药；放入煎煮浓缩，制成丸，如梧桐子大。空腹每次服 7 丸，每日服 3 次。

方论：这是用辛苦通降、用咸味入络的治法。之所以称为鳖甲煎丸，是因为方中以鳖甲为君药，经过熬煮制成丸药，与其他丸药的制作不同，所以称为"煎丸"。方中用鳖甲为君，是因鳖甲能守内而入里，入肝经血分而消癥瘕，可以带领四味虫类药物深入脏腑经络，会飞的能升而兼走络中气分，善走的则可以下降而走络中血气。用桃仁、牡丹皮、紫葳来帮助虫类药破满行血，再辅以葶苈子、石韦、瞿麦等行气渗湿；以小柴胡汤、桂枝汤为臣药，祛除三阳经中未结的邪气，用大承气汤急驱入于胃肠的燥屎渣滓；佐以人参、干姜、阿胶护养气血，使邪气没有存留的地方，而拔出已经深入脏腑的病根。小柴胡汤中原有甘草，大承气汤中原有枳实，张仲景之所以减去甘草，是因为其性太缓，凡是走络的药物，都不用守法；去枳实是恐其药性太急，而直入于肠胃，不适于通络药物药效的发挥。

六十、太阴三疟，腹胀不渴，呕水，温脾汤主之。

三疟本系深入脏真之痼疾，往往经年不愈，现脾胃症，犹属稍轻。腹胀不渴，脾寒也，故以草果温太阴独胜之寒，辅以厚朴消胀。呕水者，胃寒也，故以生姜降逆，辅以茯苓渗湿而养正。蜀漆乃常山苗，其性急走疟邪，导以桂枝，外达太阳也。

温脾汤方（苦辛温里法）

草果（二钱），桂枝（三钱），生姜（五钱），茯苓（五钱），蜀漆（炒，三钱），厚朴（三钱）

水五杯，煮取两杯，分二次温服。

【解读】

太阴三疟，证见腹部胀满、口不渴、呕吐清水，可用温脾汤治疗。

所谓三疟，是一种病邪深入到脏腑、正气已大伤的顽固疾病，往往经年累月不能痊愈。如出现脾胃见症，就称为太阴三疟，在三疟中还属于较好的一种。上文所说的腹部胀满、口不渴，是脾阳不足、寒湿内困的表现，所以用温脾汤治疗。方中草果可温养太阴脾经的阳气而祛除寒湿，厚朴可以辅助草果消除腹部胀满。呕水，是胃中有寒的缘故，所以要用生姜来温胃撤寒、降逆止呕；辅以茯苓，既可淡渗利湿，又可健脾益气。蜀漆是常山的苗，药性较为峻烈，能迅速祛除疟邪；与桂枝相配合，又可使疟邪外透太阳而解。

温脾汤方（苦辛温里法）

草果6克，桂枝9克，生姜15克，茯苓15克，蜀漆（炒）9克，厚朴9克

上药用水5杯，煎煮成2杯，1日之内分2次趁温服下。

六十一、少阴三疟，久而不愈，形寒嗜卧，舌淡脉微，发时不渴，气血两虚，扶阳汤主之。

《疟论》篇：黄帝问曰：时有间二日，或至数日发，或渴或不渴，其故何也？岐伯曰：其间日者，邪气客于六腑，而有时与卫气相失，不能相得，故休数日乃作也。疟者，阴阳更胜也。或甚或不甚，故或渴或不渴。《刺疟篇》曰：足少阴之疟，令人呕吐甚，多寒热，热多寒少，欲闭户牖而处，其病难已。夫少阴疟，邪入至深，本难速已；三疟又系积重难反，与卫气相失之证，久不愈，其常也。既已久不愈矣，气也血也，有不随时日耗散也哉！形寒嗜卧，少阴本证，舌淡脉微不渴，阳微之象。故以鹿茸为君，峻补督脉，一者八脉丽于肝肾，少阴虚，则八脉亦虚；一者督脉总督诸阳，为卫气之根本。人参、附子、桂枝，随鹿茸而峻补太阳，以实卫气；当归随鹿茸以补血中之气，通阴中之阳；单以蜀漆一味，急提难出之疟邪，随诸阳药努力奋争，由卫而出。阴脏阴证，故汤以扶阳为名。

扶阳汤（辛甘温阳法）

鹿茸（生锉末，先用黄酒煎得，五钱），熟附子（三钱），人参（二钱），粗桂枝（三钱），当归（二钱），蜀漆（炒黑，三钱）

水八杯，加入鹿茸酒，煎成三小杯，日三服。

【解读】

少阴三疟，发作日久不愈，出现形寒怕冷，精神萎靡而嗜睡，舌质淡，脉象微弱，即使在疟疾发作时口也不渴，这是气血两虚的病证，职扶阳汤治疗。

《素问·疟论》篇说，黄帝问道：疟疾发作，有的间隔2日而发，有的则间隔几日才发；在发作时有的口渴，有的却口不渴，这是什么原因呢？岐伯回答说：疟疾间日而发的，是因为疟邪客于六腑，有时与周行于全身的卫气相会，邪正相争就会发作；有时与卫气不相会，邪正不能相争，所以就不发作，因此就会出现间隔几日发作的现象。疟疾发病，实际上是体内阴阳之气更替相胜的结果，

阳热甚的就会口渴，阳热不甚的则多见口不渴。

《素问·刺疟篇》说：足少阴之疟，患者出现剧烈呕吐，有恶寒发热但发热较重而恶寒较轻，喜欢将门窗紧闭。这种病证病情较重，是较难治愈的。这是因为少阴疟病邪已经浸入到很深的部位，原本就得难在短时间内治好，而现在又表现为三疟，这是疟邪深伏在内不与卫气相争积重难的重症，病情延久不愈是其必然结果。既然这种病证是日久不愈的，所以不论是气还是血，怎么会不随病程的迁延而耗散呢？

上述见症中的形寒怕冷、整日嗜睡，都是属于少阴病虚寒证的典型表现；舌质淡，脉微弱，口不渴，是阳气衰微的征象。所以治疗用鹿茸为君药，以峻补督脉。其原因：一是人体的奇经八脉都隶属于肝肾，足少阴肾虚则八脉也必然虚衰，而补八脉也能起到补肝肾的作用；二是督脉总督人身的各条阳经，又是人体卫气的根本，所以补督脉既能温养全身阳气，又可鼓舞卫气祛邪外出。同时，用人参、附子、桂枝与鹿茸配合，起到峻补太阳、充实卫气的作用；再用当归配合鹿茸补血中之气，通阴中之阳，起到养血、和营、通阳作用。此外，方中单以蜀漆一味祛除在里的疟邪，并与其他各种温阳药配合，使疟邪能由卫分向外透达而出。本证属病在少阴之脏又表现为虚寒内盛的阴证，所以治疗应以扶助阳气为主，所用的方剂也就命名为扶阳汤。

扶阳汤（辛甘温阳法）

鹿茸（生用，锉成细末，先用黄酒煎好备用）15克，熟附子9克，人参6克，粗桂枝9克，当归6克蜀漆（炒黑）9克

上药用水8杯，加入鹿茸酒，煎成3小杯，在1日内分3次服下

六十二、厥阴三疟，日久不已，劳则发热，或有痞结，气逆欲呕，减味乌梅圆法主之。

凡厥阴病甚，未有不犯阳明者。邪不深不成三疟，三疟本有难已之势，既久不已，阴阳两伤。劳则内发热者，阴气伤也；痞结者，阴邪也；气逆欲呕者，厥阴犯阳明，而阳明之阳将惫也。故以乌梅圆法之刚柔并用，柔以救阴，而顺厥阴刚脏之体，刚以救阳，而充阳明阳腑之体也。

减味乌梅圆法（酸苦为阴，辛甘为阳复法）

（以下方中多无分量，以分量本难预定，用者临时斟酌可也）

半夏，黄连，干姜，吴茱萸，茯苓，桂枝，白芍，川椒（炒黑），乌梅

按：疟痢两门，日久不治，暑湿之邪，与下焦气血混处者，或偏阴、偏阳、偏刚、偏柔；或宜补、宜泻，宜通、宜涩；或从太阴，或从少阴，或从厥阴，或护阳明，其证至杂至多，不及备载。本论原为温暑而设，附录数条于湿温门中者，以见疟痢之原起于暑湿，俾学者识得源头，使杂症有所统属，粗具规模而已。欲求美备，勤绎各家。

【解读】

厥阴三疟，病情迁延，日久不得愈，劳累后就会发热，有的患者还会出现滞气痞块，是胃气上逆而欲呕吐的表观，治疗可用减味乌梅丸法。

凡是厥阴病病情较重的，没有不影响到阳明胃的。本病为厥阴三疟，是病邪深入所致，这种病本来就是比较难以治愈的。既然病已日久不愈，则必然有阴阳之气的严重耗伤。本证劳累之后出现发热，这是阴气受伤的表现；有滞气痞块，是阴邪凝聚所致；胃气上逆而欲呕，是厥阴之邪犯于阳明胃的缘故，而且阳明阳气也已处于衰微的状态。所以治疗可以仿照《伤寒论》乌梅圆的治法组方，以刚药与柔药并用为特点。其中用柔药滋补阴液，使厥阴肝脏之体得到滋养；用刚药温补阳气，以补充阳明胃腑的阳气，从而可使厥阴肝脏得以柔顺，阳明胃腑得以温养。

减味乌梅圆法（酸苦为阴，辛甘为阳复法）

（以上所附的方剂中大多未注明用量，这是因为药物的用量本来就很难预先确定，医者可根据当时的具体情况斟酌使用）

半夏，黄连，干姜，吴茱萸，茯苓，桂枝，白芍，花椒（炒黑），乌梅

按：疟疾和痢疾这两类疾病，如迁延日久不能治愈，感受的暑湿之邪就会与下焦的气血混处，表现出许多复杂的病证，有的为阴证，有的为阳证，有的病情较重急，有的病情较为轻缓；在治疗方法上，有的宜用补法，有的宜用泻法，有的宜用通下法，有的宜用收涩法；有的从太阴论治，有的从少阴论治，有的从厥阴论治，也有的是从顾护阳明入手。总之，这类病证实在是太杂太多了，不能在本书中全部详细记载。

本书原来主要是讨论温病和暑病等外感温热病的，这里附录数条有关疟疾和痢疾的内容在湿温门中，是为了使后学者知道，疟疾和痢疾的病因也是感受了暑湿之邪，都属杂症，但病因也有相似之处。但本书所涉及的疟疾、痢疾的内容只是其中的大概而已，想要全面了解这些疾病的证治内容，还必须多多参考其他医家的论述。

六十三、酒客久痢，饮食不减，茵陈白芷汤主之。

久痢无他证，而且能饮食如故，知其病之未伤脏真胃土，而在肠中也；痢久不止者，酒客湿热下注，故以风药之辛，佐以苦味入肠，芳香凉淡也。盖辛能胜湿而升脾阳，苦能渗湿清热，芳香悦脾而燥湿，凉能清热，淡能渗湿也，俾湿热去而脾阳升，痢自止矣。

茵陈白芷汤方（苦辛淡法）

绵茵陈，白芷，北秦皮，茯苓皮，黄柏，藿香

【解读】

平时嗜酒的人患了痢疾后日久不愈，但饮食如常，可用茵陈白芷汤治疗。

痢疾日久不愈，但没有其他见症，而且伙食如常，由此可以知道病变尚未损伤内脏脾胃之气，只局限在肠腑中。痢疾迁延日久而不能止，是因为患者平素嗜酒，体内加热较盛，湿热之气下延助长了肠腑中导致痢疾发生的湿热病邪之势，造成大肠传导失司，湿热之邪久留不去。所以治疗应以辛味燥湿药为主，佐以苦味入肠的药，再配合芳香化湿、寒凉清热、淡渗利湿等药物。因为辛味药能祛风胜湿、升举脾阳；苦味药能燥湿清热，芳香药能健脾化混，寒凉药能清热，淡味

药能渗湿，这样可使湿热去而脾阳开，痢疾自然可以得止。

茵陈白芷汤方（苦辛淡法）

绵茵陈，白芷，北秦皮，茯苓皮，黄柏，藿香

六十四、老年久痢，脾阳受伤，食滑便溏，肾阳亦衰，双补汤主之。

老年下虚久痢，伤脾而及肾，食滑便溏，亦系脾肾两伤。无腹痛、肛坠、气胀等证，邪少虚多矣。故以人参、山药、茯苓、莲子、芡实甘温而淡者补脾渗湿，再莲子、芡实水中之谷，补土而不克水者也；以补骨、苁蓉、巴戟、菟丝、覆盆、萸肉、五味酸甘微辛者，升补肾脏阴中之阳，而兼能益精气安五脏者也。此条与上条当对看，上条以酒客久痢，脏真未伤而湿热尚重，故虽日久仍以清热渗湿为主；此条以老年久痢，湿热无多而脏真已歉，故虽滞下不净，一以补脏固正，立法于此，亦可以悟治病之必先识证也。

双补汤方（复方也，法见注中）

人参，山药，茯苓，莲子，芡实，补骨脂，苁蓉，萸肉，五味子，巴戟天，菟丝子，覆盆子

【解读】

老年人患痢疾日久不愈，脾阳受到损伤，如有腹泻，大便完谷不化，这是肾阳也已衰微的表现，用双补汤治疗。

老年人一般下焦阳气已虚，再因痢疾日久不愈，往往脾阳受伤累及于肾，腹泻、大便完谷不化，就是脾肾阳气两伤的表现。这种腹泻没有腹部疼痛、肛门下坠、腹内气胀等症状，表明病邪不甚，但正气已大虚，即邪少虚多之证。所以治疗用人参、山药、茯苓、莲子、芡实等性味甘温、淡而渗湿的药，以补益脾气、渗利湿邪。其中莲子、芡实是生长在水中的食物，所以能补脾土而不克肾水，既可补脾，又有益于肾。用补骨脂、肉苁蓉、巴戟天、菟丝子、覆盆子、山茱萸、五味子这些味酸甘微辛的药物，升补肾阳、补精益气，从而可以滋养殖五脏。本条内容应与上条互相对照比较：上一条所说的是平素嗜酒的人，湿热素盛，患痢疾后虽日久不愈但五脏真气并未大伤，病变以湿热偏重为主，所以治疗仍以清热渗湿为主；本条所述的病证，是老年人患痢疾日久不愈，湿热之邪已不明显，而五脏真气已经大虚，所以尽管痢疾还未痊愈，但治疗却以温补脾肾、扶助正气为主。同样是久痢不愈，但所用的治疗方法却完全不同，从中可以领悟到要想治好病，就必须先认清病证，这是正确治疗获取疗效的关键。

双补汤方（本方属于复方，其立法的意义在上列注中已有阐述）

人参，山药，茯苓，莲子，芡实，补骨脂，肉苁蓉，山茱萸，五味子，巴戟天，菟丝子，覆盆子

六十五、久痢，小便不通，厌食欲呕，加减理阴煎主之。

此由阳而伤及阴也。小便不通，阴液涸矣；厌食欲呕，脾胃两阳败矣。故以熟地、白芍、五味收三阴之阴，附子通肾阳，炮姜理脾阳，茯苓理胃阳也。

按：原方通守兼施，刚柔互用，而名理阴煎者，意在偏护阴也。熟地守下焦

血分，甘草守中焦气分，当归通下焦血分，炮姜通中焦气分，盖气能统血，由气分之通，及血分之守，此其所以为理也。此方去甘草、当归，加白芍、五味、附子、茯苓者，为其厌食欲呕也。若久痢，阳不见伤，无食少、欲呕之象，但阴伤甚者，又可以去刚增柔矣。用成方总以活泼流动、对证审药为要。

加减理阴煎方（辛淡为阳、酸甘化阴复法。凡复法，皆久病未可以一法了事者）

熟地，白芍，附子，五味，炮姜，茯苓

【解读】

痢疾日久不愈，又见小便不通，不思饮食，恶心欲呕，用加减理阴煎治疗。

这是阳气虚衰后损及于阴的病证。小便不通，是体内阴液枯涸的表现；不思饮食而恶心欲呕，表明脾阳与胃阳都已大伤，所以治疗用熟地黄、内芍、五味子滋补收敛肝、脾、肾三脏阳液，用附子温补肾阳，炮姜湿运脾阳，茯苓调理胃阳。

按：张景岳理阴煎原方的特点是温通药与滋补药并用，刚柔之药相互配合，方名称理阴煎，是为了强调本人的主要作用在于固护体内的阴液。方中熟地黄能滋补肝肾阴血，甘草可调补守护中焦脾胃之气，当归善于补血而疏通下焦血分，炮姜可温运中焦脾胃阳气。因为气能生血又能统血，所以气分通畅，就可使阴血得以滋养和内守，这也就是本方从补阳气入手而方名称为理阴煎的道理。本证治疗时，减去了原方中的甘草、当归，加白芍、五味子、附子、茯苓，是因为有不思饮食、恶心欲呕等中阳不足的表现，以免甘草、当归碍胃而加重症状，再加入一些温阳敛阴之品以提高疗效。如果患痢疾日久但阳气并未受到明显损伤，没有不思饮食、恶心欲呕等症状，仅仅是阴伤较甚的，就又可以减去原方中的附子、干姜等刚燥药而增加养阴柔润之品。总之，使用古人的成方，要善于根据具体情况灵活加减变化，使所用药物切合病情是其中最为重要的。

加减理阴煎方（辛淡为阳、酸甘化阴复法。大凡复法，都是针对疾病日久不愈，不能用单一的治法解决问题而采用的治法。）

熟地黄，白芍，附子，五味，炮姜，茯苓

六十六、久痢带瘀血，肛中气坠，腹中不痛，断下渗湿汤主之。

此涩血分之法也。腹不痛，无积滞可知，无积滞，故用涩也。然腹中虽无积滞，而肛门下坠，痢带瘀血，是气分之湿热久而入于血分，故重用樗根皮之苦燥湿、寒胜热、涩以断下、专入血分而涩血为君；地榆得先春之气，木火之精，去瘀生新；茅术、黄柏、赤苓、猪苓开膀胱，使气分之湿热，由前阴而去，不致遗留于血分也。楂肉亦为化瘀而设，银花为败毒而然。

断下渗湿汤方（苦辛淡法）

樗根皮（炒黑，一两），生茅术（一钱），生黄柏（一钱），地榆（炒黑，一钱五分），楂肉（炒黑，三钱），银花（炒黑，一钱五分），赤苓（三钱），猪苓（一钱五分）

水八杯，煮成三杯，分三次服。

【解读】

痢疾日久不合，大便中带有瘀血块，肛门有下坠的感觉，无腹痛，可用断下渗湿汤治疗。

这里采用的是一种收涩止血的治法。患者无腹痛，表明内无积滞，所以可用收涩法治疗。但是，虽然腹内无积滞，却有肛门下坠感，大便带有瘀血块，这是气分湿热上邪久留不去深入到血分，使血络破损、瘀血内停的表现，所以方中重用樗根皮，味苦而能躁湿，性寒能祛肠中邪热，味涩又能止下痢，并能专入血分起到收涩止血的作用，是本方的君药；地榆禀受了早春的生发之气，而且炒黑后使用，又具有木火之精，能去瘀血而生新血；茅术、黄柏、赤苓、猪苓燥湿利湿，通利膀胱，使气分的湿热病邪随小便从前阴排出，以避免再深入血分致病；用山楂肉活血化瘀，用金银花清热解毒。

断下渗湿汤方（苦辛淡法）

樗根皮（炒黑）30克，生茅术3克，生黄柏3克，赤苓9克，山楂肉（炒黑）9克，金银花（炒黑）4.5克，猪苓4.5克，地榆（炒黑）4.5克

上药用水8杯，煎煮成3杯，1日中分3次服下。

六十七、下痢无度，脉微细，肢厥，不进食，桃花汤主之。

此涩阳明阳分法也。下痢无度，关闸不藏；脉微细肢厥，阳欲脱也。故以赤石脂急涩下焦，粳米合石脂堵截阳明，干姜温里而回阳，俾痢止则阴留，阴留则阳斯变矣。

桃花汤（方法见温热下焦篇）

【解读】

下痢次数很多，甚至无以计数，脉象微细，四肢厥冷，不能进食，可用桃花汤治疗。

本证采用的是敛涩阳明肠道阳气的治法。下痢次数很多，甚至无以计数，这是大肠不能固摄所致；脉微细，四肢厥冷，表明阳气虚衰欲脱。所以用赤石脂急涩大肠的滑脱，再用粳米配合赤石脂补益阳明胃气、以恢复脾胃的运化功能；干姜温里回阳。这些药物配合使用，可使下痢止而阴液得以留存，阴液得留则阳气有所依附而不至于外脱。

桃花汤（方剂和用法见下焦篇温热门中）

六十八、久痢，阴伤气陷，肛坠尻酸，地黄余粮汤主之。

此涩少阴阴分法也。肛门坠而尻脉酸，肾虚而津液消亡之象。故以熟地、五味补肾而酸甘化阴；余粮固涩下焦，而酸可除，坠可止，痢可愈也（按：石脂、余粮，皆系石药而性涩，桃花汤用石脂不用余粮，此则用余粮而不用石脂。盖石脂甘温，桃花温剂也；余粮甘平，此方救阴剂也，无取乎温，而有取乎平也）。

地黄余粮汤方（酸甘兼涩法）

熟地黄，禹余粮，五味子

痢疾日久不愈，可导致阴液损伤而阳气下陷，患者可感觉肛门下坠而尾骶骨部位酸楚，可用地黄余粮汤治疗。

本条所述的是敛涩足少阴肾阴的方法。自觉肛门下坠而尾骶部酸楚不适，是肾阴亏虚而津液枯涸的表现，所以用熟地黄、五味子等酸甘化阴而滋补肾阴；禹余粮性收涩能固涩大肠止痢，诸药合用可以消除尾骶部酸楚及肛门下坠等症状，痢疾就能痊愈。（按：赤石脂、禹余粮，都是石类药而性收涩。《伤寒论》中的桃花汤用赤石脂不用禹余粮，本条地黄余粮汤方则用禹余粮不用赤石脂，原因是赤石脂性味甘温，桃花汤属于温中涩肠之剂，所以选用；禹余粮性味甘平，本方是滋肾救阴收涩的方剂，所以不用性温的赤石脂，而是选用性较平和的禹余粮以免耗伤阴液。）

地黄余粮汤方（酸甘兼涩法）

熟地黄，禹余粮，五味子

六十九、久痢伤肾，下焦不固，肠腻滑下，纳谷运迟，三神丸主之。

此涩少阴阴中之阳法也。肠腻滑下，知下焦之不固；纳谷运迟，在久痢之后，不惟脾阳不运，而肾中真阳亦衰矣。故用三神丸温补肾阳，五味兼收其阴，肉果涩自滑之脱也。

三神丸方（酸甘辛温兼涩法，亦复方也）

五味子，补骨脂，肉果（去净油）

【解读】

痢疾日久损伤肾阳，导致下焦不固，肠中膏滋滑泄而下，进食之后难以运化，可用三神丸治疗。

本条所述的是敛涩足少阴肾阳的方法。见有肠中膏滋滑泄而下，可知肾阳虚衰，下焦不能固摄；久痢之后出现进食以后难以运化，不仅因为脾阳虚衰不能运化水谷，而且已经影响到肾，肾中真阳也已虚衰。所以治疗要用三神丸温补肾阳。方中用五味子收涩阴液加敛肠，肉果收涩大肠的滑脱，并能与补骨脂配合，起到温补肾阳而敛阴涩肠的作用。

三神丸方（酸甘辛温兼涩法，也是复方）

五味子，补骨脂，肉果（去净油）

七十、久痢伤阴，口渴舌干，微热微咳，人参乌梅汤主之。

口渴微咳于久痢之后，无湿热客邪款证，故知其阴液太伤，热病液涸，急以救阴为务。

人参乌梅汤（酸甘化阴法）

人参，莲子（炒），炙甘草，乌梅，木瓜，山药

按：此方于救阴之中，仍然兼护脾胃。若液亏甚而土无他病者，则去山药、莲子，加生地、麦冬，又一法也。

【解读】

　　痢疾日久不愈耗伤阴液，出现口渴、舌上干燥、身有轻度发热及轻微咳嗽等症状，可用人参乌梅汤治疗。

　　在久痢之后发生口渴和轻微咳嗽，如果没有湿热致病的其他表现，就表明是阴液大伤引起的。温热病阴液受到严重损伤，已至涸竭的程度，此时最重要的就是立即采用生津救阴的治疗方法。

　　人参乌梅汤（酸甘化阴法）

　　人参，莲子（炒），炙甘草，乌梅，木瓜，山药

　　按：本方在救阴液的同时，仍然兼以固护脾胃之气。如果阴液亏虚较甚，但脾胃运化功能尚且正常，则可去除方中健脾助运的山药、莲子，加入滋阴生津的生地黄、麦冬，这是另一种治法。

　　七十一、痢久阴阳两伤，少腹肛坠，腰胯脊髀酸痛，由脏腑伤及奇经，参茸汤主之。

　　少腹坠，冲脉虚也；肛坠，下焦之阴虚也；腰，肾之府也；胯，胆之穴也（谓环跳）；脊，太阳夹督脉之部也；髀，阳明部也。俱酸痛者，由阴络而伤及奇经也。参补阳明，鹿补督脉，归、茴补冲脉，菟丝、附子升少阴，杜仲主腰痛，俾八脉有权，肝肾有养，而痛可止，坠可升提也。

　　按：环跳本穴属胆，太阳少阴之络实会于此。

　　参茸汤（辛甘温法）

　　人参，鹿茸，附子，当归（炒），茴香（炒），菟丝子，杜仲

　　按：此方虽曰阴阳两补，而偏于阳。若其人但坠而不腰脊痛，偏于阴伤多者，可于本方去附子加补骨脂，又一法也。

【解读】

　　痢疾日久不愈，导致阴阳之气都已损伤，患者自觉少腹及肛门下坠不适，腰部和大腿酸痛，这是脏腑虚衰累及奇经八脉引起的，可用参茸汤治疗。

　　少腹部有下坠感，多与冲脉虚衰有关；肛门下坠，是下焦肾阴亏虚的表现。腰部是肾所居之处，胯部是足少阳胆经重要穴位（称环跳）所在的部位，脊部是是太阳经脉与督脉相夹的部位，髀部是足阳明经脉循行的部位。这些部位都感到酸痛，是由于阴络损伤较甚而累及到奇经八脉的缘故，因而治疗用人参补益阳明，鹿茸温补督脉，当归、茴香补冲脉，菟丝子、附子温补足少阴肾阳，杜仲则可补肾而治腰痛。这些药物配合使用，可使奇经八脉的损伤得以恢复，肝肾得到滋养，腰、胯、脊、髀等处的酸痛自可以缓解，少腹部和肛门下坠的感觉也可消失。

　　按：环跳是足少阳经的穴位，足太阳和足少阴的经络在这里交会。

　　参茸汤（辛甘温法）

　　人参，鹿茸，附子，当归（炒），茴香（炒），菟丝子，杜仲

　　按：本方的作用虽然说是阴阳两补，但还是偏于补阳。如果患者只有少腹和肛门下坠，没有腰脊酸病，就属于阴伤偏重的病证，可用上方去除附子再加入补

骨脂，这又是一种治法。

七十二、久痢伤及厥阴，上犯阳明，气上撞心，饥不欲食，干呕腹痛，乌梅丸主之。

肝为刚脏，内寄相火，非纯刚所能折；阳明腑，非刚药不复其体。仲景厥阴篇中，列乌梅圆治木犯阳明之吐蛔，自注曰：又主久痢方。然久痢之症不一，亦非可一概用之者也。叶氏于木犯阳明之疟痢，必用其法而化裁之。大抵柔则加白芍、木瓜之类，刚则加吴萸、香附之类，多不用桂枝、细辛、黄柏。其与久痢纯然厥阴见证，而无犯阳明之呕而不食撞心者，则又纯乎用柔，是治厥阴久痢之又一法也。按泻心寒热并用，而乌梅圆则又寒热刚柔并用矣。盖泻心治胸膈间病，犹非纯在厥阴也，不过肝脉络胸耳。若乌梅圆则治厥阴、防少阳、护阳明之全剂。

乌梅圆方（酸甘辛苦复法。酸甘化阴，辛苦通降，又辛甘为阳，酸苦为阴）

乌梅，细辛，干姜，黄连，当归，附子，蜀椒（炒焦去汗），桂枝，人参，黄柏

此乌梅圆本方也。独无论者，以前贤名注林立，兹不再赘。分量制法，悉载伤寒论中。

【解读】

痢疾日久不愈，已伤及足厥阴肝，肝气上逆可犯足阳明胃，患者自觉腹中有气向上冲撞于胃脘部，虽感饥饿但不想进食，干呕，腹部疼痛，可用乌梅丸治疗。

肝属于刚脏，内有相火，因此治疗肝病用纯刚的药物反而不能奏效；胃腑属阳明，对胃中虚寒病证的治疗，则必须用刚药才能恢复正常功能。张仲景在《伤寒论·厥阴篇》中，列有用乌梅丸治疗因肝木犯于阳明胃而导致的吐蛔，并在自注中提出：本方还可以主治久痢。但是久痢的证候很多，也不是一概都能用乌梅丸治疗的。

叶天士创《临证指南医案》中治疗疟疾、痢疾等疾病肝木犯于阳明胃的，全都用乌梅丸的治法加减变化。一般男多选白芍、木瓜等酸性化阴之品，刚药则以吴茱萸、香附等温中祛寒、疏肝理气之品为主，大多不用桂枝、细辛、黄柏等过于辛燥苦寒的药物。对于痢疾日久不愈，但仅有厥阴肝经见症，而无干呕、不想进食、腹中有气上冲胃脘等肝木犯胃表现的，则只需单纯用柔药，不必采用刚柔并用的方法。这是治疗厥阴久痢的又一种方法。

按：《伤寒论》中泻心汤属于寒热药并用，而乌梅丸不仅寒热并用，还是刚柔并用。这是因为泻心汤主要治疗胸膈间的病变，病位并不在厥阴肝经，但肝经络脉循行于胸中，所以有时病变可以波及足厥阴肝经的缘故。乌梅丸则不仅可以治疗厥阴肝的病变，而且可以防治少阳胆和阳明胃的病变，所以说是一帖作用全面，能兼治厥阴、少阳、阳明的方剂。

乌梅丸方（酸甘辛苦复法。具有酸甘化阴，辛苦通降的作用。《内经》说：辛甘发散为阳，酸苦涌泄为阴。）

乌梅，细辛，干姜，黄连，当归，附子，花椒（炒焦去汗），桂枝，人参，黄柏

七十三、休息痢经年不愈，下焦阴阳皆虚，不能收摄，少腹气结，有似症瘕，参芍汤主之。

休息痢者，或作或止，止而复作，故名休息，古称难治。所以然者，正气尚旺之人，即受暑、湿、水、谷、血、食之邪太重，必日数十行，而为胀、为痛、为里急后重等证，必不或作或辍也。其成休息证者，大抵有二，皆以正虚之故。一则正虚留邪在络，至其年月日时复发，而见积滞腹痛之实证者，可遵仲景凡病至其年月日时复发者当下之例，而用少少温下法，兼通络脉，以去其隐伏之邪；或丸药缓攻，俟积尽而即补之；或攻补兼施，中下并治，此虚中之实证也。一则纯然虚证，以痢久滑泄太过，下焦阴阳两伤，气结似乎癥瘕，而实非癥瘕，舍温补其何从！故以参、苓、炙草守补中焦，参、附固下焦之阳，白芍、五味收三阴之阴，而以少阴为主，盖肾司二便也。汤名参芍者，取阴阳兼固之义也。

参芍汤方（辛甘为阳、酸甘化阴复法）

人参，白芍，附子，茯苓，炙甘草，五味子

【解读】

休息痢迁延数年不愈，下焦真阴真阳都已亏虚，失去了收敛固摄的功用，并见有少腹部气结成块，类似于症瘕积聚，可用参芍汤治疗。

所谓休息痢，是指有时发作有时又停止，停止一段时间后又发作，所以病名称休息痢，自古以来都认为本病是很难治愈的。为什么这样说呢？因为正气比较旺盛的人，即使感受了轻重的暑湿之邪，或因饮食不节，导致水谷不能运化，内有湿热、瘀血、食滞等，也只会每日下痢几十次，并出现腹胀、腹病、里急后重等症状，并不会引起或发或止的休息痢。形成休息痢的原因，大致有两种情况，但都与正虚有关。

其一，是因为正气虚弱导致湿热之邪留滞在脉络，所以到了某一阶段就会旧病复发，表现出湿热积滞内阻引起的腹部疼痛等里实证。这一病证可遵照张仲景所说的"凡是疾病到某一时间又复发的可用攻下法治疗"的原则，使用轻轻缓的温下法，同时兼顾疏通络脉，可以祛除深伏在体内的病邪；也可以用丸药缓缓攻下，待到积滞已尽后，再用调补的方法补益机体正气；还可以用攻补兼施、中下并治的方法，一方面攻邪，一方面补正，同时治疗中焦和下焦的病变。以上说的是虚中夹实病证所采用的治法。

其二，是单纯的虚证。由于下痢日久，滑泄太过，以致下焦真阴真阳都已耗伤，少腹部气结成块。症状与症瘕相类似，但实际上并非是症瘕。对这类病证的治疗如不用温补还有什么其他治法呢？所以用人参、茯苓、炙甘草补中益气，以守护中焦；人参、附子温补肾阳，以固护下焦；白芍、五味子收敛滋养肝、脾、肾三阴的阴液，其中又以滋养少阴肾阴为主，因为肾主司大便和小便。本方名为参芍汤，就是强调其具有兼固阴阳的作用。

参芍汤方（辛甘为阳、酸甘化阴复法）

人参，白芍，附子，茯苓，炙甘草，五味子

七十四、噤口痢，热气上冲，肠中逆阻似闭，腹痛在下尤甚者，白头翁汤主之。

此噤口痢之实证，而偏于热重之方也。

白头翁汤（方注见前）

【解读】

噤口痢的患者，自觉腹中有热气上冲，肠中因气机闭阻而上下不通，腹痛，且下腹部疼痛尤其剧烈的，可用白头翁汤治疗。

这是噤口痢中邪热较盛的实证，治疗应当使用侧重于祛热的方剂，可选白头翁汤。

白头翁场（处方和注都见前）

七十五、噤口痢，左脉细数，右手脉弦，干呕腹痛，里急后重，积下不爽，加减泻心汤主之。

此亦噤口痢之实证，而偏于湿热太重者也。脉细数，温热著里之象；右手弦者，木入土中之象也。故以泻心去守中之品，而补以运之，辛以开之，苦以降之；加银花之败热毒，楂炭之克血积，木香之通气积，白芍以收阴气，更能于土中拔木也。

加减泻心汤方（苦辛寒法）

川连，黄芩，干姜，银花，楂炭，白芍，木香汁

【解读】

噤口痢，表现为左手脉细数，右手脉弦，干呕，腹部疼痛，里急后重，下痢不爽，可用加减泻心汤治疗。

本条所述的也是噤口痢中的实证，但属于湿热偏重的。脉象细数，是温热之邪在里的表现；右手脉弦，是肝木克伐脾土的表现。所以治疗应取泻心汤辛开苦降、清热燥湿的作用，去掉原方中人参、甘草等甘温守中之品，加入运化湿热之邪的药物，以辛味药开泄气机，用苦味药泄降湿热；再加金银花清泄热毒，山楂炭消除瘀血，木香疏通气滞，白芍则既能收敛阴气，又能平抑汗木。

加减泻心汤方（苦辛寒法）

黄连，黄芩，干姜，金银花，山楂炭，白芍，木香汁

七十六、噤口痢，呕恶不饥，积少痛缓，形衰脉弦，舌白不渴，加味参苓白术散主之。

此噤口痢邪少虚多，治中焦之法也。积少痛缓，则知邪少；舌白者无热；形衰不渴，不饥不食，则知胃关欲闭矣；脉弦者，《金匮》谓：弦则为减，盖谓阴精阳气俱不足也。《灵枢》谓：诸小脉者，阴阳形气俱不足，勿取以针，调以甘药也。仲景实本于此而作建中汤，治诸虚不足，为一切虚劳之祖方。李东垣又从此化出补中益气、升阳益气，清暑益气等汤，皆甘温除大热法，究不若建中之

纯。盖建中以德胜，而补中以才胜者也。调以甘药者，十二经皆秉气于胃，胃复则十二经之诸虚不足，皆可复也。叶氏治虚多脉弦之噤口痢，仿古之参苓白术散而加之者，亦同诸虚不足调以甘药之义。又从仲景、东垣两法化出，而以急复胃气为要者也。

加味参苓白术散方（本方甘淡微苦法，加则辛甘化阳，芳香悦脾，微辛以通，微苦以降也）

人参（二钱），白术（炒焦，一钱五分），茯苓（一钱五分），扁豆（炒，二钱），薏仁（一钱五分），桔梗（一钱），砂仁（炒，七分），炮姜（一钱），肉豆蔻（一钱），炙甘草（五分）

共为极细末，每服一钱五分，香粳米汤调服，日二次。

方论：参苓白术散原方，兼治脾胃，而以胃为主者也，其功但止土虚无邪之泄泻而已。此方则通宣三焦，提上焦，涩下焦，而以醒中焦为要者也。参、苓、白术加炙草，则成四君矣。按四君以参、苓为胃中通药，胃者腑也，腑以通为补也；白术、炙草，为脾经守药，脾者脏也，脏以守为补也。茯苓淡渗，下达膀胱，为通中之通；人参甘苦，益肺胃之气，为通中之守；白术苦能渗湿，为守中之通；甘草纯甘，不兼他味，又为守中之守也，合四君为脾胃两补之方。加扁豆、薏仁以补肺胃之体，炮姜以补脾肾之用；桔梗从上焦开提清气，砂仁、肉蔻从下焦固涩浊气，二物皆芳香能涩滑脱，而又能通下焦之郁滞，兼醒脾阳也。为末，取其留中也；引以香粳米，亦以其芳香悦土，以胃所喜为补也。上下斡旋，无非冀胃气渐醒，可以转危为安也。

【解读】

噤口痢，恶心呕吐，无饥饿感，因肠中积滞较少而腹痛不甚，形体衰弱，脉弦，舌苔色白，口不渴，可用加味参苓白术散治疗。

这是噤口痢邪少虚多之证，采用调理中焦脾胃的治疗方法。腹痛不甚，表明肠内积滞较少，湿热之邪已微；舌苔色白，表明已无邪热；形体衰弱而口不渴，不觉饥饿，不思进食，表明胃气已经大衰，受纳功能已经丧失，所谓"胃关欲闭"；脉象弦，正如《金匮要略》中所说"脉弦是衰减的反映"，也就是说提示人体的阴精和阳气都已不足。

《灵枢》说：各种细小的脉象，表明人体的阴阳形气都不足，不能用针刺治疗，而应用甘药调补。张仲景就是根据这一原则制定了建中汤，用以治疗各种虚衰不足的病证，该方因而成为治疗所有虚劳证候的祖方。李东垣又以此为基础化裁出补中益气汤、升阳益气汤、清暑益气汤等，都是属于甘温除大热的治法，但终究不如建中汤用药较为精专。可以说，建中汤是以温中和里见长，而补中益气汤是以益气升阳见长。之所以要提出"调以甘药"，是因为人体的十二经脉都依赖于胃的充养，胃气充足，则十二经脉的各种虚衰不足都可恢复。叶天士治疗以正虚为主而脉弦的噤口痢，就是仿照古方参苓白术散进行了加减，这和"诸衰虚不足调以甘药"的治疗大法是完全符合的。具体用药又是从张仲景、李东垣的治疗方剂化裁而来，体现了迅速恢复胃气为主的指导思想。

加味参苓白术散方（本方原属于甘淡微苦法、由于进行了加味，因而具有辛

甘化阳、芳香悦脾、微辛以通、微苦以降的作用)

人参6克, 白术 (炒焦) 4.5克, 茯苓4.5克, 扁豆 (炒) 6克, 薏苡仁4.5克, 砂仁 (炒) 2.1克, 炮姜3克, 肉豆蔻3克, 桔梗3克, 炙甘草1.5克

上药一起研为极细粉末, 每次服4.5克, 用香粳米煎汤调服, 每日2次。

方论: 参苓白术散原方, 是一首兼治脾胃而以治胃为主的方剂, 其主要作用是治疗脾胃虚衰但里无实邪引起的泄泻。本方则在原方的基础上进行了加减, 具有通利宣畅三焦, 兼能开提上焦气机及固涩下焦等作用, 其中又以调治中焦为主。方中人参、茯苓、白术再加炙甘草, 就是四君子汤。

按: 四君子汤用人参、茯苓作为胃中的通药, 因为胃属腑, 腑以通为补, 所以参、苓对胃的补益作风也可看成是通的作用; 方中的白术、炙甘草, 是甘温补脾的守药, 因为脾属脏, 脏以守为补, 所以白术、甘草对脾的补益作用也可认为是守药。再进一步分析, 通药中的茯苓是淡渗利湿之点, 可以下达于膀胱, 所以可看成是通药中的通利药; 而通药中的人参性味甘苦, 可以补益肺胃之气, 又可以看成是通药中的守药; 守药中的白术苦能渗湿, 可以看做是守药中的通利药; 而守药中的甘草味纯甘, 不兼其他昧, 所以又可以看做是守药中的守药也。

以上药物相合组成的四君子汤是脾胃两补的方剂, 再加扁豆、薏苡仁健脾益胃, 可补肺胃之体; 加炮姜温阳气, 可补脾肾之用; 加用桔梗从上焦开提清气; 加用砂仁、肉豆蔻在下焦固涩滑脱而止泻, 这两味药都是芳香之品, 不仅能固涩滑脱, 而且能宣通下焦的郁滞, 并能醒脾温阳。本方制为细末服用, 是因为药末能在胃中停留较长时间; 用香粳米煎汤送服, 也是取其芳香悦脾的作用, 因脾自喜香味, 所以用脾胃所喜之味来补益脾胃。上药组合成方, 能宣通调理上、中、下三焦, 无非是希望胃气逐渐恢复, 从而使病情转危为安。

七十七、噤口痢, 胃关不开, 由于肾关不开者, 肉苁蓉汤主之。

此噤口痢邪少虚多, 治下焦之法也。盖噤口日久, 有责在胃者, 上条是也; 亦有由于肾关不开, 而胃关愈闭者, 则当以下焦为主。方之重用苁蓉者, 以苁蓉感马精而生, 精血所生之草而有肉者也。马为火畜, 精为水阴, 禀少阴水火之气而归于太阴坤土之药, 其性温润平和, 有从容之意, 故得苁蓉之名, 补下焦阳中之阴有殊功。《本经》称其强阴益精, 消癥瘕。强阴者, 火气也, 益精者, 水气也, 癥瘕乃气血积聚有形之邪, 水火既济, 中土气盛, 而积聚自消。兹以噤口痢阴阳俱损, 水土两伤, 而又滞下之积聚未清, 苁蓉乃确当之品也; 佐以附子补阴中之阳, 人参、干姜补土, 当归、白芍补肝肾, 芍用桂制者, 恐其呆滞, 且束入少阴血分也。

肉苁蓉汤 (辛甘法)

肉苁蓉 (泡淡, 一两), 附子 (二钱), 人参 (二钱), 干姜炭 (二钱), 当归 (二钱), 白芍 (肉桂汤浸炒, 三钱)

水八杯, 煮取三杯, 分三次缓缓服, 胃稍开, 再作服。

【解读】

噤口痢, 因肾阳虚衰不能暖土而引起胃关不开, 不能进食的, 可用肉苁蓉汤

治疗。

本条所述的是噤口痢中邪少虚多之证从下焦论治的方法。噤口痢日久不愈，病情各有不同。其中有的病位在胃，即胃气衰败，不能受纳，上一条所论述的就是这种情况；也有的是因为肾阳虚衰后不能温暖胃阳，从而导致胃关愈闭不能受纳的，这种病证的治疗，则应当以温补下焦肾阳为主。肉苁蓉汤中之所以要重用肉苁蓉，是因为古人认为肉苁蓉是马的精液落在地上生成的，是一种由精血所生的草，所以内质肥厚。

马在五行中列为火畜，而精为水液而属阴，因此肉苁蓉禀受了马精的少阴水火之气而生长在太阴坤土，性质温润平和，具有从容之意，所以药名称苁蓉。这味药既能温阳又能补精，对温补下焦阳中之阴有特殊功效。

《神农本草经》中记载：肉苁蓉能强阴益精，消症瘕。能强阴，是因为禀受了火畜之气；能益精，则是因为禀受了马精之水气。症瘕是气血积聚而形成的有形之邪，如能使水火既济，中焦脾胃之气旺盛，则积聚可消散。

本条所述的噤口痢中阴阳之气均已亏损、脾肾两伤的病证，又兼有痢疾肠中湿热积滞尚未完全清除。治疗这一病证，肉苁蓉确实是一味十分恰当的药品，再配伍附子温补阴中之阳气，人参、干姜温补脾土，当归、白芍滋补肝肾，各药相合成方，可以缓解症状。

方中的白芍用肉桂汤浸炒，是为了制约其酸甘呆滞之性，使诸药能迅速进入少阴血分发挥作用。

肉苁蓉汤（辛甘法）

肉苁蓉（泡淡）30克，附子6克，人参6克，干姜炭6克，当归6克，白芍（内桂汤浸炒）9克

上药用水8杯，煎煮成3杯，1日中分3次缓缓服下。如在服药后胃口稍开，可再次煎服。

秋　燥

七十八、燥久伤及肝肾之阴，上盛下虚，昼凉夜热，或干咳，或不咳，甚则痉厥者，三甲复脉汤主之，定风珠亦主之，专翕大生膏亦主之。

肾主五液而恶燥，或由外感邪气久羁而伤及肾阴，或不由外感而内伤致燥，均以培养津液为主。肝木全赖肾水滋养，肾水枯竭，肝断不能独治，所谓乙癸同源，故肝肾并称也。三方由浅入深，定风浓于复脉，皆用汤，从急治。专翕取乾坤之静，多用血肉之品，熬膏为丸，从缓治。盖下焦深远，草木无情，故用有情缓治。再暴虚易复者，则用二汤；久虚难复者，则用专翕。专翕之妙，以下焦丧失皆腥臭脂膏，即以腥臭脂膏补之，较之丹溪之知柏地黄，云治雷龙之火而安肾燥，明眼自能辨之。盖凡甘能补，凡苦能泻，独不知苦先入心，其化以燥乎！再雷龙不能以刚药直折也，肾水足则静，自能安其专翕之性；肾水亏则动而躁，因燥而躁也。善安雷龙者，莫如专翕，观者察之。

三甲复脉汤、定风珠（并见前）

专翁大生膏（酸甘咸法）

人参（二斤，无力者以制洋参代之），茯苓（二斤），龟板（另熬胶，一斤），乌骨鸡（一对），鳖甲（一斤，另熬胶），牡蛎（一斤），鲍鱼（二斤），海参（二斤），白芍（二斤），五味子（半斤），麦冬（二斤，不去心），羊腰子（八对），猪脊髓（一斤），鸡子黄（二十圆），阿胶（二斤），莲子（二斤），芡实（三斤），熟地黄（三斤），沙苑蒺藜（一斤），白蜜（一斤），枸杞子（炒黑，一斤）

上药分四铜锅（忌铁器，搅用铜勺），以有情归有情者二，无情归无情者二，文火细炼三昼夜，去渣，再熬六昼夜；陆续合为一锅，煎炼成膏，末下三胶，合蜜和匀，以方中有粉无汁之茯苓、白芍、莲子、芡实为细末，合膏为丸。每服二钱，渐加至三钱，日三服，约一日一两，期年为度。每殒胎必三月，肝虚而热者，加天冬一斤、桑寄生一斤，同熬膏，再加鹿茸二十四两为末（本方以阴生于八，成于七，故用三七二十一之奇方，守阴也。加方用阳生于七，成于八，三八二十四之偶方，以生胎之阳也。古法通方多用偶，守法多用奇，阴阳互也）。

【解读】

秋燥病日久不愈，耗伤及肝肾的阴液，形成上焦肺中燥热未去而下焦肝肾阴亏的上盛下虚之证，可见白昼身热不甚而夜间发热，或有干咳少痰，或不咳嗽，严重的可发生痉厥，可用三甲复脉汤治疗，还可选用大定风珠或专翁大生膏。

肾主人体的汗、涕、泪、涎、唾五液，不能使其干燥。如果外感病邪日留不去伤及肾阴，或者不因外感病邪，而是由内伤杂病导致了津液干燥则治疗都应以滋养津液为主。

生理上，肝木完全依赖肾水的滋养，假如肾水枯竭，肝就不能维持正常的生理功能，这就是所谓"乙癸同源"，因而往往将肝肾之阴并称。文中所述的三甲复脉汤、大定风珠和专翁大生膏这三方都是滋补肝肾的方剂，但三方的作用又有所不同，即大定风珠的作用强于三甲复脉场，而专翁大生膏的作用又强于大定风珠，三方的滋补作用按文中所列顺序越来越强。三甲复脉汤与大定风珠都用汤剂，是取其急治的作用。而专翁大生膏则取阴阳协调、乾坤安静之义，所用药物大多是血肉有情之品，并熬膏制成丸剂，这是为了从缓治疗。因为下焦病位较为深远，草木之品无情，较难到达病所，所以用血肉有情之品缓补其虚。

一般来说，如果是肝肾阴精骤然亏虚而较易恢复的病证，就用以上两种汤剂；病势日久不愈，亏虚较难恢复的病证，就用专翁大生膏。专翁大生膏组方的精妙之处在于选用了许多血肉有情之品，这是因为下焦肝肾阴虚的病证必然要耗伤大量的腥臭脂膏物质，所以就用血肉有情的腥臭脂膏药物来补充损耗。朱丹溪制有知柏地黄丸，并认为能治疗因肝肾阴伤而引起雷龙之火上炎的病证。对这两个方子的区别，聪明的人自然是能够分辨的。

此外，虽然一般认为凡是甘味药都有补的作用，凡是苦味药都能泻火，但也不能忽视苦味可以先入心经，并且可以化燥伤阴。而且，雷龙之火不能用苦寒清热的药来直折火势，治疗必须滋补真阴，肝肾阴水充足则火势自能平静，从而能够保持肝肾专翁和顺之性。如肾水虚亏则雷龙之火必然内生而躁动，这是因干燥而引起的躁动。所以，善于平息龙雷之火的方剂，没有能比得上专翁大生膏的。对此，医者可以在临床上进一步观察。

三甲复脉汤、定风珠（2方都见前）

专翁大生膏（酸甘咸法）

人参1千克（经济力量不够的可用制洋参代替），茯苓1千克，龟甲（另熬胶）500克，乌骨鸡1对，鳖甲500克（另熬胶），牡蛎500克，鲍鱼1千克，海参1千克，白芍1千克，五味子250克，麦冬1千克（不去心），羊腰子8对，猪脊髓500克，鸡子黄20个，阿胶1千克，莲子1千克，芡实1500克，熟地黄1500克，沙苑子500克，白蜜500克，枸杞子（炒黑）500克

以上药物除了龟甲、鳖甲、阿胶、茯苓、白芍、莲子、芡实外，分别放入4只铜锅内（忌用铁器，搅拌也用铜勺），把血肉有情之品放入2只锅内，不属于血肉有情之品放入另2只锅内，用文火慢慢地熬炼3个昼夜；去药渣后，再熬炼6个昼夜，并逐渐把所熬得的药合为一锅，煎炼成膏状；最后再放入龟甲胶、鳖甲胶、阿胶，加入蜜一起和匀；再把方中有粉而无液汁的茯苓、白芍、莲子、芡实研为极细的粉末，与药膏一起和为丸。每次服6克，逐渐加到每次服9克，每日服3次，大约每日服30克，以服1年为度。如孕妇每怀孕3个月必然要流产，由肝虚而内有热所致的，可在本方中加入天冬500克、桑寄生500克，一起熬膏，再加入鹿茸720克研为细末（本方是根据阴生于八、成于七的道理，用三七二十一味药配成奇方，目的在于守阴。加味方是根据阳生于七、成于八的道理，用三八二十四味药组成偶方，以助滋生胎儿的阳气。古人制方，通利方大多用偶方，补益方则大多用奇方，这是根据阴阳互限的道理制定的。）

卷四·杂说

汗 论

汗也者，合阳气阴精蒸化而出者也。《内经》云：人之汗，以天地之雨名之。盖汗之为物，以阳气为运用，以阴精为材料。阴精有余，阳气不足，则汗不能自出，不出则死；阳气有余，阴精不足，多能自出，再发则痉，痉亦死；或熏灼而不出，不出亦死也。其有阴精有余，阳气不足，又为寒邪肃杀之气所持，不能自出者，必用辛温味薄急走之药，以运用其阳气，仲景之治伤寒是也。伤寒一书，始终以救阳气为主。其有阳气有余，阴精不足，又为温热升发之气所铄，而汗自出，或不出者，必用辛凉以止其自出之汗，用甘凉甘润培养其阴精为材料，以为正汗之地，本论之治温热是也。本论始终以救阴精为主。此伤寒所以不可不发汗，温热病断不可发汗之大较也。唐宋以来，多昧于此，是以人各著一伤寒书，而病温热者之祸及矣。呜呼！天道欤？抑人事欤？

【解读】

人体的汗，是阴精通过阳气的蒸化而排出的一种液体。《内经》说：人体的汗，就好像自然界里的雨。这是因为，汗液是用阴精作为材料，又通过体内阳气的鼓舞，才能排出体外。要是阴精有余而阳气不足的话，就不能蒸化而排汗外出；如阳气极其衰弱，就是一种很危险的病证。相反，如果阳热元盛而阴精不足，多数情况下表现为有汗，这时如再用发汗的方法就会造成体内阴液更伤，甚至使筋脉失去滋养而发生抽筋，即痉证，痉证也是非常危险的病证。如用熏灼的治法来强发其汗，但仍无汗的，表明体内的阴液已经是十分亏虚了，也是一种很危险的病证。

一般来说，如阴精没有明显耗伤的话，但体内阳气不足，又感受了具有肃杀收引性质的人寒邪而产生的病证，没有出汗，这时的治疗，必须用辛温味薄、发散力量较强的药物，来鼓动阳气，驱散寒邪。张仲景《伤寒论》中对伤寒初起的治法就是这种情况，所以《伤寒论》一书中从始至终都是以救护阳气为主要治疗原则。还有一种情况，是素体阳气较盛，而阴液较虚，又感受了温热之邪，又进一步耗伤了体内的阴液。其中有邪热内盛而迫津外出引起出汗的，也有因体内阴液不足、汗源亏乏而无汗出的两种情况。对有汗的，可用辛凉疏散清热的方药清泄体内之热，则汗可自止；而对无汗的，可用甘凉滋润的方药培补阴液以增加汗液来源，则自能有汗。这就是本书所要论述的治疗温病的方法。所以本书从始至终都是把救护阴液作为主要治法。总的来说，就是对伤寒初起不能不用辛温解表发汗治法，而对温病的治疗却绝对不能用辛温发汗法。

然而，自唐宋以来，许多医家对于这一点却搞不清楚，只是各人对《伤寒论》进行注释，写了不少的《伤寒论》注本，用治疗伤寒的方法来治温病，给温病患者造成了莫大的祸害。天啊！这是天意命运的安排？还是人为所造成的呢？

方中行先生或问六气论

原文云：或问天有六气——风、寒、暑、湿、燥、火，风、寒、暑、湿，经皆揭病出条例以立论，而不揭燥火，燥火无病可论乎？曰：《素问》言春伤于风，夏伤于暑，秋伤于湿，冬伤于寒者，盖以四气之在四时，各有专令，故皆专病也。燥火无专令，故不专病，而寄病于百病之中；犹土无正位，而寄王于四时辰戌丑未之末。不揭者，无病无燥火也。愚按此论，牵强臆断，不足取信，盖信经太过则凿之病也。春风，夏火，长夏湿土，秋燥，冬寒，此所谓播五行于四时也。经言先夏至为病温，即火之谓；夏伤于暑，指长夏中央土而言也；秋伤于湿，指初秋而言，乃上令湿土之气，流行未尽。盖天之行令，每微于令之初，而盛于令之末；至正秋伤燥，想代远年湮，脱简故耳。喻氏补之诚是，但不当硬改经文，已详论于下焦寒湿第四十七条中。今乃以土寄王四时比燥火，则谬甚矣。夫寄王者，湿土也，岂燥火哉！以先生之高明，而于六气乃昧昧焉，亦千虑之失矣。

【解读】

方中行先生的《或问·六气论》中说："要是有人问到，自然界中存在的风、寒、暑、湿、燥、火一起称六气。《内经》对其中的风、寒、暑、湿四气都系统而明确论述了致病规律，但是对燥和火两气却没有提及，是不是燥和火两气没有病可以论述呢？回答是：《素问》中指出，春伤于风，夏伤于暑，秋伤于湿，冬伤于寒，都是用四气配所主的四时，每气有其特定的时令季节，所以出有特定发生的疾病。燥和火没有特定的相应时令季节，所以也就没有它们的特定疾病，只能在四时中的其他疾病中表现出来。这就像五行中的土一样，它虽然没有在四时中有确定的位置，但可以寄旺在四时每一个季节的辰、戌、丑、末月的最后18天。之所以在《内经》中没提及燥和火的季节致病，是因为没有病不存在于燥和火的病证。"我认为方先生的这种说法属于牵强附会、主观臆断，是不足以服众的。这是因为该书作者过于相信《内经》中的条文而刻板地理解了原文的原因。春季多风，夏季炎热，长夏季节湿气较重，秋季则干燥，冬季寒冷，这就是按五行主气而分布在四时的规律。《内经》中说：发生在夏至节气以前的称温病，就是指的火邪为患，因火与热的性质是相同的。而《内经》中所说的"夏伤于暑"，则是指的在长夏季节所感受的湿土之气。而《内经》中所说的"秋伤于湿"，是指在初秋时长夏的湿气气还未尽，所以感受的仍是湿气。这是因为，一般来说，时令之气的变化，在当令开始的时候总是较为微弱的，而到了当令的后期才转为旺盛。至于《内经》中未提及到正秋之时伤于燥气的病证，想来是因为《内经》成书年代已很久远，难免有文字的淹没、脱简的缘故。喻嘉言对秋燥为病的补充是很有道理的，但是不应该擅自更改《内经》原文。对于这一点，我已经在下焦篇寒湿第四七条中进行了较为详细的论述。而今方先生却把湿土寄旺于四时来与燥、火两气致病相提并论，这是极为错误的。因为所谓寄旺者，只是指湿土而言，怎么能把燥、火也寄望于四时呢？方先生的学术是很高明的，但是对六气的变化和致病规律却没有能搞清楚，这可以说是"智者千虑，必有一失"。

伤寒注论

仲祖《伤寒论》，诚为金科玉律，奈注解甚难。

盖代远年湮，中间不无脱简，又为后人妄增，断不能起仲景于九原而问之，何条在先？何条在后？何处尚有若干文本？何处系后人伪增？惟有阙疑阙殆，择其可信者而从之，不可信者而考之已尔。创斯注者，则有林氏、成氏，大抵随文顺解，不能透发精义，然创始实难，不为无功。有明中行方先生，实能苦心力索，畅所欲言，溯本探微，阐幽发秘，虽未能处处合拍，而大端已具。喻氏起而作《尚论》，补其阙略，发其所未发，以诚仲景之功臣也；然除却心解数处，其大端亦从方论中来，不应力诋方氏。北海林先生，刻方氏前条辨，附刻《尚论篇》，历数喻氏僭窃之罪，条分而畅评之。喻氏之后，又有高氏，注尚论发明，亦有心得可取处，其大端暗窃方氏，明尊喻氏，而又力诋喻氏，如喻氏之于方氏也。北平刘觉庵先生起而证之，亦如林北海之证尚论者然，公道自在人心也。其他如郑氏、程氏之后条辨，无足取者，明眼人自识之。舒驰远之集注，一以喻氏为主，兼引程郊倩之后条辨，杂以及门之论断，若不知有方氏之前条辨者，遂以喻氏窃方氏之论，直谓为喻氏书矣。此外有沈目南注、张隐庵集注、程云来集注，皆可阅。至慈溪柯韵伯注伤寒论著《来苏集》聪明才辨，不无发明，可供采择，然其自序中谓大青龙一证，方喻之注大错，目之曰郑声、曰杨墨，及取三注对勘，虚中切理而细绎之，柯注谓风有阴阳，汗出脉缓之桂枝证，是中鼓动之阳风；汗不出脉紧烦躁之大青龙证，是中凛冽之阴风。试问中鼓动之阳风者，而主以桂枝辛甘温法，置《内经》风淫于内，治以辛凉，佐以苦甘之正法于何地？仲景自序云："撰用《素问》《九卷》。"反背《素问》而立法耶？且以中鼓动之阳风者，主以甘温之桂枝，中凛冽之阴风者，反主以寒凉之石膏，有是理乎？其注烦躁，又曰热淫于内，则心神烦扰；风淫于内，故手足躁乱（方先生原注：风为烦，寒则躁）。既曰凛冽阴风，又曰热淫于内，有是理乎？种种矛盾，不可枚举。方氏立风伤卫，寒伤营，风寒两伤营卫，吾不敢谓即仲景之本来面目；然欲使后学眉目清楚，不为无见。如柯氏之所序，亦未必即仲景之心法，而高于方氏也。其删改原文处，多逞臆说，不若方氏之纯正矣；且方氏创通大义，其功不可没也。喻氏、高氏、柯氏，三子之于方氏，补偏救弊，其卓识妙悟，不无可取，而独恶其自高己见，各立门户，务掩前人之善耳。后之学人，其各以明道济世为急，毋以争名竞胜为心，民生幸甚。

【解读】

张仲景所著的《伤寒论》是中医学的经典著作，成为后世诊治外感病的准绳，但是对它进行注解是比较困难的。由于《伤寒论》的成书年代已很久远，会有一些脱漏的地方，加上后世又有一些人随意增加内容，对这些问题当然不能向九泉之下的张仲景去核实，究竟哪条在前？哪条在后？什么地方还有什么文字？什么地方又是后人所加而伪称是张仲景所说的？所以只能把这些疑问姑且置之不理，只是选择其中可靠的内容，而对有疑问而难以确信的内容进行考证。对《伤寒论》首先进行注释的，是宋代的林亿和成无己两位，虽说只不过是随文作了一些解释，并不能阐发其中精深的含义，然而作为首先创始的注解工作实在也是比较困难的，所以也是有功劳的。到了明代，有方中行先生刻苦尽心注释《伤寒论》的含义，并把自己的见解畅所欲言，以追溯《伤寒论》原义，探求其精微，阐述了深奥的意义。虽然还不能处处与原文的意思吻合，但大体表达了原书的真实内容。后来，喻嘉言的《尚论》弥补了《伤寒论》中的某些缺漏，阐发了《伤寒论》中没有说清楚的地方，是对研究张仲景《伤寒论》有贡献的功臣。不过他的书中除一些注解有他的心得外，基本内容大体上是沿用方氏所论，所以喻氏在书中过分地贬低方氏是不应该的。林北海先生把方氏的《伤寒论前条辨》和喻氏的《尚论篇》合在一起，并把喻氏抄袭方氏的所有地方一一列举，逐条进行分辨、详加评论。在喻氏之后，又有清代高学山著《伤寒尚论辨似》，在阐发《尚论篇》内容方面，有一些心得是可取的。但是该书大体上是暗中抄袭方氏书中的内容，在表面上尊重喻氏，而实际上却是在极力贬低喻氏，这一手法和喻氏对于方氏的做法是一样的。在这以后，北平的刘觉庵先生也著书进行论证，但也和林北海论证《尚论篇》一样。对这种相互间的攻击，好在公道自在人心，大家心中还是有数的。其他还有郑玉坛的《伤寒条辨续注》、程郊倩的《伤寒论后条辨》等，但其内容多数并无可取之处，对此明眼人都是能识别的。至于舒驰远的《伤寒集注》，是以喻氏的《尚论篇》为主要依据，并引用了程郊倩《伤寒论后条辨》的内容，其中又混杂了一些其弟子的论述。但该书作者似乎不知道有方氏的《伤寒论前条辨》，所以把喻氏抄袭方氏之论述，认为是喻氏自己的见解。此外，还有沈目南的《伤寒六经辨证治法》、张隐庵及程云来的《集注》，都是可以参阅的。至于慈溪柯韵伯注《伤寒论》所著的《伤寒来苏集》，充分体现了他的聪明才智，其中有许多对《伤寒论》的阐发和独到见解，是可以供选择采用的。然而在该书自序中作者认为方、喻两人对大青龙汤一证之注是完全错误的，把他们的见解称之为"郑声""杨墨"。我把他们三家的注解进行了详细的对校，虚心地按道理的所在而细细分析，事实也并非如此。柯氏的注中说："风邪有阴阳的区别：如症见汗出、脉浮缓的桂枝汤证，是感受了具有鼓动之性的阴风；如症见汗不出、脉浮紧、烦躁的大青龙汤证，是感受了具有凛冽之性的阴风。"我对这种说法想追问一下：为什么感受了具有鼓动之性的阳风而发病的，要用桂枝汤这种辛甘温的方剂？这样把《内经》中所说的"风淫于内，治以辛凉，佐以苦甘"的正法放在什么地位呢？在张仲景《伤寒论》自序中说，编写《伤寒论》是以《素问》《九卷》为主要理论依据的，怎么会反而违背《素问》

的治则而确立治法呢？而且注中说感受具有鼓动之性的阳风而发病的，用甘温之桂枝汤治疗；而感受具有凛例之性的阴风而发病的，又反而用寒凉的石膏，难道有这样的道理吗？柯氏注大青龙汤所见的烦躁一症，是因为邪热盛于内，致心神烦扰；风邪盛于内，所以导致手足躁乱（方先生原注是：风为烦，寒则躁）。既然说感受的足凛冽的阴风，又说是邪热盛于内，难道有这种道理吗？各种各样自相矛盾的说法，难以一一列举。另外，对于方氏所提出的"风伤卫、寒伤营、风寒两伤营卫"的说法，我不敢断定这是张仲景的原意，但为了要使后学者在学习《伤寒论》时眉目清楚，也不能说没有见地。而柯氏自序中的说法，未必是张仲景本来的观点，不见得就比方氏高明。柯氏对《伤寒论》原文所作的删改之处，大多属于主观臆断，也不如方氏在学术上的纯正。而且方氏阐发了《伤寒论》的精神实质，所以他的功劳是不可埋没的。总的来说，喻氏、高氏、柯氏这三位学者对方氏的论述，有一些补偏救弊，使之更为完善的地方，其中有不少高明的见解，不是没有可取之处的，但我对他们那种片面抬高自己，为自立门户而抹杀前人长处的做法感到很不满意。所以希望后来的学者，应该把阐明医理、济世救人放在第一位，千万不要存有争名好胜之心，这样才能造福广大民众。

风　论

《内经》曰：风为百病之长。又曰：风者善行而数变。夫风何以为百病之长乎？《大易》曰：元者善之长也。盖冬至四十五日，以后夜半少阳起而立春，于立春前十五日交大寒节，而厥阴风木行令，所以疏泄一年之阳气，以布德行仁，生养万物者也。故王者功德既成以后，制礼作乐，舞八俏而宣八风，所谓四时和，八风理，而民不夭折。风非害人者也，人之腠理密而精气足者，岂以是而病哉！而不然者，则病斯起矣。以天地生生之具，反为人受害之物，恩极大而害亦广矣。盖风之体不一，而风之用有殊。春风自下而上，夏风横行空中，秋风自上而下，冬风刮地而行。其方位也，则有四正四隅，此方位之合于四时八节也。立春起艮方，从东北隅而来，名之曰条风，八节各随其方而起，常理也。如立春起坤方，谓之冲风，又谓之虚邪贼风，为其乘月建之虚，则其变也。春初之风，则夹寒水之母气；春末之风，则带火热之子气；夏初之风，则木气未尽，而炎火渐生；长夏之风，则挟暑气、湿气、木气（未为木库），大雨而后暴凉，则挟寒水之气；久晴不雨，以其近秋也，而先行燥气，是长夏之风，无所不兼，而人则无所不病矣。初秋则挟湿气，季秋则兼寒水之气，所以报冬气也。初冬犹兼燥金之气，正冬则寒水本令，而季冬又报来春风木之气，纸鸢起矣。再由五运六气而推，大运如甲己之岁，其风多兼湿气；一年六气中，客气所加何气，则风亦兼其气而行令焉。然则五运六气非风不行，风也者，六气之帅也，诸病之领袖也，故曰：百病之长也。其数变也奈何？如夏日早南风，少移时则由西而北而东，方南风之时，则晴而热，由北而东，则雨而寒矣。四时皆有早暮之变，不若夏日之数而易见耳。夫夏日曰长曰化，以盛万物也，而病亦因之而盛，《阴符》所谓害生于恩也。无论四时之风，皆带凉气者，木以水为母也；转化转热者，木生火也；

且其体无微不入，其用无处不有，学人诚能体察风之体用，而于六淫之病，思过半矣。前人多守定一桂枝，以为治风之祖方；下此则以羌、防、柴、葛为治风之要药，皆未体风之情，与《内经》之精义者也。桂枝汤在伤寒书内，所治之风，风兼寒者也，治风之变法也，若风之不兼寒者，则从《内经》风淫于内，治以辛凉，佐以苦甘，治风之正法也。以辛凉为正而甘温为变者何？风者木也，辛凉者金气，金能制木故也。风转化转热，辛凉苦甘则化凉气也。

【解读】

《内经》中说：风是引起许多疾病的首要因素。又说：风的性质，活动速度较快而变化较多。为什么说风是引起许多疾病首要的因素呢？《大易》中也说到："气是万物生长变化的根本。"在冬至后的45日是立春，这时从后半夜起少阳之气开始生发。而在立春前的15日交大寒，此时厥阴风木行令，而风水具有疏泄之性，从此就可以调畅一年中的阳气，从而使万物得到生养之机。所以一个国家的统治者在建立大业后，要制定各种礼节、乐章、舞蹈，也就是常说的四时季节和顺，八方之风调理，人们就不会生病而死，因而风在正常的情况下是不会对人体造成伤害的。如果人体的腠理致密而精气充足，怎么会因为风而生病呢？但如果不是这样，风就会引起人们生病。风本来是能使天地呈现勃勃生机的，反过来却成为伤害人的病邪，真是恩泽极大，反过来其为害也越广。由于在不同情况下风的性质有所不同，而风的作用也会各异。如春风是自下而上，而夏风则是横行在空中，秋风是自上而下，冬风多为刮地而行。就风的方位来说，也有四正（东、南、西、北）四隅（东北、西南、东南、西北）的不同，这些不同方位与春、夏、秋、冬四时和冬至、夏至、春分、秋分、立春、立夏、立秋、立冬这8个节气是一致的。如立春的风起于艮方，从东北方向而来，名为条风，都是随着节气的不同而来自一定的方位，这些都属于正常情况。但是如立春从坤方正北方向来的风称冲风，又称虚邪贼风，这是其乘月建而改变了方位所来的风。风的变化还可具有不同的性质。如初春的风，由于冬季寒气尚存，所以风可夹其母气（寒气）；春末的风，因将近夏季，所以风可夹带夏季火热之气即风的子气；夏初的风，虽然天气已开始转热，但春季主令的木气尚未完全消失，所以风中还带有一些温和之气。长夏时既有夏季的炎热，又是湿土当令，加上月建属未为木，所以风中可夹暑、湿、木三气。如果在大雨之后，天气突然转凉，风中就可带寒气；如果久晴无雨，天气燥热，燥气先期而至，风中就可以带燥气。所以长夏风的兼夹是多种多样的，人们发生的疾病也是各种各样的。初秋湿土之气还未完全消失，风可兼夹湿气；在秋末则可兼夹寒水之气、向人们预告冬季要到来了；在初冬的时候，还可兼夹秋令的燥金之气；隆冬之时寒水当令，到了冬末，又兼有春季风木之气的气息，这时的风自下而上，所以能使纸鸢升空。再用五运六气来推算60年一转的大运也有一定的规律，如属甲、己的年份，为土运当令，所以其风多兼有湿气。在一年的风、寒、暑、湿、燥、火六气中，还要看加临的是什么客气，风随客气的不同随而可兼有客气的性质。因而在五运六气中都必须有风，风是六气的主帅，是各种疾病发生的首要原因，所以说风是百病之长。风所具有的变化快的特点有什么表现呢？以夏天为例，早晨为南风，过一会又转为西风、北风、东风；在刮南风的时候，天气晴朗而温热，如转为北风或东风，就会下雨而天气较为寒凉。一年四时气候都有早晨和晚间的变化，但不如夏天变化快而容易见到。这是出于夏季是主宰生长、变化的季节，万物生长较为旺盛，疾病的发生也较多，《阴符经》中所说的"害生于恩"就是这个意思。不论春夏秋冬哪种风，都带有寒凉之性，这是因为风属木，木的母是水，而水性寒凉。如果风性转化还可以化热，这是由于木能生火。由于风具备无孔不入的特点，所以其作用可以说是无处不有。学医的人如果能认真体察风的性质和作用，对于外感六淫所引起的疾病就能领会大半了。但前人大多也只守定一个桂枝汤，认为这是治疗风邪致病的主要方剂。以后的人，又把羌活、防风、柴胡、葛根作为治疗风邪致病的主要药物，其实都没有能真正体会风的特性和《内经》中对风邪论述的精深含义。桂枝汤在《伤寒论》中所治疗的风，是风兼寒性的病证，这是治疗风邪的变法。如果风邪不兼有寒性的，就要遵从《内经》中"风淫于内，治以辛凉，佐以苦甘"的原则，这是治疗风邪致病的正法。辛凉作为治疗风邪致病的正法，而甘湿治疗风邪致病为变法的道理是什么？这是因为风属木，辛凉是金之气，金能克木的缘故。当风转化成热时，需辛凉与苦甘合用，以用转化成寒凉的金气来克制风木。

医书亦有经子史集论

儒书有经子史集，医书亦有经子史集。《灵枢》《素问》《神农本经》《难经》《伤寒论》《金匮玉函经》，为医门之经；而诸家注论、治验、类案、本草、方书等，则医之子、史、集也。经细而子、史、集粗，经纯而子、史、集杂，理固然也。学人必不可不尊经，不尊经则学无根柢，或流于异端；然尊经太过，死于句下，则为贤者过之，《孟子》所谓：尽信书，则不如无书也。不肖者不知有经，仲景先师所谓：各承家技，终始顺旧，省疾问病，务在口给，相对斯须，便处汤药，自汉时而已然矣，遑问后世，此道之所以常不明而常不行也。

【解读】

儒家的书有经、子、史、集四类，医书也有经、子、史、集四类。《灵驱》《素问》《神农本草经》《难经》《伤寒论》《金匮玉函经》为中医书的经典，而后世诸家的注论、治验、类案、本草、方书等则属于医书的子、史、集类。经的论述详细，而子、史、集的论述粗略；经的内容纯净，而子、史、文、集的内容繁杂，这是理所当然的。对于学医的人来说，不能不尊重经典著作，因为不去研究经典，就不明白中医的本源，学问就没有根底，会走向邪路。然而，如果一味崇尚经典，被书中的一字一句死死地困住自己的手脚，那就是聪明反被聪明误了。正如孟子所说："尽信书，则不如无书。"相反，不学无术的人不研究经典著作也是不对的，张仲景早就指出：有些学医的人，只是各自继承一家的知识技能，因循守旧，在临床看病时，又满足于口头上敷衍病人，未经详细审察，便马虎草率地处方用药。可见，这种不良风气早在汉代就有，更难怪后世了。可以说这是中医学术常常得不到繁荣昌盛的重要原因。

本论起银翘散论

　　本论第一方用桂枝汤者，以初春余寒之气未消，虽曰风温（系少阳之气），少阳紧承厥阴，厥阴根乎寒水，初起恶寒之证尚多，故仍以桂枝为首，犹时文之领上文来脉也。本论方法之始，实始于银翘散。

　　吴按：六气播于四时，常理也。诊病者，要知夏日亦有寒病，冬日亦为温病，次年春夏尚有上年伏暑，错综变化，不可枚举，全在测证的确。本论凡例内云：除伤寒宗仲景法外，俾四时杂感，朗若列眉，后世学人，察证之时，若真知确见其为伤寒，无论何时，自当仍宗仲景；若真知六气中为何气，非伤寒者，则于本论中求之。上焦篇辨伤寒温暑疑似之间最详。

【解读】

　　本书第一首方剂使用桂枝汤的理由是：初春时分冬令的残余寒气尚未消失，虽然病名风温（为少阳之气当令），但此时的少阳之气是紧接厥阴风木而来，厥阴风木又来源于少阴寒水，因而此病初起多见恶寒等寒象，所以仍然把桂枝汤作为第一方。这种处理方法和日常写文章一样，下文必须首先衔接上文的来龙去脉。毫无疑问，本书论述的温病属性温热，所以对风温初起的治疗方法，实际上是从银翘散开始。

　　吴按：风、寒、暑、湿、燥、火等六气分布于春、夏、秋、冬四季，这是常年的一般规律。对于医生来说，在诊治疾病时还要知道一些异常的变化，如夏天也有伤寒，冬天也有温病，甚至下一年的春夏季节还会发生由于上一年的暑邪潜伏而致的病证。这些错综复杂的变化，这里就不一一举例，关键在于诊察病证要确切可靠。关于这一点在本书目录之前的"凡例"中明确指出，除了伤寒按照张仲景的方法治疗外，其他四时外感病症的诊治方法在本书中都做了十分清晰的阐述。后世医者在临床诊治疾病的时候，要是能确诊为伤寒，不管哪个季节，自然应该按照张仲景的《伤寒论》进行治疗；如果能确认是六气中的哪种气为患而不是伤寒的时候，则要从本书中探求治法。本书上焦篇里围绕这个问题，对伤寒与瘟病、暑病之间的异同点，已经作了极为详细的分析比较。

本论粗具规模论

　　本论以前人信经太过（经谓热病者，伤寒之类也；又以《伤寒论》为方法之祖，故前人遂于伤寒法中求温热，中行且犯此病），混六气于一《伤寒论》中，治法悉用辛温，其明者亦自觉不合，而未能自立模范。瑭哀道之不明，人之不得其死，不自揣度而作是书，非与人争名，亦毫无求胜前贤之私心也。至其序论采录处，粗陈大略，未能细详，如暑证中之大顺散、冷香饮子、浆水散之类，俱未收录。一以前人已有，不必屋上架屋，一以卷帙纷繁，作者既苦日力无多，观者反畏繁而不览，是以本论不过粗具三焦六淫之大概规模而已。惟望后之贤者，进而求之，引而伸之，斯遇者之大幸耳。

我写这本书的原因之一是前人过分地相信一来经典著作（就像深信《内经》所说的热性病都属于伤寒的范畴；又像把《伤寒论》当作立法用方的典范，一直习惯于在伤寒大法中来探求治疗温热病的方法，就连方中行先生也沾染了这种风气），置六气的各自特性于不顾，将它们全部混杂于《伤寒论》这本书里，治疗用药也照搬辛温这一套。有些深知医理的人，即使感觉到这样做不合情理，但没有能够作出榜样、阐明自己的观点。我深深的感到，由于医学技术得不到发扬光大，使人们不能颐养天年而过早的死亡，这是十分可悲的。为此，我不顾才疏学浅，撰写此书，主要目的既不是与别人争名夺利，也不存在与前辈贤人论高低的丝毫私心。至于全书的内容，从序言到各卷的病症论述，乃至方药的摘录，仅仅粗浅地陈述了一个大概，没有做到精辟详细。例如在暑温病的处方中，古人常用的大顺散、冷香饮子、浆水散等均未收录，其原因之一是这些方剂前人已有记载，这里没有必要再加以重复；再则，如果一本书卷帙庞杂，头绪过多，作者因为时间与精力不够而发愁，读者也会因文字冗长而望而生畏，反而无心阅读。所以本书只是对三焦辨证、六淫致病等内容作一概略介绍，期望后世贤明的人进一步加以阐发引申，这将对我是个莫大的欣慰。

寒疫论

世多言寒疫者，究其病状，则憎寒壮热，头痛骨节烦疼，虽发热而不甚渴，时行则里巷之中，病俱相类，若役使者然；非若温病之不甚头痛骨痛而渴甚，故名曰寒疫耳。盖六气寒水司天在泉，或五运寒水太过之岁，或六气中加临之客气为寒水，不论四时，或有是证，其未化热而恶寒之时，则用辛温解肌；既化热之后，如风温证者，则用辛凉清热，无二理也。

【解读】

通常所说的寒疫，分析其症状，有恶寒、高热、头痛、骨节烦疼等。其特征是虽然发热但没有明显的口渴，且易流行蔓延，同一地方的人病状都十分相似，好像分派徭役一样人人均等。这和温病时头痛、关节痛较轻而口渴明显有所不同，所以称为寒疫。每当六气中寒水司天在泉，或者五运中寒水太过的年分，或者六气当令又有寒水作为客气加临时，不管春夏秋冬，只要有这样的病证发生，在没有化热而还有恶寒的时候，可用辛温解肌的方法来进行治疗。一旦化热之后，证情与风温相似时，则宜用辛凉清热法治疗，其治疗的原则、方法是一致的。

伪病名论

病有一定之名，近有古无。今有之伪名，盖因俗人不识本病之名而伪造者，因而乱治，以致误人性命。如滞下、肠，便下脓血，古有之矣，今则反名曰痢疾。盖利者，滑利之义，古称自利者，皆泄泻通利太过之证也。滞者，淤涩不通之象，二义正相反矣，然治法尚无大疵谬也。至妇人阴挺、阴蚀、阴痒、阴菌等证，古有明文大抵多因于肝经郁结，湿热下注，浸淫而成，近日北人名之曰痦，历考古文，并无是字，焉有是病！而治法则用一种恶劣妇人，以针刺之，或用细勾勾之，利刀割之，十割九死，哀哉！其或间有一、二刀伤不重，去血不多，病本轻微者，得愈，则恣索重谢。试思前阴乃肾之部，肝经蟠结之地，冲任督三脉由此而分走前后，岂可肆用刀勾之所。甚则肝郁胁痛，经闭寒热等证，而亦名之曰痦，无形可割，则以大针针之。

【解读】

疾病有固定的名字，是近世才有的，古时候没有。而现在才有的伪造的病名，这是现在无知的医生对这些病名不了解而随意杜撰出来的，而且还胡乱治疗，以致断送了人的性命。如滞下、肠澼、便下脓血等，是自古以来就有的病名，但现在却称这种病为痢疾。实际上利与滞是两种完全相反的意思：所谓利，是指滑利、大便泄泻，古代所说的白利，都是大便泄泻、通利太过的病证；所谓滞，是指瘀涩不通的状态。所幸对该病的治疗方法还没有什么大的错误。至于妇人所患的阴挺、阴蚀、阴痒、阴菌等病证，自古以来就有明确的记载，发生的原因多是由于肝经气机郁结，兼夹有湿热下注，向下浸淫于阴部。但近来北方有人把这病称为痦，我查阅了古代文献，并没有这个字，又怎么有这种病！而他们所采用的治法是由一些粗鲁的妇人，用针刺之，或用细钩去钩，或用锋利的刀子去割。结果是10个人中有9个会死，怎么不令人悲哀呢？其中偶然也有割了一两刀，伤势不重，流血不太多、加上疾病本身就较轻微的，侥幸治好了，就向病家索取大量的谢礼。设想一下，前阴部是肾经循行的部位，也是肝经盘结的地方，冲、任、督三条经脉也由此而分别走向前面和后部，是一个重要的部位，怎么可以随便用刀、钩去进行损伤呢？更为严重的是，把肝郁胁痛、经闭寒热等病证，都称为痦，因这些病没有可见的肿块可割，就用粗大的针去刺。

在妇人犹可借口曰：妇人隐疾，以妇人治之。甚至数岁之男孩，痔疮、疝、瘕、痞疾、外感之遗邪，总而名之痦，而针之、割之，更属可恶。在庸俗乡愚，信而用之，犹可说也。竟有读书明理之文人，而亦为之蛊惑，不亦怪哉！又如暑月中恶腹痛，若霍乱而不得吐泻，烦闷欲死，阴凝之痦证也，治以苦辛芳热则愈，成霍乱则轻，论在中焦寒湿门中，乃今世相传谓之痧证，又有绞肠痧，乌痧之名，遂至方书中亦有此等名目矣。

【解读】

对妇女还可以借口说因是妇女的隐疾，所以要妇女来治疗。但对只有数岁的男孩，患了痔疮、疝、瘕、痞疾，以及外感病的后遗症后，都统称为痦，而用针刺、刀割，这就更可恶了。一般的庸俗愚蠢之人相信这种办法而使用，还可以理解，但竟有读书懂得道理的人，也被迷惑了，这不是一件怪事吗？又如在夏季感受了秽恶之气而发生腹痛，如霍乱一样，但欲吐不得吐，欲泻不得泻，心中烦闷欲死。这是一种阴寒凝滞于内而引起的痦证，应当用苦辛温里、芳香逐秽的方法进行治疗可愈。即使能像霍乱一样会发生吐泻，病情也会相对轻些，这在本书中焦篇的寒湿门中已有论述，也就是世上流传的所谓痧证，还有绞肠痧、乌痧等病名，所以连医书中也有了这些病名。

　　俗治以钱刮关节，使血气一分一合，数分数合而阳气行，行则通，通则痞开痛减而愈。但愈后周十二时不可饮水，饮水得阴气之凝，则留邪在络，遇寒或怒（动厥阴）则不时举发，发则必刮痧也。是则痧固伪名，刮痧乃通阳之法，虽流俗之治，颇能救急，犹可也，但禁水甚难，最易留邪。无奈近日以刮痧之法刮温病，夫温病阳邪也，乱则通阳太急，阴液立见消亡，虽后来医治得法，百无一生。吾新见有痉而死者，有痒不可忍而死者，庸俗之习，牢不可破，岂不哀哉！此外伪名妄治颇多，兹特举其尤者耳，若时医随口捏造伪名，南北皆有，不胜指屈矣。呜呼！名不正，必害于事，学人可不察乎！

　　【解读】

　　民间用铜钱刮胸背、关节，使血气得到正常的分与合，经过数次的分合后，阳气得以通行，阳气一通，痞结就能开通，腹痛就能减轻而疾病得愈。但在愈后12个时辰里不能饮水，水属阴寒之物，饮水后会使阴气内凝，而致邪气留在经络，如再遇到寒凉或发怒（怒气最易伤肝而动厥阴之气），就会经常复发，一旦发作又要用刮痧的方法来治疗。所以痧固然是一个伪造的病名，但刮痧却是疏理阳气的方法，虽然是一种土办法，但救急时还是很有用的，所以仍是可取的。但如果要使患者在12个时辰内禁水，这是较为困难的，而不禁水又容易留邪。然而使人感到无奈的是，近来有人把刮痧的治疗方法用来治温病，不知道温病是感受温邪而引起的。温邪是一种阳邪，如再用刮的方法，势必使阳气流动太急，促使阳热更盛，加快消耗阴液，甚则使阴液立刻消亡，以致后来即使再按照治疗温病的方法进行正确的医治，也是很难救治生命的。我亲眼见到有的患者因误用这种方法后发生痉厥而死亡的，也有发生全身痒不可忍而死的。庸医这种陋习，实在是非常顽固，难以破除，怎么能不令人哀叹呢！此外，还有许多伪造了病名而胡乱进行治疗的情况，不再一一列举，在这里仅仅是举其中较为突出的作为例子而已。当今世上许多医生，经常随口编造一些伪造的病名，在南北方都有，真是不胜枚举。唉！连病名都没有搞正确，当然会造成治疗的错误，学习医学的人怎么可以不详细地辨察呢？

温病起手太阴论

　　四时温病，多似伤寒；伤寒起足太阳，今谓温病起手太阴，何以手太阴亦主外感乎？手太阴之见证，何以大略似足太阳乎？手足有上下之分，阴阳有反正之义，庸可混乎！《素问·平人气象论》曰：脏真高于肺，以行营卫阴阳也。《伤寒论》中，分营分卫，言阴言阳，以外感初起，必由卫而营，由阳而阴。足太阳如人家大门，由外以统内，主营卫阴阳；手太阴为华盖，三才之天，由上以统下，亦由外以包内，亦主营卫阴阳，故大略相同也。大虽同而细终异，异者何？如太阳之窍主出，太阴之窍兼主出入；太阳之窍开于下，太阴之窍开于上之类，学人须于同中求异，异中验同，同异互参，真诠自见。

【解读】

一年四季的湿病，与伤寒有许多相似之处。但伤寒发病起于足太阳膀胱经，那为何手太阴肺经也是主外感病呢？手太阴肺经的病变为什么大体上也与足太阳膀胱经病变相类似呢？手与足有上和下的分别，而阴与阳也有反和正的不同，怎么可以相混呢？在《素问·平人气象论》中说：五脏的真气上藏于肺，从而可以主宰营卫阴阳之气的运行。而在《伤寒论》中，也有营和卫、阴和阳的区别。这是出于外感病初起时，必然先从卫再发展到营，从阳而到阴。足太阳膀胱经好比是一家的大门，由外而统摄内，主管营卫、阴阳；而手太阴肺为一身的华盖，在天地人三才之中属天，从上而统摄下，也是从外而包围内，也主宰营卫阴阳，因而两者大体上是相同的。当然，大体虽然相同，但在细节上还有一些相异。相异在什么地方呢？如足太阳膀胱的开窍是前阴，主司排出，而手太阴肺的开窍在鼻，既主司呼气，又主司吸气；足太阳膀胱的窍开在下面，而手太阴肺的窍开在上面等。学医的人应在同中求异，并在异中分析其同，把两者的同与异搞清楚，就可以领会伤寒起于足太阳、湿病起于手太阴的真实含义了。

燥气论

前三焦篇所序之燥气，皆言化热伤津之证，治以辛甘微凉（金必克木，木受克，则子为母复仇，火来胜复矣）未及寒化。盖燥气寒化，乃燥气之正，《素问》谓"阳明所至为清劲"是也。

【解读】

前面上、中、下三焦篇里谈到的燥气，都是燥气化热伤津而引起的症候与治疗，使用的辛甘微凉法（按照五行相克的规律，金克木，木受克后，它的子火要为母复仇而克金，因而火热亢盛，燥气化热，称燥的复气），适用于燥未寒化的病症。燥气寒化属于燥气烦人的正常变化，《素问·六元正纪大论》里说："卯和酉两个年分为阳明燥金司天，当燥气胜气占优势的时候，天气就干燥而寒凉。"

《素问》又谓"燥急而泽"（土为金母，水为金子也）本论多类及于寒湿伏暑门中，如腹痛呕吐之类，经谓"燥淫所胜，民病善呕，心胁痛不能转侧"者是也。治以苦温，《内经》治燥之正法也。前人有六气之中，惟燥不为病之说。

【解读】

《素问》又说："一旦干燥到了极点之后，就自然变得润泽。"（这是因为阳明燥金司天的年份，与之相配的是少阴汗水在泉，按五行相生的关系来看，土为金母，水为金子，由于母生子，故燥金之气达到了极点之后，便转化为寒水之气而天气渐润）有关这方面的内容，本书大多归类于寒湿、伏暑等病中去了。例如腹痛、呕吐一类的病症，就是《内经》所说的"燥气太过，侵袭人体，常发生呕吐、胸胁疼痛不能转侧等病症"用苦温的方法来治疗，这是《内经》治燥的正治法。前人曾经有过六气之中只有燥不致病的说法，这也是因为燥属于寒气之列。

盖以燥统于寒（吴氏《素问》注云：寒统燥湿，暑统风火，故云寒暑六入
也），而近于寒。凡是燥病，只以为寒，而不知其为燥也。合六气而观之，余俱
主生，独燥主杀，岂不为病者乎！细读《素问》自知。

【解读】

吴坤在《素问》的注释里说："寒统摄燥与湿，暑统摄风与火。"所以说寒
与暑包括了六气。而且它的属性也接近寒，故又为次寒。因此，一般遇见了燥
病，往往也只认为寒而不知道是燥。综合六气来看，其余的五气都具有主生长发
育的一面，只有燥气主肃杀。主生的五气都会致病，哪有主杀的燥气不致病的道
理呢？这一点只要仔细阅读《素问》的有关篇章就会理解的。

再前三篇原为温病而设，而类及于暑温、湿温，其于伏暑、湿温门中，尤必
三致意者，盖以秋日湿踞于内，新凉燥气加于外，燥湿兼至，最难界限清楚，稍
不确当，其败坏不可胜言。经谓粗工治病，湿证未已，燥证复起，盖谓此也（湿
有兼热兼寒，暑有兼风兼燥，燥有寒化热化。先将暑湿燥分开，再将寒热辨明、
自有准的）。

【解读】

必须指出，本书的前三篇虽然原意是专为温病而写的，但也涉及了暑温、湿
温，尤其在伏暑、湿温病中再三强调的是：由于秋季暑湿之邪踞于内，新感的凉
燥之气又加于外，以致燥湿之邪夹杂并存，很难分清它们之间的界限，临床上如
果稍有疏忽，就会造成严重的不良后果。《内经》指出的"粗心马虎的医生治疗
疾病，湿证还没有好，燥证又来了"，大概就是指的这种情况（当遇到湿兼热兼
寒、暑兼风兼燥、燥寒化热化等复杂病症时，正确的处理方法是：先把为主的
暑、湿、燥从中分开，然后辨别清楚其中的寒与热，这样自然能辨证有准、治疗
有目标了）。

外感总数论

天以六气生万物，其错综变化无形之妙用，愚者未易窥测。而人之受病，即
从此而来。近人止知六气太过曰六淫之邪，《内经》亦未穷极其变。夫六气伤
人，岂界限清楚毫无兼气也哉！以六乘六，盖三十六病也。夫天地大道之数，无
不始于一，而成于三，如一三为三，三三如九，九九八十一，而黄钟始备。六气
为病，必再以三十六数，乘三十六，得一千二百九十六条，而外感之数始穷。此
中犹不兼内伤，若兼内伤，则靡可纪极矣。呜呼！近人凡见外感，主以一柴葛解
肌汤，岂不谬哉！

【解读】

自然界以风、寒、暑、湿、燥、火六气生养万物，其错综变化及其无形的微
妙作用，愚笨的人是难以看到的。然而人的各种疾病，正是因六气的异常而引起

的。现在的人只知道六气太过称为六淫之邪，即使《内经》对六气的无穷变化也未论述清楚。六气侵犯人体而发病，怎可能各自界限清楚，而不兼夹其他气呢！如每一气兼有其他五气而各引起一种疾病来算，即6乘6，共合36种疾病。而自然界中所有事物无不从一开始，再生阴阳两仪，合而为三，如1乘3为3，3乘3得9，9乘9得81，这样才能够满12律之数。风、寒、暑、混、燥、火六气致病，还要再用36乘36，得1296，这才是外感病的种类数。而其中还不包括兼有内伤的病证，如果再加上兼有内伤的病证，就更无法计数了。呜呼！现在的医生凡是见到外感病，都是用柴葛解肌汤，那不是十分荒谬吗？

治病法论

治外感如将（兵贵神速，机圆法活，去邪务尽，善后务细，盖早平一日，则人少受一日之害）；治内伤如相（坐镇从容，神机默运，无功可言，无德可见，而人登寿域）。治上焦如羽（非轻不举）；治中焦如衡（非平不安）；治下焦如权（非重不沉）。

【解读】

治疗外感疾病如同将军用兵一样（即用兵要贵在神速，应采取灵活机动的方法，去除病邪必须尽可能彻底，邪去后对善后的调理也务必细致，因为疾病早一天得愈，人就少受一天伤害）；治疗内伤杂病则如宰相处理政务一样（即处理问题时要从容镇定，善于策划运筹，虽然看不到明显的功德，但能使广大群众身体健康而长寿）。治疗上焦的病变，用药如同羽毛（不用轻浮上升的药物就不能上举而达到在上的病位）；治疗中焦的病变，用药如同秤杆而保持平衡（如不能平衡就不能得到安定）；治疗下焦的病变，用药如同秤上的砣（要用性质沉重的药物才能直达在下的病位）。

吴又可温病禁黄连论

唐宋以来，治温热病者，初用辛温发表，见病不为药衰，则恣用苦寒，大施芩、连、知、柏，愈服愈燥，河间且犯此弊。盖苦先入心，其化以燥，燥气化火，反见齿板黑，舌短黑，唇裂黑之象，火极而似水也。吴又可非之诚是，但又不识苦寒化燥之理，以为黄连守而不走，大黄走而不守。夫黄连不可轻用，大黄与黄连同一苦寒药，迅利于黄连百倍，反可轻用哉？余用普济消毒饮于温病初起，必去芩、连，畏其入里而犯中下焦也。于应用芩、连方内，必大队甘寒以监之，但令清热化阴不令化燥。

如阳亢不寐，火腑不通等证，于酒客便溏频数者，则重用之。湿温门则不惟不忌芩连，仍重赖之，盖欲其化燥也。语云："药用当而通神。"医者之于药，何好何恶，惟当之是求。

【解读】

自唐宋以来，医生治疗温热病，往往对初起的病证用辛温发汗解表之法，用药后，看到疾病没有减轻，就任意用大量苦寒药物，如黄芩、黄连、知母、黄柏等，但服下后，非但热势不减，反而越用越化燥，甚至连刘河间也犯了这个弊病。这是因为苦味与心相合，服后先入于心，其变化能使津液消耗，即是燥气化火，临床表现为牙齿干黑、舌短苔黑、唇开裂而黑等症状，这是火热极盛发黑，所谓"火极而似水"。吴又可在《瘟疫论》中对乱用苦寒的弊病提出批评，这是很对的，但他并不知道苦寒药能化燥的道理，只认为黄连性质守而不走，而大黄的性质走而不守。既然不能随便用黄连，而大黄与黄连都是属于苦寒性质的药物，大黄的通利作用快于黄连100倍，怎么反而可以轻易乱用呢？我用普济消毒饮治疗温病初起，一定要去掉方中的黄芩、黄连，也是因为恐怕这些苦寒药引邪入里，而侵犯到中焦或下焦。即使在应当使用黄芩、黄连的处方中，我也一定要配合大量的甘寒药来减少苦寒药的弊病，使得它们在发探清热作用的同时，能化生阴液，不会化燥。但对于阳热亢盛而不能安寐、火腑不通而小便赤涩的患者，或平素嗜好饮酒、大便溏薄而次数频多的患者，就可以重用苦寒药物。在湿温门中治疗湿温，非但不忌用黄芩、黄连，反而要重用苦寒药，这是要用苦寒药以化燥祛湿。俗话说："用药确当，能够通神。"医生用药的好恶，应根据病情的需要而选好使用。

风温、温热气复论

仲景谓腰以上肿当发汗，腰以下肿当利小便，盖指湿家风水、皮水之肿而言。又谓无水虚肿，当发其汗，盖指阳气闭结而阴不虚者言也。若温热大伤阴气之后，由阴精损及阳气，愈后阳气暴复，阴尚亏歉之至，岂可发汗利小便哉！吴又可于气复条下，谓血乃气之根据归，气先血而生，无所根据归，故暂浮肿，但静养节饮食自愈。余见世人每遇浮肿，便于淡渗利小便方法，岂不畏津液消亡而成三消证，快利津液为肺痈肺痿证，与阴虚、咳嗽身热之劳损证！余治是证，悉用复脉汤，重加甘草，只补其未足之阴，以配其已复之阳，而肿自消。千治千得，无少差谬，敢以告后之治温热气复者。暑温、湿温不在此例。

【解读】

张仲景在《金匮要略》中说：治疗水肿病，对腰以上肿的应发汗，在腰以下肿的应利小便。这是针对湿气素重的人患风水、皮水治法而说的。张仲景又提山，如不是因水内停而造成的虚肿，也可发汗。这是针对因阳气闭结、气不行水而阴液并不亏虚所致的虚肿而说的。如温热病因邪热太盛而致阴液大量耗伤之后，由阴精耗损导致阳气受伤，而在疾病愈后，阳气很快地恢复，但阴液仍处于非常亏虚的状态，此时又怎么能用发汗、利小便的方法来治疗虚肿呢！吴又可在《温疫论》"气复"一条下说："气是依附于血的，如病后气先于血而恢复，此时气会没有依附之处，所以发生暂时的浮肿，只要能安静地调养，适当节制饮食，自然可愈。"但我看到医生一遇这类浮肿，就给予淡渗通利小便的方法，难道就不担心由于通利小便造成津液消亡而转成三消证，或因很快消耗了津液而转为肺痈、肺痿等病证，或转成阴虚、咳嗽、身热的劳损证吗？我治疗这些病证，都是用复脉汤，方中重用甘草。只要能补充不足的阴液，以与已经恢复的阳气相配，水肿自然就会消失。这种方法经千百次验证，没有不效验的，所以敢在这里介绍出来，以治疗温热病因气复而导致水肿者。然而，对暑温与湿温的治疗不属于这个范围。

治血论

人之血，即天地之水也，在卦为坎（坎为血卦）。治水者不求之水之所以治，而但曰治水，吾未见其能治也。盖善治水者，不治水而治气。坎之上下两阴爻，水也；坎之中阳，气也；其原分自干之中阳，干之上下两阳，臣与民也；干之中阳，在上为君，在下为师；天下有君师各行其道于天下，而彝伦不叙者乎？天下有彝伦攸叙，而水不治者乎？此《洪范》所以归本皇极，而与《禹贡》相为表里者也。故善治血者，不求之有形之血，而求之无形之气。盖阳能统阴，阴不能统阳；气能生血，血不能生气。至于治之之法，上焦之血，责之肺气，或心气；中焦之血，责之胃气，或脾气；下焦之血，责之肝气、肾气、八脉之气。治水与血之法，间亦有用通者，开支河也；有用塞者，崇堤防也。然皆已病之后，不得不与治其末；而非未病之先，专治其本之道也。

【解读】

人体的血液，好比是天地间的水，按八卦来说，水属坎（坎也是血的卦象）。如果治理水患的人，不寻求水患原因，我敢断言肯定是治不好水患的。凡是善于治水的人，都不是直接治水而是通过治气火治水。八卦上下面两阴爻代表了水，而坎卦中间的阳爻代表了气。坎卦中的阳爻原是从乾卦中间的阳卦派生出来的。乾卦的上下两面都是阳爻，代表了臣与民。而在乾卦中的阳爻，上面的代表君，下面的代表师。天下有了君主和师长就能各行其职，天下就可井然有序了。这正如同阳气充足而正常运行，就可以引水流通一样，哪有阳气充足而水患不治的呢？这就是《尚书·洪范》所指出的万物变化的基本原理，是由太极所表现出来的阴阳转化，它与《禹贡》所记载的山川分布规律也是相互呼应的。所以善于治血病的医生，不是仅局限于有形的血，而要从无形之气入手来调理血液。这是因为气属阳，血属阴，阳能统率阴，而阴不能统率阳；气能化生血液，但血液不能化生气，所以治血先治气是有道理的。如果气机不能调和，而不从调整气机入手，就好比一个家庭中丈夫不能把家理好，而是只责怪妻子，是不能解决问题的。而具体的治法，要根据病位而定，如对病变在上焦血分的治疗，要从肺气成心气入手；对病变在中焦血分的治疗，要从胃气或脾气入手；对病变在下焦血分的治疗，要从肝气或肾气或八脉之气入手。治水的方法与治血的力法，有的地方是相通的。如在使用通法方面，都是从疏通着手，也就是所谓"开支河"；还有使用堵塞的方法，从防止泄漏着手，也就是所谓"崇堤防"。然而，这些都是在血液已经发生病变之后，不得不去治其标的治法，而不是在血液未病之前，采用适当的方法防止血液出现病变的方法。

九窍论

人身九窍，上窍七，下窍二，上窍为阳，下窍为阴，尽人而知之也。其中阴阳奇偶生成之妙谛，《内经》未言，兹特补而论之。阳窍反用偶，阴窍反用奇。上窍统为阳，耳目视听，其气清为阳；鼻嗅口食，其气浊则阴也。耳听无形之声，为上窍阳中之至阳，中虚而形纵，两开相离甚远。目视有形之色，为上窍阳中之阴，中实而横，两开相离较近。鼻嗅无形之气，为上窍阴中之阳，虚而形纵，虽亦两窍，外则仍统于一。

【解读】

人的体表有九个窍道，上窍有七个、下窍有两个；上面的窍道属阳，下面的窍道则属阴，这些大家都知道。但九窍之中有阴阳属性、奇偶之别、相互生成等奥妙，这在《内经》中也未论及，这里特地补充论述。阳在先，生成数应为奇数，即是单数，但在上面的阳窍反而是偶（双）数；阴在后，生成数应为偶数，即双数，但在下面的阴窍反而是奇（单）数。在上面的七窍统称阳窍：其中耳与目的主要功能是视和听，所接触的气是清气，所以属阳；鼻的功能是嗅，口的功能是进饮食，所接触的气属于浊气，所以属阴；耳的功能是听无形的声音，无形属于阳，所以耳在上窍中属阳中之至阳，其形态中间空虚而外表垂直，偏列于头部的两侧，两耳分开的距离较远；眼的功能是视有形的颜色，有形属于阴，所以眼属于上窍中的阳中之阴，其形态眼珠中间是充实的，呈横形列于鼻柱的两侧，两眼间的距离较近。鼻的主要功能是嗅无形之气，无形属阳，所以属于上窍中的阴中之阳，其形态空虚而垂直列于面的当中，虽然也有两个鼻孔，但在外面看来，是一个鼻子。

口食有形之五味，为上窍阴中之阴，中又虚又实，有出有纳，而形横，外虽一窍，而中仍二。合上窍观之，阳者偏，阴者正，土居中位也；阳者纵，阴者横，纵走气，而横走血，血阴而气阳也。虽曰七窍，实则八也。阳窍外阳（七数）而内阴（八数），外奇而内偶，阳生于七，成于八也。

【解读】

口的功能是进食有形的饮食五味，有形属阴，所以在上窍中属阴中之阴；口腔中空虚，但又有舌体充实，因而是又虚又实，既能进饮食，又能吐出体内的气，因而是有出有纳。其形态是横于鼻下，外面看来虽然是一个窍，但内中有食管，也有呼吸道，因而实际上是两个窍。综合人体上部七窍的外表形态和分布排列来看，总的规律是：凡属阳的，分布偏在两侧；凡属阴的，位置在面部的正中，这是因为土属阴而土居于中位的缘故。凡属阳的，外表呈垂直排列；而属阴的，外表呈横的排列。凡为垂直排列的走气分，而横向排列的走血分，这是因为血属阴而气属阳的缘故。人体上部虽说为七窍，实际上却有八窍。这表示阳窍是外阳（7数）而内阴（8数），外为奇数而内为偶数，这是因为阳生于7加成于8。

生数，阳也；成数，阴也。阳窍用成数，七、八成数也。下窍能生化之前阴，阴中之阳也；外虽一窍而内实二，阳窍用偶也。后阴但主出浊，为阴中之至阴，内外皆一而已，阴窍用奇也。合下窍观之，虽曰二窍，暗则三也。阴窍外阴（二数）而内阳（三数），外偶而内奇；阴窍用生数，二、三生数也。上窍明七，阳也；暗八，阴也。下窍明二，阴也；暗三，阳也。合上下窍而论之，明九，暗十一，十一者，一也；九为老，一为少，老成而少生也。九为阳数之终，一为阳数之始，始终上下，一阳气之循环也。开窍者运阳气也。妙谛无穷，一互字而已。但互中之互，最为难识，余尝叹曰：修身者，是字难，格致者，互字难。

【解读】

生数，是属于阳；成数，足属于阴。阳窍一般是用成数，7、8 都是属于成数。另一方面，从下窍来说：具有生育传化功能的前阴，属于阴中之阳，外观虽然只有一窍，但其内实际上包括了排尿和主生殖的两个孔窍，这是因为阳窍用偶数的缘故。至于后阴，主要功能是排泄粪便，所以是阴中的至阴。内外都是一个孔窍，这是因为阴窍是用奇数的缘故。综合前后阴下窍的总体来看，虽然说是二窍，实际上为三窍，说明了阴窍的数是外阴（2 数）而内阳（3 数），外为偶数（双数）而内实为奇数（单数）。代表阴窍一般是用生数，2 和 3 都是属于生数。总之，上窍表面上为 7 个，属阳，但实际上却是 8 个，属阴；下窍表面上足 2 个、属阴，实际上却是 3 个，属阳。如果把上下窍的总数加在一起分析：表面上为 9，实际上是 11，而 11 的尾数是 1。9 是阳数中最大的，属老；1 是阳数中最小的数字，属少。这两个数字表示万物都是生于少而成于老。由于 9 是阳数的终端，而 1 是阳数的开始，所以万物都是从始到终，从上到下地变化，无不是阳气在循环消长。人体是同样的道理，各种在体表所开的孔窍，都是为了运行阳气。其中的变化是奥妙无穷的，可以用一个"互"字来概括，也就是互相作用变化。但在互中又有互，复杂交错，是很难识别的。我曾经深有感叹地说过："修身养性的人，辨别是非最难；而研究自然界事物的人，最难的是分析当物相互之间的复杂关系。"

形体论

《内经》之论形体，头足腹背，经络脏腑，详矣，而独未总论夫形体之大纲，不揣鄙陋补之。

人之形体，顶天立地，端直以长，不偏不倚，木之象也。在天为元，在五常为仁，是天以仁付之人也，故使其体直，而麟凤龟龙之属莫与焉。孔子曰：人之生也直，罔之生也幸而免，蓬筱戚施，直之对也。程子谓生理本直，味本字之义。盖言天以本直之理，生此端直之形，人自当行公直之行也，人之形体，无鳞介毛羽，谓之虫。者，土也。土主信，是地以信付之人也。人之受天之仁，受地之信，备健顺五常之德，而有精、神、魂、魄、心、意、志、思、智、虑，以行孝、悌、忠、信，以期不负天地付畀之重，自别麟凤龟龙之属。故孟子曰：万物皆备于我矣。又曰：惟圣人然后可以践形。

《孝经》曰：天地之道，人为贵。人可不识人之形体以为生哉！医可不识人之形体以为治哉！

【解读】

《内经》对人的形体，头、足、腹、背、经络、脏腑等，都有详细的论述，但唯独没有从总体上论述人体，我不揣鄙陋，作一些补充。

人的形体顶天立地，挺直高大，不偏不倚，就像树木一样。人体与天的本元，与人品德中的无常之首"仁"是相应的。正因为天赐予人以仁慈之心，所以人的身体挺直，即使是麒麟、凤凰、龟龙等珍奇的动物也得不到这种禀性。孔子说："人一生下来身体就是正直的，为人也应正直。不正直的人能生下来，只是侥幸而已。"蘧筱戚施这些身体不能伸直者，都是与身体正直相对而言的。程颐也说：人的本性是正直的。仔细体味这个"本"字的意思，是因为天赋予人以正直的本性，所以人的形体端直，人的一生自应当崇尚公允正直。人身的表面，没有鳞甲、羽毛，所以人又称倮虫。因土地是裸露的，所以土与信相通，也就是土地把信付予人。人从上天接受"仁"，又从大地接受"信"，具备了"仁信，就能顺应五常的道德，来支配每个人的精、神、魂、魄、心、意、志、思、智、虑，从而能行孝、梯、忠、信，以不辜负天地所赋予的厚恩，当然与麒麟、凤凰、龟龙等动物就不同了。因而孟子说："天地万物所具备的一切，人类都具备了。"又指出："只有修养高尚的圣人，行动举止才能符合适德的标准。"

《孝经》中说："天地之间，只有人才是最宝贵的。"所以一个人怎么可以不了解人的形体呢？作为一个医生又怎么可以不了解人的形体情况而盲目地给人治病呢？

卷五·解产难

解产难题词

天地化生万物，人为至贵，四海之大，林林总总，孰非母产。然则母之产子也，得天地、四时、日月、水火自然之气化，而亦有难云乎哉？曰：人为之也。产后偶有疾病，不能不有赖于医。无如医者不识病，亦不识药；而又相沿故习，伪立病名。

【解读】

在天地万物之中，人是最为贵重的。在博大的自然界里有很多生物，没有谁不是母亲所生的。母亲生子，是在天地、四时气候、日月、水火等因素的影响下自然而然的结果，又有什么困难呢？其实这些困难都是由人造成的。妇女产后患了疾病，不能不依赖医生治疗。无奈某些医生既不能辨别病源，也不能通晓药方，并且还沿用流传的坏习气，错误地设立病名。

或有成法可守者而不守，或无成法可守者，而妄生议论；或固执古人一偏之论，而不知所变通；种种遗患，不可以更仆数。夫以不识之药，处于不识之病，有不死之理乎？其死也，病家不知其所以然，死者更不知其所以然，而医者亦复不知其所以然，呜呼冤哉！瑭目击神伤，作《解产难》。

【解读】

在治疗时，有相应的现成治法而不用；对于无相应现成治法的，又乱发议论；或者拘泥于前人一家之言而不知变通运用。这些遗留下来的坏影响数不胜数。医生用自己也弄不清楚的药物来治疗陌生的疾病，患者岂有不死的道理？这种死亡，患者家属不知道死亡的原因，死者更不知道自己为什么而死，就连医生也不知道患者死亡的原因，真是太冤枉了。我看到这些情况之后，心里就感到很悲伤，于是就写了这篇《解产难》。

产后总论

产后治法，前人颇多，非如温病混入伤寒论中，毫无尺度者也。奈前人亦不无间有偏见，且散见于诸书之中，今人读书不能搜求拣择，以致因陋就简，相习成风。

【解读】

治疗妇女产后疾病的方法，前人有很多论述，不像温病混杂在《伤寒论》

之中那样没有标准可言。但是前人的论述多散见于各种书籍中，况且其中难免有偏见的地方。现在的人读书时，既不加以选择又不深入钻研，只是因陋就简地草率从事，并沿袭成为一种风气。

兹特指出路头，学人随其所指而进步焉，当不岐于路矣。本论不及备录，古法之阙略者补之，偏胜者论之，流俗之坏乱者正之，治验之可者表之。

【解读】

为此，我特意为学习者指明道路，使他们能不断地学习进步，以免误入歧途。当然，本书也不能把所有问题都谈到，只能对前人论述的简略或缺少的部分加以补充，对偏见之处加以评论，对流于习俗的错误加以改正，对可以效法的治疗经验加以表述。

产后三大证论一

产后惊风之说，由来已久，方中行先生驳之最详，兹不复议。《金匮》谓新产妇人有三病：一者病痉，二者病郁冒，三者大便难。新产血虚，多汗出，喜中风，故令人病痉；亡血复汗，故令郁冒，亡津液胃燥，故大便难。产妇郁冒，其脉微弱，呕不能食，大便反坚，但头汗出，所以然者，血虚而厥，厥而必冒，冒家欲解，必大汗出，以血虚下厥，孤阳上出，故头汗出。所以产妇喜汗出者，亡阴血虚，阳气独盛，故当汗出，阴阳乃复。大便坚，呕不能食，小柴胡汤主之。

【解读】

关于产后惊风的说法已经很久了，有不少不向的观点，其中方中行先生辩驳得最详细，这里不再重复了。《金匮要略》中说妇女产后不久常见有三种疾病：一是痉病，二是郁冒，三是大便难。刚分娩的妇女血虚体弱，加上汗出较多，卫表虚弱，很容易遭受外界风邪，产生筋脉痉挛的痉病；分娩时失血过多，再加上出汗，致阴血不足而不能供养于上，因而出现头目昏眩的郁冒证；由于津液耗伤过多，肠道失却濡润，导致大便干硬难解。产妇患郁冒证，脉搏虚弱无力，呕吐不能饮食，大便却坚硬，只头面部有汗液。产生这些症状的原因是由于产后阴血不足，阳气偏胜于上，阳气偏胜于上就会发生郁冒。当郁冒快要解除的时候，必然会出大汗，这是因为患者阴血虚于下，致使阳气无所依附而行于上，所以头部出汗。可见，产妇容易出汗是阴血不足、阳气独盛于上的缘故，出汗可使过盛之阳外泄，阴阳之气才能趋于调和。如大便坚硬，呕吐且不能正常饮食，可用小柴胡汤治疗。

病解能食，七、八日复发热者，此为胃实，大承气汤主之。按：此论乃产后大势之全体也，而方则为汗出中风一偏之证而设。故沈目南谓仲景本意，发明产后气血虽虚，然有实证，即当治实，不可顾虑其虚，反致病剧也。

【解读】

服药病症状好转，饮食就会增加。但过了七、八天后再度发热，这是形成胃实的腑实证，宜用大承气汤治疗。按：《金匮要略》所论述的仅是产后主要的病症，而所举的两个方剂，也只是针对产后汗出中风这种病证而设立。因此沈目南说张仲景这一条文的原意，是指出产后患者气血固然不足，似是有实证。如果见到实证，就应该按实证治疗，切不可顾虑产后气血虚弱，不敢攻逐实邪，反而会使疾病加重。

产后三大证论二

按：产后亦有不因中风，而本脏自病郁冒、痉厥、大便难三大证者。盖血虚则厥，阳孤则冒，液短则大便难。

【解读】

按：产妇在产后也有不是感受风邪，而是因内脏病变而出现郁冒、痉厥、大便难这三大病证的。这是指由于血虚，筋脉失却濡养，虚风内动而痉厥；阴血耗竭于下，阳气亢盛于上，而头目昏眩；阴液枯少、大肠失却濡润而大便难。

冒者汗者，脉多洪大而芤；痉者厥者，脉则弦数。叶氏谓之肝风内动。余每用三甲复脉，大小定风珠及专翕大生膏而愈（方法注论悉载下焦篇），浅深次第，临时斟酌。

【解读】

郁冒和出汗多的患者，因阴虚阳盛而脉象多洪大而芤；痉厥的患者，脉象多弦数，叶天士称这种病证为肝风内动。我遇到这类病证，采用三甲复脉汤、大定风珠、小定风珠以及专翕大生膏往往收到良好疗效（有关方法、注解和论述均载于下焦篇）。对于上述方剂可根据病情浅深和阴液亏耗程度而酌情选择运用。

产后三大证论三

《心典》云："血虚汗出，筋脉失养，风入而益其劲，此筋病也；亡阴血虚，阳气遂厥，而寒复郁之，则头眩而目瞀，此神病也；胃藏津液而灌溉诸阳，亡津液胃燥，则大肠失其润而大便难，此液病也。三者不同，其为亡血伤津则一，故皆为产后所有之病"。即此推之，凡产后血虚诸证，可心领而神会矣。按：以上三大证，皆可用三甲复脉、大小定风珠、专翕膏主之。盖此六方，皆能润筋，皆能守神，皆能增液故也，但有浅深次第之不同耳。

【解读】

《金匮心典》中记载："血虚并且出汗较多，筋脉失却濡养，当感受风邪以后，筋脉会更加拘急挛缩，这是筋脉的疾病；阴血不足，阳气偏胜，如果复加寒邪外郁，就会头目昏眩而看不清东西，这是神志的疾病；胃主藏津液以灌溉各条阳经，如津液耗伤而胃中津液不足，大肠失于滋润致大便难解，这属于津液的疾病。这3种疾病虽然症状不同，但都是由于血液受损津液耗伤所致，因此皆属于产后常见的疾病。"由此推断，凡是产后血虚的各种病证，都可以有所领悟。按：

上述三大病证，均可用三甲复脉肠、大小定风珠、专翕大生膏等方剂进行治疗。因为这6个方剂都有濡润筋脉、养心安神、滋养津液的作用，只是作用的深浅层次有所不同而已。

产后无他病，但大便难者，可与增液汤（方注并见中焦篇温热门）。以上七方，产后血虚液短，虽微有外感，或外感已去大半，邪少虚多者，便可选用，不必俟外感尽净而后用之也。

【解读】

若产后没有其他病证，只有大便困难，可用增液汤治疗（处方及注释都见于中焦篇温热门）。以上所举的7首方剂，凡是产后血虚液亏的病证，虽然有轻微的外感见症，或者外感病邪已清除大半，表现为邪少虚多者，就可选用，不必等外感之邪完全清除完毕才选用。

再产后误用风药，误用辛温刚燥，致令津液受伤者，并可以前七方斟酌救之。余制此七方，实从《金匮》原文体会而来，用之无不应手而效，故敢以告来者。

【解读】

另外，若产后误用祛风药物，或者误用辛温香燥的药物，使津液损伤的，都可以根据病情而选用以上7方。我制定的这7首药方，实际上是从剖析《金匮要略》一书中的原文得来的，运用到临床都有很好的效果，因此介绍给学习者。

产后瘀血论

张石顽云："产后元气亏损，恶露乘虚上攻，眼花头眩，或心下满闷，神昏口噤，或痰涎壅盛者，急用热童便主之。或血下多而晕，或神昏烦乱，芎归汤加人参、泽兰、童便，兼补而散之（此条极须斟酌，血下多而晕，血虚可知，岂有再用芎、归、泽兰辛窜走血中气分之品，以益其虚哉！其方全赖人参固之，然人参在今日，值重难办，方既不善，人参又不易得，莫若用三甲复脉、大小定风珠之为愈也，明者悟之）。又败血上冲有三：或歌舞谈笑，或怒骂坐卧，甚则逾墙上屋，此败血冲心多死，用花蕊石散，或琥珀黑龙丹，如虽闷乱，不至癫狂者，失笑散加郁金；若饱闷呕恶腹满胀痛者，此败血冲胃，五积散或平胃加姜、桂、不应，送来复丹，呕逆复胀，血化为水者，《金匮》下瘀血汤；若面赤呕逆欲死，或喘急者，此败血冲肺，人参、苏木，甚则加芒硝汤荡涤之。大抵冲心者，十难救一，冲胃者五死五生，冲肺者十全一、二。又产后口鼻起黑色而鼻衄者，是胃气虚败而血滞也，急用人参苏木，稍迟不救"。

【解读】

张石顽说：妇女产后元气亏损，恶露乘虚上攻，会出现眼花、头晕等症状，或者心下满闷、神志不清、牙关紧闭，或者痰涎壅盛喉中有痰声的，应马上用热童便冲服。如果是出血过多而头晕，或者神志昏糊、心中烦乱，可用芎归汤加人参、泽兰、童便，取补散结合的方法（本条必须慎重考虑，出血过多而头晕，可知是血虚，怎么能再用川芎、当归、泽兰等辛香走窜耗伤血中之气的药物使其更虚呢？该方全依赖人参一味药补正固虚，然而今天的人参价格昂贵并且很难买到。我认为既然立方不妥善，人参又不容易得到，不如用三甲复脉汤、大小定风珠等为好，精明的人一定会领悟这个道理）。另外败血上冲引起的病证有三种：一为患者或歌或舞，妄作言笑，或喜怒无常，少卧不定，甚至跳越墙垣，登房上屋，此为败血冲心，多难救治，可用花蕊石散或琥珀黑龙丹治疗。如果虽有闷乱烦躁，但还没有达到癫狂的地步，可用失笑散加郁金治疗。二为患者胸脘满闷、恶心呕吐、腹部胀满疼痛，此为败血冲胃，可以用五积散或平胃散加干姜、肉桂治疗；若不能取效，可再送服来复丹；如果呕吐气逆、腹部胀满，此为血化为水，可用《金匮要略》中的下淤血汤进行治疗。三为患者面部红赤、呕吐气逆难以忍耐，或喘促气急，此为败血冲肺，可以用人参、苏木进行治疗；病症严重的，还可加芒硝以通下荡涤。一般败血冲心的患者，十例中难得治好一例；败血冲胃的患者，十例中可以治好五例；败血冲肺的患者，十例中只能够治好一、二例。此外还有产后患者口鼻部出现黑色，并且鼻中出血的，这是胃气虚败又有血液淤滞所致，应立即用人参、苏木治疗，若稍有延迟就有可能失去治疗机会。"

愚按：产后原有瘀血上冲等证，张氏论之详矣。产后瘀血实证，必有腹痛拒按情形，如果痛处拒按，轻者用生化汤，重者用回生丹最妙。盖回生丹以醋煮大黄，约入病所而不伤他脏，内多飞走有情食血之虫，又有人参护正，何瘀不破，何正能伤。近见产妇腹痛，医者并不问拒按喜按，一概以生化汤从事，甚至病家亦不延医，每至产后，必服生化汤十数帖，成阴虚劳病，可胜悼哉！

【解读】

我认为：产后本来就有淤血上冲等证，张氏对此作了详细的论述。产后淤血的实证，一定有腹部疼痛拒按的表现，如果患者疼痛部位拒按，病情轻的用生化汤治疗，病情严重的用回生丹最好。因为回生丹中所用的大黄经过醋煮处理，可以直入病变所在部位而不损伤其他脏腑；方中还用了许多能够飞行具有吸血功能的虫类药物，同时还有人参扶助正气，这样还有什么淤血不能攻逐，正气又何至于被损伤？近来常见妇女产后腹痛，医生并不问其疼痛是拒按还是喜按，全部用生化汤进行治疗；甚至有的家属在妇女生产之后，不请医生诊治，一定要服生化汤十余剂，导致阴虚劳损之病，实在是令人惋惜。

余见古本《达生篇》中，生化汤方下注云：专治产后瘀血腹痛、儿枕痛，能化瘀生新也。方与病对，确有所据。近日刻本，直云"治产后诸病"，甚至有注"产下即服者"，不通已极，可恶可恨。

【解读】

我看到旧刻本《达生篇》中生化汤方下注解记载：本方专用于治疗产后淤血腹痛、儿枕痛，具有化淤生新的作用。该方与治疗的病证相符，确有根据。而最近的刻本中却直接说生化汤能治疗产后各种病证，甚至有的注解为分娩后立即服用，极其不通道理，真是令人生恶生恨。

再《达生篇》一书，大要教人静镇，待造化之自然，妙不可言，而所用方药，则未可尽信，如达生汤下，"怀孕九月后服，多服尤妙"，所谓天下本无事，庸人自忧之矣。岂有不问孕妇之身体脉象，一概投药之理乎？

【解读】

其实《达生篇》主要是教人在生产时保持镇静，顺其自然，这种说法是很合乎常理的，但是书中所用的方剂药物未必尽善尽美，不可全信。如在生化汤下注释中说：怀孕9个月以后开始服用，越多服用越好。这岂不是本来无事，庸俗之人却自寻烦恼吗？哪有不问孕妇的身体和脉象怎么样，就一律投服生化汤的道理呢？

假如沉涩之脉，服达生汤则可，若流利洪滑之脉，血中之气本旺，血分温暖，何可再用辛走气乎？必致产后下血过多而成痉厥矣。如此等不通之语，辨之不胜其辨，可为长太息也！

【解读】

假如孕妇脉象沉涩，确实有淤血的，可以考虑服用生化汤；如果孕妇脉象流利洪滑，血气旺盛，血液温暖流畅，为什么还要用辛香走窜的药物呢？如误用了，势必会造成产后出血过多，导致痉厥等病证。像这样使用方药、恰当的说法数不胜数、辨不胜辨，真令人叹息啊。

产后宜补宜泻论

朱丹溪云："产后当大补气血，即有杂病，从末治之；一切病多是血虚，皆不可发表。"张景岳云："产后既有表邪，不得不解；既有火邪，不得不清，既有内伤停滞，不得不开通消导；不可偏执。如产后外感风寒，头痛身热，便实中满，脉紧数洪大有力，此表邪实病也。又火盛者，必热渴躁烦，或便结腹胀，口鼻舌焦黑，酷喜冷冻饮料，眼眵尿痛，溺赤，脉洪滑，此内热实病也。又或因产过食，致停蓄不散，此内伤实病也。又或郁怒动肝，胸胁胀痛，大便不利，脉弦滑，此气逆实病也。又或恶露未尽，瘀血上冲，心腹胀满，疼痛拒按，大便难，小便利，此血逆实证也。遇此等实证，若用大补，是养虎为患，误矣。

【解读】

朱丹溪说："妇人产后应当大补气血，即使兼有其他杂病，也要在后一步治疗，因为产后的一切疾病都是由血虚引起，所以不可用发表一类药物。"张景岳说："产后既然感受了表邪，就不得不解表；既然有火热之邪，就不得不清解；既然有内伤停留积滞，就不得不化滞导积。所以不可有偏执之见。如果产后外感风寒之邪，头痛、身热，大便闭结而腹部胀满，脉象紧数洪大而有力，这属表邪所致的实证。又如火热炽盛者，必然可见到发热口渴，烦躁不安，或大便闭结，腹部胀满，口鼻舌呈现焦黑色，口渴颇喜冷饮，眼角生眵，小便的时候会疼痛，尿液颜色黄赤，脉象洪滑，这属内热所致的实证。又如产后进食过多，以致食滞停积不消，这属内伤饮食所引起的实证。还有因郁怒伤肝，导致胸胁胀痛，大便不爽，脉象弦滑，这属于气逆所致的实证。又有因产后恶露没有干净，淤血上冲，出现心腹部胀满，疼痛拒按，大便秘结难解，小便通利，这属于血逆所致的实证。遇到这类实证，如用大补的方法，犹如养虎为患，足十分错误的。"

愚按：二子之说，各有见地，不可偏废，亦不可偏听。如丹溪谓产后不可发表，仲景先师原有亡血禁汗之条，盖汗之则痉也。产后气血诚虚，不可不补，然杂证一概置之不问，则亦不可，张氏驳之，诚是。但治产后之实证，自有妙法，妙法为何？手挥目送是也。手下所治系实证，目中心中意中注定是产后。

【解读】

我认为：朱、张两仿先生的说法，各有各的见解，不可片面地否定哪一家，也不可只听信某一家。例如朱丹溪认为产后不可用发表的药物，这在张仲景《伤寒论》中就有亡血者不可发汗的禁忌，因为发汗会导致痉病的发生。虽然产后确实气血亏虚，不可不用补的方法，但是把杂证通通放置于一边而不顾，也是不对的，所以张景岳的辩驳是有道理可循的。但治疗产后实证自有好方法，那是什么呢？这就是手挥五弦、目送飞鸿之妙的辨证论治的方法。诊察患者的时候，既要辨识它的性质属实证，又要时时注意到患者是产后体虚。

识证真，对病确，一击而罢。治上不犯中，治中不犯下，目中清楚，指下清楚，笔下再清楚，治产后之能事毕矣。如外感自上焦而来，固云治上不犯中，然药反不可过轻，须用多备少服法，中病即已，外感已即复其虚。所谓无粮之兵，贵在速战。

【解读】

只要辨识的病准确，辨证真切，一旦病势减退即停止用药。治疗上焦病变时不要侵犯中焦，治疗中焦病变时不要侵犯下焦。辨证清楚，切脉准确，处方用药慎重，就是掌握了产后疾病的治疗方法。假如外感病邪在上焦，虽说治上焦病变不要侵犯中焦，然而用药不能太轻，可采用多备少服的方法，病邪一退就可停止服用，外邪已退就改用补法治其虚，这好比是粮草不足的军队，主要是要速战速决。

若畏产后虚怯，用药过轻，延至三、四日后，反不能胜药矣。余治产后温暑，每用此法。如腹痛拒按则化瘀，喜按即补络，快如转丸，总要医者平日用功参悟古书，临证不可有丝毫成见而已。

【解读】

如果顾虑患者产后的虚弱，用药过轻，拖延三、四天后，病情加重，正气越虚，反而不能承受药物的治疗。我治疗产后温病和暑病时，常常采用这种方法。如果见到腹痛拒按确有淤血的，就用化瘀法；若是疼痛喜按的，就用补虚和络法，很快就能取得很不错的效果。总之，医生平时要刻苦钻研古人著作中的精髓，临证之时，又不可抱有丝毫的个人成见。

产后六气为病论

产后六气为病，除伤寒遵仲景师外（孕妇伤寒，后人有六合汤法），当于前三焦篇中求之。斟酌轻重，或速去其邪，所谓无粮之师，贵在速战者是也；或兼护其虚，一面扶正，一面驱邪。大抵初起以速清为要，重证亦必用攻。

【解读】

妇女产后感受六气所生的病，除了伤寒要遵循张仲景在《伤寒论》中论述的方法外（对于孕妇伤寒，用人有用六合汤治疗的方法），应当按照本书前面三焦篇中所提到的原则和方法进行治疗。针对患者具体情况细心斟酌：有的可快速去其邪，这就是所谓"无粮之师，贵在神速"的道理；有的应兼顾到虚的方面，即一方面要扶助正气，同时另一方面也要驱除病邪。一般说来，疾病刚开始的时候，应该用快速清除病邪为要点，对严重的病证还必须用攻的方法。

余治黄氏温热，妊娠七月，胎已欲动，大实大热，目突舌烂，乃前医过于瞻顾所致，用大承气一服，热退胎安，今所生子二十一岁矣。如果六气与痉瘛之因，皦然心目，俗传产后惊风之说可息矣。

【解读】

我曾治一姓黄的病妇，患温热病又怀孕 7 个月，已经出现胎动不安的征象，证属大实大热。由于前面的医生过于瞻前顾后，不敢攻邪，致两眼突出、口舌糜烂。我投用一剂大承气汤煎服之后，热退胎安，所生的儿子今年已经 21 岁了。如果医生能够把六气为病和痉瘛的发生原因了解得很明白，世俗所流传的有关产后惊风的一些说法就可以得到平息了。

产后不可用白芍辨

朱丹溪谓产后不可用白芍，恐伐生生之气，则大谬不然，但视其为虚寒虚热耳。若系虚寒，虽非产后，亦不可用；如仲景有桂枝汤去芍药法，小青龙去芍药法。若系虚热，必宜用之收阴。

【解读】

朱丹溪说妇女产后不可以用白芍，担心它会克伐人体的生生不息之气，这种说法是很错误的。能不能用白芍，要看患者的证候是属于虚寒还是虚热。如是虚寒证候，即使不是产后，也不宜使用，如张仲最就有桂枝汤去白芍、小青龙汤去白芍的用法；如果是虚热的证候，就要用白芍来收敛阴气。

后世不善读书者，古人良法不知守，此等偏谬处，偏牢记在心，误尽大事，可发一叹。按白芍花开春末夏初，禀厥阴风木之全体，得少阴君火之气化，炎上作苦，故气味苦平（《本经》芍药并无"酸"字，但云苦平无毒，"酸"字后世妄加者也）。

【解读】

后世有不善于读书的人，对古人好的方法不知道继承，而对于那些谬误之处反而牢记在心，真是误尽大事，令人叹息。白芍在春末夏初开花，禀受了厥阴风木之气，又得到少阴君火之气的化生，随火性上炎而化作苦味，所以白芍的性味苦平（《神农本草经》中芍药性味并无"酸"字，只是讲苦平无毒，"酸"字是后人宴妄自加上去的）。

主治邪气腹痛，除血痹，破坚积，寒热疝瘕，止痛，利小便，益气，岂伐生生之气者乎？使伐生气，仲景小建中汤，补诸虚不足而以之为君乎？张隐庵《本草崇原》中论之最详。

【解读】

主治邪气所致的腹痛，能除血痹，破坚积，疗寒热，治疝瘕，能止痛，利小便，益气，哪里会攻伐生生之气呢？张仲景的小建中汤治疗多种虚损证候的时候，还能把芍药作君药吗？对此，张隐庵《本草崇原》中论述得最为详细，可以参考。

产后误用归芎亦能致螈论

当归、川芎，为产后要药，然惟血寒而滞者为宜，若血虚而热者断不可用。盖当归秋分始开花，得燥金辛烈之气，香窜异常，甚于麻、辛，不过麻、辛无汁而味薄，当归多汁而味浓耳。

【解读】

当归、川芎是产后常用药，然而只适用于血寒而有淤滞的病证，如是血虚有热的病证，则断然不可用。因为当归在七、八月时开花，具有燥金辛烈之气，其香窜之性特别强烈，甚至超过麻黄和细辛，只不过麻黄和细辛无汁而味薄，当归多汁而味厚罢了。

用之得当，功力最速，用之不当，为害亦不浅。如亡血液亏，孤阳上冒等证，而欲望其补血，不亦愚哉！盖当归止能运血，衰多益寡，急走善窜，不能静守，误服致螈，螈甚则脱。

【解读】

要是用当归得当，则很快就有良好的效果；如使用不当，也有较大的危害。例如对于失血过多、阴液不足、孤阳上冒等病证，欲期望用当归补血，这种想法不是很愚蠢吗？要知道当归只能运行血液，减少多余而补益不足，其性能善于走窜而不能静守，阴虚液亏的患者误用了当归，就会发生螈疾。若螈疾过甚，就会导致脱证。

川芎有车轮纹，其性更急于当归，盖物性之偏长于通者，必不长于守也。世人不改用白芍，而恣用当归、川芎，何其颠倒哉！

【解读】

川芎上有车轮样的条纹，其香窜之性比当归更甚。凡是物性擅长宣通走窜的，就必然不擅长于静守。世间之人在治疗产后病时不敢用白芍，反而乱用当归、川芎，这是多么颠倒黑白的事啊！

产后当究奇经论

产后虚在八脉，孙真人创论于前，叶天士畅明于后，妇科所当首识者也。盖八脉丽于肝肾，如树木之有本也；阴阳交媾，胎前产后，生生化化，全赖乎此。古语云：医道通乎仙道者，此其大门也。

【解读】

妇女产后虚在奇经八脉，这个观点最早由孙思邈指出，后来叶天士进一步阐发其义，从事妇科的人应首先认识到这一点。因为八脉都依附于肝肾，就像树木有根一样。凡阴阳交媾、胎前产后、生长发育等，都依赖奇经八脉。古语说：医道与仙道相通，奇经八脉就是相通的大门。

下死胎不可拘执论

死胎不下，不可拘执成方而悉用通法，当求其不下之故，参之临时所现之证若何，补偏救弊，而胎自下也。余治一妇，死胎不下二日矣，诊其脉则洪大而芤，问其证则大汗不止，精神恍惚欲脱。

【解读】

胎儿处在腹中而不下，不可拘泥于一方一法而都用通下的治法，应探求导致胎死不下的原因，结合临床表现的证候，补其不足而泻其有余，死胎自然就会下来。我曾经医治过一位妇女，胎死腹中不下已经两天，诊其脉象洪大而中空，症状表现为大汗不止、精神恍惚，时有欲脱的状态。

余曰：此心气太虚，不能固胎，不问胎死与否，先固心气。用救逆汤加人参，煮三杯，服一杯而汗敛，服二杯而神清气宁，三杯未服而死胎下矣。下后补肝肾之阴，以配心阳之用而愈。若执成方而用平胃、朴硝，有生理乎？

【解读】

我认为：这是心气太虚不能固胎，此时不论胎儿是否已死，首先应固其心气。我用救逆汤加人参，煮3杯药，口服1杯之后，大汗就停止；然后再服第2杯，神志清爽，气息安宁；第3杯还未服，死胎就下来了。死胎下后，再用补益肝肾之阴以配心阳的方法而治愈。假如当时拘泥俗套，用平胃散、芒硝治疗，这会有不死的道理吗？

催生不可拘执论

催生亦不可拘执一辙,阳虚者补阳,阴损者翕阴,血滞者通血。余治一妇素日脉迟,而有瘕寒积厥痛,余用通补八脉大剂丸料,服半载而成胎,产时五日不下,是夕方延余诊视。

【解读】

催生时也不可拘泥于一种方法,如属阳虚就应补阳,属阴虚就应敛阴,属血淤就应通淤。我医治过一位妇女,平素脉象迟,并且腹中有瘕积,因为有寒气淤积,所以经常腹部疼痛而手足厥冷。我用通补八脉丸令其常服,半年后就怀孕了。生产时经过5天胎儿仍然没有产出,傍晚的时候才请我去诊治。

余视其面青,诊其脉再至,用安边桂五钱,加入温经补气之品,作三杯,服二杯而生矣,亦未曾服第三杯也。次日诊其脉涩,腹痛甚拒按,仍令其服第三杯,又减其制,用一帖,下块长七、八寸,宽二、三寸,其人腹中块本有二枚,兹下其一,不敢再通矣。仍用温通八脉由渐而愈。其他治验甚多,略举一、二,以见门径耳。

【解读】

我见其面色发青,脉象一息只有二至,于是用安边桂15克,再加入温经补气的药物,煎煮成3杯,服下2杯后胎儿就产下来了,第3杯也就没有服用。到第2天复诊的时候,诊其脉象涩而不利,腹痛仍然拒按,于是让其服第3杯;接着又将原方减轻用量,再服1帖。服后排出淤血块长七、八寸,宽二、三寸。该患者腹中原有淤血块2枚,现在已经下了其中的1枚,因考虑到患者产后体虚,便没有再用通利攻逐的方法,而是仍用温通八脉丸治疗,慢慢就好了。其他治疗的经验还有很多,这里只列举了一例典型案例,以提示一些治疗途径。

产后当补心气论

产后心虚一证,最为吃紧。盖小儿禀父之肾气、母之心气而成,胞宫之脉,上系心包,产后心气十有九虚,故产后补心气亦大扼要。

【解读】

产后心虚病证,病情较为严重,最应重视。由于胎儿是禀受父亲的肾气和母亲的心气而形成的,并且胞宫的脉络上与心包相连,因此产后心气虚的,10人中就有9人,所以产后补心气的方法非常重要。

再水火各自为用,互相为体,产后肾液虚,则心体亦虚,补肾阴以配心阳,取坎填离法也。

【解读】

还有水与火之间各自为用,相互为体,如产后肾阴不足,心体也就会虚,通过补益肾阴以使其与心阳相协调，这就是取坎填离的方法。

余每于产后惊悸脉芤者，用加味大定风珠，获效多矣（方见温热下焦篇，即大定风珠，加人参、龙骨、浮小麦、茯神者）。产后一切外感。当于本论三焦篇中求之，再细参叶案则备矣。

【解读】

我在治疗产后惊悸、脉象大而中空的患者的时候，用加味大定风珠（方见本书下焦篇，即大定风珠加人参、龙骨、浮小麦、茯神），多能取得良好疗效。对于产后一切外感疾病，应该参照本书三焦篇中的治法，再结合叶天士医案中的有关内容，这样就完整了。

产后虚寒虚热分别论治论

产后虚热，前则有三甲复脉三方，大小定风珠二方，专翕膏一方，增液汤一方。三甲、增液，原为温病善后而设；定风珠、专翕膏，则为产后虚损，无力服人参而设者也。

古人谓产后不怕虚寒，单怕虚热。盖温经之药，多能补虚，而补虚之品，难以清热也。故本论详立补阴七法，所以补丹溪之未备。又立通补奇经丸，为下焦虚寒而设。又立天根月窟膏，为产后及劳伤下焦阴阳两伤而设也，乃从阳补阴，从阴补阳互法，所谓天根月窟间来往，三十六宫都是春也。

【解读】

对于产后虚热的治疗，前面已立有一、二、二甲复脉3方，大小定风珠2方，专翕膏1方，增液汤1方。其中三甲复脉汤、增液汤原是为温病善后调理所制定的。大小定风珠和专翕膏则是为产后虚损又无力购服人参的患者所制定的。

古人认为产后本怕虚寒，只怕虚热。因为温经药物多有补虚的作用，而补虚的药物却难以有清热的功效。所以本书详细地设立7个补阴的方法，以补充朱丹溪未完备的地方。另外还设立通补奇经丸1方，专治下焦虚寒的病证。还制定天根月窟膏1方，治疗产后及劳伤下焦而阴阳两虚的病证。该膏既从阳补阴，又从阴补阳，采用了阴阳互补的方法。方名取天根月窟膏，意指阴阳之气在天根月窟间往复不断，生机盎然，36宫都像春天一样。

保胎论一

每殒胎五、六月者，责之中焦不能荫胎，宜平日常服小建中汤。下焦不足者，天根月窟膏，蒸动命门真火，上蒸脾阳，下固八脉，真精充足，自能固胎矣。

【解读】

孕妇每在怀孕五、六月时发生堕胎的，大多是中焦脾胃功能不足，不能充养脑胎的缘故，宜平时常服小建中汤；如果是下焦肝肾不足的，可用天根月窟膏来蒸动命门的真火，使之上可升发脾之阳气，下可锢摄奇经八脉。孕妇的真精充足，自然胎得因而不易陨坠。

保胎论二

每殒胎必三月者，肝虚而热，古人主以桑寄生汤。夫寄生临时保胎，多有鞭长莫及之患，且方中重用人参合天冬，岂尽人而能用者哉！莫若平时长服二十四味专翁膏（方见下焦篇秋燥门），轻者一料，即能大生，重者两料（滑过三、四次者），永不堕胎。每一料得干丸药二十斤，每日早中晚服三次，每次三钱，约服一年。必须戒房事。毋令速速成胎方妙。盖肝热者成胎甚易，虚者又不能保，速成速堕，速堕速成，尝见一年内二、三次堕者，不死不休，仍未曾育一子也。

【解读】

到孕妇怀孕3个月的时候必定堕胎的，大多是由于肝虚而有热所致，古人常用桑寄生汤作为治疗的主方。但是此方只有暂时的保胎作用，治疗中有鞭长莫及的感觉，况且方中重用人参合天冬，不是任何人都能够使用的。不如平时长期服用二十四味专翁膏（方见十焦篇秋燥门），轻的只需要用1料就可以奏效，重的（指滑胎已有三四次的）需服2料，便可以永不堕胎了。每一料专翁膏可制成干丸药10千克，每天早、中、晚各服1次，每次用10克，大约可服用1年。服药期间必须戒绝房事，不要妄图急速成孕，这样才能取得好的效果。因为肝热的人容易受孕，但由于肝虚血不养胎，胎又不能保，所以成胎容易堕胎也容易，堕胎快而成胎也快。曾经见过一位妇女，一年之内堕胎二、三次，而始终不能生育一个孩子。

专翁纯静，翁摄阳动之太过（肝虚热易成易堕，岂非动之太过乎），药用有情者半，以补下焦精血之损；以洋参数斤代人参，九制以去其苦寒之性，炼九日以合其纯一之体，约费不过三、四钱人参之价可办矣。

【解读】

专翁膏药性纯净，能收敛过动的阳气（肝虚有热，成胎容易而堕胎也容易，这难道不是阳气过动吗）。方中所用的药物，有一半是血肉有情之品，用来补益下焦精血的不足。用洋参数千克代替人参，经过9次炼制以去掉其苦寒之性，再炼制9天使药味纯净。这样只需要用9~12克人参的价钱，就可以将该膏置办好。

愚制二十一味专翁膏，原为产后亡血过多，虚不肯复，痉厥心悸等证而设，后加鹿茸、桑寄生、天冬三味，保三月殒胎三、四次者，获效多矣，故敢以告来者。

【解读】

我制定的二十一味专翁膏，原来是为治疗产后失血过多、虚弱难以恢复，以及痉厥心悸等病证的，后来加上鹿茸、桑寄生、大冬3味，给每到怀孕3个月就堕胎并已发生了三、四次的孕妇保胎用，多能获得效果。因为疗效可靠，所以敢于向学习者介绍。

通补奇经丸方（甘咸微辛法）

鹿茸（八两。力不能者以嫩毛角代之），紫石英（生研极细，二两），龟板（炙，四两），枸杞子（四两），当归（炒黑，四两），肉苁蓉（六两），小茴香（炒黑，四两），鹿角胶（六两），沙苑蒺藜（二两），补骨脂（四两），人参（力绵者以九制洋参代之，人参用二两，洋参用四两），杜仲（二两）

【解读】

通补奇经丸方（甘寒微辛法）

鹿茸 240 克（经济状况不好的可用嫩毛角代替），紫石英（研极细粉末）60克，炙龟甲 120 克，枸杞子 120 克，当归（炒黑）120 克，肉苁蓉 180 克，小茴香（炒黑）120 克，鹿角胶 180 克，沙苑子 60 克，补骨脂 120 克，人参 60 克（可用九制洋参 120 克代替），杜仲 60 克

上为极细末，炼蜜为丸，小梧子大，每服二钱渐加至三钱。大便溏者加莲子、芡实、牡蛎各四两，以蒺藜、洋参熬膏法丸。淋带者加桑螵蛸、菟丝子各四两。瘕久聚少腹痛者，去补骨、蒺藜、杜仲，加肉桂、丁香各二两。

【解读】

将上述药物研成极细粉末，用炼蜜制成丸药，大小如梧桐树的种子，每次服6 克，逐渐加到 9 克。大便溏薄的患者，可加入莲子、芡实、牡蛎各 120 克，用蒺藜、洋参熬膏为丸；淋下、白带的患者加入桑螵蛸、菟丝子各 120 克；有症瘕积聚、少腹疼痛的患者，去掉补骨脂、蒺藜、杜仲，加肉桂、丁香各 60 克。

天根月窟膏方（酸苦咸微辛法，阴阳两补、通守兼施复法也）

鹿茸（一斤），乌骨鸡（一对），鲍鱼（二斤），鹿角胶（一斤），鸡子黄（十六枚），海参（二斤），龟板（二斤），羊腰子（十六枚），桑螵蛸（一斤），乌贼骨（一斤），茯苓（二斤），牡蛎（二斤），洋参（三斤），菟丝子（一斤），龙骨（二斤），莲子（三斤），桂元肉（一斤），熟地（四斤），沙苑蒺藜（二斤），白芍（二斤），芡实（二斤），当归身（一斤），小茴香（一斤），补骨脂（二斤），枸杞子（二斤），肉苁蓉（二斤），萸肉（一斤），紫石英（一斤），生杜仲（一斤），牛膝（一斤），草薢（一斤），白蜜（三斤）

【解读】

天根月窟膏方（酸甘咸微辛法，属阴阳两补，通守兼备的方法）

鹿茸 500 克，乌骨鸡 2 只，鲍鱼 1000 克，鹿角胶 500 克，鸡子黄 16 个，海参 1000 克，龟甲 1000 克，羊腰子 16 只，桑螵蛸 500 克，乌贼骨 500 克，茯苓 1000 克，牡蛎 1000 克，洋参 1500 克，菟丝子 500 克，龙骨 1000 克，莲子 1500克，龙眼肉 500 克，熟地黄 2000 克，沙苑蒺藜 1000 克，白芍 1000 克，芡实1000 克，当归身 1000 克，小茴香 500 克，补骨脂 1000 克，枸杞子 1000 克，肉苁蓉 1000 克，山茱萸 500 克，紫石英 500 克，生杜仲 500 克，牛膝 500 克，草薢

500 克，白蜜 1500 克

上三十二味，熬如专翕膏法。用铜锅四口，以有情归有情者二，无情归无情者二，文火次第煎炼取汁，另入一净锅内，细炼九昼夜成膏；后下胶、蜜，以方中有粉无汁之茯苓、莲子、芡实、牡蛎、龙骨、鹿茸、白芍、乌贼骨八味为极细末，和前膏为丸梧子大。每服三钱，日三服。

【解读】

将上述 32 味药物，用熬制专翕膏同样的方法，取铜锅 4 口，把血肉有情之品归在一起分为 2 锅，非血肉有情之品也归在一起分为 2 锅，用文火煎熬取汁，倒入另一干净的锅内，细炼 9 昼夜后成为膏；然后加入胶和蜜，再把方中有粉而无汁的茯苓、莲子、芡实、牡蛎、龙骨、鹿茸、白芍、乌贼骨 8 味药研成极细粉末，拌和入熬成的膏内，制成如梧桐子一般大小的丸药。每次服 10 克，每天服3 次。

此方治下焦阴阳两伤，八脉告损，急不能复，胃气尚健（胃弱者不可与，恐不能传化重浊之药也），无湿热证者；男子遗精滑泄，精寒无子，腰膝酸痛之属肾虚者（以上数条，有湿热皆不可服也）；老年体瘦痹中，头晕耳鸣，左肢麻痹，缓纵不收，属下焦阴阳两虚者（以上诸证有单属下焦阴虚者，宜专翕膏，不宜此方）；妇人产后下亏，淋带癥，胞宫虚寒无子，数数殒胎，或少年生育过多，年老腰膝尻胯酸痛者。

【解读】

本方治疗下焦阴阳两伤，八脉虚损，一时难以康复，而胃气尚健（胃气虚弱的患者不可服用，恐其运化功能不足，不能传化重浊黏腻的药品），并且没有湿热的证候。例如男子遗精滑泄，精寒不育，腰膝酸软属肾气虚弱的病证（以上所列的几条病证，若有湿热存在，都不可服用）；又如老年人体瘦痹中，头晕耳鸣，左侧肢体麻痹，缓纵不收，属下焦阴阳两虚的病证（以上所列的病证中若单纯为下焦阴虚的，宜用专翕膏治疗，而不宜用本方）；再如妇女产后下元亏虚，淋证带下，癥瘕，胞宫虚寒不孕，多次堕胎，或少年生育过多，年老腰膝尻胯酸痛的病证等。

卷六·解儿难

解儿难题词

儿曷为乎有难？曰：天时人事为之也，难于天者一，难于人者二。

【解读】

小儿为什么会有疾病灾难呢？主要原因是由自然界和人为原因造成的，由自然界的因素有一条，而人为的因素却占有两条。

天之大德曰生，曷为乎难儿也？曰：天不能不以阴阳五行化生万物；五行之运，不能不少有所偏，在天原所以相制，在儿任其气则生，不任其气则难，虽天亦莫可如何也，此儿之难于天者也。

【解读】

自然界最大的恩惠是生化万物并使其生生不息，怎么会有疾病灾难影响小儿呢？这是由于自然界原本是以阴阳和五行的规律来化生万物的，而木、火、土、金、水五行之间的生克制化的规律，不可能没有一点偏差，从而产生气候的异常变化。这种异常的变化在自然界是相互制约的，小儿要是能够适应这种变化就能正常地生活，相反要是不能适应这种异常的变化就会生病。虽然说是"天之大德曰生"，但也是没有办法，这就是由自然因素造成的小儿疾病。

其难于人者奈何？曰：一难于儿之父母，一难于庸陋之医。天下之儿皆天下父母所生，天下父母有不欲其儿之生者乎？曷为乎难于父母耶？曰：即难于父母欲其儿之生也。父母曰：人生于温，死于寒。故父母惟恐其儿之寒也。

【解读】

那么由人为因素所造成的小儿疾病是怎么回事呢？归结到底有两方面的原因：一是由小儿父母所造成的，另外一个是由不学无术的平庸的医生所造成的。天下的小儿都是父母所亲生的，又有哪个父母不希望自己孩子健康成长呢？怎么说是小儿的疾病是由父母造成的呢？其实正是因为父母总希望自己的孩子能够好好地生长，才会造成小儿疾病的发生。通常做父母的，总是认为人是生于温暖而死于寒冷的，所以总是担心孩子受寒。

父母曰：人以食为天，饥则死，故父母惟恐其儿之饥也。天下之儿，得全其生者此也；天下之儿，或受其难者，亦此也。

【解读】

做父母的觉得人必须依赖食物才能够得以生存，饥饿就会造成死亡，所以说父母最怕自己的子女挨饿。天下的孩子要依靠这样保全性命；同样地，天下的孩子也就因此而产生疾病。

谚有之曰：小儿无冻饿之患，有饱暖之灾。此发乎情，不能止乎义礼，止知以慈为慈，不知以不慈为慈。此儿之难于父母者也。

【解读】

谚语里说：小儿不会因为寒冷或是饥饿而引起疾病的，只有因为过度的饱腹或者是过度的温暖引起疾病的。虽然让孩子吃饱穿暖是人的常态，但不能只停留在感情的水平线上，以慈爱的方式对待子女是慈爱，不知道有些不慈爱的做法，实际却是一种慈爱。以上就是因为父母而造成的小儿疾病灾难。

天下之医，操生人之术，未有不欲天下之儿之生，未有不利天下之儿之生，天下之儿之难，未有不赖天下之医之有以生之也。然则医也者，所以补天与父母之不逮以生儿者也，曷为乎天下之儿。难于天下之医也？曰：天下若无医，则天下之儿难犹少，且难于天与父母无怨也。

【解读】

天底下的医生掌握了救人的技术，没有谁是不希望天下的小儿健康成长的，也没有人愿意去做一些不利于儿童健康成长的事情。但是天下的儿童患病之后，也没有不依靠医生的治疗就能够挽救生命的。既然医生可以弥补自然界和父母的不足而有利儿童的健康成长，为什么说说天下儿童生病的灾难是由医生造成的呢？我觉得，倘若天下没有医生，也许天下儿童的疾病灾难会少，并且对自然界和父母等因素所造成的疾病也不会存在什么怨恨。

人受生于天与父母，即难于天与父母，又何怨乎？自天下之医愈多，斯天下之儿难愈广，以受生于天于父母之儿，而难于天下之医，能无怨乎？曷为乎医愈多，而儿之难愈广也？曰：医也者，顺天之时，测气之偏，适人之情，体物之理，名也，物也，象也，数也，无所不通，而受之以谦，而后可以言医，尤必上与天地呼吸相通，下与小儿呼吸相通，而守之以诚，而后可以为医。

【解读】

因为人本身就是依赖自然界和父母才可以生存，所以即使是因为自然因素或是父母的因素造成疾病，又能产生什么怨恨呢？自从天下医生与日俱增开始，天下的儿童因为平庸的医生而造成的疾病也会越来越多。受到自然界的恩宠和父母的哺育下成长的孩子，却是因为那些平庸的医生造成了疾病灾难，这怎么叫人不怨恨呢？为什么会说医生越多，儿童的疾病灾难就会越来越多呢？我认为医生的职责，归根结底在于顺应自然变化规律，预测气候的异常变化，又要适应人体的情况，体察事物变化的道理，对事物的名称、本质、外在表现等无所不知，又是谦虚好学，然后才能谈论医学，尤其必须是要上通晓自然规律，下与小儿息息相关，而且至始至终是秉持着诚意，只有这样才能做医生。

奈何挟生人之名，为利己之术，不求岁气，不畏天和，统举四时，率投三法，毫无知识，囿于见闻，并不知察色之谓何，闻声之谓何，朝微夕甚之谓何，或轻或重之谓何，甚至一方之中，外自太阳，内至厥阴，既与发表，又与攻里，且坚执小儿纯阳之说，无论何气使然，一以寒凉为准，无论何邪为病，一以攻伐为先，谬造惊风之说，惑世诬民；妄为疳疾之丸，戕生伐性。天下之儿之难，宁有终穷乎？前代贤医，历有辨难，而未成书。瑭虽不才，愿解儿难。

【解读】

怎奈有些医生凭借救治人的名义，将医术当成为自己牟取利益的手段，不探求摸索每年的气运状况，不敬畏自然界的天和之气，笼统地将四时所发生的疾病混为一谈，轻率地投用发散、消导、攻下三种治疗方法，自己丝毫没有储备的知识，缺乏广见博闻，就连什么是望诊什么是闻诊也不清楚，不知道为什么会朝轻夜重，为什么会或轻或重；有的甚至在一首处方里，用药外可达太阳经，内可到厥阴经；既有发表药，又有攻里药，而且拘泥于小儿为纯阳之体的看法，不管六气中哪一气引起的疾病，一概全以寒凉药为标准；不管什么病邪致病，一概先用攻逐，并荒谬地杜撰出惊风的说法蛊惑人，擅自编造出治疗痢疾的药物，残害儿童的身体健康。这样一来天下儿童的疾病灾难，到什么时候才是尽头啊？前代医德高尚的医家，对此多次提出辩驳，但没有写成书。我虽然没有什么大的才能，却也希望能为解除小儿的疾病灾难尽一份责任。

儿科总论

古称难治者，莫如小儿，名之曰哑科。以其疾痛烦苦，不能自达；且其脏腑薄，藩篱疏，易于传变；肌肤嫩，神气怯，易于感触。其用药也，稍呆则滞，稍重则伤；稍不对证，则莫知其乡，捉风捕影，转救转剧，转去转远。惟较之成人，无七情六欲之伤，外不过六淫，内不过饮食胎毒而已。然不精于方脉妇科，透彻生化之源者，断不能作儿科也。

【解读】

古时就有说到，最难医治的是小儿疾病，称儿科为"哑科"。因为小儿对自己的病痛不能清楚地表述出来；小儿脏腑薄弱，腠理疏松，患病后易生传变；而且小儿肌肤娇嫩，神气怯弱，容易受到外邪而生病。在用药的方面，要是稍微滋腻，就会阻碍脾胃的运化；要是药性稍微烈一点或者是药量过重，又会损伤正气；要是治疗稍微有些不对证，就会促使病情的变幻，对小儿的特点不了解，治疗时不得要领没有根据，必然会造成病情的加重，治疗的用药和病情越离越远。但是要是和成人相比，小儿疾病由于没有七情六欲的损害，外因导致生病的原因不过只是风、寒、暑、湿、燥、火六淫，内因导致生病的原因主要是饮食不干净或是饥饱失常还有就是先天的胎毒而已。然而，不能精通内科、妇科的理法方药，不能通晓生化之理的人，是绝对不能做儿科医生的。

俗传儿科为纯阳辨

古称小儿纯阳，此丹灶家言，谓其未曾破身耳，非盛阳之谓。小儿稚阳未充，稚阴未长者也。

【解读】

古人称小儿为纯阳之体，这是道家的说法，是说小儿是童贞之体，并不是说小儿阳气偏盛。实际小儿是稚阳未充、稚阴未长之体。

男子生于七，成于八；故八月生乳牙，少有知识；八岁换食牙，渐开智能；十六而精通，可以有子；三八二十四岁真牙生（俗谓尽根牙）而精足，筋骨坚强，可以任事，盖阴气长而阳亦充矣。女子生于八，成于七；故七月生乳牙，知提携；七岁换食牙，知识开，不令与男子同席；二七十四而天癸至；三七二十一岁而真牙生，阴始足，阴足而阳充也，命之嫁。

【解读】

因为男子生于阳数七，而成于阴数八，所以男孩出生的八个月长出乳牙，对事物会稍有认识；八岁的时候开始换恒牙，思维能力会逐渐增强；到了十六岁的时候，肾气旺盛，精关开通，具有生育能力；到三八二十四岁的时候，智齿萌生（俗称尽根牙），精力充沛，筋骨强壮有力，可以胜任各种工作，这是由于阴气增长而阳气也得以充盛的结果。女子生于阴数八，而成于阳数七，因此女孩出生的七个月就长乳牙，知道要人抱起或搀扶；七岁的时候换食牙，认识逐渐增强，此时就不宜与男子同坐同寝；到二七十四岁的时候，月经来潮；三七二十一岁的时候，就会长出智齿，阴气充足，阳气旺盛，就可以出嫁。

小儿岂盛阳者哉？俗谓女子知识恒早于男子者，阳进阴退故也。

【解读】

可见小儿怎么是盛阳之体呢？世俗认为女子的知识常比男子开始得早一些，这是因为女子成于阳数七，男子成于阴数八，所以说是阳进阴退的缘故。

儿科用药论

世人以小儿为纯阳也，故重用苦寒。夫苦寒药，儿科之大禁也。丹溪谓产妇用白芍，伐生生之气，不知儿科用苦寒，最伐生生之气也。

【解读】

人们通常认为小儿是纯阳之体，所以用药多偏重苦寒。实际上苦寒药是儿科的一个大禁。朱丹溪说产妇用白芍会克伐生生之气，岂不知儿科用苦寒药更易克伐生生之气。

小儿，春令也，东方也，木德也，其味酸甘，酸味人或知之，甘则人多不识。盖弦脉者，木脉也，《经》谓弦无胃气者死。胃气者，甘味也，木离土则死，再验之木实，则更知其所以然矣，木实惟初春之梅子，酸多甘少，其他皆甘少酸少者也。故调小儿之味，宜甘多酸少，如钱仲阳之六味丸是也。苦寒之所以不可轻用者何？炎上作苦，万物见火而化，苦能渗湿。

【解读】

小儿生机旺盛犹如春天，在方位上与东方相应，具有木的属性，在五味上属酸和甘。对于酸味人们或许有所了解，但对于甘味，很多人就不认识了。以弦脉而言，弦脉是肝木的脉象，《内经》中说脉弦而无胃气的主死。所谓胃气，在五行中属土而主甘味，如果脉弦而无胃气，就好像树木离开了土培一样，必然会死亡。再以树木的果实为例，就会更加明白甘味药的重要作用。树木的果实只有初春的梅子酸味多甘味少，其他果实都是甘味多而酸味少。因此，治疗小儿疾病，用药也应甘味多酸味少。例如钱仲阳的六味地黄丸，就是这种类型的方剂。不能轻率使用苦寒药物的原因，是因为火性上炎，在味为苦，万物遇火必然会因水分耗竭而被焚化，所以苦味能除湿。

人，倮虫也，体属湿土，湿淫固为人害，人无湿则死。故湿重者肥，湿少者瘦；小儿之湿可尽渗哉！

【解读】

人是一种体表没有羽毛鳞甲的生物，人体属湿土之性，若湿过多固然对人体有害，但如没有水分也会危害人的生命。所以痰湿重的人体态多肥胖，阴液不足的人多消瘦，因此小儿的阴液怎么可以被进一步损耗呢？

在用药者以为泻火，不知愈泻愈瘦，愈化愈燥。苦先入心，其化以燥也；而且重伐胃汁，直致痉厥而死者有之。

【解读】

用苦寒药的医生以为苦寒可以泻火，却不知道愈泻火，愈化燥伤阴，使患儿愈加瘦弱。苦味的药物，先入于心，心属火，所以苦味易从火化而为燥；而且苦燥药物极易劫夺胃津，甚至导致痉厥而死亡的情况也常可见到。

小儿之火，惟壮火可减；若少火则所赖以生者，何可恣用苦寒以清之哉！故存阴退热为第一妙法，存阴退热，莫过六味之酸甘化阴也。惟湿温门中，与辛淡合用，燥火则不可也。余前序温热，虽在大人，凡用苦寒，必多用甘寒监之，惟酒客不禁。

【解读】

对小儿之火，只有对火气亢盛的壮火才可以用清；若是少火，则为人体赖以生存之火，对这种火怎么能任意使用苦寒的药物来清泻呢？因此通过保存阴液的方法来退其热是最重要的治法，存阴退热的方剂，以酸甘化阴的六味地黄丸最好。对湿温的治疗，苦寒药物配合辛淡药物比较适宜，但对燥火性质的疾病就不可用。我在前面所论述的温热证治中，虽然谈论的是成人，但在运用苦寒药时，大多也配合甘寒养阴的药物一起使用，以防止苦燥伤阴之弊。只有对平时嗜酒的人，因湿热较重，苦寒药物不在禁用之列。

儿科风药禁

近日行方脉者，无论四时所感为何气，一概羌、防、柴、葛。不知仲景先师，有风家禁汗，亡血家禁汗，湿家禁汗，疮家禁汗四条，皆为其血虚致痉也。然则小儿痉病，多半为医所造，皆不识六气之故。

【解读】

最近有些行医的人，一年四季不论感受哪种病邪，一概用羌活、防风、柴胡、葛根等药物治疗，不知道仲景先师有四条发汗禁例：即平时经常感受风邪为病而自汗出的禁用发汗；平时容易出血的禁用发汗；平常易感受湿邪致病的禁用发汗；外科疮疡久不愈合的禁用发汗。因为这四类患者发汗后，极易使阴津受损而导致血亏液少，筋脉失却濡养，从而产生痉病。然而小儿痉病有半数以上是医生造成的，这是因为有的医生对六气为病认识不清，而滥用疏风发汗药的缘故。

痉因质疑

痉病之因，《素问》曰："诸痉项强，皆属于湿。"此"湿"字，大有可疑，盖风字误传为湿字也。余少读方中行先生《痉书》，一生治病，留心痉证，觉六气皆能致痉。

【解读】

关于痉病发生的原因，《素问》中记载："诸痉项强，皆属于湿。"但这一个"湿"字，却很有疑惑之处，应该是"风"字而误传为了"湿"字。我小时候读方中行先生的《痉书》，在一生治病的经历中，较为留心痉证，发现六气都能导致痉的发生。

风为百病之长，六气莫不由风而伤人，所有痉病现证，皆风木刚强屈拗之象。湿性下行而柔，木性上行而刚；单一"湿"字，似难包得诸痉。且湿字与项强字即不对，中行《痉书》一十八条，除引《素问》《千金》二条，余十六条内，脉二条，证十四条，俱无湿字证据。如脉二条：一曰：痉夫脉按之紧如弦，直上下行；二曰：《脉经》云：痉家，其脉伏坚，直上下。皆风木之象，湿之反面也。余十四条：风痉致痉居其十，风家禁下一条，疮家禁汗一条，新产亡血二条，皆无所谓"湿"也者。即《千金》一条，曰：太阳中风，重感于寒，湿则变痉也。

【解读】

风为百病之长，六气都要与风相合而侵犯人体；而所有痉病所表现的证候，都体现了风木刚强屈拗的特点。湿的性质是下行而柔软，木的性质是上行而刚烈，仅一个"湿"字，似乎很难包活各种痉病。而且"湿"字与项强 2 字也不对应。方中行《痉书》中18条，除引《素问》《千金》2条外，其余16条内，有脉2条、证14条，都没有"湿"字的证据。如其中论脉的2条：一是说：痉脉按之紧如弦，直上下行；二是说：《脉经》云：痉家，其脉伏坚，直上下。这些都是风木的征象，与湿的特性正相反。其余14条中：风寒致痉的占据10条，论风家禁下的1条，疮家禁汗的1条，新产亡血的2条，都没有涉及所谓的"湿"。在《千金要方》中有1条说：太阳中风，重感于寒，湿则变痉也。

上下文义不续，亦不可以为据。中行注云：痉，自《素问》以来，其见于《伤寒论》者，乃叔和所述《金匮》之略也；《千金》虽有此言，未见其精悉。可见中行亦疑之。

【解读】

但视其上下文义不相连续，所以也不可作为根据。方中行在注中说：有关痉病，从《素问》以后，见于《伤寒记》中的论述，是王叔和所论述《金匮》中的内容；《千金要方》中虽然有这一说法，但没有见到更详细的记载。由此可见，方中行对这一说法也是怀疑的。

且《千金》一书，杂乱无章，多有后人羼杂，难以为据。《灵枢》《素问》二书，非神圣不能道，然多述于战国汉人之笔，可信者十之八、九，其不可信者一、二；如其中多有后世官名地名，岂轩岐逆料后世之语，而先言之哉？且代远年湮，不无脱简错误之处。瑭学术浅陋，不敢信此湿字，亦不敢直断其非，阙疑以俟来者。

【解读】

而且《千金要方》一书，较为杂乱无章，其中也有一些后人掺杂的内容，所以难以作为根据。《灵枢》《素问》这两本书，固然不是一般人所能写的经典之作，但因为这些书大多是战国时期所作，其中内容可以相信的有十之八、九，也有十之一、二是不可信的。如其中多处出现后世的宫名或地名，难道是黄帝和歧伯预料到后世而先说出来的话吗？加上这两本书的年代久远，几经转抄，难免有脱简错误的地方。我的学识很浅薄，虽然不敢相信这一"湿"字，但也不敢直接断言是一错字，暂且存疑以等待后人来明断。

湿痉或问

或问子疑《素问》痉因于湿，而又谓六淫之邪皆能致痉，亦复有"湿痉"一条，岂不自相矛盾乎？曰：吾所疑者"诸"字"皆"字，似"湿"之一字，不能包括诸痉，惟"风"可以该括，一也；再者湿性柔，不能致强，初起之湿痉，必兼风而后成也。

【解读】

有人会问，你怀疑《素问》关于痉病是由湿邪引起的说法，但又说入淫之邪都能导致痉病发生，而且还列有"湿痉"一条，这不是自相矛盾吗？我的问答是：我所怀疑的是"诸"字和"皆"字，仅仅一个"湿"字，并不能包括所有痉病的原因，而只有"风"字才能概括痉病的原因，这是一个方面；另一方面，湿性柔顺，不会导致身体强直的痉病，即使是湿痉，在发病之初也必然是兼夹风邪而发生的。

且俗名痉为惊风，原有急慢二条：所谓急者，一感即痉，先痉而后病；所谓慢者，病久而致痉者也。一感即痉者，只要认证真，用药确，一、二帖即愈，易治也。病久而痉者，非伤脾阳，肝木来乘；即伤胃汁肝阴，肝风鸱张，一虚寒，一虚热，为难治也。

【解读】

且习惯上痉病又称惊风，其中分为急、慢两类：所谓急惊风，是指感邪后立即发痉，先有痉而后才出现其他症状；所谓慢惊风，是先患有疾病日久而出现存证。感邪后立即发痉的急惊风，只要辨证准确，用药正确，一般一、二帖药就可以治愈，治疗比较容易。如果是病久而痉的慢惊风，不是脾阳受损使肝木乘之，那就是胃阴、肝阴亏耗而致肝风鸱张，前者为虚寒，后者为虚热，都是比较难治的。

吾见湿因致痉，先病后痉者多。如夏月小儿暑湿泄泻暴注，一昼夜百数十行，下多亡阴，肝乘致痉之类；霍乱最能致痉，皆先病后痉者也。当合之杂说中《风论》一条参看。

【解读】

我所见到的因湿而引起的痉病，以先有其他病而后转为痉的占多数。例如夏季小儿感受暑湿而突然暴注下泻，一昼夜泻下百余次，泻下过多导致阴液耗竭，使肝木来乘而致痉之类，以及霍乱病等也极易发生痉证，都是属于先有疾病而后出现痉证的。可结合前面余说中《风论》内容相互参照。

以卒得痉病而论，风为百病之长，六淫之邪，皆因风而入。以久病致痉而论，其强直背反蜷之状，皆肝风内动为之也。似"风"之一字，可以包得诸痉。要知痉者筋病也，知痉之为筋病，思过半矣。

【解读】

以突然发生的痉病而言，由于风为百病之长，所以六淫之邪都随风侵入人体导致痉病。以久病而发生痉证而言，其展现出的项背强立、角弓反张、四肢抽搐等症状，都是肝风内动造成的。所以，似乎"风"字可包括各种痉病。必须要知道痉病是筋脉的病变，只要了解痉病是筋脉的病变，基本上就认识了痉病的发生发展和治疗特点。

痉有寒热虚实四大纲论

六淫致痉，实证也；产妇亡血，病久致痉，风家误下，温病误汗，疮家发汗者，虚痉也。

【解读】

因外感六淫之邪而导致的痉病，属于实证；产妇失血过多，或病久致痉，或平素易于感受风邪汗出较多的患者误用攻下，或患有温病误用辛温发汗，或久有疮痈而误用发汗等，都是因阴血亏虚而导致的痉证，皆属于虚证。

风寒、风湿致痉者，寒证也；风温、风热、风暑、燥火致痉者，热痉也（按此皆螈证属火，后世统谓之痉矣，后另有论）。

【解读】

如因感受风寒或风湿之邪而致的痉病，属于寒证；若外感风温、风热、风暑、燥火等邪气而导致的痉病，属于热痉（这些实际上都是内火邪炽盛而致的手足扣搐，后世之人将其统称为痉病，对此后面有专门论述）。

俗称慢脾风者，虚寒痉也；本论后述本脏自病者，虚热痉也（亦系螈证）

【解读】

习俗上所称的慢脾风，属于虚寒性质的痉病；本书后面将要论述的因本脏自病所导致的痉病，属于虚热痉（也属于手足搐搦的螈证）。

小儿痉病螈病共有九大纲论

寒 痉

仲景先师所述方法具在，但须对证细加寻绎。如所云：太阳证体强，几几然，脉沉迟之类，有汗为柔痉，为风多寒少，而用桂枝汤加法；无汗为刚痉，为寒痉，而用葛根汤，汤内有麻黄，乃不以桂枝立名，亦不以麻黄立名者，以其病已至阳明也。诸如此类，须平时熟读其书，临时再加谨慎，手下自有准的矣。

风寒咳嗽致痉者，用杏苏散辛温例，自当附入寒门。

【解读】

张仲景对痉病治法的论述已很具体，但临床上必须对照证候仔细推敲。例如所讲的太阳病，见身体强直不舒、脉象沉迟之类表现，如果有汗出的是柔痉，属风多寒少，宜用桂枝汤加味法治疗；如果无汗则是刚痉，属于寒痉，当用葛根汤治疗，方中有麻黄，但既不用桂枝命名，又不用麻黄命名，这是因为病变已到阳明的缘故。诸如此类，只有平时熟读仲景之书，临证时又细心诊察，在处理本病时自然会胸有成竹。

如果因风寒咳嗽所致的痉病，治疗时宜用杏苏散辛温散寒，宣肺止咳，因此也应当附属于寒痉这一类。

风温痉

（按此即瘈证，少阳之气为之也，下温热、暑温、秋燥，皆同此例）

【解读】

（按：此即手足抽搐的瘈证，是少阳之气所致，以下温热、暑热、秋燥所致的痉证，均与此例相同）

乃风之正令，阳气发泄之候，君火主气之时，宜用辛凉正法。轻者用辛凉轻剂，重者用辛凉重剂，如本论上焦篇银翘散、白虎汤之类；伤津液者加甘凉，如银翘加生地、麦冬，玉女煎以白虎合冬、地之类；神昏谵语，兼用芳香以开膻中，如清宫汤、牛黄丸、紫雪丹之类；愈后用六味、三才、复脉辈，以复其丧失之津液。

【解读】

风温所致的痉病，发于春季风为时令主气之时，是阳气发泄的病候，因正值君火主气，宜用辛凉正治的方法治疗。病情轻的用辛凉轻剂，病情重的用辛凉重剂，如本书上焦篇所载的银翘散、白虎汤之类；津液受伤的可加用甘凉濡润之品，如银翘散中加生地黄、麦冬，以及玉女煎用白虎汤配合麦冬、地黄等；神志昏迷、胡言乱语的可配用芳香开窍之品，宣开心包之闭，如清宫汤、安宫牛黄丸、紫雪丹之类；病变后期，可选用六味地黄汤、三才汤、加减复脉汤等类方剂，以恢复耗伤的阴液。

风温咳嗽致痉者，用桑菊饮（方见上焦篇）、银翘散辛凉例，与风寒咳嗽迥别，断不可一概用杏苏辛温也。

【解读】

如因风温咳嗽所致的痉病，适宜用桑菊饮（方见上焦篇）、银翘散等辛凉宣肺之剂，这与因风寒咳嗽所致的痉病有明显区别，切不可一概用辛温宣肺的杏苏散。

温热痉

（即六淫之火气，消烁真阴者也，《内经》谓先夏至为病温者是也）

即同上风温论治。但风温之病痉者轻而少，温热之致痉者多而重也。约之轻重浅深，视病之轻重浅深而已。

【解读】

（即六淫当中的火热之邪消烁真阴而致的痉病，《内经》中所讲的"先夏至日者为病温"就是指的这类疾病）

本病的治疗与上述风温所致的痉病基本相同。但是风温致痉的病情轻并且少见，温热致痉的病情重而且多见。临床治疗用药的轻重浅深，应根据病情的轻重和病位的深浅而灵活运用。

暑 痉

（暑兼湿热，后有湿痉一条，此则偏于热多湿少之病，去温热不远，经谓后夏至为病暑者是也）

【解读】

（指暑兼湿热二气，后面还有专论湿痉的一条，这里讨论的是偏于热多湿少的病证，与湿热痉的性质基本相似，《内经》所说的"后夏至日者为病暑"，就是属于这一类病证）

按：俗名小儿急惊风者，惟暑月最多，而兼证最杂，非心如澄潭，目如智珠，笔如分水犀者，未易辨此。盖小儿肤薄神怯，经络脏腑嫩小，不奈三气发泄。邪之来也，势如奔马，其传变也，急如掣电，岂粗疏者所能当此任哉！

【解读】

按：世俗所称的小儿急惊风，多见于暑气当令的夏天，兼证也最为复杂。不是心神如深潭一样清澈明净，眼光似珍珠一样晶莹明亮，下笔处方若分水犀一样犀利明白的人，是不容易辨治本病的。因为小儿肌肤疏薄，神气怯弱，经络脏腑娇嫩细小，难以耐受夏季暑、湿、热三气的蒸腾发泄。况且暑邪伤人，来势急如奔马，其传变迅速又快如闪电，哪里是那些才疏学浅、粗枝大叶的医生能担当起治疗重任的疾病呢？

如夏月小儿身热头痛，项强无汗，此暑兼风寒者也，宜新加香薷饮；有汗则仍用银翘散，重加桑叶；咳嗽则用桑菊饮；汗多则用白虎；脉芤而喘，则用人参白虎；身重汗少，则用苍术白虎；脉芤面赤多言，喘喝欲脱者，即用生脉散；神识不清者，即用清营汤加钩藤、丹皮、羚羊角；神昏者，兼用紫雪丹、牛黄丸等；病热轻微者，用清络饮之类，方法悉载上焦篇，学人当与前三焦篇暑门中细心求之。但分量或用四之一，或用四之二，量儿之壮弱大小加减之。

【解读】

例如夏天小儿身热头痛、颈项强直而无汗，这是暑湿之邪兼夹风寒所致，宜用新加香薷饮治疗；如果有汗，则仍然可用银翘散，只是应加重桑叶的用量；有咳嗽的则宜用桑菊饮；出汗较多的用白虎汤；脉象中空无力、呼吸气喘的用人参白虎汤；身体沉重、汗出不畅的用苍术白虎汤；脉象中空无力、面色红而说话多、呼吸短促、喘息有声、即将虚脱的，应立即用生脉散；神志不清、肝风内动的，立即用清营汤加钩藤、牡丹皮、羚羊角；神志昏迷的，要配合紫雪丹、安宫牛黄丸等；如病势轻微的则可用清络饮之类治疗。以上这些治疗方法，全部记载在本书上焦篇中，学者应当与前面三焦篇暑温门中的有关内容相互参照，细心探索。但是在药物的剂量上，应该根据小儿年龄和体质来调整，或用成人剂量的1/4或2/4等。

痉因于暑，只治致痉之因，而痉自止，不必沾沾但于痉中求之。若执痉以求痉，吾不知痉为何物。

【解读】

暑邪所引起的痉证，只要治疗引起痉病的暑邪，则痉可自止，不必仅仅着眼于止痉。假如偏执于见痉止痉，实际上是连究竟什么是痉也没弄清楚。

夫痉病名也，头痛亦病名也。善治头痛者必问致头痛之因，盖头痛有伤寒头痛、伤风头痛、暑头痛、热头痛、湿头痛、燥头痛、痰厥头痛、阳虚头痛、阴虚头痛、跌扑头痛、心火欲作痈脓之头痛、肝风内动上窜少阳胆络之偏头痛、朝发暮死之真头痛，若不问其致病之因，如时人但见头痛，一以羌活、藁本从事，何头痛之能愈哉！况痉病之难治者乎！

【解读】

痉是一种病名，就好像头痛也是一个病名。善于治疗头痛的人，治疗前必定先辨明引起头痛的原因，因为头痛有感受寒邪所致的，有感受风邪所致的，有感受暑邪所致的，有感受热邪所致的，有感受湿邪所致的，有感受燥邪所致的，有因痰厥所致的，有因阳虚所致的，有因阴虚所致的，有因跌仆损伤所致的，有因心火炽盛火毒上炎欲作痈脓所致的，有因肝风内动上窜少阳胆络所致的偏头痛，有朝发暮死的真头痛，等等。如果不问导致头痛的病因，就像时下有的医生，只要见到头痛，一概用羌活、藁本治疗，这样有什么头痛能治好呢？何况痉病本来就更难以治疗。

湿痉

（按此一条，瘛痉兼有，其因于寒湿者，则兼太阳寒水气，其泄泻太甚，下多亡阴者，木气来乘，则瘛矣）

【解读】

（这一条的内容，瘛证和痉病都有，如因寒湿所致的，则兼有太阳寒水之气；若因泄泻太甚，下多亡阴所致的，属木气来乘，则手足抽搐）

按：中湿即痉者少，盖湿性柔而下行，不似风刚而上升也。其间有兼风之痉。

【解读】

按：因感受湿邪引起的痉病较少见，这是因为湿性柔顺而下行，不像风邪刚劲而上升。但有时也有湿邪兼夹风邪而引起的痉病。

《名医类案》中有一条云："小儿吐欲作痫者，五苓散最妙"；本论湿温上焦篇，有三仁汤一法；邪入心包，用清宫汤去莲心、麦冬，加银花赤小豆皮一法；用紫雪丹一法；银翘马勃散一法；千金苇茎汤加滑石、杏仁一法；而寒湿例中，有形似伤寒，舌白不渴，经络拘急，桂枝姜附汤一法，凡此非必皆现痉病而后治。盖既感外邪，久则致痉，于其未痉之先，知系感受何邪，以法治之，而痉病之源绝矣，岂不愈于见痉治痉哉！

《名医类案》中有一条说：小儿因呕吐乳汁而欲发为痫证的，用五苓散最好；本书上焦篇湿温门中，有用三仁汤治疗的方法；如邪入心包，治疗有用清宫汤去莲心、麦冬，加金银花、赤小豆皮的方法，也有用紫雪丹方法，也有用银翘马勃散的方法，还有用千金苇茎汤加滑石、苦杏仁的方法；而本书在寒湿门中，有形似伤寒、舌苔白腻、口不渴、经脉拘急不舒的，用桂枝姜附汤治疗的方法。以上都不是一定要痉病出现后才用，因为既然是感受外邪日久而致痉，那么在痉病未发之前，辨明感受的是何种外邪，然后针对病因进行治疗，这样自然会断绝痉病的根源，这样不是比见痉治痉要好吗？

若儿科能于六淫之邪，见几于早，吾知小儿之痉病必少。湿久致痉者多，盖湿为浊邪，最善弥漫三焦，上蔽清窍，内蒙膻中，学人当于前中焦下焦篇中求之。由疟痢而致痉者，见其所伤之偏阴偏阳而补救之，于疟痢门中求之。

【解读】

如果儿科医生对六淫之邪能做到早辨识的话，我相信小儿的痉病必然会减少。湿病日久而引起的痉病较多，因为湿为浊邪，最容易弥漫三焦，上则可阻蔽清窍，内则可蒙蔽心包，学医者应当从本书前面的中焦、下焦篇中寻找相应的治法。对于因疟疾或痢疾而引起发痉的，应根据病之偏于阴伤或偏于阳伤而采取补救措施，可从疟疾和痢疾门的有关条文内寻找相应的治法。

燥　痉

燥气化火，消烁津液，亦能致痉，其治略似风温，学人当于本论前三焦篇秋燥门中求之。

【解读】

燥气易于化火，消烁津液，也能够引起痉病，其治法与风温所致的痉病大体类似，学者应当从本书前面三焦篇秋燥门中寻求治法。

但正秋之时，有伏暑内发，新凉外加之证，燥者宜辛凉甘润，有伏暑则兼湿矣，兼湿则宜苦辛淡，甚则苦辛寒矣，不可不细加察焉。燥气化寒，胁痛呕吐，法用苦温，佐以甘辛。

【解读】

但是正当秋季时，有因伏暑内发再外感新凉所致的病证。对因燥邪致痉的，宜用辛凉甘润的方法；对于伏暑为病，如因伏暑则常兼夹湿邪，宜用苦辛淡的方法，严重的用苦辛寒法，医者对此必须仔细诊察。至于燥气化寒，出现胁痛呕吐的，则当用苦湿佐以甘辛的方法进行治疗。

内伤饮食痉（俗所谓慢脾风者是也）

按：此证必先由于吐泻，有脾胃两伤者、有专伤脾阳者、有专伤胃阳者、有伤及肾阳者，参苓白术散、四君、六君、异功、补中益气、理中等汤，皆可选用。

【解读】

按：本病证的发生，必然先是由于有吐泻，引起脾胃两伤，有仅伤脾阳的，有仅伤胃阳的，有伤及肾阳的，参苓白术散、四君子汤、六君子汤、异功散、补中益气汤、理中汤等方剂，都可选用。

虚寒甚者，理中加丁香、肉桂、肉果、诃子之类；因他病伤寒凉药者，亦同此例。叶案中有阴风入脾络一条，方在小儿痫痉厥门中，其小儿吐泻门中，言此证最为详细。

【解读】

如果虚寒严重的，用理中汤加丁香、肉桂、肉果、诃子等类药物；对于因其他疾病而误用寒凉药过度的，也可用同样的方法。叶天士《临证指南医案》里有"阴风入脾络"一案，其用方载于该书第十卷幼科痫痉厥门中，同书幼科吐泻门中对此病证的论述最为详细。

案后华岫云驳俗论最妙，学人不可不静心体察焉！再参之钱仲阳、薛立斋、李东垣、张景岳诸家，可无余蕴矣。再按此证最险，最为难治，世之讹传妄治已久，四海同风，历有年所，方中行驳之于前，诸君子畅论于后。至今日而其伪风不息，是所望于后之强有力者，悉取其伪书而焚耳。

【解读】

病案后华岫云对世俗说法进行了巧妙的辩驳，学医者应当细心探索研究。如再参照钱仲阳、薛立斋、李东垣、张景岳等各位医家的论述，则会对本病证有更全面的理解。本证最为凶险，也最为难治，社会上有关本病的错误说法和不正确的治法相传已久，在全国形成了相同的风气，已流传了很多年。对此，方中行在前进行了驳斥，其后许多有名医家也作了论述，但至今这股坏风气仍然没有停息，所以希望以后坚强有力的医家，能将传播这种坏风气的伪书全部焚毁。

细观叶案治法之妙，全在见吐泻时，先防其痉，非于既痉而后设法也。故余前治六淫之痉，亦同此法，所谓"上工不治已病治未病。圣人不治已乱治未乱"也。

【解读】

仔细观察叶天士医案治法的微妙之处，全在于刚见吐泻时，就先预防痉病的发生，而不是在痉病发生以后再想办法治疗。因此我在前面所述治疗六淫所致的痉病时，也是采用相同的方法，这就是《内经》所说"上工不治已病治未病，圣人不治已乱治未乱"的意思。

客忤痉 (俗称谓惊吓是也)

按：小儿神怯气弱，或见非常之物，听非常之响，或失足落空，跌扑之类，百证中或有一、二，非小儿所有痉病，皆因于惊吓也。

【解读】

按由于小儿神怯气弱，如突然见到怪异的东西，或突然听到异常声音，或不小心跌倒等，都可能受到惊吓而发生痉证。但这类痉证较少见，百例病证中或许只有一、二例，并不是小儿所有的痉病都是由惊吓所引起的。

证现发热，或有汗，或无汗，面时青时赤，梦中呓语，手足蠕动，宜复脉汤去参、桂、姜、枣，加丹参、丹皮、犀角，补心之体，以配心之用。大便结者，加元参，溏者加牡蛎；汗多神不宁有恐惧之象者，加龙骨、整琥珀、整朱砂块（取其气而不用其质，自无流弊），必细询病家确有所见者，方用此例。若语涉支离，猜疑不定者，静心再诊，必得确情，而后用药。

【解读】

本病证可见发热、或有汗或无汗、面色时青时红、梦中说胡话、手脚蠕动，治疗宜用复脉汤减去人参、桂枝、生姜、大枣，加入丹参、牡丹皮、犀角，有补心体之阴以配心用之阳的作用。便秘的加玄参；大便溏薄的加牡蛎；出汗较多，神志不安而有恐惧征象的，加龙骨、整琥珀、整朱砂块（取其气而不用其质，自然不会有弊病）。运用时必须先仔细询问病家，确实是由于惊吓而引起发痉的，才可用以上药方。如果病家的回答不够确凿，或是不敢肯定的，必须静下心来再次仔细检查，一定要在得到准确无误的诊断后，然后再造方用药。

愚儿三岁，六月初九日辰时，倚门落空，少时发热，随热随痉，昏不知人，手足如冰，无脉，至戌时而痉止，身热神昏无汗；次日早，余方与复脉汤去参、桂、姜、枣，每日一帖，服三、四杯。不饮不食，至十四日巳时，得战汗而愈。

【解读】

我儿子3岁的时候，于旧历的六月初九日辰时，在门旁突然落空摔倒，很快就发热，一发热就发痉，昏迷不醒，手脚冰凉，脉搏停止跳动。到戌时痉才停止，但仍然是身体发热，神志不清，没有汗。第二天早晨，我用复脉汤去人参、桂枝、生姜、大枣治疗，每日1剂，服三、四杯，仍然不能吃喝，到14日巳时，得战汗后病才痊愈。

若当痉厥神昏之际，妄动乱治，岂有生理乎！盖痉厥则阴阳逆乱，少不合拍则不可救，病家情急，因乱投药饵，胡针乱灸而死者，不可胜纪。

【解读】

假如在痉服昏迷的当时，轻举妄动，盲目乱治，哪里还有生还的可能？因为痉厥的时候，阴阳之气逆乱，治疗稍有不对就会失去性命。这时医者常因病家焦急而不能静心诊察，以至于乱投药物，或胡乱针灸而使患者死亡的例子实在是不计其数。

病家中无主宰，医者又无主宰，儿病其何堪哉！如包络热重，唇舌燥，目白睛有赤缕者，牛黄清心丸、本论牛黄安宫丸、紫雪丹辈，亦可酌而用之。

【解读】

病家心中没有主见，医生心中也没有主见，小儿的病怎能治好呢？如果心包络热闭较重，出现唇干舌燥，眼白中有红丝的，可用牛黄清心丸治疗；本书中所载的安宫牛黄丸、紫雪丹等类药物，也可酌情选用。

本脏自病痉（此证则螈病也）

按：此证由于平日儿之父母，恐儿之受寒，复被过多，着衣过浓，或冬日房屋热炕过暖，以致小儿每日出汗，汗多亡血，亦如产妇亡血致痉一理。肝主血，肝以血为自养，血足则柔，血虚则强，故曰本脏自病。

【解读】

按：本病是由于患儿的父母平时担心孩子受寒，盖的被子过多，衣服穿得过厚，或者是冬天房屋内热炕烧得过暖，导致小儿每日出汗较多，汗出过多可使血液亏耗而产生痉病，犹如产妇产后出血过多引起痉病是同样的道理。因肝主藏血，肝脏也有赖血液的滋养，肝血充足则筋脉柔顺，肝血亏虚则筋脉强直而发痉，所以称"本脏自病痉"。

然此一痉也，又实为六淫致痉之根；盖汗多亡血者，本脏自病，汗多亡卫外之阳，则易感六淫之邪也。全赖明医参透此理，于平日预先告谕小儿之父母，勿令过暖汗多亡血，暗中少却无穷之病矣，所谓治未病也。

【解读】

然而此痉又是六淫致痉的根源，因为汗出过多而使血液亏少，可使肝脏自病；而汗出过多又可损伤具有卫外作用的阳气，卫阳不足则容易感受六淫之邪。因此，只有依赖高明的医生精通这个道理，在平时就告诉小儿的父母，不要让孩子因过暖而致汗出过多耗损血液，这样在不知不觉中就会减少小儿的许多疾病，这就是《内经》所说的"治未病"。

治本脏自病法，一以育阴柔肝为主，即同产后血亡致痉一例，所谓血足风自灭也。六味丸，复脉汤，三甲复脉三方，大小定风珠二方，专翕膏，皆可选用。

【解读】

治疗"本脏自病痉"的方法，以育阴柔肝为主，与产后失血过多引起的痉病治法相同，所谓"血足风自灭"。如六味地黄丸，加减复脉汤，一、二、三甲复脉汤3方，大定风珠、小定风珠2方，专翕大生膏等均可随证选用。

专翕膏为痉止后，每日服四、五钱，分二次，为填阴善后计也。六淫误汗致痉者，亦同此例。救风温、温热误汗者，先与存阴，不比伤寒误汗者急与护阳也，盖寒病不足在阳，温病不足在阴也。

【解读】

其中专翕大生膏的服法是在痉停止之后，每日服用12~15克，分为2次，作为填补真阴、善后调理之用。如外感六淫误用汗法伤阴而致痉的，也可用同样的方法。救治风湿、温热误汗所致的痉病首先要注意保存阴液，与伤寒误汗必须立即护卫阳气不一样，这是由于伤寒多损伤阳气，温病易耗损阴液。

小儿易痉总论

按：小儿易痉之故，一由于肌肤薄弱，脏腑嫩小，传变最速；一由于近世不明六气感人之理，一见外感无论何邪，即与发表。

【解读】

按：小儿容易发生痉证的原因，一是小儿肌肤疏薄脆弱，脏腑娇嫩细小，患病后传变极为迅速，故易于动风发痉；一是近来有些医生不明六淫之气侵袭人体致病的道理，一见外感病，不论感受哪种邪气，一概予以辛温发表，从而导致发痉。

既痉之后，重用苦寒，虽在壮男壮女，二三十岁，误汗致痉而死者，何可胜数！小儿薄弱，则更多矣。

【解读】

发生痉病后，又重用苦寒药物，即使是二三十岁的青壮年男女患者，因误汗引起发痉而致死亡的例子，也多得难以计数！更何况体质薄弱的小儿，这样的例子就更多了。

余于医学，不敢自信，然留心此证几三十年，自觉洞彻此理，尝谓六气明而痉必少，敢以质之明贤，共商救世之术也。

【解读】

我在医学方面虽然不敢自信高明，但对于此证已经留心观察近三十年，自认为已经明白了其中的道理。我曾经说过，明白六气致病的道理，就能减少痉病的发病。希望能向贤明之士求教，共同商讨这些救世济人的问题。

痉病瘛病总论

《素问》谓太阳所至为痉，少阳所至为瘛。盖痉者，水也；瘛者，火也；又有寒厥，热厥之论最详。

【解读】

《素问》说：太阳之气所至为痉，少阳之气所至为瘛。这是因为痉病属水，瘛病属火；其中对寒厥、热厥的论述最为详细。

后人不分痉、瘛、厥为三病，统言曰惊风痰热，曰角弓反张、曰搐搦、曰抽掣，曰痫、痉、厥。方中行作《痉书》，其"或问"中所论，亦混瘛而为痉，笼统议论。叶案中治痫、痉、厥最详，而统称痉厥，无瘛之名目，亦混瘛为痉。

【解读】

后世的人，没有把痉、瘛、厥当做三种不同的病证，只是笼统地称其为"惊风痰热""角弓反张""搐搦""抽掣""痫、痉、厥"等。方中行所著《痉书》的"或问"中，也将"瘛"混为"痉"，笼统地加以论述。叶天士《临证指南医案》中论治痫、痉、厥的内容很详细，然而也是笼统地称作"痉厥"，并且没有"瘛"的名称，实际也是把"瘛"混为"痉"。

考之他书，更无分别，前痉病论因之，从时人所易知也。谨按：痉者，强直之谓，后人所谓角弓反张，古人所谓痉也。瘛者，蠕动引缩之谓，后人所谓抽掣、搐搦，古人所谓瘛也。抽掣搐搦不止者，瘛也。

【解读】

考证其他医书，对这几个病证更是没有区别。我在前面论述痉病时，沿用了这个各称，也是为使现时的医生能看得懂。我认为：所谓"痉"，就是强直的意思，后人称作"角弓反张"，古人称"痉"。所谓"瘛"，是指手足蠕动，四肢拘挛收缩，后人称"抽掣""搐搦"，古人称作"瘛"。如手足搐搦、抽掣不止，就是"瘛"。

时作时止，止后或数日，或数月复发，发亦不待治而自止者，痫也。四肢冷如冰者，厥也；四肢热如火者，厥也；有时而冷如冰，有时而热如火者，亦厥也。大抵痉、瘛、痫、厥四门，当以寒热虚实辨之。自无差错。

【解读】

如时作时止，止后数日或数月又重新发作，发作后不经治疗又可以自己停止的，这是"痫"。四肢厥冷如冰的，称"厥"；四肢灼热如火的，也称"厥"；有时厥冷如冰，有时灼热如火，也称"厥"。大体上讲，对于痉、瘛、痫、厥4种病证，应当从寒热虚实几方面加以辨别，自然就没有差错。

仲景刚痉、柔痉之论，为伤寒而设，未尝议及瘛病，故总在寒水一门，兼风则有有汗之柔痉，盖寒而实者也；除寒痉外，皆瘛病之实而热者也。湿门则有寒痉有热瘛，有实有虚；热病久耗其液，则成虚热之瘛矣。

【解读】

张仲景关于"刚痉""柔痉"的论述，是为伤寒而设立的，并未谈论到瘛病，所以痉病归于寒水这一门类中。如果兼有风邪就会有汗即称柔痉，都属寒而实的病证。除寒痉外，其余皆属于热而实的瘛病。在湿病门中，既有寒痉也有热瘛，有实证也有虚证；如果外感热病日久损耗阴液，则可形成虚热性质的瘛证。

前列小儿本脏自病一条，则虚热也。产后惊风之痉，有寒痉，仲景所云是也；有热瘛，本论所补是也。总之痉病宜用刚而温，瘛病宜用柔而凉。又有痉而兼瘛，瘛而兼痉，所谓水极而似火，火极而似水也。

【解读】

前面列出的小儿本脏自病一条，就属虚热性质。产后惊风的痉病，既有寒痉，如张仲景所说的就是，也可以有热瘛，也就是本书所补充的瘛病。总之，痉病应该用刚燥辛温的药物，瘛病须用柔润甘凉的药物。另外，临床也可见到痉病而兼有瘛，或者瘛病而兼有痉的证候，这就是所谓"水极而似火""火极而似水"的病变。

至于瘛证，亦有虚有实，有留邪在络之客邪，有五不可发汗，即不发汗之辛甘，亦在所当禁也。且伤志过极之脏气，叶案中辨之最详，分别治之可也。瑭因前辈混瘛与痉为一证，故分晰而详论之，以备裁采。

【解读】

至于瘛证，也有虚证和实证，既有因留邪在络的客邪所引起的，也有因五志过极脏气受损引起的，叶天士医案中论述的最为详细，可根据不同的证候类型分别施治。我鉴于前辈医家大多将"瘛"和"痉"混为一个病证，所以特作以上分析并加以详细讨论，以供参考。

六气当汗不当汗论

六气六门，止有寒水一门，断不可不发汗者。伤寒脉紧无汗，用麻黄汤正条；风寒挟痰饮，用大、小青龙一条，饮者，寒水也；水气无汗，用麻黄甘草、附子麻黄等汤，水者，寒水也。有汗者即与护阳。

【解读】

六淫引起的疾病分为六大门类，其中只有寒水一类病证，必须要用发汗的治法。如伤寒脉紧而无汗的，可用麻黄汤治疗；风寒夹痰饮的，用大、小青龙汤治疗，因为痰饮也属寒水之邪；水气病无汗，可用麻黄甘草汤、附子麻黄汤等治疗，因为水气也属寒水之邪。假如水气病有汗，则属卫阳已虚，就要用护阳的方法。

湿门亦有发汗之条，兼寒者也；其不兼寒而汗自出者则多护阳之方。其他风温禁汗、暑门禁汗、亡血禁汗、疮家禁汗，禁汗之条颇多，前已言之矣。

【解读】

在湿病门中也有用发汗的治法，这是由于兼有寒邪的缘故；如湿病不兼寒邪而汗自出的，则多用护阳的方法。其他如风温禁汗、暑病禁汗、亡血禁汗、疮家禁汗等，禁汗的条文很多，在前面已谈过了。

盖伤于寒者，必入太阳，寒邪与寒水一家，同类相从也。其不可不发者何？太阳本寒标热，寒邪内合寒水之气。止有寒水之本，而无标热之阳，不成其为太阳矣。

【解读】

由于感受寒邪，必然先侵犯太阳经，因为寒邪与寒水性质相同，同类相从的缘故。感受寒邪不可不用发汗的道理是什么呢？因为太阳病本寒而标热，寒邪入内与寒水之气相结合，阻郁卫表之阳而发热。如果只有寒水之本，而无标热的阳，就不成其为太阳病了。

水来克火，如一阳陷于二阴之中，故急用辛温发汗，提阳外出。欲提阳者，乌得不用辛温哉！若温暑伤手太阴，火克金也，太阴本燥标湿，若再用辛温，外助温暑之火，内助脏气之燥，两燥相合，而土之气化无从，不成其为太阴矣，津液消亡，不痉何待！

【解读】

此属水来克火，犹如坎卦一阳陷于二阴之中，所以急用辛温发汗的方法，以提既陷之阳外出。若想提既陷之阳外出，怎能不用辛温发汗的方法呢？如果是温热暑邪侵犯手太阴肺经，则属火克金，为手太阴本燥标湿之病证，假如再用辛温发汗的方法，必然外助温属火热之邪，内使肺脏气更燥，两燥相合，使湿土不能正常气化，如此则不成其为太阴病了。津液受损而耗竭，哪能不引起痉病啊。

故初用辛凉以救本脏之燥，而外退温暑之热；继用甘润，内救本脏之湿，外敌温暑之火，而脏象化气，本来面目可不失矣。此温暑之断寒门中，兼风而自汗者，即禁汗，所谓有汗不得用麻黄。

【解读】

所以初起应先用辛凉的药物解除本脏的燥热，外退温暑之邪；然后用甘凉濡润的药物，以内救本脏的阴液，外除温热暑邪。这样，内脏得以正常气化，不致有大的损害。这就是温热暑邪致病绝对不可用辛温发汗的原因。不仅如此，即使是没有发汗作用的辛甘药物，也属禁用之列。就是在伤寒门中，如兼有风邪而自汗的，也禁用发汗的方法，即所谓"有汗不得用麻黄"。

无奈近世以羌活代麻黄，不知羌活之更烈于麻黄也。盖麻黄之发汗，中空而通，色青而疏泄，生于内地，去节方发汗，不去节尚能通能留，其气味亦薄；若羌活乃羌地所生之独活，气味雄烈不可当。

【解读】

无奈近世许多医生用羌活代替麻黄，不知羌活辛温发汗的作用比麻黄更猛烈。因为麻黄的形态是茎中疏松而通，颜色青而有疏泄的作用，生长在内地，去节后才有发汗的作用，不去节则能通能守，气味比较薄弱。至于羌活，是羌地生长的独活，气味非常猛烈，使人难以忍受。

试以麻黄一两，煮于一室之内，两三人坐于其侧，无所苦也。以羌活一两，煮于一室内，两三人坐于其侧，则其气味之发泄，弱者即不能受矣。温暑门之用羌、防、柴、葛，产后亡血家之用当归、川芎、泽兰、炮姜，同一杀人利剑，有心者共筹之。

【解读】

可以做一个试验：用麻黄30克，在一间房间内煎煮，两三个人坐在旁边，不会有不舒服的感觉；如果用羌活 30 克，同样在房间内煎煮，由于其散发出强烈的气味，坐在旁边的人如体质较弱，就会感到难以忍受。对于温暑门的疾病来说，用羌活、防风、柴胡、葛根进行治疗，与产后大出血的患者用当归、川芎、泽兰、炮姜治疗一样，均可以导致患者死亡，希望有心人能够充分注意。

疳疾论

疳者，干也，人所共知。不知干生于湿，湿生于土虚，土虚生于饮食不节，饮食不节生于儿之父母爱其子，惟恐其儿之饥渴也。盖小儿之脏腑薄弱，能化一合者，与一合有半，即不能化，而脾气郁矣。

【解读】

"疳"是干的意思，大家都知道。但却不知道此"干"来源于"湿"，而湿则是因脾胃虚而引起的，导致脾胃虚的原因是饮食没有节制，而饮食不节事实上是出于小儿的父母过于爱怜子女，怕孩子饥渴而造成的。因为小儿的脏腑功能较薄弱，若能消化一合食物，而给予一合半，那就不容易消化，使脾气受郁。

再小儿初能饮食，见食即爱，不择精粗，不知满足。及脾气已郁而不舒，有拘急之象，儿之父母，犹认为饥渴而强与之。日复一日，脾因郁而水谷之气不化。水谷之气不化而脾愈郁，不为胃行津液，湿斯停矣。土恶湿，湿停而脾胃俱病矣。中焦受气，取汁变化而赤，是谓血，中焦不受水谷之气，无以生血而血干矣。

【解读】

再说小孩子刚学会吃东西的时候，一看见食物都非常喜欢吃，而不管不论食物是精细还是粗糙，而且不知道满足。等到脾气困郁的时候，小儿出现了一些不正常的现象，但是父母还认为是饥渴造成的，就硬塞给孩子饮食。一天一天，因脾运受困而不能运化水谷精微之气，水谷精微之气不化则脾更加困郁，直至不能为胃输津液，水湿因此而停聚在体内。脾土恶湿，水湿停聚则脾胃会发生病变。中焦脾胃能受纳运化饮食水谷之气，经过气化作用变成红色的液体，这就是血液。若中焦不能受纳运化水谷之气，血液便难以生成，从而使血液亏少。

再水谷之精气，内入五脏，为五脏之汁；水谷之悍气，循太阳外出，捍卫外侮之邪而为卫气。中焦受伤，无以散精气，则五脏之汁亦干；无以行悍气，而卫气亦馁，卫气馁故多汗，汗多而营血愈虚，血虚故肢体日瘦，中焦湿聚不化而腹满，腹日满而肢愈瘦，故曰干生于湿也。

【解读】

另外水谷精微之气化生的"精气"，可输布到五脏，有濡养脏腑的作用；水谷精微之气化生的"悍气"沿太阳经脉外出，可抵御外邪的侵袭而成为卫气。如果中焦脾胃受损伤，不能输布水谷精微，脏腑就得不到滋养进而亏损；如果不能化生卫气，则卫气也虚馁，卫气虚馁可以导致多汗，出汗过多会使营血更加亏虚，血虚则肌肉失去濡养而肢体日渐消瘦。因中焦湿邪停聚不化则腹部胀满，腹部日渐胀满而肢体愈瘦，所以说这种病变的"干"，实际上是来源于"湿"。

医者诚能识得干生于湿，湿生于土虚，且扶土之不暇，犹敢恣用苦寒，峻伤其胃气，重泄其脾气哉！治法允推东垣、钱氏、陈氏、薛氏、叶氏，诚得仲景之心法者也。

【解读】

医生要是能认识到"干"是来源于"湿"，而"湿"是由于脾胃虚弱，那么采用扶助脾胃的方法还来不及，怎么还敢随意用苦寒的药物，大伤胃气，重泄脾气呢？对疳疾病的治疗，要数李东垣、钱仲阳、陈文中、薛立斋、叶天士等人，真正掌握了张仲景治法的精髓。

疏补中焦，第一妙法；升降胃气，第二妙法；升陷下之脾阳，第三妙法；甘淡养胃，第四妙法；调和营卫，第五妙法；食后击鼓，以鼓动脾阳，第六妙法（即古者以乐侑食之义，鼓荡阳气，使之运用也）；《难经》谓伤其脾胃者，调其饮食，第七妙法；如果生有疳虫，再少用苦寒酸辛，如芦荟、胡黄连、乌梅、使君、川椒之类，此第八妙法；若见疳即与苦寒杀虫便误矣，考洁古、东垣，每用丸药缓运脾阳，缓宣胃气，盖有取乎渣质有形，与汤药异岐，亦第九妙法也。

【解读】

治疗疳病的第一妙法是疏理调补中焦；第二妙法是升降胃气；第三妙法是升提下陷的脾阳；第四妙法是甘淡养胃阴；第五妙法是调和营卫；第六妙法是在进食后击鼓取乐，以振奋脾阳（这就是古人所说的饮食时以音乐伴奏于旁的意思。这样可以鼓动脾阳，使其发挥运化水谷精微的作用）；第七妙法是《难经》所说的"伤其脾胃者，调其饮食"的方法；第八妙法是对有虫积者，稍佐苦寒酸辛的药物，如芦荟、胡黄连、乌梅、使君子、花椒等。但是如果一见到疳病，就都用苦寒杀虫的方法则错了，参考张洁古、李东垣的方法，常制成丸剂，以和缓的方式使脾阳得运、胃气得宣，因为丸剂渣质有形，发挥药效较缓，与汤药的快速性能不同，这也可以说是第九妙法。

近日都下相传一方，以全蝎三钱，烘干为末，每用精牛肉四两，作肉团数枚，加蝎末少许，蒸熟令儿逐日食之，以全蝎末完为度，治疳疾有殊功。愚思蝎色青，属木，肝经之虫，善窜而疏土，其性阴，兼通阴络，疏脾郁之久病在络者最良，然其性剽悍有毒。

【解读】

近来在京城流传一个治疗方：用全蝎10克，烘干后研为细末，每次用精牛肉120克，剁成肉糜，拌入全蝎末少许，做成肉圆，蒸熟后，每日给小儿食用，直至全蝎末用完为止。本方治疗疳疾有显著疗效。我认为，全蝎颜色青属木，为肝经之虫，功善走窜而疏理脾胃，其性质属阴，故能疏通阴络，用于因脾气困郁而久病入络的痞疾效果最好，但是应注意该药性峻猛有毒。

牛肉甘温，得坤土之精，最善补土，禀牝马之贞，其性健顺，既能补脾之体，又能运脾之用。牛肉得全蝎而愈健，全蝎得牛肉而不悍，一通一补，相需成功，亦可备用。

【解读】

牛肉性味甘温，得坤土之精华，善于补益脾土，并且有雌马矫健柔顺之性，因此既能补养脾脏之本体，又有推动脾阳运化功能。牛肉得全蝎则健运之力更强，全蝎得牛肉可抑制其峻猛之性，两药配合，疏通与补养相得益彰，是可以备用的。

一味鸡金散亦妙（用鸡内金不经水洗者，不拘多少，烘干为末，不拘何食物皆加之，性能杀虫磨积。即鸡之脾，能复脾之本性）。

【解读】

另外有一味鸡金散也很好（用没经水沈过的鸡内金，不拘多少，烘干后研为细末，可加入任何食物中服用，具有杀虫消积的作用。鸡内金可看做是鸡的脾，所以能恢复脾脏的运化功能）。

小儿痞疾，有爱食生米、黄土、锻石、纸、布之类者，皆因小儿无知，初饮食时，不拘何物即食之，脾不能运，久而生虫，愈爱食之矣。

【解读】

小儿痞疾，有表现为爱食生米、黄土、石灰、纸屑、布片等异物的，都是因为小儿无知，在刚开始会饮食的时候，不管什么东西都吃，以致脾不运化，脾气困郁，积久而生虫，生虫以后则更加喜好吃各种异物。

全在提携之者，有以谨之于先；若既病治法，亦惟有暂运脾阳，有虫者兼与杀虫，断勿令再食，以新推陈，换其脏腑之性，复其本来之真方妙。

【解读】

对此，全在于抚养照料小儿的人，必须提前注意；假如已患有这种病证，也只有先健运脾阳，有虫的兼用杀虫药，禁止小儿再食异物，以促进正常的新陈代谢，恢复其脏腑的正常功能为好。

痘证总论

《素问》曰：治病必求其本。盖不知其本，举手便误，后虽有锦绣心思，皆鞭长莫及矣。治痘明家，古来不下数十，可称尽善，不比温病毫无把握，尚俟愚陋之鄙论也。

【解读】

《素问》记载："治病必求其本。"要是不知道疾病的原因，一着手治疗就错，再发生错误之后，再想什么办法也无能为力的。治疗痘证的名医，从古至今不少于几十位，论述也很完整，不像是温病那样没有什么把握，还需要我来做一些浅陋的论述。

但古人治法良多，而议病究未透彻来路，皆由不明六气为病，与温病之源。故论痘发之源者，只及其半，谓痘证为先天胎毒，由肝肾而脾胃而心肺，是矣。

【解读】

然而古人治疗痘证的办法虽然有很多，但还没有全面地认识到本病发生的来龙去脉，这是由于对六气致病及温病发病的原因不明。因此谈论痘证的发病根源时，只涉及一半，认为痘证是先天胎毒引起的，从肝肾开始传变，然后经过脾胃，再到心肺，这才是正确的。

总未议及发于子午卯酉之年，而他年罕发者何故。盖子午者，君火司天；卯酉者，君火在泉；人身之司君火者，少阴也。少阴有两脏，心与肾也。先天之毒，藏于肾脏，肾者，坎也，有二阴以恋一阳，又以太阳寒水为腑，故不发也，必待君火之年，与人身君火之气相搏，激而后发也。

【解读】

但是却始终没有谈及为什么本病多发生在子午卯酉之年，而在其他年份少见的原因。事实上，按照五运六气的规律，子午之年是君火司天，卯酉之年为君火在泉。人体君火是指少阴，而少阴有手少阴心和足少阴肾两脏。先天的胎毒在肾脏潜藏，肾属八卦中的坎卦，象征二阴以恋一阳，又与寒水之腑足太阳膀胱为表里，所以肾中伏藏的胎毒之火，受到寒水的控制，平常年份就藏不发，要等到君火当令的年份，司天的君火与人身的君火之气抗争，伏藏的毒邪激发而发生痘证。

故北口外寒水凝结之所，永不发痘。盖人生之胎毒如火药，岁气之君火如火线，非此引之不发。以是知痘证与温病之发同一类也。

【解读】

所以，在北方严寒的地区，就很少发生痘证。因为人身的胎毒如同火药，司天的君火之气就像导火索，火药没有导火索引发是不会爆发的。由此可见，痘证的发生与温病有相似的地方。

试观《六元正纪》所载温厉大行，民病温厉之处，皆君相两火加临之候，未有寒水湿土加临而病温者，亦可知愚之非臆说矣。

【解读】

试看《素问·六元正纪大论》所记载的"温厉大行""民病温厉"等，都发生在少明君火和少阳相火当令的年份，没有看到寒水和湿土当令的年份发生温病的，就可以证明我并非是凭空杜撰的。

痘证禁表药论

表药者，为寒水之气郁于人之皮肤经络，与人身寒水之气相结，不能自出而设者也。

【解读】

辛温发汗解表的治疗方药，主要用于风寒之邪郁阻于人体皮肤经络，与人身的足太阳寒水之气相博结，而人体本身正气不能自行驱邪外出的病变。

痘证由君火温气而发，要表药何用？以寒水应用之药，而用之君火之证，是犹缘木而求鱼也。缘木求鱼，无后灾；以表药治痘疮，后必有大灾。

【解读】

痘证是由于君火司令的温热之气而引发的，属伏毒由里诱发，病不在表，使用解表药有什么用呢？以治疗风寒表的药物，来用于火热的病证，是等于爬到树上去抓鱼，除了达不到目的外，尚无别的后患，而用辛温发汗解表药治疗痘疮，不仅无效而且会造成严重后果。

盖痘以筋骨为根本，以肌肉为战场，以皮肤结痂为成功之地。用表药虚表先坏其立功之地，故八、九朝灰白塌陷，切牙寒战，倒靥、黑靥之证蜂起矣。

【解读】

因为痘疮的发生发展过程，以筋骨为根本，以肌肉为战场；痘痂标志邪毒已尽，病已痊愈。所以在痘证八、九天的时候，"灰白塌陷"，即痘疮颜色灰白，空壳无浆，或者是里面含有清水，疮顶凹陷；或振寒颤栗，牙齿咬紧；或"倒靥"，即灌浆之后不结痂，反成腐烂与皮一起脱去；或"黑靥"，即痘疮成黑色，枯萎凹陷等险恶变症，将会纷纷出现。

古方精妙不可胜数，惟用表药之方，吾不敢信。今人且恣用羌、防、柴、葛、升麻、紫苏矣。更有愚之愚者，用表药以发闷证是也。

【解读】

古代治疗痘证的方剂，不仅数量多，而且也有很多优越之处，但用解表的方药，我是不敢信服的。现在有些医生，竟然随便用羌活、防风、柴胡、葛根、升麻、紫苏等辛温升提发药物；比这更为愚笨的医生，用辛温发表药来透发"闷证"。

痘发内由肝肾，外由血络，闷证有紫白之分：紫闷者，枭毒把持太过，法宜清凉败毒，古用枣变百祥丸，从肝肾之阴内透，用紫雪芳凉，从心包之阳外透；白闷则本身虚寒，气血不支之证，峻用温补气血，托之外出，按理立方，以尽人力，病在里而责之表，不亦愚哉！

【解读】

何况痘疮"闷证"，尚有色紫和包白的区分。痘点色紫的"紫闷"，是因火热之毒太盛，正气无力透邪外达，治疗应该用清凉解毒方药。古代用枣变百样丸，从肝肾的阴分由内透外；用紫雪丹芳香清凉，从心包的阳分外透。至于痘点色白的"白闷"，则属于本身的虚寒，气血不能支持，治疗应该重用温补气血托邪外出。这两种"闷证"，医者均应按病因病理立法处方，以尽人力。根据以上所述，可知痘证是属病发于里，如误作表证而治用辛温发汗解表，岂不是太愚蠢了吗？

痘证初起用药论

痘证初起，用药甚难，难者何？预护之为难也。盖痘之放肥，灌浆，结痂，总从见点之初立根基，非深思远虑者不能也。

【解读】

痘证初起的时候，治疗用药比较困难，难的是什么呢？难就难在对痘证发生发展过程中的病理变化不能够预先防护。因为痘疹的放肥、灌浆、结痂等，都是从痘疮开始见点的时候就奠定了基础。所以医生若不能深思远虑，就不能掌握治疗的主动权。

且其情势未曾显张，大约辛凉解肌，芳香透络，化浊解毒者，十之七、八；本身气血虚寒，用温煦保元者，十之二、三。尤必审定艺之壮弱肥瘦，黑白青黄，所偏者何在？所不足者何在？

【解读】

况且此时痘疮还没有明显的征象，更难预先防护。但一般来讲，用辛凉解肌、芳香透络、化湿解毒方法进行治疗的，十个患者中有七、八个；而由于本身气血虚寒，用温煦保元法治疗的，十个中有二、三个。尤其必须审察患儿体质的强、弱，形态的肥、瘦，肤色的黑、白、青、黄，弄清体质是偏于阴盛还是偏于阳盛，有否阴阳气血的不足。

审视体质明白，再看已未见点，所出何苗？参之春夏秋冬，天气寒热燥湿，所病何时？而后定方。务于七日前先清其所感之外邪；七日后只有胎毒，便不夹杂矣。

【解读】

明确体质后，还要再看痘疮有没有见点，属于哪种类型，并参考春、夏、秋、冬时令季节的不同，气候寒、热、燥、湿的差异，疾病发生的时间等多种因素，然后才能够立法处方。务必在患病后的 7 天内，先清除所感受的外邪；7 天以后，只剩下胎毒，病情就不复杂了。

治痘明家论

治痘之明家甚多，皆不可偏废者也。若专主于寒、热、温、凉一家之论，希图省事，祸斯亟矣。

【解读】

有很多治疗痘证的高明医生，但都不可有偏颇，如偏于主寒、主热、主温、主凉的一家之论，贪图省事，危害就会发生。

痘科首推钱仲阳、陈文中二家。钱主寒凉，陈主温热，在二家不无偏胜，在后学实不可偏废。盖二家犹水火也，似乎极不同性，宗此则害彼，宗彼则害此。

【解读】

痘科名家中，首推钱中阳、陈文中两家。钱氏主张用寒凉治疗，陈氏则主张湿热治疗，两家各有所偏，后学者切不可偏信一家。因为两家的主张就像水和火，似乎性质极不相同，按照这家的说法则与那家矛盾，按照那家的说法又与这家矛盾。

然万物莫不成于水火，使天时有暑而无寒，万物焦矣，有寒而无暑，万物冰矣，一阴一阳之谓道，二家之学，似乎相背，其实相需，实为万世治痘立宗旨。宗之若何？

【解读】

然而万物皆是由水火般矛盾的两方面构成，假如天时只有夏暑而无冬寒，万物就会焦枯；如果只有冬寒而无夏暑，万物则又会冰冻。所以说："一阴一阳之谓道。"钱、陈两家的学说，看起来似乎相互背离，实际上是相互补充，共同成为后代万世治疗痘证的宗旨。那么怎样来遵循这个宗旨呢？

大约七日以前，外感用事，痘发由温气之行，用钱之凉者十之八、九，用陈之温者一、二。七日以后，本身气血用事，纯赖脏真之火，炼毒成浆，此火不外鼓，必致内陷，用陈之温者多，而用钱之凉者少也。

【解读】

在发病后的7天前，主要以外感表现为主，因为痘证的发生是温热之邪所致，适合用钱氏寒凉方药的患者占十之八、九，而适用陈氏温补方法的只占十之一、二。到7天以后，患者自己气血的状况将决定痘证的传变和预后，因为痘疮依赖于五脏的真火炼毒成浆，如果真火不充足，不能鼓邪外出，必然会造成毒邪内陷，适合用陈氏温补法的比较多，而宜用钱氏寒凉法的比较少。

若始终实热者，则始终用钱；始终虚寒者，则始终用陈；痘科无一定之证，故无一定之方也，丹溪立解毒、和中、安表之说，亦最为扼要。

【解读】

要是痘证始终都表现为实热证的，就应始终用钱氏的治法；始终表现为虚寒的，则应始终用陈氏的治法。痘科没有固定不变的证候，因此也没有一成不变的治法，朱丹溪提出的解毒、和中、安表等法，也是十分简要的。

痘本有毒可解，但须解之于七日之前，有毒郁而不放肥，不上浆者，乌得不解毒哉！如天之亢阳不雨，万物不生矣。痘证必须和中，盖脾胃最为吃紧，前所谓以中焦作战场也。安表之论，更为妙谛，表不安，虽至将成犹败也，前所谓以皮肤结痂，为成功之地，而可不安之也哉！

【解读】

痘证本来就是可用解毒的方法治疗，但必须在发病7天之前解毒，对于火毒之邪郁结而使痘疮不放肥、不灌浆的，怎么能不寒凉解毒啊？就像天气久晴没有雨，万物就不会有生机。痘证的治疗还必须注意和中，因为脾胃有十分重要的作用，正如前面说的痘证以脾胃为战场。朱丹溪对安表的论述，更是精妙细微。如果表气不安，往往虽将近成功，也会失败，就像前面所说的痘疮以皮肤结痂为成功之地，怎么能不用安表的方法呢？

安之不暇，而可混发以伤之也哉！至其宗钱而非陈，则其偏也。万氏以脾胃为主，魏氏以保元为主，亦确有见识，虽皆从二家脱化，而稍偏于陈。

【解读】

及时安表还犹恐失去治疗机会，怎么还可以乱用发表而损伤表气呢？至于朱丹溪推崇钱氏而非难陈氏，这就有失偏颇了。此外，万氏以调理脾胃为主，魏氏强调保养元气，也确有独到见解。他们的学说虽然皆从钱、陈两家脱化而来，但更偏重于陈氏。

费建中《救偏琐言》，盖救世人不明痘之全体大用，偏用陈文中之辛热者也；书名救偏，其意可知，若专主其法，悉以大黄、石膏从事，则救偏而反偏矣。胡氏辄投汗下，下法犹有用处，汗法则不可也。

【解读】

费建中所著的《救偏琐言》，其中的含义是拯救世人不知痘证完整的诊治大法，偏爱用陈文中辛热温补法的弊端。从其书名"救偏"二字，就可以推测其中的意义了。但如只用他的方法，一概用大黄、石膏进行治疗，则虽为纠偏，却又造成新的偏差。胡氏动不动就投用汗、下的方药，我认为下法尚有可用之处，但发汗法切不可乱用。

翁仲仁《金镜录》一书，诚为痘科宝筏。其妙处全在于看，认证真确，治之自效，初学必须先熟读其书，而后历求诸家，方不误事。

【解读】

翁仲仁的《金镜录》一书，可称得是痘科的珍贵书籍。这本书的精妙之处就在于诊察，对证候辨识真切准确，就会有良好的疗效。初学者必须先熟读这本书，然后再探求其余各家的论述，这样在治疗时才不会误事。

后此翟氏、聂氏，深以气血盈亏，解毒化毒，分晰阐扬钱氏、陈氏底蕴，超出诸家之上，然分别太多，恐读者目眩。愚谓看法必宗翁氏，叶氏有补翁仲仁不及之条；治法兼用钱、陈，以翟氏、聂氏，为钱、陈之注，参考诸家可也。

【解读】

在此以后有翟氏和聂氏二人，着重以调治气血和解毒化毒法治疗痘证，阐述发扬了钱氏和陈氏学术精神，超出其他医家之上，但分析过于细致繁杂，恐怕会使读者头晕眼花。我认为，痘证的诊断必须推崇翁氏的方法，而叶天士有补充翁氏没有论及的地方。痘证的治疗应该兼用钱、陈两氏的方法；以翟、聂两氏的论述，作为钱、陈两氏方法的注释，再参考其余各家的省关论述。

近日都下盛行《正宗》一书，大抵用费氏、胡氏之法而推展之，恣用大汗大下，名归宗汤，石膏、大黄始终重用，此在枭毒太过者则可，岂可以概治天下之小儿哉！

【解读】

近来京都盛行《正宗》一书，大体是用费氏和胡氏的方法加以推广，肆意乱用大汗、大下的方法，其主要方剂名为"归宗汤"，始终重用石膏、大黄，此方用于毒邪很盛的患者尚可，怎么能一概用以治疗所有小儿呢？

南方江西江南等省，全恃种痘，一遇自出之痘，全无治法；医者无论何痘，概禁寒凉，以致有毒火者，轻者重，重者死，此皆偏之为害也。

【解读】

南方的江西、江南等省，一贯依赖种痘来预防痘证，一旦遇到高发的痘证患者，就全然没有治疗的方法了。医生对无论什么类型的痘证，一概禁用寒凉，以致火毒内伏的病例，轻者转重，重者致死，这些都是偏用辛热药造成的危害。

痘疮稀少不可恃论

相传痘疮稀少，不过数十粒，或百余粒，根颗圆绽者，以为状元痘，可不服药。

【解读】

相传民间有一种说法，如果痘疮稀少，仅出现几十颗，或百余颗，痘形圆而饱满的，称"状元痘"，可以不用药物治疗。

愚则以为三、四日间，亦须用辛凉解毒药一帖，无庸多服；七、八日间，亦宜用甘温托浆药一帖，多不过二帖，务令浆行满足。

【解读】

我认为，这类患者，在发病后的三、四天之内，也必须服辛凉解毒的药物一帖，但不必多吃；发病到七、八天的时候，也可以用甘温托浆的药物一帖，最多不超过两帖，务必使胞浆饱满。

所以然者何？愚尝见稀少之痘，竟有浆行不足，结痂后患目，毒流心肝二经，或数月，或半年后，烦躁而死，不可救药者。

【解读】

为什么这样呢？因为我就看见过个别痘证的患者，竟然因提浆不充足，以至于结痂后发生眼部疾病，毒邪内陷心肝二经，在数月或半年后，发烦躁而死，难以救冶。

痘证限期论

痘证限期，近日时医，以为十二日结痂之后，便云收功；古传百日内，皆痘科事也。

【解读】

痘证的整个病程期限，近来的医生，多以为十二日结痂之后，发痘就已经收功痊愈，可以没有什么变化了；但根据古代流传的经验，认为凡在痘疮后百日内所发生的任何病变，大多与痘疮有关。

愚有表侄女，于三、四月间出痘，浆行不足，百日内患目，目珠高出眼外，延至次年二月方死，死时面现五色，忽而青而赤而黄而白而黑，盖毒邪遍历五脏，三昼夜而后气绝。至今思之，犹觉惨甚，医者可不慎哉！

【解读】

我有一表侄女，在春天三、四月期间出痘，由于提浆未足，生病后的百日以内患了眼病，服珠肿胀溃烂，并且突出于眼眶之外，一直到第二年二月才死去。临死之前，面色变化很大，忽而青，忽而红，忽而黄，忽而白，忽而黑，这是邪毒传遍五脏，脏真之色外露于面所致。经三个夜晚过后，呼吸停止了。现在每当想起这件事情，仍然觉得十分凄惨。仅从这个病例来讲，做医生怎么能这样做事不谨慎呢？

十二日者，结痂之限也，况结痂之限，亦无定期。儿生三岁以后者，方以十二日为准，若初周以后，只九日限耳，未周一岁之孩，不过七日限。

【解读】

至于说以十二天为期，是指一般痘疮结痂的正常期限，但实际上都没有一定的。要是出生后三岁的，才能以十二天为标准；要是只有一周岁或者是稍微多一点的，只能以九天为期限；要是还没有满一周岁的婴儿，又以不超过七天为期。所以关于痘疮十二天结痂的期限问题，不能看作绝对，还会随着年龄的大小而有所出入。

行浆务令满足论

近时人心不古，竞尚粉饰，草草了事。痘顶初浑，便云浆足，病家不知，惟医是听。浆不足者，发痘毒犹可医治；若发于关节隐处，亦致丧命，或成废人；患目烦躁者，百无一生，即不死而双目失明矣。

【解读】

最近有些人心地缺乏古人的淳朴，竞相吹嘘自己，治疗患者时草率行事。痘疮顶部刚刚有些混浊，就说浆已提足，而患者缺乏了解，只能听从医生的话。提浆不足，如果痘毒外发，还有医治的办法；如果邪毒深重，如发于关节或隐蔽的部位，也可导致死亡，或者造成残废。如痘证后发生眼病而烦躁的，则百例患者中无一幸免能生；即使侥幸不死，也会造成双目失明。

愚经历不少，浆色大约以黄豆色为准，痘多者腿脚稍清犹可。愚一生所治之痘，痘后毫无遗患，无他谬巧，行浆足也。

【解读】

我自己亲身经历的这类病例已不在少数，所以我认为，从痘疮浆液的颜色来看，应该以浆液呈黄豆色为行浆已足的标志。要是全身出痘较多，浆色大部分都符合标准，即使腿脚部位的痘疮浆色稍微有些清稀也为顺证。我毕生所治疗的痘证患者，痘后均没有后遗症发生，这没有什么特别的技巧，只是提浆充足而已。

近时之弊，大约有三：一由于七日前过用寒凉，七日后又不知补托，畏温药如虎，甚至一以大黄从事，此用药之不精也；二由于不识浆色，此目力之不精也；三由于存心粉饰，心地之不慈也。

【解读】

最近有的医生治疗痘证的弊端主要有3个方面：一是由于在出痘7天之内，过用寒凉的药物，7天后又不知道及时补托，畏惧温热补溢药物如畏惧猛虎一样，甚至一概用大黄，这是用药上的不精当；二是不能辨别浆色的顺逆，这是诊断上的不精确；三是有些医生存心欺骗患者，是医生的心地不正。

余存心不敢粉饰，不忍粉饰，口过直而心过慈，以致与世不合。目击儿之颠连疾苦而莫能救，不亦大可哀哉！今作此论，力矫时弊，实从数十年经历中得来。见痘后之证，百难于痘前。

【解读】

我从心底里不敢欺骗患者，也不忍心去这样做，但因讲话过于直接，心地过于善良，让我与当今世道显得有些格格不入。我亲眼目睹小儿遭受疾病的折磨而无法挽救，心里感到十分悲哀。所以写下这篇文字，希望能尽自己的最大努力来纠正时弊，这是我行医几十年的经历中产生的想法。出痘后的病证，治疗比见痘前要困难百倍。

盖痘前有浆可上，痘后无浆可行；痘前自内而外出，外出者顺，痘后自外而内陷，内陷者逆也。毒陷于络，犹可以法救之；毒陷于脏而脏真伤，考古竟无良法可救。

【解读】

因为出痘前可通过提浆来驱除邪毒，出痘后则无浆可提，邪毒无法外解；出痘前邪毒自内向外，外出为顺，出痘后邪毒内外内陷，内陷为逆。假如邪毒陷于肌表经络，还可以救治；如邪毒陷于五脏而脏真之气受损，从文献上看自古就没有好的救治法。

由逆痘而死者，医可以对儿；由治法不精，而遗毒死者，其何以对小儿哉？阅是论者，其思慎之于始乎！

【解读】

小儿患痘证后如因逆证而死，医生还可以问心无愧；如果是医生治疗不恰当，导致小儿因邪毒遗患而死，又怎么能面对患儿呢？阅读过本文的医生，在开始治疗的时候就应该慎重对待！

疹　论

若明六气为病，疹不难治。但疹之限期最迫，只有三日。一以辛凉为主，如俗所用防风、广皮、升麻、柴胡之类，皆在所禁。

【解读】

医生如果明确了六淫为病的病理特点，那么对疹病的治疗也就不觉得难了。但是疹病的出疹期限很短，只有3天。治疗一般以辛凉药物为主，世俗所用的防风、陈皮、升麻、柴胡之类辛温药物，都应禁止使用。

俗见疹必表，外道也。大约先用辛凉清解，后用甘凉收功。赤疹误用麻黄、三春柳等辛温伤肺，以致喘咳欲厥者，初用辛凉加苦梗、旋复花，上提下降；甚则用白虎加旋复、杏仁；继用甘凉加旋复草以救之；咳大减者去之。

【解读】

世俗的医生一见到发疹就必用辛温发表，这是不合乎真理的。一般说来，在初期应该先用辛凉清解，后期当用性味甘凉的药物。如果见了红疹而误用麻黄、三春柳等辛温药，肺气受损而出现气喘、咳嗽，甚至欲昏厥的，初期须用辛凉清解的方药加苦桔梗、旋覆花宣降肺气；里热盛的则用白虎汤加旋覆花、苦杏仁；然后可用甘凉之品加旋覆花生津养液；如咳嗽明显减轻就去掉旋覆花。

凡小儿连咳数十声不能回转，半日方回如鸡声者，千金苇茎汤合葶苈大枣泻肺汤主之；近世用大黄者，杀之也。盖葶苈走肺经气分，虽兼走大肠，然从上下降，而又有大枣以载之缓之，使不急于趋下；大黄则纯走肠胃血分，下有形之滞，并不走肺，徒伤其无过之地故也。若固执病在脏泻其腑之法，则误矣。

【解读】

凡是小儿连续咳嗽数十下气息不能回复，过一会在气息回复时喉中有鸡鸣声的，可以用千金苇茎汤合葶苈大枣泻肺汤治疗。近世有些医生用大黄治疗，是害了患者。因为葶苈主要入肺经气分，虽然也兼定大肠，然而是先入肺经而后到大肠的，并且又配合大枣缓和药性，使其不至于急趋直下。大黄则纯粹直入肠胃血分，攻下有形的积滞，并不入肺经，白白损伤了体内无病之处。如果不加辨证地顽固坚持"病在脏，泻其腑"的治法，那就是极其错误的。

泻白散不可妄用论

钱氏制泻白散，方用桑白皮、地骨皮、甘草、粳米，治肺火皮肤蒸热，日晡尤甚，喘咳气急，面肿热郁肺逆等证。历来注此方者，只言其功，不知其弊，如李时珍以为泻肺诸方之准绳，虽明如王晋三、叶天士，犹率意用之。

【解读】

钱乙制订的泻白散，方中用桑白皮、地骨皮、甘草、粳米等药，治疗肺经火热所致的皮肤蒸热，下午3—5时热势比较重，咳嗽气喘，呼吸气急，脸面水肿等热郁于肺、肺气上逆的病证。历来注释此方的医者，往往只讲出其功效，但却不知道其中的弊端。像李时珍就把这个药方作为泻肺热各种方剂的标准，甚至连明智的王晋三和叶天士，也随便使用该处方。

愚按：此方治热病后与小儿痘后，外感已尽真气不得归元，咳嗽上气，身虚热者，甚良；若兼一毫外感，即不可用。如风寒、风温正盛之时，而用桑皮、地骨，或于别方中加桑皮，或加地骨，如油入面，锢结而不可解矣。

【解读】

我认为此方治行热病后期以及小儿痘证后期，外感之邪已除尽，因真气不得归元而致咳嗽气逆、身有虚热的，效果确实很好。但只要兼有一点未解的外邪，就不能使用。如果在风寒或风热病邪正盛的时候，用桑白皮、地骨皮治疗，或者在其他方剂中加用桑白皮、地骨皮，会使外邪锢结于内，如同把食油倒入面粉中一般，油是永远都取不出来了。

考《金匮·金疮门》中王不留行散，取用桑东南根白皮以引生气，烧灰存性以止血，仲景方后自注云：小疮即粉之，大疮但服之，产后亦可服；如风寒，桑根勿取之。

【解读】

参考《金匮要略·金疮门》中王不留行散，张仲景用桑东南根白皮引生气，烧灰存性以止血，张氏在方后注中说：创伤较小的，可用药粉外敷；创伤较大的，可用本散内服；产后出血的，也可以服用此处方；如外感风寒之邪，桑白皮就不能使用。

沈目南注云：风寒表邪在经络，桑根下降，故勿取之。愚按：桑白皮虽色白入肺，然桑得箕星之精，箕好风，风气通于肝，实肝经之本药也。

【解读】

沈目南注解说：风寒表邪侵袭肌表经络，而桑白皮性能偏下行，所以不能选取。我觉得：虽说桑白皮颜色白而入肺经，然而桑树禀受箕星的精英之气，箕星好风，风气通于肝，其实是肝经之药。

且桑叶横纹最多而主络，故蚕食桑叶而成丝，丝，络象也，桑皮纯丝结成象筋，亦主络；肝主筋，主血，络亦主血，象筋与络者，必走肝，同类相从也。

【解读】

并且桑叶上横纹较多而主脉络，所以蚕食桑叶而能吐丝。丝具有络的征兆。桑白皮纯系纫丝聚集而成，如人体经络一样。肝主筋脉，也主血，络也主血，所以象征筋脉和经络的，也必定会入肝经，这就是同类相从的道理。

肝经下络阴器，如树根之蟠结于土中；桑根最为坚结，诗称"彻彼桑土"，《易》言"系于苞桑"是也。再按：肾脉之直者，从肾上贯肝膈，入肺中，循喉咙，挟舌本；其支者，从肺出络心。注胸中。

【解读】

肝经向下环绕阴器，犹如树根盘结于泥土中。桑树的根非常坚硬而盘结，《诗经》所说的"彻彼桑土"，《易经》说的"系于苞桑"，都说明了桑树根的坚硬与盘结的特征。再说，人体肾经之脉直行的一支，从肾上行贯通肝膈，入于肺中，循行于喉咙，夹于舌的根部；其旁行的分支，从肺部支出，络于心，注入胸中。

肺与肾为子母，金下生水。桑根之性，下达而坚结，由肺下走肝肾者也。内伤不妨用之，外感则引邪入肝肾之阴，而咳嗽永不愈矣。

【解读】

肺与肾是母子之脏，在上的肺金能下生肾水。桑根的性质下达而坚结，能从肺下走肝肾，所以内伤病用桑根并无碍，外感病用桑根则会引邪内陷于肝肾之阴，导致咳嗽难以治愈。

吾从妹八、九岁时，春日患伤风咳嗽，医用杏苏散加桑白皮，至今将五十岁，咳嗽永无愈期，年重一年。试思如不可治之嗽，当早死矣；如可治之嗽，何以至四十年不愈哉？亦可以知其故矣。

【解读】

我堂妹八、九岁的时候，春季时生了伤风咳嗽，医生用杏苏散加桑白皮治疗，现在已年近50，咳嗽从来都没有好过，而且一年比一年严重。试想，如果她的咳嗽属于不治之症，应该早就死了；如果是可治愈的咳嗽，为什么迁延40年还不曾痊愈呢？从这里就可以看出其中的原因。

遇见小儿久嗽不愈者，多因桑皮、地骨。凡服过桑皮、地骨而嗽不愈者，即不可治。伏陷之邪，无法使之上出也。至于地骨皮之不可用者，余因仲景先师风寒禁桑皮而悟入者也。盖凡树木之根，皆生地中，而独枸杞之根，名地骨者何？

【解读】

我临床遇到小儿长时间患咳嗽而没有痊愈，大多是因为用了桑白皮、地骨皮。凡是服桑白皮、地骨皮后咳嗽难止的，治疗起来就会很困难。因为内陷的病邪没有办法再使其由上而出了。至于外感咳嗽不能用地骨皮的缘由，我是从仲景先师关于外感风寒不可用桑白皮的治禁里领悟出来的。凡是树木的根，都生长于泥土之中，为什么只有枸杞的根要称"地骨"呢？

盖枸杞之根，深入黄泉，无所终极，古又名之曰仙人杖，盖言凡人莫得而知其所终也。木本之入下最深者，未有如地骨者，故独异众根，而独得地骨之名。凡药有独异之形，独异之性，得独异之名者，必有独异之功能，亦必有独异之偏胜也。

【解读】

这是由于枸杞的根在泥土里非常深，基本上没有极限，所以古人又称"仙人杖"，意思是说普通人难以知道枸杞的根到底有多深。树木的根在地下再深也没有枸杞的根深，由于枸杞根与众不同，所以只有其以"地骨"命名。凡是有独特的形状、独特的品性、独特的名称的药物，必然有独特的功能，也必然有独特的偏胜之处。

地骨入下最深，禀少阴水阴之气，主骨蒸之劳热，力能至骨，有风寒外感者，而可用之哉！或曰：桑皮，地骨，良药也，子何畏之若是？余曰：人参、甘草，非良药耶？实证用人参，中满用甘草，外感桑皮、地骨，同一弊也。

【解读】

地骨入土最深，禀受了少阴的水阴之气，主治骨蒸劳热，药力能深入到骨，有风寒外邪的人，难道可以用吗？或许有的人说：桑白皮、地骨皮都是好药，你为什么这么害怕它们呢？我的回答是：人参、甘草不也是好药吗？实证的患者用人参，腹中胀满的患者用甘草，外感未解的患者用桑白皮、地骨皮的，其弊端是相同的。

万物各有偏胜论

无不偏之药，则无统治之方。如方书内所云：某方统治四时不正之气，甚至有兼治内伤产妇者。皆不通之论也。近日方书盛行者，莫过汪讱庵《医方集解》一书，其中此类甚多。以其书文理颇通，世多读之而不知其非也。

【解读】

没有性能不偏胜的药物，因而也没有能通治所有疾病的药方。如果方书中说：某方剂能够通治四时不正之气，甚至还可以兼治内伤和产妇的病，这都是不合情理的说辞。近来最流行的方书，没有超过汪讱庵的《医方集解》，但是书中这类不合情理的内容也很多。因为该书文理通顺，世人都喜欢看但是不知道其中有许多错误。

天下有一方而可以统治四时者乎？宜春者即不宜夏，宜春夏者更不宜秋冬。余一生体认物情，只有五谷作饭。可以统治四时饿病，其他未之闻也。
【解读】
天下难道有药方可以通治四时疾病吗？如适宜春季疾病的药方，不宜于夏季的疾病；适宜春、夏季疾病的药方，更不宜于秋、冬季的疾病。我一生体察事物情理，认为只有五谷所做的食物，能够通治四时的饿病，除此之外，还没有听说能通治四时疾病的药方。

在五谷中尚有偏胜，最中和者莫过饮食，且有冬日饮汤、夏日饮水之别。况于药乎！得天地五运六气之全者，莫如人，人之本源虽一，而人之气质，其偏胜为何如者？
【解读】
而五谷之中性能也各有偏胜，最具中和之性的要算饮食了，而且还有冬天喝热汤、夏季饮凉水的区别，更何况药物呢？在自然界中得天地五运六气最全的要属人了，人的本源虽然相同，但是人的气质则有各自不同的偏胜。

人之中最中和者，莫如圣人，而圣人之中，且有偏于任，偏于清，偏于和之异。千古以来不偏者，数人而已。常人则各有其偏，如《灵枢》所载阴阳五等可知也。
【解读】
人之中最具中和之性的莫过于圣人，然而圣人之中也存在偏于任、偏于清、偏于和的区别。千百年来真正不偏的不过只有几个人而已。平常的人都各有所偏，这从《灵枢》所载的阴阳25人中，就可以推测。

降人一等，禽与兽也；降禽兽一等，木也；降木一等，草也；降草一等，金与石也；用药治病者，用偏以矫其偏。以药之偏胜太过，故有宜用，有宜避者，合病情者用之，不合者避之而已。
【解读】
比人低一等的动物，有飞禽和走兽；比飞禽走兽低一等的，有树木；比树木低一等的，有草类；比草类低一等的，有金属和岩石。使用药物来治疗疾病，目的就是以偏纠偏。因为药物的性能偏胜较厉害，所以有的宜用，有的忌用；适合病情的就用，不适合病情的就避而不用。

无好尚，无畏忌，惟病是从。医者性情中正和平，然后可以用药，自不犯偏于寒热温凉一家之固执，而亦无笼统治病之弊矣。

【解读】

医生用药不应该有什么偏好，也不要畏惧顾忌，应该以疾病作为选择药物的唯一依据。医生只有心地中正和平，然后才能够选方用药，自然就不会拘泥于寒热温凉的一家之言，也不会出现以一个药方通治所有疾病的弊端了。

草木各得一太极论

古来著本草者，皆逐论其气味性情，未尝总论夫形体之大纲，生长化收藏之运用，兹特补之。盖芦主生，干与枝叶主长，花主化，子主收，根主藏，木也；草则收藏皆在子。

【解读】

自古以来编撰本草书籍的人，都是逐一论述药物的气味性能，都没有从总体上论述药物形态的共性，以及与生、长、化、收、藏之间的关系，所以特此作一补充。对木类而言，芦主发生，干与枝叶主长，花主化，果实主收，根主藏；草类则收和藏都由果实所主。

凡干皆升，芦胜于干；凡叶皆散，花胜于叶；凡枝皆走络，须胜于枝；凡根皆降，子胜于根；由芦之升而长而化而收，子则复降而升而化而收矣。此草木各得一太极之理也。

【解读】

一般来说，凡是干都有上升的性能，而芦的作用大于干；凡是叶都有散的性能，而花的作用大于叶；凡是枝都有定行经络的性能，而须的作用大于枝；凡是根都有下降的性能，而果实的作用大于根。由芦开始为升，而后为长、为化、为收；到了果实则又复下降，而后又为升、为化、为收。如此升降往复，说明草木都具有太极阴阳升降的基本规律。

愚之学，实不足以著书。是编之作，补苴罅漏而已。末附二卷，解儿难、解产难，简之又简，只摘其吃紧大端，与近时流弊，约略言之耳，览者谅之。

【解读】

我的学问实在是不足以著书立说。编写这本书的目的，只是补充前人的一些疏漏之处。书末所附的"解儿难""解产难"两卷，内容上经过一再简略，只选择了至关紧要的一些内容，以及针对近时的流弊，作了一些粗略的讨论，请读者谅解。